AΩ 교합

AΩ 교합 AΩ Occlusion

이재훈 백장현 윤형의 김혜성 이승현

dh 대한나래출판사

DaehanNarae Publishing, Inc.

SK V1 Tower 1507
Younmujang 5 gagil 25, Sungdong-gu
Seoul 04782, Korea
TEL: +82-2-922-7080
FAX: +82-2-922-0841
E-mail: nrpub@naver.com
Website: www.nrbooks.kr

AΩ 교합

AΩ Occlusion

발행일 2022년 6월 5일
저자 이재훈 외
발행인 최용원
편집디자인 장순임
표지디자인 김장훈(Intellectual Creative)
교정 · 교열 홍혜미
일러스트 이서하
발행처 **대한나래출판사** (등록 제2012-000051호/1994.6.10)
주소 서울시 성동구 연무장 5가길 25, 성수역 SK V1 Tower 1507호
전화 (02) 922-7080
팩스 (02) 922-0841
이메일 nrpub@naver.com
홈페이지 www.nrbooks.kr

ISBN 978-89-5741-868-0

정가 80,000원

Printed in Korea

서문

치과의사라면 누구나, 학생 시절에 학문으로서의 '교합' 때문에 골머리를 앓아본 경험이 있을 것입니다. 통합된 하나의 학문이 아닌 파편화된 개념을 달달 외우고, 이해한 내용보다는 암기한 내용을 기반으로 시험을 치르던 경험 말입니다. 다른 과목과는 달리 교합학에 대해 석연찮은 느낌이 유달리 또렷한 이유는 아마도 적절한 배경지식의 축적 없이 그저 몇 차례 수업을 통해 난해한 용어나 개념들을 받아들여야 했기 때문일 것입니다.

교합학을 받아들이기 위한 배경 가운데 중요한 것이 바로 그 역사입니다. 고리타분하게 느껴질 수 있겠지만, 인류가 구강기능을 회복하기 위해 걸어온 발자취에 교합의 발전 과정이 그대로 녹아 있기에 이를 간과하고 교합의 통합된 지식을 받아들이는 데에는 한계가 따를 수밖에 없습니다. 따라서 본 저자들은 교합의 역사를 상술하는 데에서 집필을 시작하였습니다. 방대한 자료들 가운데 유익한 내용만을 모아 지루하지 않도록 엮어가는 한편, 그 흐름이 자연스럽게 전악수복 및 다양한 교합 결정 요소의 이해를 돕는 방향으로 흘러가도록 구성하였습니다.

이어 실전 교합의 증례를 다루면서, 진료실에서 접하기는 쉽지만 때마다 명확한 청사진을 그리기 어려운 임상의 증례들을 모아 오랜 교합의 원칙들이 오늘의 치료 계획에 어떤 방식으로 반영되는지 설명하고자 했습니다. 또한 이 장에서는 여러 교합의 기법을 digital articulator와 같은 최신 기술과 접목하는 방식을 소개하며 치과의료기술의 미래를 엿볼 수 있도록 하였습니다.

과거에 비해 사회의 인식을 비롯한 조건들이 바뀌어 마냥 낙관하기 어려운 것도 사실이지만, 매일 조금씩 발전할 수 있다는 측면에서 본다면 치과의사라는 직업은 여전히 매력적입니다. 그 매력을 좇는 이들에게 조금이나마 도움이 되고자 이 책을 제작하기 시작하여, 오랜 시간 우여곡절을 거치며 마무리하기에 이르렀습니다. 교합의 오랜 전통에서부터 digital dentistry에 이르는 발전의 과정이, 이 책의 내용을 접하는 이들에게 기쁜 도전의 과정으로 여겨지기를 바랍니다.

마지막으로, 모든 자료를 검토하고 부족한 설명 및 임상 자료를 추가하여 최종적인 그림을 완성하신 백장현 교수님, 최신 기술을 활용한 임상 증례를 통해 치과의료기술의 미래를 보여주신 윤형의 원장님, 임상경험을 토대로 한 교합이론에 대해 서술해 주신 김혜성 원장님, 본과생 시절부터 여러 행정적인 업무와 자료의 구성을 도와온 이승현 선생님을 비롯한 모든 공저자들과, 출판에 힘써주신 대한나래 출판사에 감사를 드립니다.

2022년 5월

저자를 대표해서

연세대학교 치과대학 보철과 **이 재 훈**

저자 약력

이 재 훈 (대표저자)

• 현) 연세대학교 치과대학 보철학교실 과장, 정교수
컬럼비아 치과대학 졸업
몬티피어병원 일반치과수련
컬럼비아 대학교 보철과 석사 및 수련
연세대학교 보철학 박사
대한치과보철학회 평이사
대한턱관절교합학회 연구이사
미국/한국 치과 보철 전문의

백 장 현

• 현) 경희대학교 치과대학 보철학교실 부교수
경희대학교 치과대학 졸업
컬럼비아 대학교 보철과 석사 및 수련
경희대학교 보철학 박사
대한치과보철학회 이사 및 교육지도의
대한턱관절교합학회 국제이사
미국/한국 치과 보철 전문의(Diplomate, American Board of Prosthodontics)

윤 형 의

• 현) 밀레니엄치과 대표원장
단국대학교 치과대학 솔업
컬럼비아 대학교 보철과 수련
카이젠 치과기공소 자문의
RnD 기업 웨보 대표이사

김 혜 성

• 현) 사과나무의료재단 이사장
서울대학교 치의학대학원 외래교수
서울대학교 치과대학 졸업
컬럼비아 대학교 보철과 수련

이 승 현 (편집인)

• 현) 강릉원주대학교치과병원 예방치과 전공의
통합치의학 전문의
경희대학교 치의학전문대학원 졸업

차례

차례

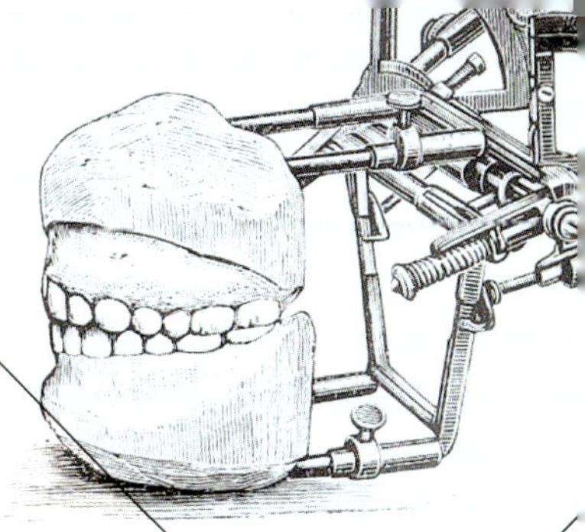

Chapter 0

Introduction

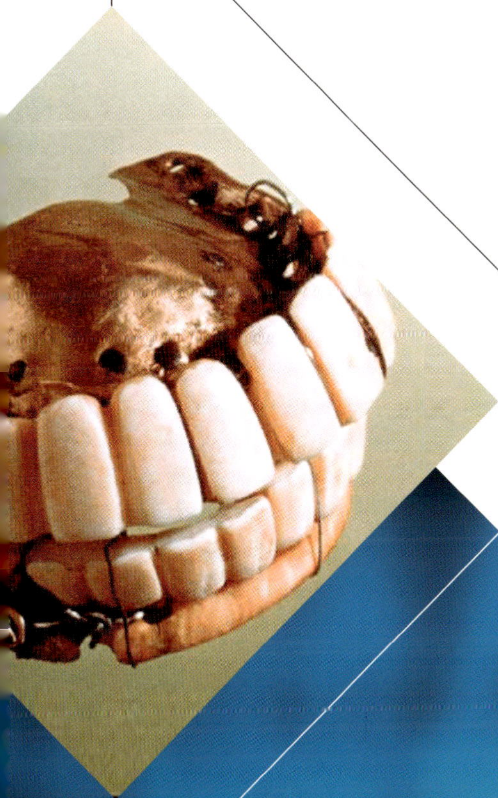

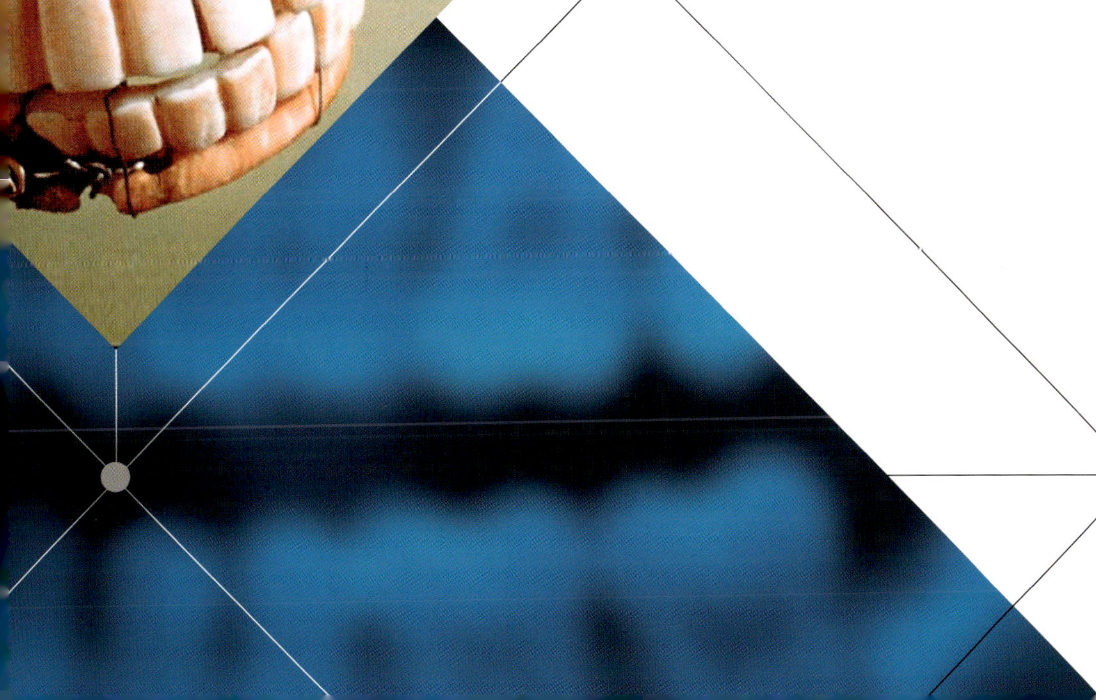

0

밤하늘의 별을 보며 미래를 예언하던 시대를 지나 점차 과학 기술이 진보하면서, 여러 분야에 걸친 새로운 법칙들이 발견되고 과학적으로 증명된 논리들이 등장했다. 빠른 속도로 발전하고 있는 현대의 과학계를 대표하는 학자 중 한 명인 스티븐 호킹은 그의 저서 "위대한 설계"에서 아인슈타인의 말을 다음과 같이 인용했다.

'우주와 관련해서 가장 이해하기 어려운 것은, 우주가 이해 가능하다는 점이다.'

우주 만물의 운용 법칙을 이해하려는 노력들이 오래 전부터 진행되었다고는 하지만 상상할 수 없을 정도로 거대하고도 또 미세한 우주가 현대의 과학으로 이해 가능하다는 현실이 신비할 따름이다.

우주에 대한 이해는 시대의 과학적 배경에 따라 변해왔다. 케플러가 5개만 존재하는 피타고라스와 플라톤의 정다면체(그림 1) 속에 태양계 행성 배치를 끼워 맞추려고 노력했던 것처럼 말이다. 우주의 조화로운 비율을 찬양하면서도 이 또한 경험적 사실에 반드시 부합해야 한다고 주장했던 위대한 학자조차도 관찰을 통해 자신이 증명하려 했던 규칙성 혹은 자연 법칙의 오류를 깨닫기까지는 제법 많은 시간이 필요했던 것으로 보인다.

치과의사에게도 작지만 거대한 우리만의 우주가 존재한다. 우주 속에서 매일의 희로애락을 느끼며 살아가는 우리는, 우리의 우주가 운용되는 규칙을 어렵사리 이해하려 애쓰다가도 가끔은 스스로가 지휘자가 되어 그를 재창조하곤 한다.

우리가 공부하고 있는 치의학에서 교합학은 어떤 학문일까? 증명된 규칙성 안에 존재하는 것일까?

치의학이라는 학문이 태동하여 체계를 갖추고자 할 때 즈음, 당시의 대가들은 교합학에 어떠한 규칙성 혹은 법칙을 만들고자 많은 노력을 기울였다. 위대한 과학자들이 그러했듯, 어떠한 규칙성 안에 교합을 넣어두고 싶었던 것이다. 원이나 삼각형 등의 도형이 갖는 아름다운 비율이 인간의 교합에도 분명 존재할 것이라고 믿었기에, 숨겨진 교합의 비밀스런 공식들과 법칙들을 찾으려 했을 것이다. 그리고 그렇게, 교합학이라는 학문이 정립되었다.

이 책은 시대적 배경에서의 교합학 이론, 그리고 임상으로의 확장을 주된 내용으로 삼았다. 누구나 쉽게 읽어 내려갈 수 있도록 많은 노력을 기울인 만큼, 이 책을 읽은 모두가 '교합과 관련해서 가장 이해하기 어려운 것은, 교합이 이해 가능하다는 점이다'라고 말할 수 있기를 바란다.

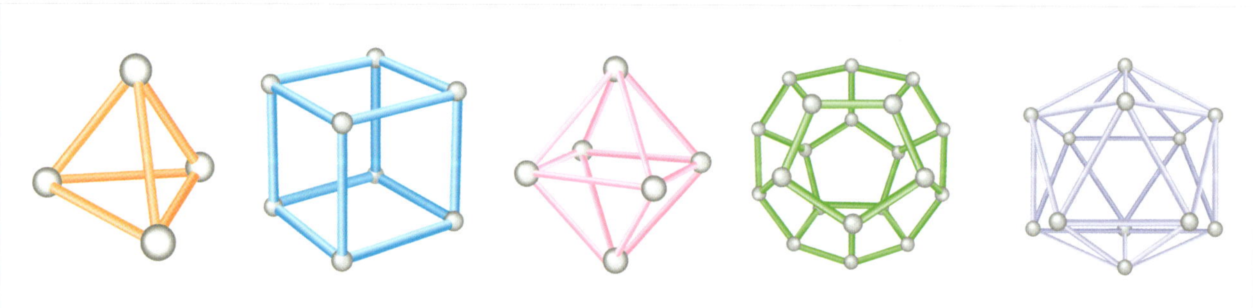

그림 1. 피타고라스와 플라톤의 완전 입체 삽화.

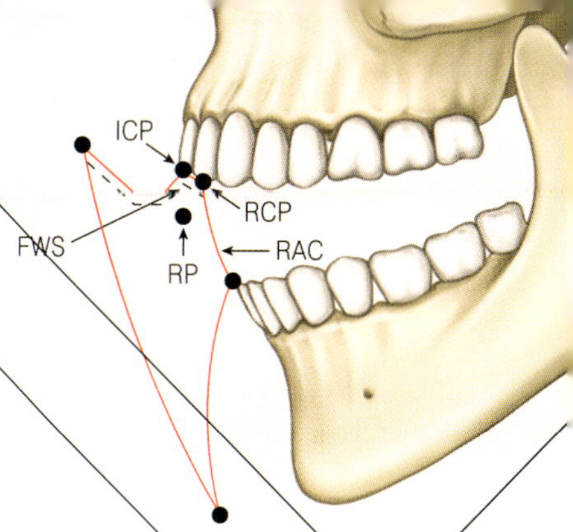

Chapter 1

교합의 역사

교합학, 100여년 역사의 Landmarks

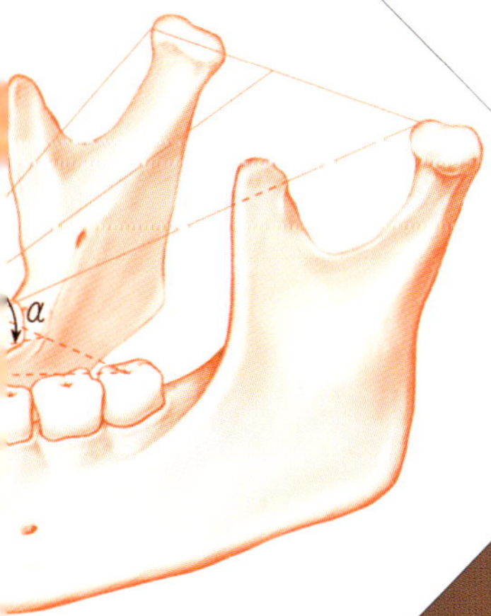

1. 근대 교합이론(~1950년대)
2. Gnathology
3. 교합이론
4. PMS
5. 현대 교합이론

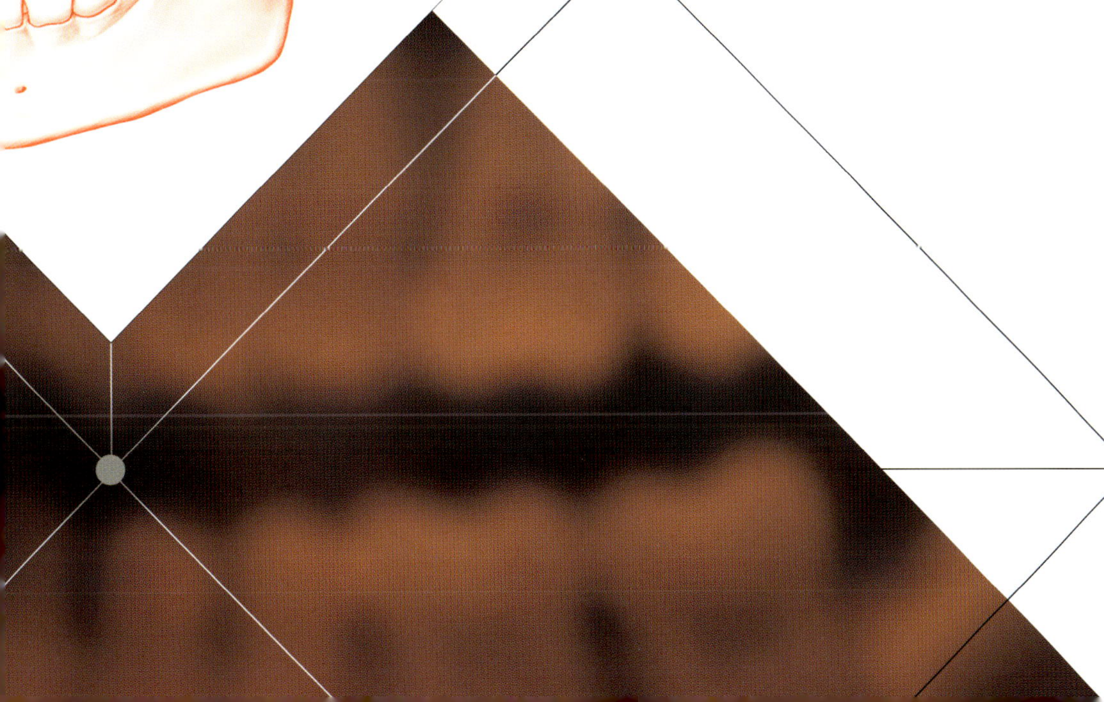

16세기까지 우주의 중심이었던 지구를 고작 태양 주위의 작은 행성으로 전락시킨 코페르니쿠스는 태양이 중심인 태양계가 단지 균형적으로 더 아름답게 느껴진다는 이유만으로 지동설을 떠올리게 되었다고 한다. 그렇게 그의 새로운 태양계는 조용히 과학의 시대를 잉태했다.

교합의 시대가 잉태된 시점에 대해서는 논란의 여지가 있지만, 문헌상 1850년대 후반 Bonwill's triangle이 발표된 시기로 보는 것이 합리적이다. 학문의 체계를 갖추지도 못한 가운데 가장 먼저 나름의 과학적 체계를 가지고 총의치를 제작해 보고자 했던 이가 바로 Bonwill이었기 때문이다. 개개의 치아를 치료할 만한 기술이 없었던 당시의 치과치료란 발치가 대부분이었고 보철은 곧 총의치를 의미했기 때문에 치과의사들의 관심 역시 총의치에 있었다. 다만 총의치의 이론적 배경도 그리 진보된 것이 아니었기에 그 관심은 그저 어느 위치에, 어느 평면에, 어느 정도의 각도를 가진 도치를 심을지 고민하는 수준에 그쳤다(그림 1-1).

총의치 시대 및 그 이후 발달을 거듭한 교합학 100여 년의 역사를 몇 개의 랜드마크를 가지고 다음과 같이 시대를 구분하여 정리하면 좀 더 쉽게 교합학의 역사를 이해할 수 있다(표 1-1, 그림 1-2).

• ~1920s: 교합학의 태동

1925년 Washburn은 치의학계 최초의 과학자인 Bonwill을 비롯한 Spee, Monson 등 대가들의 노력으로 보다 균형 있는 교합, 즉 균형교합을 형성하게 되었다고 기술한다. 주조 기술의 부족으로 총의치가 교합학의 전부였던 당시, 안정적인 의치를 만들고자 고안해낸 연구 및 사고의 방식은 훗날 자연 치아의 교합에도 동일한 방법을 적용하고자 하는, 소위 '일반화의 오류'를 일으키는 데에 영향을 미치기도 한다.

• 1920s~1960s: 논쟁의 시대

Bonwill의 시대를 지나며 좀 더 안정된 의치를 만들 수 있게 되었지만 주목할 만한 진화는 없었다. 그러던 중 금속의 주조를 통한 보철 수복이 교합학의 흐름을 바꾸게 된다. 인류가 구리로 주조한 개구리를 현존 최고(最古)의 주조체로 남긴 시점으로부터 5,000여 년이 흐른 후, 치과의사들이 드디어 주조법을 이용하기 시작했다. 의치로부터 벗어나 자연치아의 수복이 가능해지기 시작한 것이다.

이러한 배경에서 교합 이론이 부딪친 첫 번째 질문은 '총의치 시대로부터 합의된 균형교합이 자연치아의 수복, 즉 고정성 보철물의 교합에도 그대로 적용될 수 있을까?'하는 것이었다. 이 질문에 대한 상반된 의견으로부터 긴 논쟁의 역

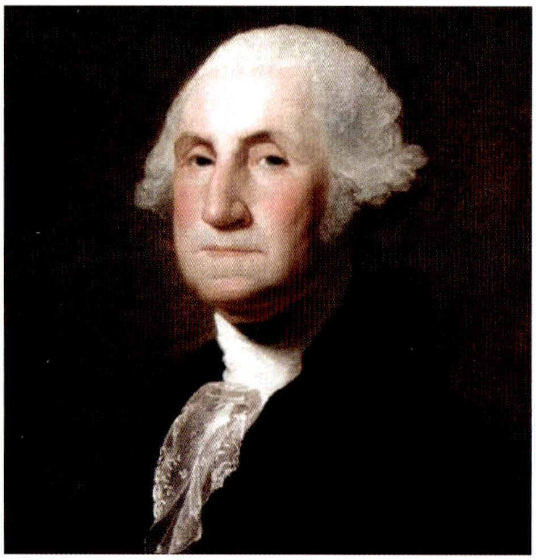

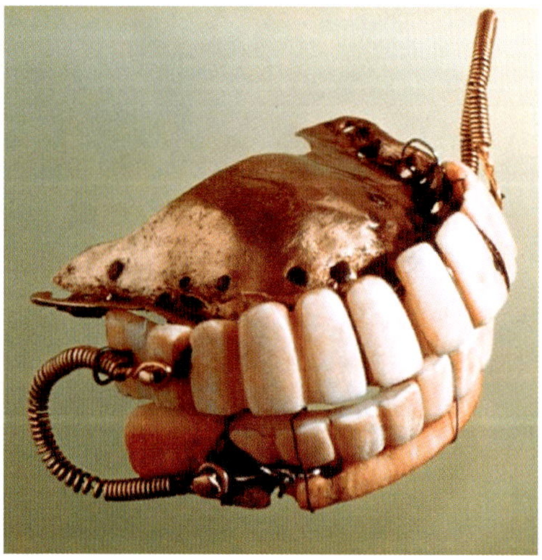

그림 1-1. 1797년에 그렸다는 조지 워싱턴의 초상화와 그가 사용했다던 의치. 상순의 긴장감이 느껴지는 그의 모습과 의치의 형태를 통해 초기 의치의 수준을 짐작할 수 있다. 이 수준은 19세기 후반에 이르기까지 큰 차이를 보이지 못한다. 이러한 상황에서 보철학 및 교합학의 초기 관심은 총의치에 한정될 수밖에 없었기 때문에, 중요한 개념들 역시 총의치와 연관 지어야만 이해가 쉬워진다.

표 1-1. 교합학의 역사 구분에 따른 주요 인물들

시대	주요한 주제	주요 인물		당시의 합의점들
Prehistory(~1920s)	의치 제작	- Bonwill(1885) - Spee(1898)	- Monson(1920, 1932) - Gysi(1910)	의치 치아배열에 이상적인 것은 균형교합이다.
Controversy (1920년대 후반~1960년대 초반)	자연치아의 수복	• Gnathology - McCollum(1929) - Stuart(1960) - Stallard(1961)	• Pankey-Mann-Schuyler - Schuyler(1929, 1969) - Pankey(1963) - Mann(1963)	• 논쟁의 시대 - Gnathology: 균형교합은 자연치에도 이상적이다. - Schuyler: 편측 균형교합이 자연치에 이상적이다.
Modern(1960년대~)	상호보호 교합 중심위	- D'Amico(1958, 1961) - Dawson(1973, 1974, 1989)		중심위에서 과두의 위치는 전상방이다.
New challenge	임플란트	- Skalak(1983) - Rangert(1995, 1999)		임플란트에 가해지는 부하는 조심스럽게 조절이 되어야 한다.

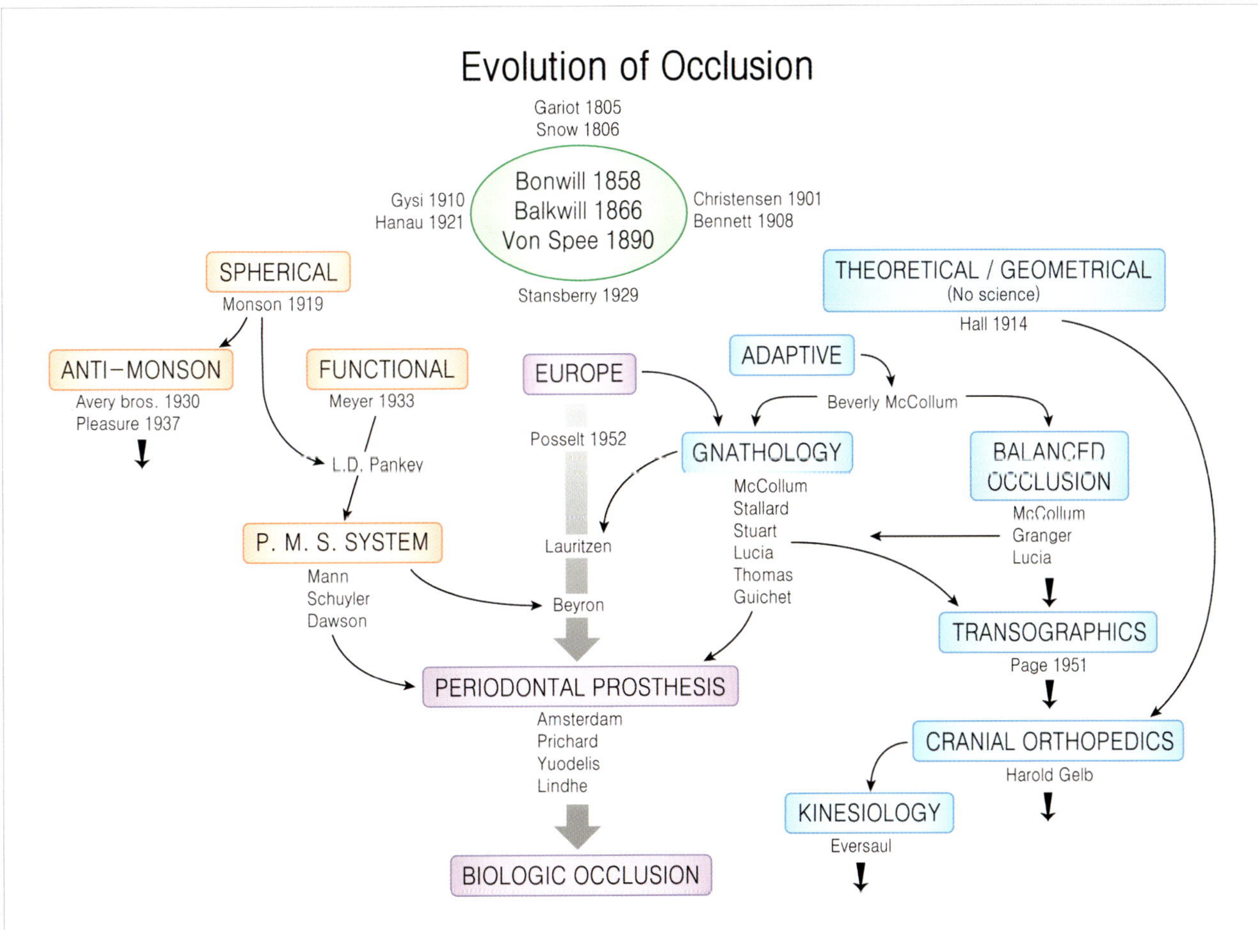

그림 1-2. 1800년대부터 교합학의 발전 요약 순서도.

사가 전개된다. USC와 UCLA를 중심으로 한 미국 서부의 Gnathology 학파는 균형교합을 자연치아에도 적용할 수 있는 보편적이고 이상적인 교합이라고 주장한 반면, 동부에서 활동했던 PMS 학파는 자연치아 수복과 의치 수복의 차이를 의심하기 시작한 것이다.

• 1960s~1990s: 완벽으로부터의 탈피

오랜 논쟁의 끝에, Gnathology는 비로소 자연치아의 수복에 균형교합이 부적합하다는 결론에 이른다. 이들은 자연치아의 수복에 있어 균형교합 이론을 폐기한 후, 1950년대 후반부터 집중적으로 견치의 중요성을 설파한 D'Amico의 견치 유도로 그 주장을 옮겨가게 되고, PMS는 군기능교합 및 long centric으로 자신들의 이론을 체계화한다.

• 1990s~현재: 생역학의 대두

임플란트 시대의 도래와 함께 수복 치료의 많은 관심이 임플란트로 이동함에 따라 교합학의 관심 역시 임플란트 교합으로 옮겨지게 된다. 이 시기의 질문은 '임플란트 보철물의 힘을 어떻게 분산하면 가해지는 하중을 적정수준 내로 제어할 수 있을까?'하는 것이었다. 현재까지 진행형인 연구들을 통해 교합학은 임플란트의 하중, 힘의 분산, 주위 골의 반응 등에 주목하는 생역학(biomechanics)과 뗄 수 없는 관계를 맺기에 이른다.

교합학이 발전해오는 동안의 배경은 다소 결정론적이고, 분석적이며 비인간적이라 할 수 있다. 톱니 바퀴가 복잡하게 물려 있는 기계처럼 교합을 만들고자 분석 가능한 모든 수치들을 이용한 것이다. 그러나 우리는 경험적으로 이러한 믿음이 옳지 않다는 것을 잘 알고 있다. 교합기에 재현된 환자의 교합은 완전하지 않고, 처음 관찰한 환자의 운동이 다음번에도 같은 경로로 관찰될 가능성도 그리 높지 않기 때문이다.

교합학이 치과의사로서의 일상적 진료와 거리감을 갖는 이유는 이론 적용에서의 불확실함에 기인한다. 과학으로서 교합학이 설명하는 숫자들을 실제 진료실에서 적용하기는 모호한 부분이 많다는, 대부분 임상가들의 말은 사실이다.

파인만이 이야기 했듯, 자연의 불확실성을 규명할 수 없음은 우리의 지적 능력의 한계 때문이기보다는 그 불확실성이 이미 자연에 내재되어 있기 때문일지 모른다. 시간의 흐름에 따라 쉼 없이 비가역적 변화를 겪는 저작계에 재현 가능한 가역적 원리를 적용하여 만들어진 눈금의 틀 안에 교합학을 가두기보다는, 본질을 이해하되 무조건적인 법칙보다는 확률적으로 보다 바람직한 교합을 구축하는 데에 우리 여정의 목적을 두는 것이 바람직할 것이다. 이제 교합학의 과거와 현재를 좀 더 자세히 살펴보며, 그 기본 개념을 바탕으로 임상적 적용을 고민하고 미래를 상상해 보도록 하자.

1 근대 교합이론(~1950년대)

1) 개요

하악 운동에 관심을 나타냈던 최초의 학자들은 1737년의 프랑스 해부학자 Monro, Ferrein 등이었으며, 그들은 오로지 해부학 연구에 골몰했었다. 최초의 금속 교합기를 만든 이는 프랑스 Gariot(1805)로 전해지며(그림 1-3), 이 교합기는 접번 운동만이 가능한 단순한 형태로, 지금까지 사용되고 있는 평선교합기의 원형이라고 말할 수 있다. 그러나 이 교합기로는 결코 임상적으로 만족할 만한 보철물을 제작할 수 없었다.

접번 운동 외에 과두를 이동시킬 수 있는 구조를 가진 교합기를 기능교합기라고 한다. 이 기능교합기의 원형을 만든 이는 프랑스의 Evans(1840)였고, 그로부터 약 20년 후, 미국의 Bonwill(1859)이 좌·우 과두를 따로 움직일 수 있는 교합기를 개발하였다(그림 1-4).

비록 이러한 교합기들 모두 과로가 수평으로 부착된 유치

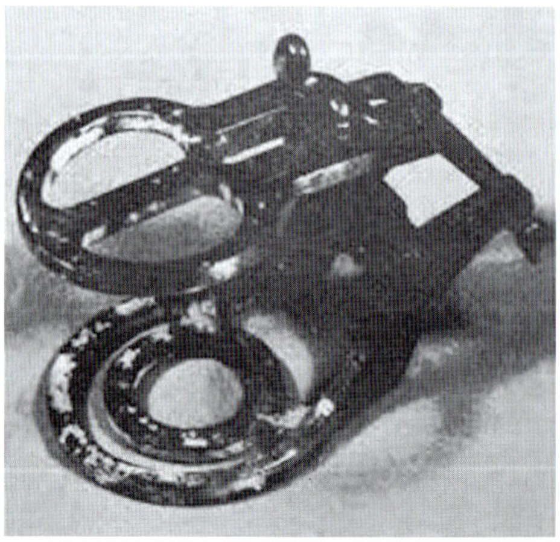

그림 1-3. 최초의 금속 교합기(Gariot, 1805).

한 형태이긴 했으나, Bonwill은 그러한 교합기에 소위 'Bonwill 3각(하악 3각)' 개념을 최초로 도입시켜 응용하고 있다(그림 1-5, 1-6). 이 '하악 3각'은 좌·우 과두의 각 중앙 부위의 두 점과 절치점을 연결하는 3각으로 한 변이 4인치(약 10cm)의 정삼각형이 된다고 했다. 이 수치는 물론 평균치이긴 하지만 4,000례의 해부 표본과 6,000명의 인체 관찰을 기초로 한 결론으로 전해지고 있다. 현 시점에서 보면 믿을 수 없을 만큼의 많은 수치이나, 사실의 진위는 불문하더라도 과학적 사고의 개념이나 계측법이 비합리적이었을 당시의 사정을 고려해 볼 때, Bonwill의 관찰에 의한 개념이나

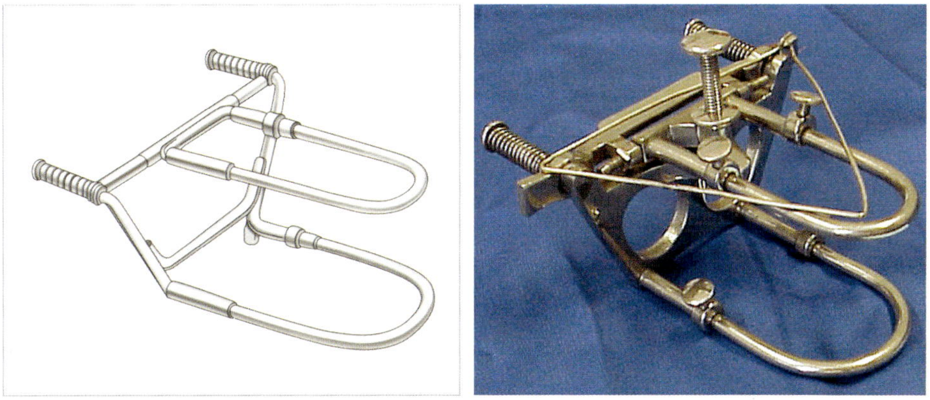

그림 1-4. Bonwill의 교합기. 접번 운동 위에 수평 이동을 가능하게 만든 최초의 기능교합기(1887).

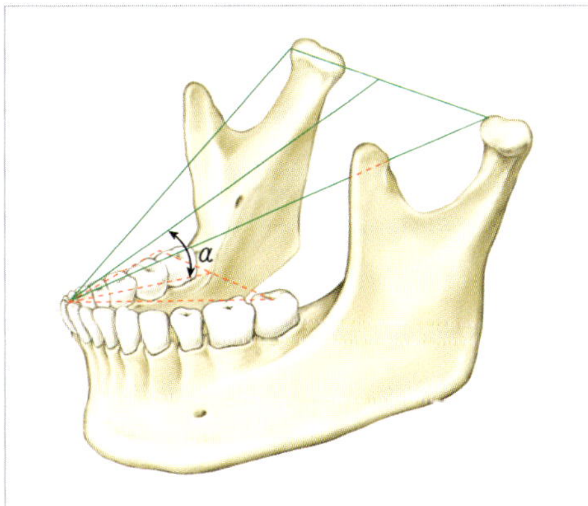

그림 1-5. Bonwill의 삼각형 모식도. 녹색 선: Bonwill의 3각, 빨간색 선: 교합평면, α: Bonwill 각.

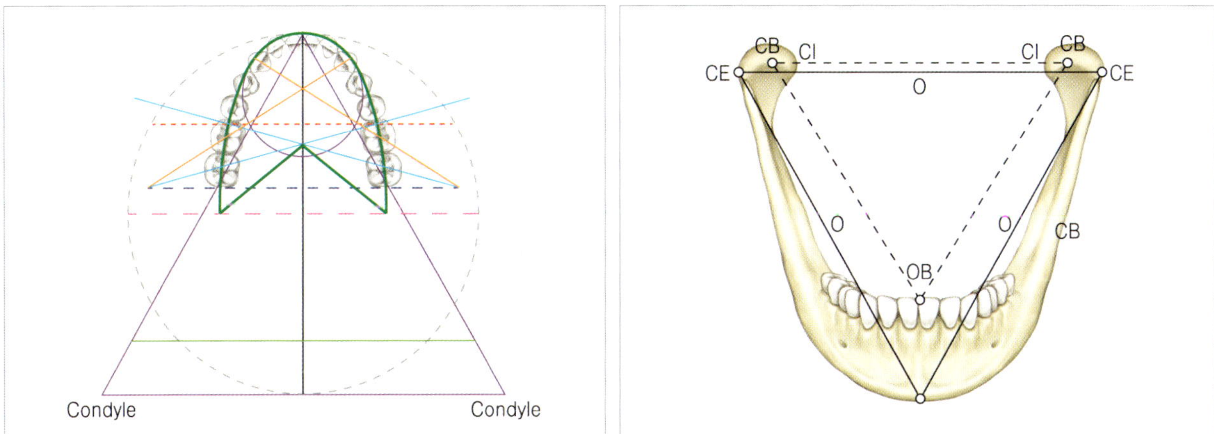

그림 1-6. Bonwill 3각.

1

수치가 이후의 모든 교합기의 설계에 적용되고 있다는 사실이 그의 개념이나 관찰 결과의 유의성을 보여주는 증거로 볼 수 있다. 또한 Bonwill은 측방 운동 시에 작업측 과두는 회전하면서 비작업측 과두는 전진한다고 하였고, 다음에 설명할 양측성 균형교합(bilateral balanced occlusion)의 개념을 제창하여 근대 보철학의 창시자로 간주되고 있다. Bonwill은 양쪽 과두와 하악 중절치의 central contact이 삼각형을 이룬다고 생각했다. 그래서 그 삼각형이 이루는 평면에 의치의 인공치를 배열하면 좋겠다는 제안을 한 것이다. 더 나아가 그는 자신이 고안한 'anatomical articulator'에 무치악 모형을 올려놓고 인공치를 배열하기 시작했다.

또 Bonwill은 총의치 교합에 대해 측방교합 시 또는 저작 시에 그림 1-7A에서 나타낸 것과 같은 교합 상태가 이상적이라고 생각하여 이것을 '양측성 균형교합(bilateral balanced occlusion)'이라고 하였다. 그러나 Bonwill의 시대에는 아직 측방 운동 시 비작업측 과두의 전하방 이동이나 그에 동반해서 비작업측 치열이 작업측 치열에 비해 크게 침하하게 되는 현상이 알려져 있질 않아 과두는 수평으로 움직인다고 생각했으므로, 같은 그림에서 보듯이 구치의 협측 교두와 설측 교두의 높이가 같은 것으로 설명하고 있다. 하지만 Walker는 Bonwill의 교합기에서 제작한 총의치를 환자에게 장착하였을 때, 그림 1-7B에서 처럼 비작업측에서의 이개를 발견하였고, 이를 보상하기 위한 과로경사 조절기구를 가지는 교합기를 주장하였다(그림 1-8).

하지만 Bonwill의 삼각형 아이디어나 교합기는 현 관점에서 볼 때 비과학적이다. 후대에 발견되고 제안된 'compensating curve' 등의 개념도 없이 양쪽 과두와 하악 중절치가 이루는 하나의 평면 위에 치아를 배열해 보라고 했으니 말이다. 또 모든 사람들의 치아가 4인치 삼각형처럼 배열되어 있기는 애당초 만무하다.

하지만 우리가 인정해야 할 Bonwill의 가장 큰 공헌은 과두를 의치 제작의 영역 안으로 끌어오고, 교합평면에 대한 최초의 고민과 제안을 했다는 점이다. 나아가 인체나 구강 외에서 TMJ와 치아배열을 함께 고려해야 하는 기재의 필요성을 느끼고, 최초의 교합기를 고안했다는 점도 인정받아야 마땅하다. 그가 출현하기 전까지는 저작, 특히 TMJ의 해부학이나 생리학적 연구 및 아이디어는 실제로 없었다고 해도 과언이 아니다. 그래서 Washburn은 Bonwill이 치과 영역 안에서의 최초의 과학자라고 칭송하였다(그림 1-9).

앞서 언급한대로 Walker는 비작업측에서의 간격 발생에 유의하여 과로 경사 조절기구를 구비한 교합기와 과로측정기(facial clinometer)(그림 1-10)를 만들어서 하악 운동 재현법을 시도하고 있다. 이들을 이용하여 제작한 총의치에서는 상악 구치의 설측 교두가 협측 교두보다 높게 되고, 하악에

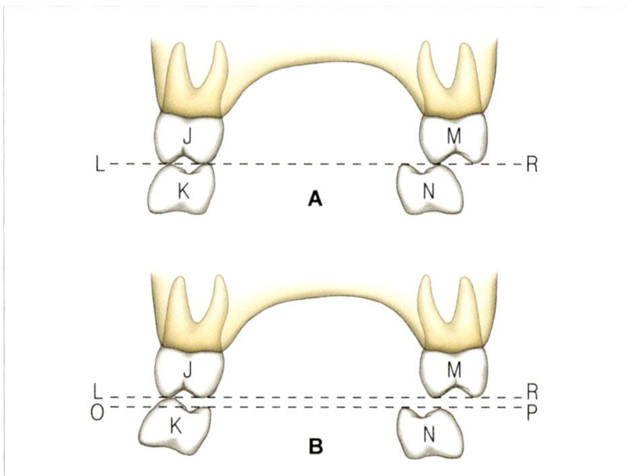

그림 1-7. A, Bonwill이 주장하는 양측성 균형교합. 협측 교두와 설측 교두가 같은 높이를 보인다. B, Walker가 주장하는 비작업측에서의 이개.

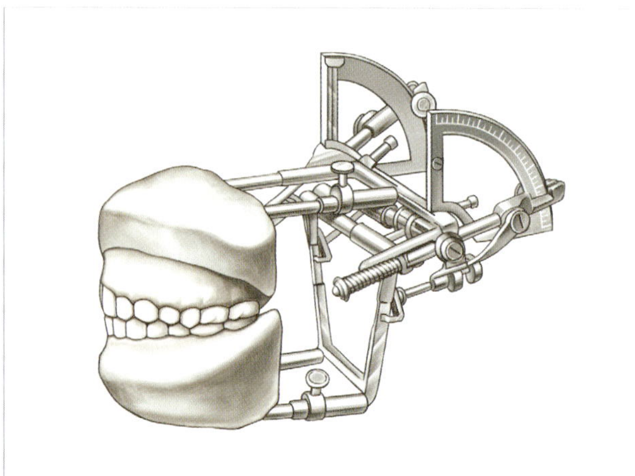

그림 1-8. Walker의 교합기. 과로 경사 조절기구를 갖추었다.

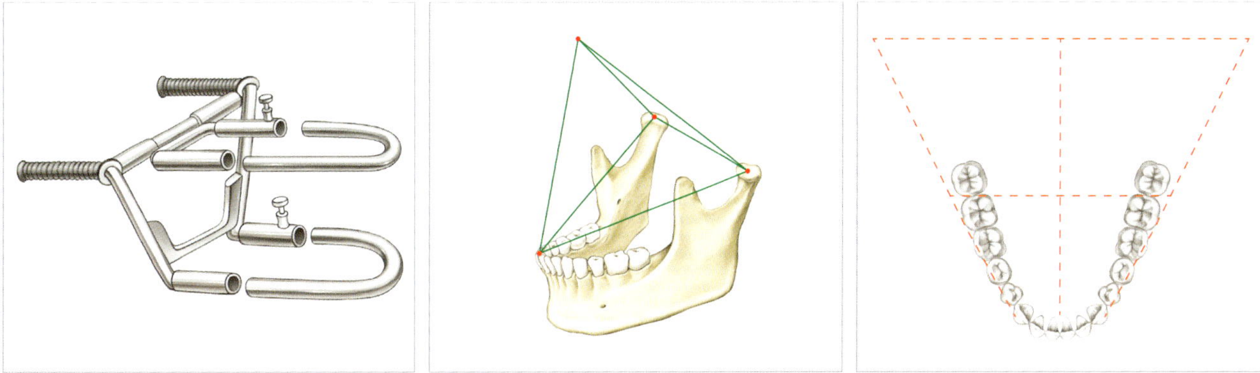

그림 1-9. Bonwill의 anatomical articulator. 최초로 해부학적인 고민을 하면서 denture 치아를 심기 시작한 Bonwill은 양쪽 과두와 하악 중절치가 4인치의 삼각형을 이룰 수 있도록 인공치아를 심도록 권고하였다. 교합평면에 대한 최초의 제안인 셈이다.

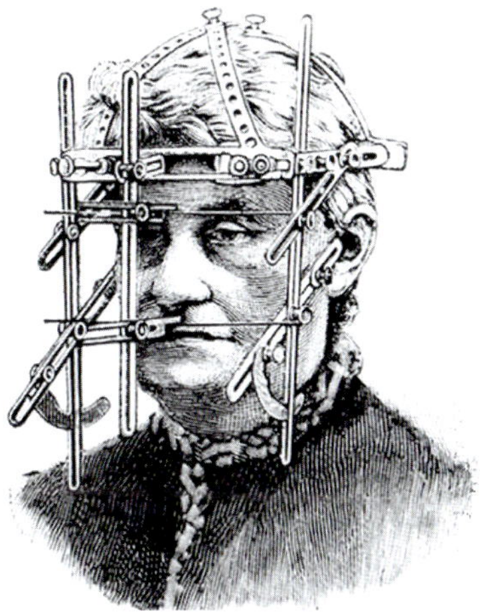

그림 1-10. Walker의 과로측정기(1896).

서는 반대로 협측 교두가 설측 교두보다 높게 제작되었다. 이것은 자연치의 해부학적인 형태를 보면 수긍할 수 있는 것으로, 그 후 Gysi를 거쳐서 지금에 이르기까지 임상 총의치학의 기본학설로 남아 있으며 인공치의 교합면 형태에도 이러한 개념을 반영시키고 있다.

Bonwill의 교합기에는 과로유도기구가 하악에 붙어 있고 Walker의 교합기에는 과로유도기구가 상악에 붙어 있음을 볼 수 있다. 다시 자세히 서술하겠지만 전자를 과두형, 후자를 arcon형이라고 부른다. 현재의 교합기와는 많은 차이가 있으나 같은 기능교합기 중에서도 과두형의 원조는 Bonwill의 교합기이고, arcon형의 원조는 Walker의 교합기라 할 수 있다.

그림 1-5에서 'α'는 Balkwill 각(1866)이라 부르며, Bonwill 3각이 시상면상에서 교합평면과 이루는 각을 나타낸다. Balkwill의 측정치에 의하면 그 수치는 23~30° 사이에 분포하며 평균 26°이다. Bonwill 3각의 시상면 투영은 Bonwill 3각의 절치점에서 좌·우 과두의 정점 연결선에 내린 수선으로, Balkwill은 전방 운동 중 과두는 이 가상선을 따라 전하방으로 이동한다고 생각하여 이 각도를 중요시하였다(그림 1-11, 1-12).

이때까지의 연구가 정지상태에 대한 연구였다면, 그 후 약 20년이 지나 독일의 Luce(1889)가 처음으로 인체 하악 운동의 측정을 시도하였다. 그는 인체의 하악에 부착시킨 프레임에 절치점의 전방과 과두의 측방에 발광구슬(beads)을 붙여 사신 촬영을 하였디(그림 1-13). 이후 Luce는 수많은 연구 관찰을 통해 입을 열게 되면 과두는 전진하게 되고 절치점의 운동 범위에는 한계가 있으며, 하악의 개폐 운동 시 전두면에서 본 절치로는 다양한 곡선 형태를 띠고 과로나 절치로에 있어서 개인차가 있다는 등을 명백하게 규명하고 있다. 이와 같은 발광구슬을 이용해 사진 촬영을 하는 하악 운동 계측법은 전자계측법을 이용하게 된 최근까지도 많은 사람들에 의해 기초연구의 수단으로 이용되고 있다.

한편, Ulrich는 프레임에 6개의 발광구슬을 붙여 사진촬영과 plotting board를 병용하여 시상면과 수평면 관찰을 하여 과두와 절치점의 2차원적 대응관계를 구해 그림 1-14와 같은 기록들을 남기게 된다. 그는 이 연구에서 시상면에서 절치점의 운동 범위의 측면상 및 과로의 운동 개시점 부근의 직선상을 관찰하고 있다. 또 수평면에서는 측방 운동의

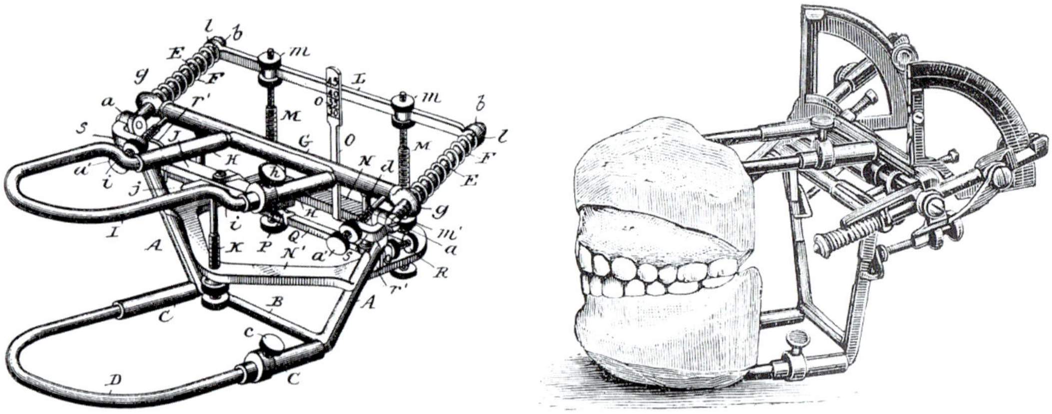

그림 1-11. Bonwill의 교합기.

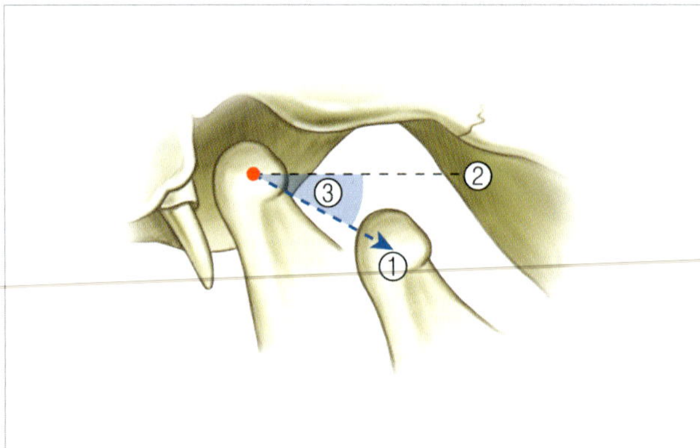

그림 1-12. 전하방으로 이동하는 과두.

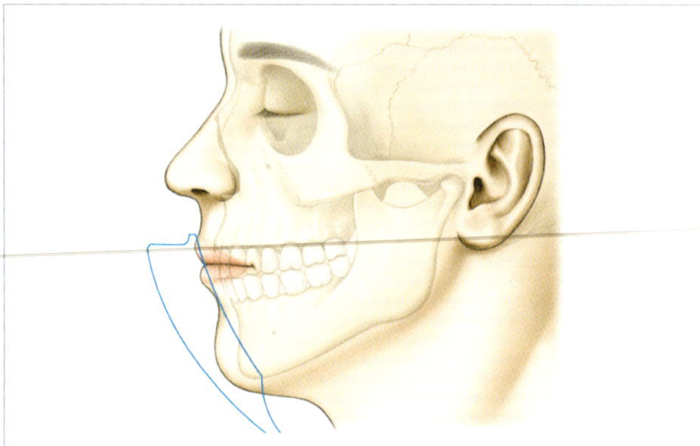

그림 1-13. Luce가 측정한 하악 운동 경로(1899).

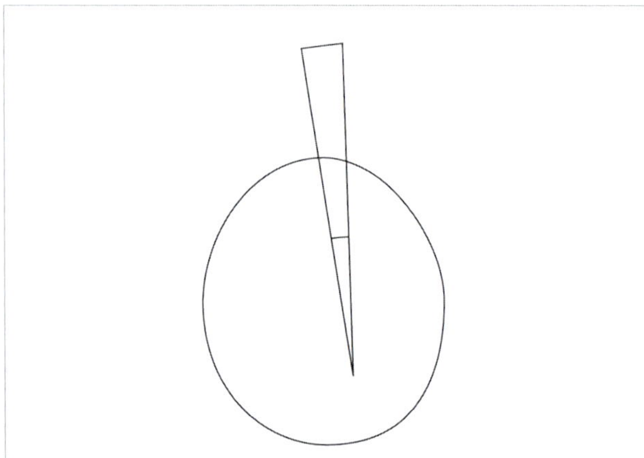

그림 1-14. Ulrich가 측정한 하악상의 각 점의 시상면 내 운동의 한계(1959).

초기에 하악 전체가 먼저 0~2mm 측방으로 약간 빗겨 움직이며 비작업측 과두는 전내하방으로 움직이고 작업측 과두는 후외방으로 움직이고 있음을 관찰하고 있다.

미국의 Walker(1896)와 덴마크의 Ulrich(1896)는 거의 같은 시기에 하악 운동을 측정한 학자들로, Walker는 Bonwill의 연구내용을 보다 임상적으로, Ulrich는 Luce의 연구내용을 보다 기초과학적으로 심도 있는 연구를 진행하게 된다. 그러나 1956년 Posselt의 소개가 있기 전에는 Ulrich의 업

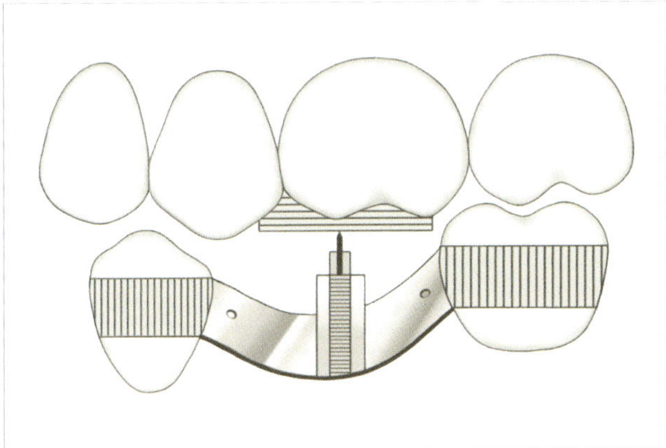

그림 1-15. Hesse의 구강 내 묘기장치(1954).

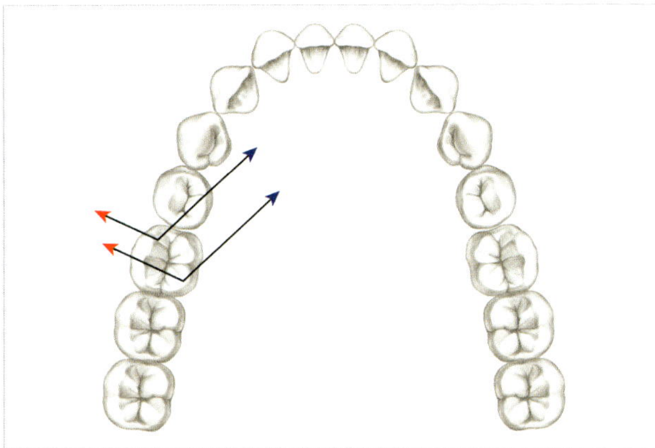

그림 1-16. Hesse가 그린 측방 운동의 하악 구치 교두의 운동로와 상악 구치의 교합면 형태와의 관계.

적이 일반인들에게 알려지지 못했다.

독일의 Hesse(1897)도 거의 동시대의 사람이다. 그는 지금까지도 임상에 이용되고 있는 Gothic arch 묘기법의 원조이다. 그는 용수철에 의해 가는 펜의 끝이 움직일 수 있는 stylus를 개발하고, 펜 끝의 3차원 운동의 투영을 평면 묘기판상에 기록할 수 있게 했다. 이 방법은 Gysi를 거쳐서 McCollum의 pantograph로 이어져 최근까지의 임상연구에 크게 공헌하였다. Hesse는 스스로 개발한 Gothic arch 구강 내 묘기장치(그림 1-15)를 사용하여 구치부 교합면상에 투영된 측방 운동로의 작업측과 비작업측 사이의 현저한 차이를 확인하고(stylus를 하악에, 묘기판을 상악에 붙인 경우), 작업측에서는 운동로가 거의 외측방으로 곧바로 향하는 데 비해 비작업측에서는 운동로가 전내방으로 향하며 양자의 교차점에 교두감합위가 위치하는 것 등을 밝혀내었다(그림 1-16).

독일의 해부학자 Spee(1890)는 사체의 두개골을 조사하여 하악의 절치절단(절치점)과 견치의 첨두, 구치부 치열의 협측 교두를 연결한 선을 시상면에 투영시켰을 때 위로 오목한(concave) 원호를 관찰할 수 있었으며, 이 원호를 스피 만곡(전후만곡, curve of Spee)이라 부르게 되었다. Bonwill의 단순하고 평평한 삼각형의 평면은 Spee의 curve of Spee에 의해 한차례 진화한다(그림 1-17). Spee는 edge-to-edge 상태까지 극도로 마모된 skull에 대한 관찰들을 근거로 치아가 평면이나 직선이 아닌 곡선 위에 존재한다는 것을 제안한다. Bonwill이 제안한 것처럼 평평한 평면 위에 도치를 배열하면 뒤쪽에서 도치가 먼저 닿아 의치의 안정성이 훼손되는 'levering effect'가 나타날 뿐 아니라 음식을 저작하는 효율도 떨어지게 된다는 것이다.

측면에서 상·하악 치아가 만나는 점을 연결했을 때 아래로 볼록한 곡선이 형성되며 이 선을 계속 연장하면 과두의 끝과 연결됨을 해부학적으로 묘사하였다. Spee의 이와 같은 묘사

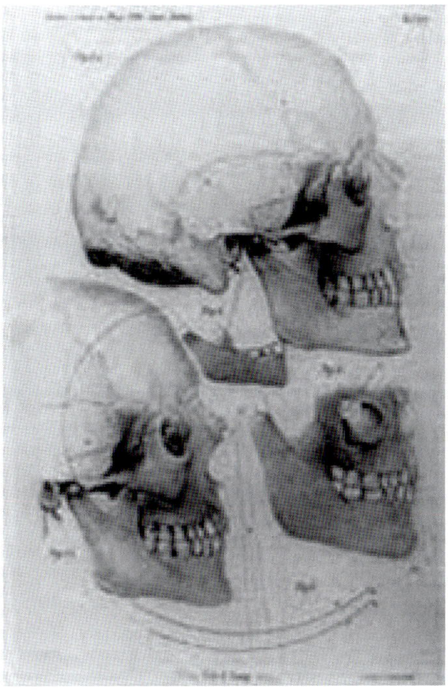

그림 1-17. Curve of Spee. 독일의 해부학자였던 Spee는 skull의 관찰을 통해, 평평한 면이 아닌 curve를 주어서 도치를 배열할 것을 제안하였다. Spee의 제안은 '균형교합'의 초기 형태인 셈이다.

는 몇 년 후 Christensen의 묘사와 더불어 치과계에 폭넓게 받아들여지면서 현재까지 의치제작에서의 'compensating curve'로 쓰이고 있다(그림 1-18).

덴마크의 Christensen(1905)은 Christensen 현상을 발견하였다. 전술한 바와 같이 상·하악의 자연치열을 측면에서 보게 되면 하악의 중절치 절단(절치점)과 견치 첨두와 구치부 치열의 협측 교두를 연결하는 곡선은 위로 오목(concave)한 스피 만곡(전후만곡, curve of Spee)을 형성한다. 마찬가지로 자연치열을 전방에서 보면 스피 만곡만큼 현저하지는 않지만 하악 구치의 협측 교두와 설측 교두의 연결선이 위로 오목한 형태의 Wilson 만곡(측방만곡, curve of Wilson)이 관찰되고, 이 둘이 합쳐 몬순의 구면(Monson's sphere)을 형성하고 있다. 만약 이들 만곡을 부여하지 않고 편평하게 치아를 배열하게 되면 교합기나 인체상에서 전방 운동 시에는 후방 구치가, 측방 운동 시에는 비작업측 치열이 크게 이개되는 현상을 볼 수 있다. 이 현상은 각각 시상 Christensen 현상(그림 1-19) 및 측방 Christensen 현상(그림 1-20)이라고 불리며 둘 다 과로경사가 급할수록 현저하게 나타난다.

Christensen은 이 현상을 이용해서 왁스 바이트를 이용한 체크 바이트 법(check bite method)이라고 하는 과로경사도 측정법을 개발했다. 이 방법은 미국의 Hanau에 의해 보급된 이래 요즘에도 일반 임상에 가장 실용적인 과로경사도 측정법으로서 널리 사용되고 있는 술식이다.

그런데 Spee는 그가 발견한 스피 만곡의 원호를 연장하면 그 연장선이 그림 1-21에 나타난 바와 같이 과두전연을 통과하여 그 원호의 중심이 안와누골상연 부근에 있다고 주장하였다. 그래서 하악 운동은 전방 및 측방 운동 시에 이 중심을 정점으로 한 시계추 운동을 한다고 생각하여 Spee의 진자운

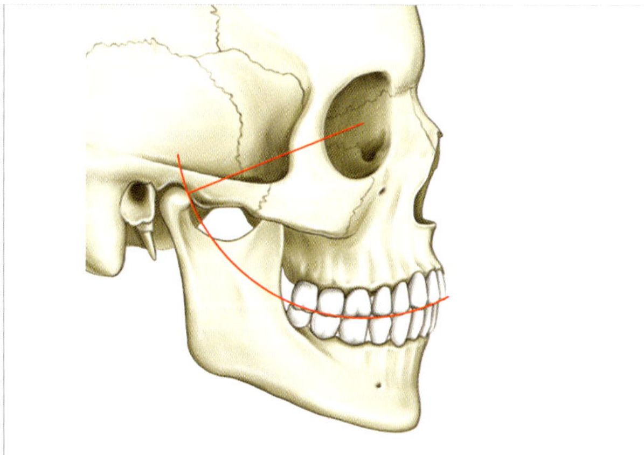

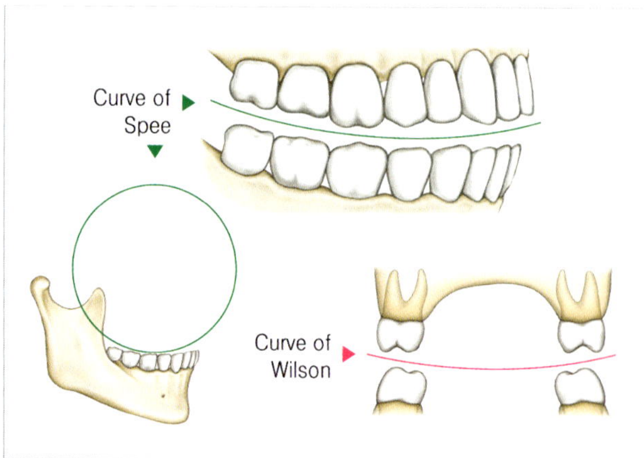

그림 1-18. Curve of Spee와 curve of Wilson.

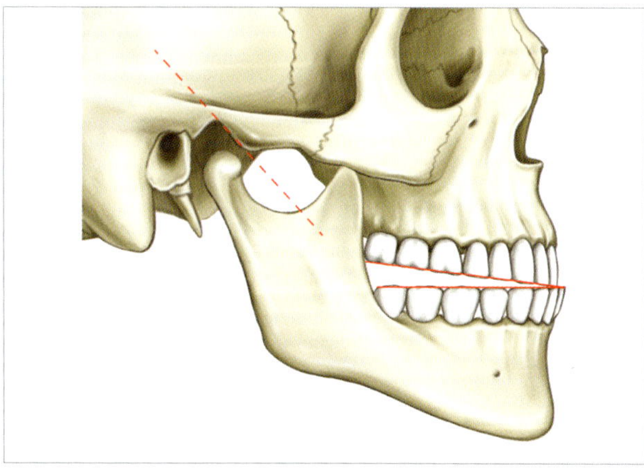

그림 1-19. 전방 Christensen 현상.

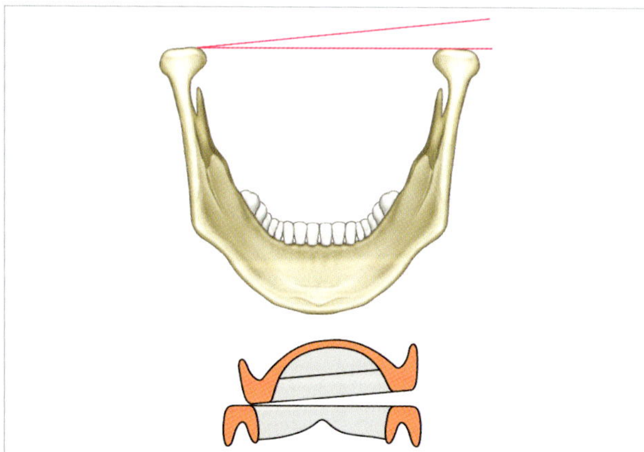

그림 1-20. 측방 Christensen 현상.

동설을 제창하게 되었다. 이에 대해 Christensen은 자신의 관찰 결과를 분석하여 다음과 같은 가설을 세웠다. 그의 가설에 의하면 교합만곡은 반드시 과두를 통과하는 것이 아니라 개인에 따라 곡률이 서로 다른 원호를 만들게 되고, 하악의 전방 운동은 교합만곡 상방의 한 점을 중심으로 이루어지며, 과로도 같은 점을 중심으로 한 원호와 일치한다고 주장했다. 또 그는 지금 말한 전방 운동을 bite movement라 부르고, 이것은 저작 운동과 동등한 중요성을 갖는다고 했으며, 이 bite movement가 스피 만곡을 따라 진자상으로 이루어지면서 과로경사에 의해 교합만곡이 기능적으로 결정된다고 생각했다. 영국의 Bennett(1908)은 절치점 전방과 과두 외측의 측정점에 발광구슬을 붙인 facebow를 이용하여 전두면에서 측방 운동을 측정, 그림 1-22에 나타난 바와 같은 우측 과두 운동로의 전두면 투영상을 기록했다. 이는 일반 치의학에서의 관찰방향과는 달리 후방에서 본 투영상이지만, A는 개구 운동에 의해 우측 과두가 (전)하방으로 이동하는 것을 나타내고, B와 C는 측방 운동에서 이 과두가 비작업측이 될 때의 움직임을, B′와 C′는 같은 측방 운동에서 이 과두가 작업측이 될 때의 움직임을 각각 나타내고 있다. 그림 1-22에서 보는 바와 같이, B와 C는 비작업측의 과두가 (전)내하방으로 향하는 것을 나타내고, 이 비작업측 과로의 수평면 투영이 정중면과 이루는 각(측방 과로각)을 Bennett 각이라 부른다. 한편 B′와 C′는 작업측 과두가 외측방을 향하는 것을 나타내고 있다(그림 1-23). 작업측 과두의 외측방에의 운동은 Bennett 운동이라고 호칭되어 오랫동안 하악 운동 연구 분야에서 널리 사용되어 왔으나 1987년에 발행된 미국치과보철학회 용어집에서는 폐어(objectionable)로 지정되고 있다. 더군다나 이 운동에 대해서는 Walker, Ulrich가 이미 관찰한 바 있어 Bennett가 최초의 발견자라고 할 수는 없다[Walker, Ulrich 외에도 Bell(1835), Balkwill(1866), Walker(1896), Champion(1902)이 Bennett 운동에 대해서 언급하고 있다].

미국의 Snow(1899)는 위의 결과들이 임상응용에 주안점을 둔 결과 현재 이용되고 있는 facebow의 원형을 개발했다(그림 1-24, 1-25). Facebow는 과두간 축을 포함한 수평 기준면에 대한 치열의 위치 재현을 위한 기구로 교합기상에 상악 모형을 올바르게 부착시키기 위한 필요불가결한 표준 마운트 기구이다.

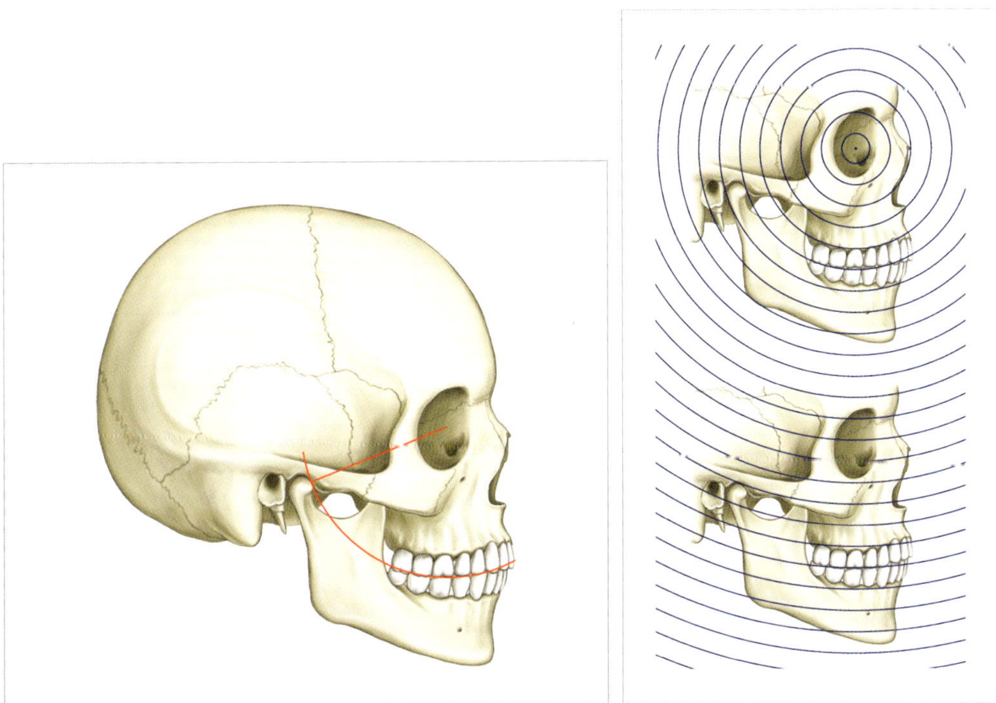

그림 1-21. Spee 커브와 진자운동설(1905).

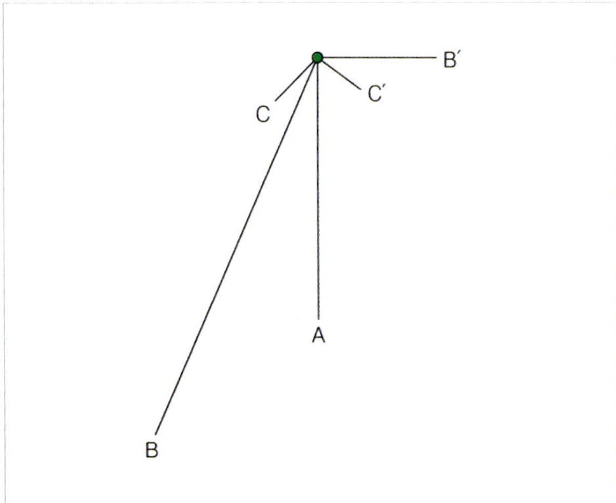

그림 1-22. Bennet이 주장한 우측 과두 운동의 전두면 투영상. A: 개구 운동 시 우측 과두의 전하방 이동, B, C: 측방 운동 시 과두의 비작업측 이동(전내하방), B′ , C′ : 측방 운동 시 과두의 작업측 이동(외측방).

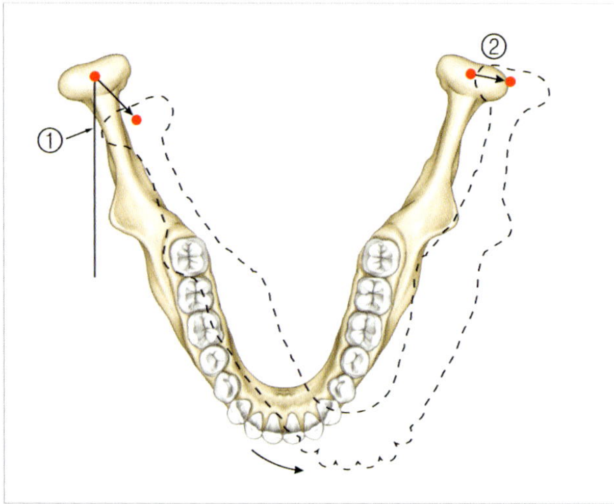

그림 1-23. Bennet이 주장한 하악의 움직임.

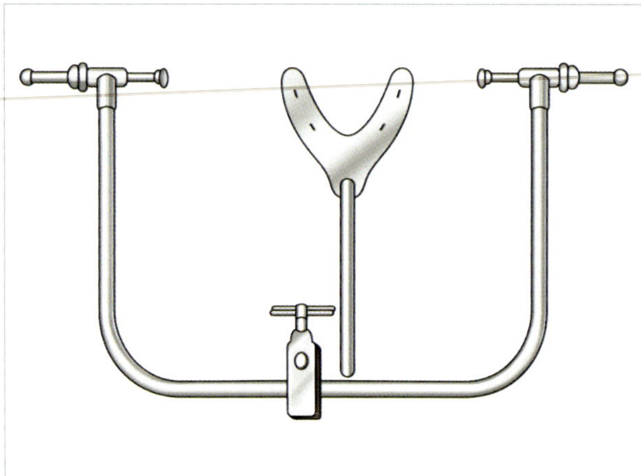

그림 1-24. Snow의 facebow와 mouth piece.

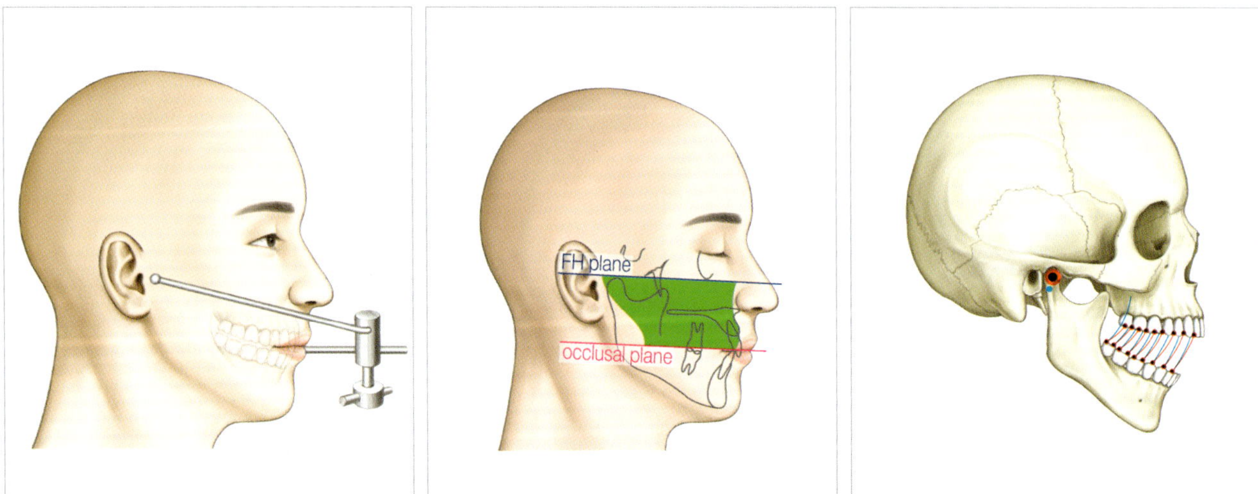

그림 1-25. Snow의 facebow와 그 임상적 적용(교합평면과 실제 접번축).

1

2) 20세기 전반기의 하악 운동의 연구

1910년을 전·후로 해서 유럽에서는 Gysi가, 10년 정도 후에 미국에서는 McCollum이 교합에 관한 연구활동을 본격적으로 시작하게 된다. 이 두 사람에 대한 것은 다음 항으로 넘기고, 본 항에서는 그들과 동시대에 활약한 Nagao, Hall, Monson, Hanau, Zigmondy의 업적에 대해서 약술하고자 한다.

Nagao(1919)는 각종 포유동물의 두개골 120개와 사람의 두개골 표본 14개를 이용, 스피 만곡(curve of Spee)과 관절결절 후벽의 경사각(angle of eminentia)을 상세하게 계측하고 있다. 그 결과로부터 사람의 스피 만곡의 반경(평균 76mm) 값을 산출하면서 Spee의 진자운동설을 부정하는 결론을 얻고 있다. 또한 Scaife(1969)는 견치 유도의 개념은 Nagao의 연구가 단서가 되었다라고 서술하고 있다.

1920년 Bonwill의 오랜 친구이자 제자였던 Monson은 미국 National Dental Association에서의 발표에서, Bonwill의 triangle에 추가 이론을 더하면서, 그의 유명한 '4인치 sphere론'을 펼친다. 치아들의 교합면과 양쪽 과두의 중심은 약 반경 4인치의 구(sphere)에 맞닿아 있다는 것이다. 동시에 그는 자신의 이론에 맞는 교합기를 선보이기도 한다(그림 1-26). Monson의 이러한 제안은 측면에서 본 만곡인 curve of Spee와 정면에서 본 curve of Wilson을 모두 합쳐놓은 것이다.

Monson의 이 4인치 구형 교합평면구상은 당연히 하나의 제안이나 가설일 뿐이다. 1932년의 발표에서 Monson은 4인치 구(sphere)를 제안하는 데 쓰여진 자신의 실제 하악 측정사진을 보여주고 있지만(그림 1-27) 현대적 관점에서 보면 최소한의 통계적 검증도 거치지 않은 추론일 뿐이다. 사실, 4인치 구(sphere)가 자기가 측정한 몇몇이 아닌 일반적인 현상이라면서 Monson이 들이댄 근거는, 엉뚱하게도 자연의 섭리(Nature's plan for osseous architecture)였다.

미국의 Monson(1920)은 Christensen이나 Hall과는 독립된 개념으로 Bonwill 3각과 스피 만곡을 연결해서 하나의 입체적인 구면의 개념으로 통합하여, 전·후 운동뿐만 아니라 측방 운동을 포함한 모든 운동을 확대 적용할 수 있다고 생각했다. 스피의 가설에서는 스피 만곡을 형성하는 원호를 연장하면 과두를 통과하기 때문에 좌·우의 과두 및 하악절치점을 포함한 한 변 약 10cm(약 4인치)의 3각을 밑변으로 하는 정삼각추를 가정할 수 있고, 그 상방의 정점을 중심으로 한 반경 10cm의 구면을 위의 구면이라고 생각했다. 이것을

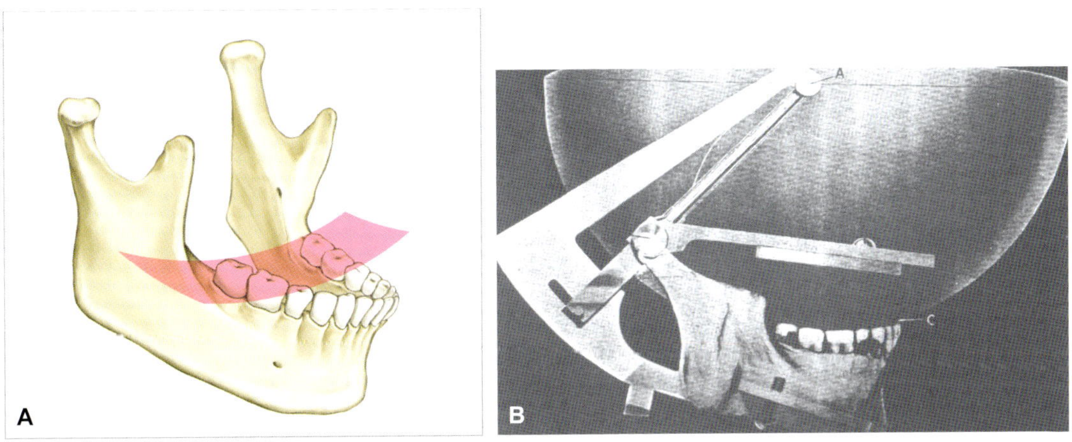

그림 1-26. Curve of Wilson(A)과 Monson의 4인치 구형 교합평면구상(B). 1917년 Wilson은 하악의 협측 교두가 설측 교두보다 상방에 위치하고 이것을 좌·우로 연결하면 curve가 된다는 제안을 발표하였다. 이런 curve of Wilson은 도치를 배열하는 하나의 가이드라인뿐만 아니라 고정식 보철물에 이르기까지 폭넓게 받아들여지고 있다. Monson은 치아들의 교합면과 양쪽 과두의 중앙은 약 반경 4인치의 구(sphere)에 맞닿아 있고, 그래서 의치의 인공치아들도 그에 맞추어서 식립되어야 한다고 제안하였다. 동시에 그는 자신의 이론에 맞는 교합기를 선보이기도 했다. Monson의 이러한 제안은 교합평면을 구상하는 데 참고할 수 있는 하나의 제안이나 가설일 뿐이다. 실제 자연인들의 교합평면이 그렇게 획일적으로 맞는다는 것은 애초에 불가능한 일이 아닌가?

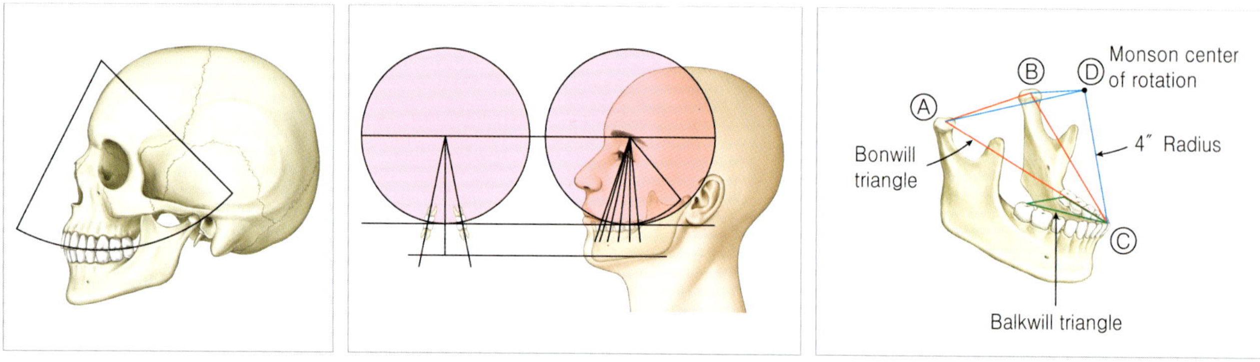

그림 1-27. Monson's sphere.

'Monson 구면'이라고 한다. 그래서 그는 이 구면을 따라 하악이 진자와 같은 운동을 한다고 주장했고 이를 Monson의 구면설이라고 하게 된다.

Monson은 구면설에 관해 다음과 같은 견해를 서술하고 있다.

- 정상적으로 발육된 하악은 한 변이 4인치인 Bonwill의 3각을 형성한다.
- 모든 저작(근)력의 작용방향은 안와누골상연 부근에 있는 Monson의 구면의 중심으로 모이게 된다.
- 치아의 교합면은 저작력의 방향에 대해 직각을 이루고, 치아 장축의 연장은 Monson의 구면의 중심으로 모인다.

하악 운동에 관한 Monson의 구면설은 모두 그의 머릿속의 사고에서 나온 것으로 지금 시점에서 보면 명백히 잘못된 것이다. 그러나 교합만곡이 4인치 구면의 일부를 만든다는 형태학적인 견해에 대해서는, 그 후의 연구자들에 의해 유치악의 교합만곡과 대개 들어맞는 것으로 확인되고 있다. 최근 Takayama(1987)에 의한 Hobo Takayama의 하악 운동 이론식을 적용한 전방 및 측방 Christensen 현상이 생기지 않는 교합만곡의 수학적인 계산에 의한 보고에 의하면, 그 만곡은 유사 반경 10cm의 구면이 되며, 그 중심은 절치점에서의 스피 만곡에 세운 수직선상에서 상방 약 10cm되는 곳에 있다는 것을 증명해 보이고 있다. 물론 이것은 하악 운동이 이 점을 중심으로 한 진자 운동을 한다는 의미는 아니나, 구면설에 관련된 위의 몬순의 세 가지 견해는 현 시점에서도 주목할 만한 것임을 시사하고 있다.

이상에서 소개한 하악 운동의 연구자들은, 다음 항에서 서술하게 될 Gysi나 McCollum을 포함하는 대체로 무치악 상태에서의 하악 운동을 대상으로 한 연구였으나, 오스트리아의 Zigmondy(1912)는 하악의 저작 운동을 자세히 관찰하여 그 운동 경로에 대한 보고를 하고 있다. 그의 연구의 뚜렷한 특색은 저작 운동을 전두면에서 관찰한 점이라고 볼 수 있다. Zigmondy는 그림 1-28에 나타난 바와 같이 저작 시 절치점의 운동경로를 그리면서, 하악은 교두감합위로부터 하방으로 개구하고, 개구위의 어느 한 점에서 반전하여 측방편위하며, 계속해서 하측방에서 교두감합위로 돌아오는 삼각형의 운동로를 갖는다는 것을 설명하고 있다.

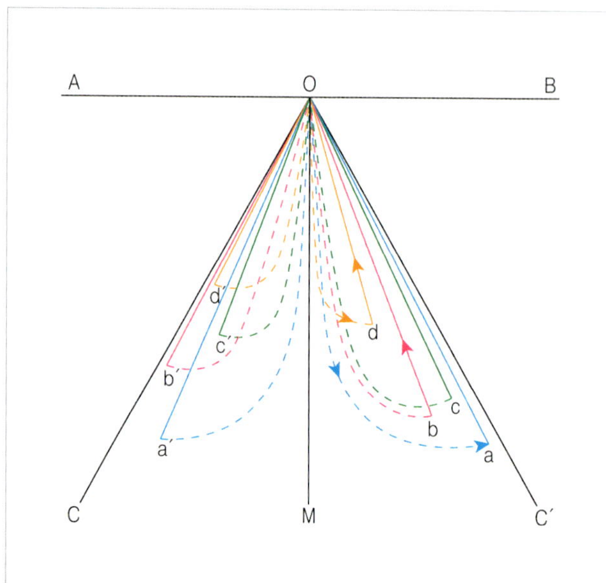

그림 1-28. Zigmondy의 저작 운동로. O: 교두감합위.

하방으로 향하는 개구로를 제 I 상, 측방편위 부분을 제 II 상, 교두감합위로 돌아오는 부분을 제III상이라 한다. 그는 전두면에서 본 저작 운동 경로는 정중면에 대해 약 30° 외하방의 범위 내에 한정된다고 서술하고 있다. 또, 그는 상·하악 치아 간의 맷돌 운동(grinding)에 흥미를 보이면서, 저작 운동 시의 측방편위에 의해 제III상 말기에 소나 말 등의 반추 운동과 같은 맷돌 운동이 일어나는 것처럼 보이는 것은 착각일 뿐이라고 하면서 소위 말하는 맷돌 운동의 존재를 강하게 부정하고 있다. 일본의 야사키(1929)는 주로 총의치 임상을 위한 종합적인 연구를 통해 그 연구 성과를 집대성한 저작 운동 이론을 발표했다. 그의 연구방법은 하악 운동의 측정 없이 형태적인 관찰로만 하악 운동을 추론하는 특색을 지닌 것으로 측방 운동을 중시하고 있으면서, 하악의 저작 운동은 치아의 교합면에 의해 유도되며 과로는 이에 비해 중요한 의미를 가지지 않는다고 생각했다. 그래서 형태학적 및 임상학적으로 (1) 인체의 과두 운동, (2) 인체의 저작 운동, (3) 치열 모형의 변연융선 및 협(설)측면 구, (4) 치아 모형상에서의 치아 교모형태, (5) 소구치 부위와 대구치 부위에서의 측방 활주거리 등을 자세하게 관찰하였다. 그 결과, 저작 운동 시의 치아 접촉활주 범위는 2~3mm 사이이며, (1) 수평면 내 투영에서 하악은 똑바로 옆으로 평행 이동하고, (2) 전두면 내 투영에서 하악은 교두전개각을 따라 산 모양의 경로를 따라 평행 이동한다라는 견해에 도달하고 있다. 야사키는 이러한 결론을 기초로 하여 하악 운동의 기초 이론, 교합기, 임상술식 등 독자적인 시스템을 만들어냈다.

야사키의 생각, 즉 저작 운동 중 하악 전체가 똑바로 옆으로 움직인다고 한 점이 그 당시 하악 운동 연구의 주류를 이루었던 Gysi의 이론에 비해 기이하게 받아 들여져 이단시되었던 면도 있으나, 현 시점에서 보면 편심 운동 초기의 소위 immediate side shift를 지적하고 있었다는 점이나 치아 가이드를 중요시하여 건전한 치아교모에 주목했던 점들은 당시로서는 오히려 시대를 앞서간 착안이었다고 해도 과언이 아니라는 생각을 할 수 있다.

스위스의 Gysi(1865~1957)와 미국의 McCollum(1883~1968)은 하악 운동 연구사에 있어 특기할 만한 사람으로, 교합학 분야에 있어서 현재까지 많은 영향력을 미치고 있다. Gysi는 Bonwill, Walker, Snow 등의 임상학적 연구와 Luce, Ulrich, Hesse 등의 기초학적 연구를 둘 다 구비하고 거기에

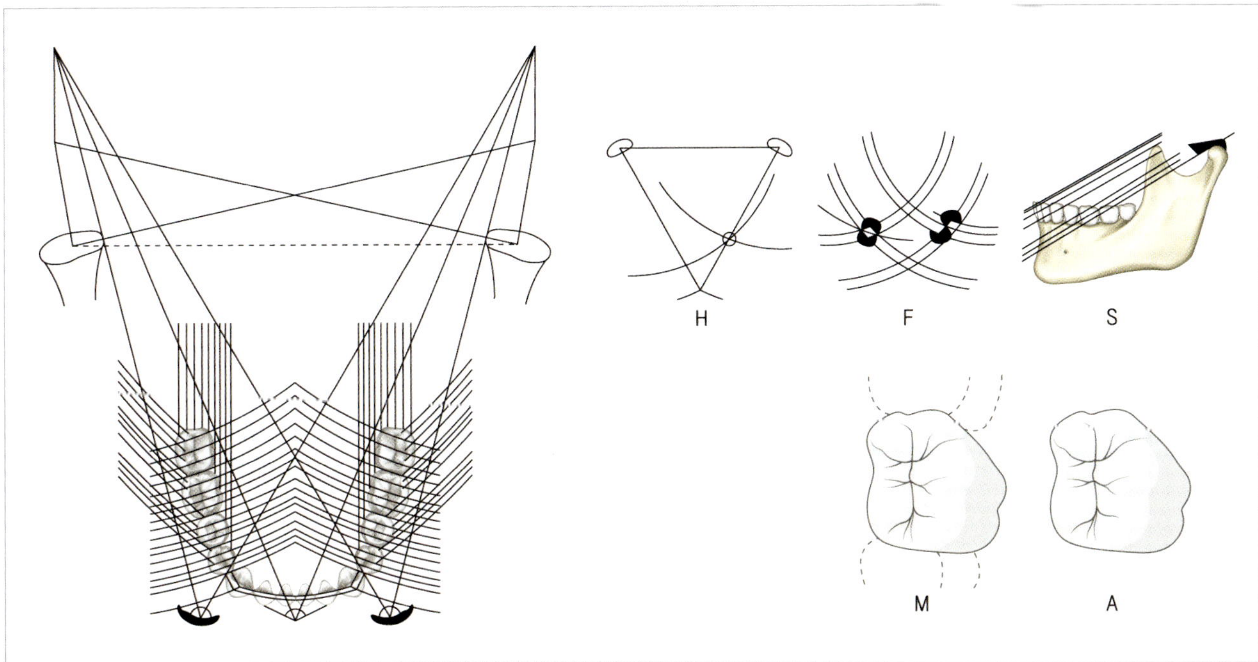

그림 1-29. Gysi의 교합이론과 인공치 개발.

자신의 독창적인 의견을 덧붙여 하나의 종합적인 교합이론으로 집대성하고, 나아가서 이들 이론에 바탕을 둔 교합기와 인공치 개발(그림 1-29) 등의 구체적인 임상술식 보급의 공로가 큰 교합학자이다. Gysi의 연구는 주로 총의치 보철에 주안점을 둔 것으로 그 이론적 성과는 축학설(Achsen Theorie, 1929)로 불리는 종합적 하악 운동 이론 또는 작도적 해석수법으로서 잘 알려져 있다.

그의 연구방법은 그림 1-30과 같은 하악 운동 구외 묘기장치를 사용해서 stylus로 환자의 좌·우 과두 외측에 두 군데, 수평면상의 절치점 전방에 한 군데, 절치점의 양측에 두 군데, 도합 다섯 군데에서 전방 운동 및 좌·우의 측방 운동을 묘기하는 것이었다. 이로서 좌·우 과로의 시상면 투영상 2개, 절치점 근방의 수평면 투영상 3개가 그려진다. 이렇게 해서 얻어진 환자 개개인의 트레이싱 결과를 기반으로 이하에서 간략히 서술되고 있는 대로의 작도법을 이용해서 하악운동을 논하고 있다.

전방 운동에 대해서는 주로 그림 1-31에 나타나듯이 시상면 내에서 과로와 절치로가 평행으로 있을 때의 예를 들고 있다. 절치로가 과로보다 급한 경사각을 갖는 경우에 대해서도 언급하고 있으나 양자가 평행한 경우를 일반적인 것으로 생각했던 것 같다. 또 그는 전자의 경우 구치의 교두경사면이 이것과 평행을 이루어야 한다고 생각했으며, 이렇게 함으로써 전방 운동 시에 하악은 과로경사에 따라 전하방으로 평행 이동하는 간단한 운동이 된다고 생각했다.

측방 운동에 대해서는 그림 1-32에 나타난 바와 같은 원리를 기초로 하여 축학설(Achsen Theorie, 1929)을 발표하고 있다. 그의 하악 운동 묘기장치로 그려낸 절치점 근방의 3개의 수평면 투영궤적(트레이싱)은 그림에 나타난 바와 같

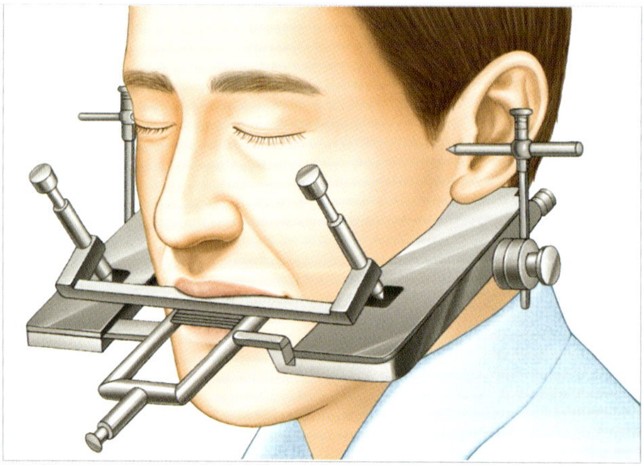

그림 1-30. Gysi가 발표한 측방절치로의 구강 외 기록법(1929).

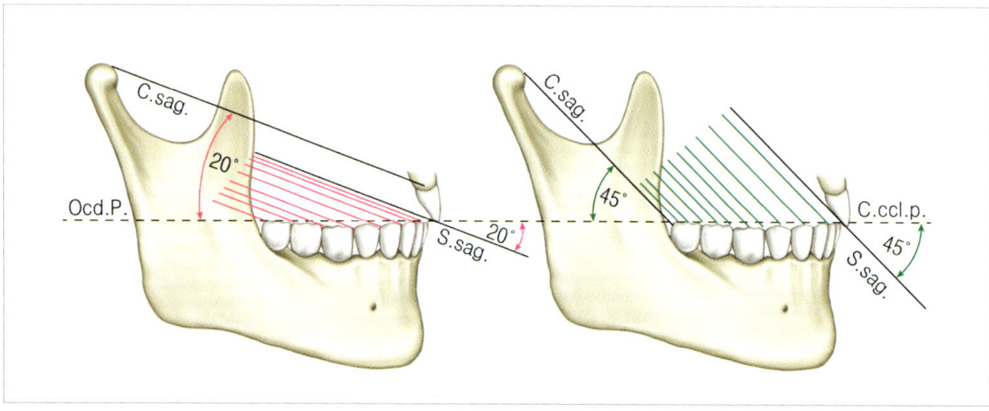

그림 1-31. 시상과로와 시상절치로가 평행한 예.

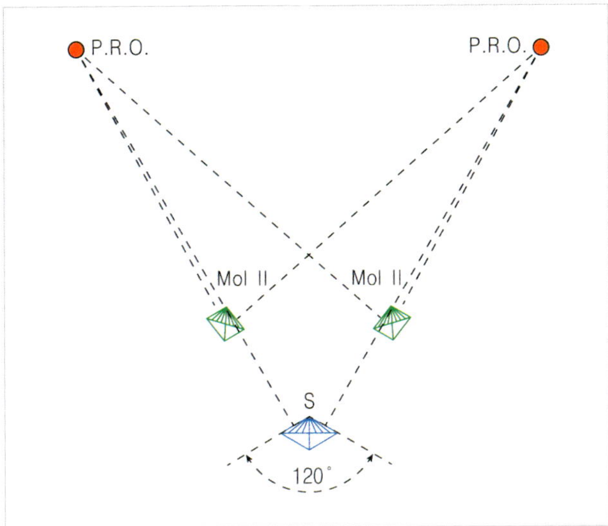

그림 1-32. 측방절치로의 전개각(고딕 아치각)과 좌·우 측방 운동의 회전 중심(1936).

은 3개의 Gothic arch들이 되고, 이들 세 arch의 좌·우 두 변의 중점에서 세워진 수선은 반드시 그림의 위쪽 좌·우의 P.R.O에서 만난다.

Gysi의 축학설은 지금 관점으로는 낡은 이론으로 궁극적으로 그 작도법은 임상적인 가치를 갖지 못했지만, 항상 임상응용을 목표로 연구 개발했던 Gysi의 Simplex교합기나 Anatoform 20° 도치는 지금도 일부 사용되고 있다. 또 그가 고안한 Gothic arch tracer나 교합기의 전치 지도판은 디자인이 개조되어 지금도 기본적인 표준기구로서 인정을 받고 있다. 말년(90세)에 그의 축학설 발표 당시에 반대 입장에 섰던 Fisher설의 정당성을 받아들여 자신의 설을 개선 정정할 수 있었던 Gysi의 위대한 점과 그의 모토였던 'Nichts steht über Wahrheit(진실은 아무도 모른다)'라는 말을 상기하면 머리가 숙여진다. 참고로, 앞의 설명에서 알 수 있듯이 Gysi의 연구방법은 2차원 평면에 투영된 도형을 조합시켜 3차원 공간 내에서의 하악 운동을 해석한 것으로 평행 운동(예: Bennett 운동)을 동반하지 않는 하악 운동에 대한 그의 연구방법은 충분히 의미가 있음을 Takayama(1987, 1989)가 검증하고 있다. 이것은 Gysi의 이론이 진리에 가깝다는 좋은 증거라 생각한다(그림 1-33).

Gysi 때문에 숨겨진 존재였던 Fisher(1926)는 Gysi 이상의 발전 가능성이 있었던 것으로 평가되었던 2중 축학설을 발표하였고(이는 결국 미완성으로 끝나게 된다), 또한 Gysi가 고안한 교합기에 이용되고 있었던 평면상의 전치지도판에 반대 입장을 표명하여 구부러진 두 면으로 된 통상(桶狀) 전치지도판을 제안했었다. 이 제안은 앞에서 언급했던 것과 같이, 훗날 Gysi에 의해 받아들여져, Gysi와 Fisher의 합작에 의한 교합기가 개발된다. Fisher와 Gysi의 논쟁의 초점은 전방 운동과 측방 운동에서의 절치로의 시상면 투영각의 일치 여부에 관한 것으로, 만약 일치한다면 평면의 전치지도판이, 그렇지 않다면 통상의 전치지도판이 적합하다는 것이나. 최근의 전지학적 연구 결과에 의하면 후자가 옳다는 것이 명백하다. 그 외에 Fisher는 측방 과로(비작업측)의 시상

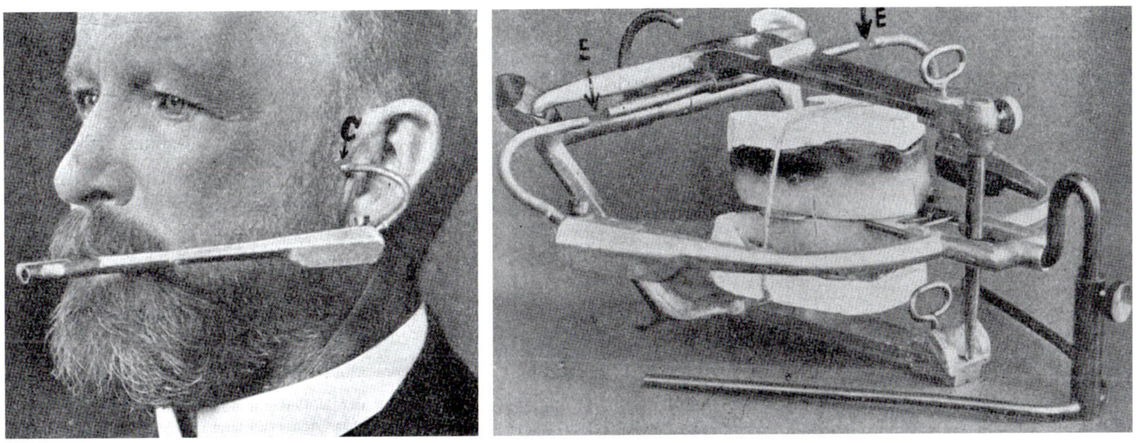

그림 1-33. Gysi의 안궁과 교합기 장착.

면 투영각을 중시했다. 측방 과로와 전방과로 사이의 시상면 투영각의 차를 Fisher각으로 불러 그 평균치를 5°로 이야기하고 있다. 그러나 최근의 전자학적 연구에 따르면 양자 사이에 현저한 차이가 없음이 여러 차례 보고되고 있어 Fisher각의 평균치는 0°로 밝혀지고 있다. 저자들은 이러한 견해 차이가 생긴 이유로서, 그 때까지 과로의 측정은 팬토그래프를 이용한 좌·우 과두의 외측에 설치된 표시점에 의한 계측으로, 이에 의해 발생한 실제 과두 내에서의 움직임의 잘못된 트레이싱에 의한 오류를 들고 있다.

1

McCollum은 미국 남캘리포니아 출신으로 Gnathology 학파의 창시자이다. 그는 악구강계를 생리적인 한 단위로서 연구, 치료하는 것을 목적으로 하는 이 학문을 라틴어로 턱을 의미하는 접두사 Gnatho(Jaw)와 학문을 의미하는 접미사 logy(study)를 붙여 Gnathology라는 신어로 표현하고 있다. 그 후 Stallard, Stuart, Thomas를 필두로 한 의욕적이고도 유능한 임상가들이 주체가 되어 그룹을 결성해 연구개발과 연수교육 등의 활동을 활발히 하였다. 그는 유치악의 보철을 주 대상으로 하였으며, 종말접번축(terminal hinge axis, 1921)이라고 부르는 하악 운동의 출발점을 설정했고, 팬토그래프(pantograph)로 불리는 기계식 하악 운동 묘기장치(그림 1-34)의 개발, 또 그에 의해 묘기 기록된 하악 운동을 충실히 재현할 수 있는 전조절성 교합기(그림 1-35)의 개발 등 뚜렷한 성과를 올렸다.

팬토그래프는 매우 정밀한 구외 묘기장치로 절치점의 좌·우에 2매, 좌·우 과두의 외측에 각 2매, 도합 6매의 묘기판(하악 고정)과 같은 수의 stylus(상악 고정)를 갖추고 clutch로 상·하악 치열에 고정된다. Clutch는 그의 교합평면 부위에 설치된 central bearing plate(상악 clutch용)와 central bearing pin(하악 clutch용)이라 불리는 기구로 상·하악을 접촉, 활주시켜 치아 접촉에 의한 간섭이 없는 상태로 악관절의 운동을 측정할 수가 있다. 팬토그래프는 일반치의학 연구자에게 처음으로 하악 운동을 시각적으로 관찰할 수 있는 기회를 가져다 주었다는 의미로 높게 평가되어 일렉트로닉스 기술이 발달한 현재에도 교육적인 의미로 그 유효성을 잃지 않고 있다. 팬토그래프의 묘기 결과에 의해 많은 치과의사들이 인체 과로의 다양성을 인식하게 되었고, 또한 작업측과로(소위 Bennett 운동)의 발생 시기, 방향, 크기에 있어서 심한 개인차 등을 명백하게 인식할 수 있게 되었다.

남캘리포니아의 Gnathologist들의 연구모임은 하나의 학파를 형성했다기보다는 강렬한 개성과 치의학의 연구학자로서의 이론과 철학을 갖춘 임상가들의 순수한 민간그룹으로서 치의학사에 커다란 공헌을 하였다. 그들이 하악 운동의 원점이라고 주장한 terminal hinge axis(종말접번축)에 대해서는, 추후에 하악을 후상방으로 밀어 붙여서 순수한 접번운동을 유도한다는 의견을 당연한 것으로 받아들인 그룹과 또한 비판적인 태도를 가졌던 그룹들에 의해 많은 논란을 거

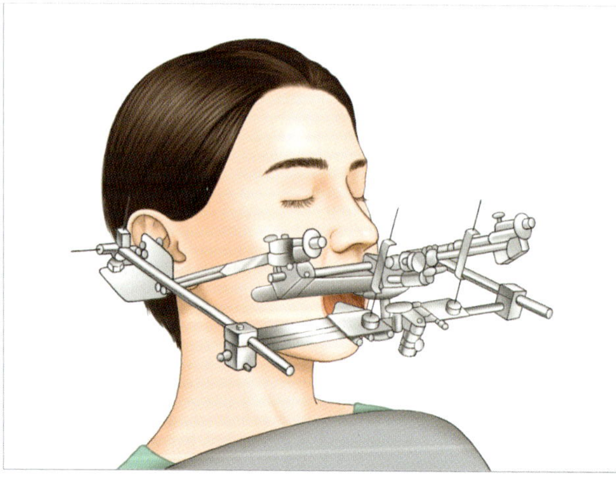

그림 1-34. Pantograph.

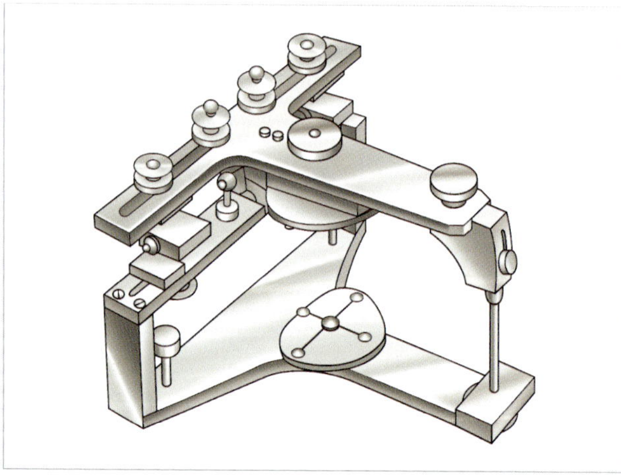

그림 1-35. 완전조절성 교합기.

듭해 오기도 하였다. 그러나 oral rehabilitation이라는 목적에의 철학적이고도 이론적인 치의학자로서의 탁월함, 또한 잘못을 솔직하게 인정하는 용기를 잃지 않으면서 새로운 시험에로의 지속적인 도전 등에 의해 그들 나름대로 커다란 성과를 이루어왔기 때문에, 지금까지도 미국을 시작으로 전 세계 치의학계에 강한 자극과 영향을 주고 있다.

Gnathology 학파의 탁월한 연구 성과는 현대치의학 전반에 넓고도 깊게 침투되어 어디까지가 Gnathology의 영역인지를 분별하기 힘든 것이 현재의 상황이다. 따라서 본서에서는 Gnathology 연구에 의한 사소한 논리의 타당성 여부에 구애받음이 없이 전체 교합학이라는 대 명제를 바탕으로 기술하도록 한다.

Gysi나 McCollum과 같은 시대에 Hanau, Posselt 및 Beyron이라는 세 사람의 독창적인 연구자들이 모두 Gysi 혹은 McCollum의 영향을 받아 가면서 각각 개성 있는 연구를 진행하였다. 미국의 Hanau(1926)는 그림 1-36과 같은 Hanau의 교합 퀸트(5요소)라고 부르는 유명한 교합이론을 발표하고, 의치의 교합평형을 얻기 위해서는 과로유도, 교합평면, 전치유도, 교두형태, 조절만곡(스피 만곡) 등의 5요소를 고려해야만 한다고 주장했다.

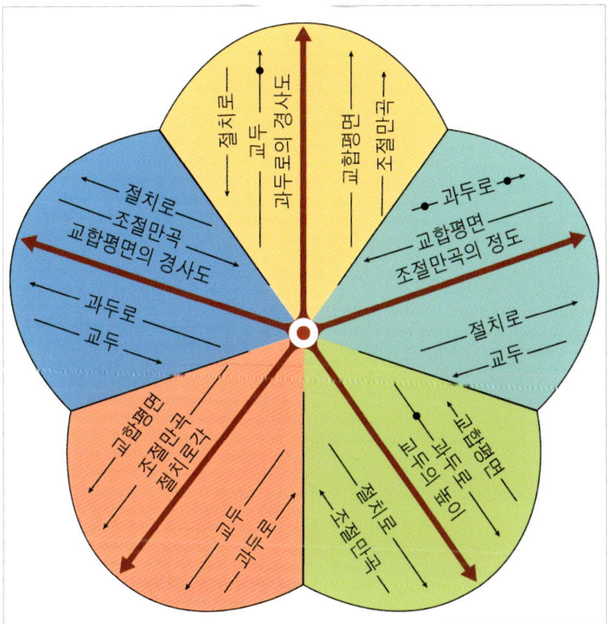

그림 1-36. Hanau's quint(1926).

39세의 젊은 나이로 유명을 달리한 그는, 남아프리카 케이프타운 출생의 엔지니어 출신으로 타계하기 5년 전(1925) 미국치과의사협회 연차총회에서 행한 강연으로 유명해져 미국에서는 지금도 그의 이름이 계속 등장하고 있다. 한국과 일본에서도 그가 교합 5요소의 제창과 함께 구강점막의 피압축성에 의한 저작 시 의치의 침하현상을 고려했었다는 점에서 높이 평가되고 있다. 또한 수백 개의 의치 검사 결과 95%가 교합평형의 관점에서 불만족스러운 것이었다는 판명에 대한 그의 논문은 당시 치의학계에 커다란 경종을 울렸고, 항상 '경험을 쌓고 배우며, 해석하고, 이해하고, 실천하는 것들만이 치과의사가 할 일의 전부다'라고 하였다. 또 일반적으로 교합에 대해 알려져 있는 것들 중에 진리는 하나도 없다고 잘라 말하는 등 많은 일화를 남겼다. 그 외에 그는 교합을 지배하는 위의 5요소에 대한 Gysi 등과의 토의 결과를 바탕으로 그 요소들 간의 상호관계를 상세하게 사고 분석하였고, 그 결과를 5요소로 도식화해서 각각의 요소를 서로 관찰하면서 한 요소가 바뀌게 되면 다른 모든 요소가 그에 따라 변한다는 주장을 하였다. 그가 제안한 5요소는 법칙이라기보다는 상호 관련적인 성격을 갖고 있어 그 자신이 서술한 대로 실험 데이터의 증명이 뒷받침되진 않았지만 교합학에 있어서 이들 5요소는 모두 고려되어야 한다는 주장은 지금도 신선함을 잃지 않고 있다. 반대로 그 후 Hanau의 5요소를 수식화한 Thielman의 공식은 오히려 Hanau 본래의 의도와는 달리 오해를 초래한 것이라 할 수 있다. 또한, 그의 이름은 'Hanau Model H' 교합기의 이름을 통해서도 잘 알려져 있으나, 그의 이름을 딴 교합기에 새겨졌던 L=H/8+12(H: 시상과로 경사각, L: 측방 과로각)라는 관계식은 그 산술학적 근거를 보여주는 문헌은 찾을 수 없다.

스웨덴의 Posselt(1952)는 기계적 측정에 의해 하악의 한계 운동 시 절치점의 운동 범위를 50명의 피험자를 대상으로 3차원적으로 계측하여, 후에 Posselt의 바나나(그림 1-37)라고 불리는 방추형상의 운동 범위에 관한 상세한 보고를 발표하고 있다. 그 보고를 살펴보면, 다음과 같이 정리할 수 있다: (1) 절치점의 운동 범위는 시상면과 수평면 양

투영 모두 개인마다 특별하지만 재현성이 있다. (2) 하악은 19.2±1.9mm 정도의 접번 개폐 운동을 한다. (3) 습관성 폐구 운동은 개인마다 다르고, 일반적으로는 후방 한계 운동보다 전방으로 치우치는 운동로를 갖는다. (4) 최후퇴위와 교두감합위의 전·후 거리는 1.25±1.0mm이다. (5) 최후퇴위와 교두감합위가 일치한 경우는 12%였다. Posselt로부터 약 10년 후, 일본의 Nemoto(1962)는 전기측정법을 이용하여 이 도형의 정밀 3차원 계측을 행했다. Posselt의 운동 범위 능형주에 의해 하악의 경계 운동의 입체적인 형태가 절치점을 대표점으로 하여 표시할 수 있게 되었다.

또한 스웨덴의 Beyron(1964)은 오스트레일리아 원시인 촌락에 기거하면서 46명의 원주민의 교합을 상세히 조사한 보고서를 발표하여 금세기 최대의 교합학자 중의 한 사람으로 불리게 되었다. 그는 이 조사 결과, (1) 다른 지역 원시인의 두개골에서와 같이 현존 오스트레일리아 원시인의 치열에서도 심한 교모가 좌·우 대칭으로 존재함이 확인되었다. (2) 중심교합위(최후퇴위)와 교두감합위가 일치하는 것은 10%에 지나지 않으며, 두 교합위 간의 전·후 거리는 평균 1mm였다. (3) 거의 모든 증례의 교두감합위에 있어서 상·하악 절치 사이에는 약간의 틈이 확인된다. (4) 측방 운동 시의 작업측에서는 여러 개의 치아가 예외 없이 접촉하고 비작업측에서의 접촉은 확인되지 않았다. (5) 대합하는 소구치와 대구치는 측방편심위에서 교두감합위까지 접촉활주하고, 교모가 없는 젊은이에게서도 견치에 의한 하악 유도는 확인되지 않았다. 오스트레일리아 원시인의 주식인 중간 정도로 경질인 고기의 저작 시 시네마토그래프에서 계측한 저작 사이클은 타원형으로, 유럽인보다 폭이 넓은 규칙적인 형상을 하고 있다. (6) 저작 사이클의 상단부는 음식물이 없는 구강에서의 접촉 pattern과 일치하고, 저작 패턴은 grinding type이었다. (7) 상·하악 치아의 비접촉활주 시의 저작 사이클도 접촉활주 시와 일치하고, 저작 사이클이 교두 유도(cuspal guidance)에 의한 것임을 나타내고 있다. (8) 측방편심위에서 교두감합위까지의 접촉활주거리는 평균 2.8mm로, 문명인에서는 이 수치에 이르지는 않더라도 저작 중에 어느 정도의 접촉활주는 일어나는 것이 일반적이었다라고 요약하고 있다. Beyron의 연구는 현존하는 원시인의 교합을 자세히 조사하여 일종의 극단적인 상태에서 교합형태를 규명했다는 점에서 현 시점에서 보더라도 시사하는 바가 크다.

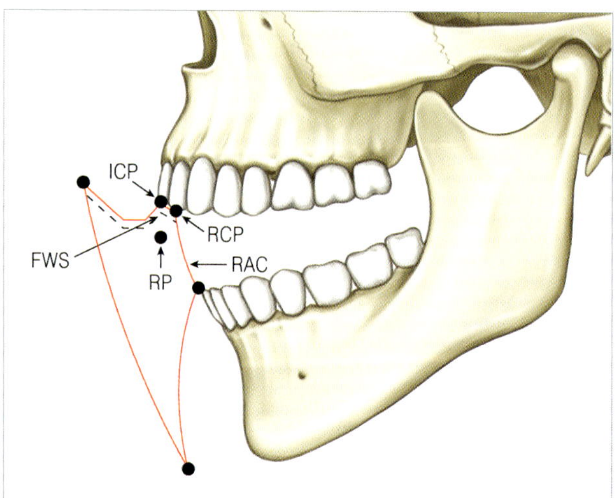

그림 1-37. Posselt's envelop.

2 Gnathology

1) 개요

Gnathology의 연구는 하악과두를 포함한 턱관절 시스템에 대한 연구로부터 시작되었다. 과두의 형태와 운동이 치아의 교합을 지배한다는 전제하에 총의치 시대의 양측성 균형 교합이 자연치에도 그대로 적용될 수 있다고 생각한 것이다. 이러한 연구는 저작, 발음, 연하 및 안면 표정 등의 운동을 형성하는 생리적인 작용 원리에 관한 연구로 이어졌다.

과두와 턱관절에 대한 연구는 총의치 시대부터 이미 활발히 진행되고 있었다. 보다 나은 총의치 교합을 연구하던 선학들이 TMJ의 해부학적 구조(그림 1-38)나 병인, 그리고 두경부의 다른 해부학적 구조물과의 연관성에 꾸준히 관심을 가져왔던 것이다. 이들의 연구와 주조 기술의 발전 등을 발판 삼아 Gnathology의 이론은 자연스럽게 정립될 수 있었다. Schweitzer는 자신의 저서 "Oral Rehabilitation"에서 그 과도기의 개척자들에 대해 표 1-2에 정리했다.

낯선 이름들 가운데 눈에 띄는 이름이 있다. 치과보존학에서 '와동의 분류'로 익숙해진 G.V. Black의 이름이다. Schweitzer가 정리한 바에 따르면, G.V. Black은 치아 마모의 외상성 효과를 관찰하고 이를 해결할 적절한 방법으로 교두와 와(cusp-fossa) 관계의 재설정을 연관시킨 최초의 인물 중 하나이다. 그는 마모에 의해 야기되는 비생리적 교합에 주목하며, 이를 예방하기 위한 진단의 중요성 및 진단에 필요한 악골 운동 재현장치의 필요성을 지적했다. Gnathology의 창시자로 일컬어지는 McCollum 등이 정확한 진단과 장치를 강조한 배경을 이 같은 선학의 연구에서 찾을 수 있는 것이다.

1924년 Stallard에 의해 'Gnathology'라는 용어가 소개되고, McCollum에 의해 '구강 내 모든 활동의 기능, 형태, 요소들에 대한 과학'이라는 용어의 정의가 내려지면서 Gnathology

1

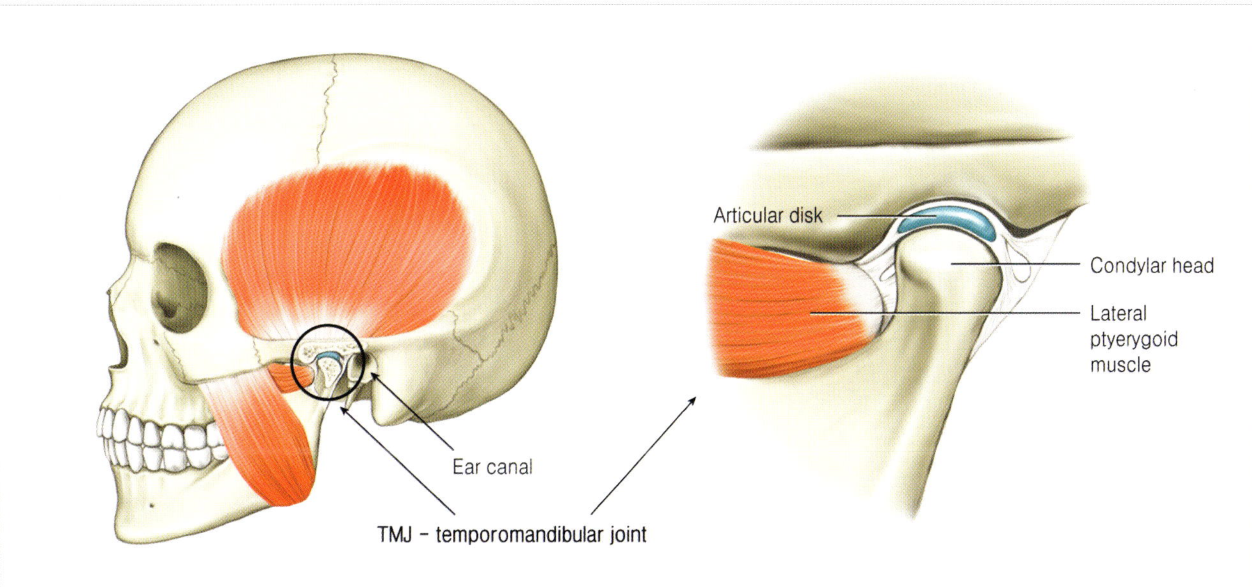

그림 1-38. 측두하악관절의 해부학적 구조.

표 1-2. Gnathology 과도기의 개척자들과 업적

연도	인물	업적
1822	Astley Coope	과두와 관절와 사이에서 정상과 완전 탈구(complete dislocation) 중간에 다른 관계가 있을 가능성에 처음으로 주목함. 그는 이 중간에 해당하는 관계를 불완전한 탈구(incomplete dislocation) 혹은 아탈구(subluxation)로 명명함.
1849~1850	Redfern	극심한 통증을 야기하는 예로 관절 연골(articular cartilage)의 질병을 기술했으며 환자가 질병의 존재를 인지하지 못한 경우도 있다고 함.
1854	J.C. Crane	인공치에 의해 수복된 청각 관련 케이스를 보고함.
1855	J.F. Malgaigne	20대와 30대 중 관절 잡음이 있는 76개의 일련의 케이스를 발표함.
1858	Crocker, King	하악의 후방 탈구(posterior dislocations)를 보고함.
1884	Carl Toldt	하악골의 성장에 관하여 기술함.
1885	Butlin	TMJ가 염증에 이환되었을 때 혀의 통증이 발생됨을 보고함.
1886	G.V. Black	치아 마모의 외상성 효과 관찰 및 해결책으로 교두-와 관계 재설정을 연관시킴.

Society가 본격적으로 시작된다. 치과계에 주조기술이 도입되면서, Gnathology 등 자연치아 수복의 교합에 대한 논의가 본격적으로 시작된 것이다. 바야흐로 총의치 시대에서 자연치아 수복시대로의 전환점이었다.

당시 UCLA 치과대학의 교수이자 Gnathology의 대부였던 McCollum은 자연치아 수복의 교합이 총의치 교합과 다르지 않다고 보고, 균형교합을 자연치아에도 적용할 수 있는 이상적인 교합형태로 받아들인다. 또한 과두 및 TMJ 중심의 사고방식이나 Monson's sphere를 통한 교합평면의 설정 등 총의치 시대의 이론을 자연치아에 적용하는 방향으로 논의를 전개하게 된다.

현대로부터 돌이켜볼 때 이러한 Gnathology의 방향성은 총의치 시대의 방향성과 거의 유사해 보인다. 이는 선현들이 이루고자 한 목표(균형교합)뿐만 아니라 목표에 도달하는 방법(과두 및 TMJ 중심)까지 오롯이 물려받은 Gnathology가 전통적이고 보수적이라는 평가를 받는 이유일 것이다.

이러한 방향성은 Gnathology의 치료과정으로부터 자세히 파악할 수 있다. 이들은 환자를 치료하기 이전의 가장 중요한 진단과정으로서 먼저 하악 운동의 축인 hinge axis, 즉 양쪽 과두를 최대한 후방으로 유도한 상태(rear most centric relation)를 facebow 및 articulator 등을 이용해 구외로 옮기고 그 상태에서 교합을 분석한다. 이때 거의 모든 사람에게서는 교합간섭이 발견될 수밖에 없는데, 이러한 상태를 pathologic 혹은 malarticulation이라 규정하고 그 교합을 그들의 이상적인 목표(균형교합)으로 바꾸어주는 것이 치료의 목표였다(표 1-3).

Gnathologist들은 30년간 이러한 목표를 달성하기 위해 악전고투했다. 그러나 안타깝게도 그들은 결국 자연치아에 균형교합을 유지시키기란 불가능에 가까운 일이라는 사실을 받아들이게 되었고, 그들의 목표를 점차 견치 유도로 옮겨간다. 이 과정에 결정적인 영향을 준 이가 바로 D'Amico(그림 1-39)인데, 그가 캘리포니아 인디언들을 대상으로 진행하여 1957년 발표한 연구가 견치 유도의 초석이라 할 수 있다(그림 1-40).

표 1-3. 1920~1950년대까지 Gnathologist들의 전악 수복 치료 과정

1. Retruded position으로 과두를 유도한 상태에서 중심위 채득
2. True hinge axis를 facebow를 이용해 인기
3. Fully adjustable articulator에 마운팅
4. 교합의 진단: 교합간섭 발견
5. Selective grinding 혹은 전악 보철을 통해 retruded position 상태에서 균형교합이 되도록 유도

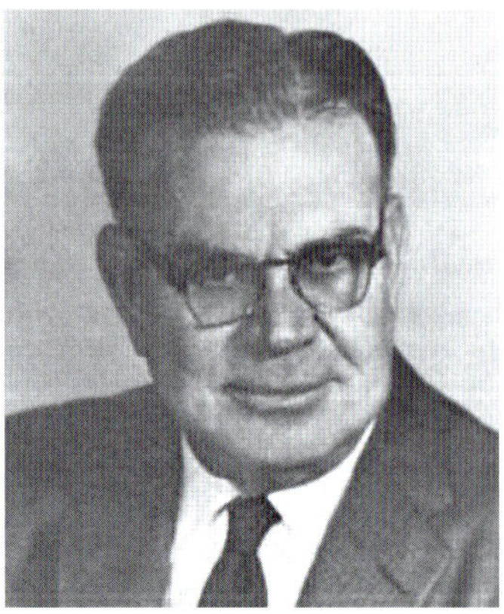

그림 1-39. Angelo D'Amico. 견치 유도를 주장.

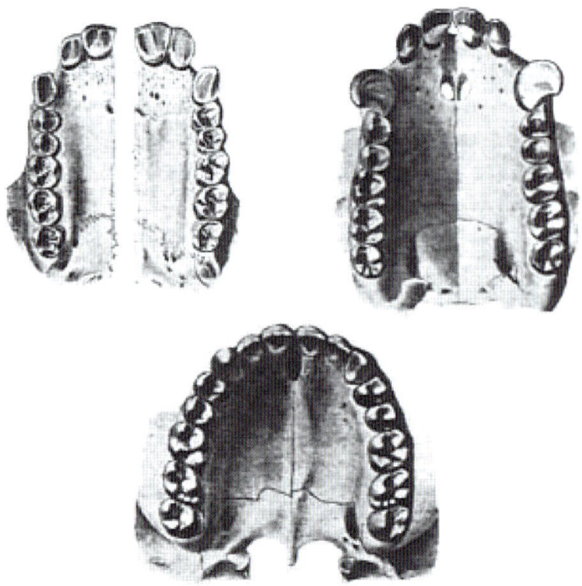

그림 1-40. D'Amico는 1950~1960년대에 걸쳐 발표한 일련의 연구를 통해, 어느 동물이건 시기에 관계없이 견치가 일정한 위치를 점하여 하악 운동의 guide로서 중요한 역할을 한다고 강조하였다. D'Amico의 주장은 당시 난관에 봉착해 있던 Gnathologist들에게 영감을 제공하여, 견치 유도가 이론적으로 성립하게 되는 계기를 제공했다.

2) 인물

(1) Gnathology의 주요 인물(그림 1-41, 1-42)

① McCollum(그림 1-43)

1883년 1월 23일 Brookfield, Missouri 근처의 농장에서 태어난 McCollum은 1907년 University of Southern California 대학에서 치의학을 전공했고 그 이후 LA에서 43년간 임상경험과 연구를 통해 세상에 많이 알려지게 되었다. 그는 비판적인 안목으로 치의학에 mouth reconstruction 및 diagnostic instrument라는 영역을 개척한 것으로 평가된다.

앞서 언급한 바와 같이 그는 G.V. Black을 비롯한 총의치 시대 선학들의 영향을 크게 받은 학자였다. 그는 자연치아 수복을 위해 과두로부터 시작하는 정확한 진단이 필수적이라 여겼고, 그러던 그가 접번축(hinge axis)의 위치를 찾는 방법으로 1924년 발견한 'Trial and error method'는 진단의 정확성을 획기적으로 높이는 계기가 되었다(그림 1-44).

이러한 배경에서 본다면 1926년 McCollum을 중심으로 시작된 Gnathological society의 초기 연구가 주로 진단에 국한되어 있는 것은 당연하다. 그는 trial and error method를 발전시켜 1930년에 하악의 움직임을 정확히 인기할 수 있는 장비를 개발했고, 4년 뒤에는 Stuart와 함께 환자 본래의 하악 움직임을 재현하여 기록할 수 있는 장비로 발전시켰다.

오늘날 그가 선구자로 칭송 받는 이유는 그 확고한 철학에 있다고 봐도 과언이 아니다. 그는 확고한 철학을 바탕으로 과감한 주장도 서슴지 않았다. 가령 당시 일반적이지 않은 개념인 포괄치료, 즉 전신건강과 치의학의 관계를 저서 "Factors that make the mouth and teeth a vital organ"을 통해 적극적으로 밝히고자 했다. 또한 "Orthodontic Aims and Courses"에서는 당시 일반적으로 받아들여지던 교정적인 치료의 방법론이 하악의 회전중심을 무시하는 등 많은 문제가 있다고 지적하기도 했다.

시대를 앞서 나간 그의 주장들은 당시 쉽게 받아들여지지

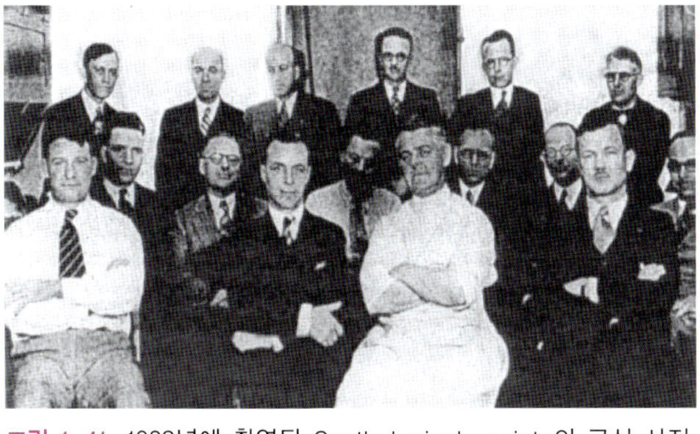

그림 1-41. 1928년에 촬영된 Gnathological society의 공식 사진. 왼쪽에서부터 윗줄: Drs. Frank Williams, Harry Holcomb, Jesse Linn, Bacon Clifton, Vannesen. 가운뎃줄: Drs. Elmer Frame, Dudley Dudley, Karl Humphreys, Clyde Bailey, Gilbert, Henry Petray. 앞줄: Drs. Charles E. Stuart, Raymond Beebe, B.B. McCollum, Earl Thee.

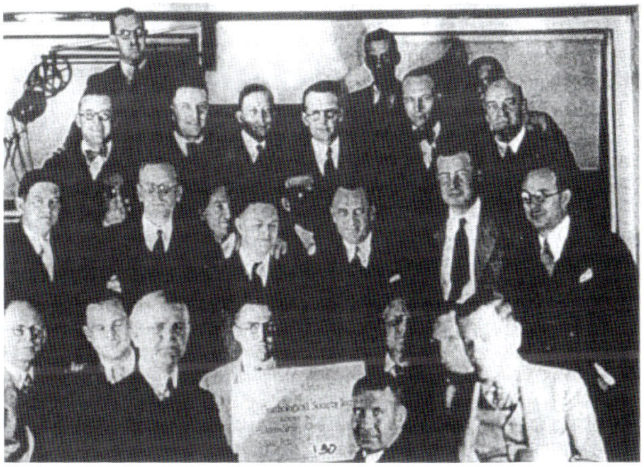

그림 1-42. 1930년의 Gnathological society. 첫 번째 줄: Drs. Gil Soules, Chick Walthers, W. Frame. 두 번째 줄: Drs. Elmer Frame, Frank Williams, Vannesen, Harry Holcomb. 셋째 줄: Drs. Harvey Stallard, Wm. Fleming, Henry Petray. 맨 아랫 줄: Drs. Gilbert, G. Gray, B.B. McCollum, Clyde Sheppard, Charles E. Stuart, Dudley Dudley, Raymond Beebe, Karl Humphreys.

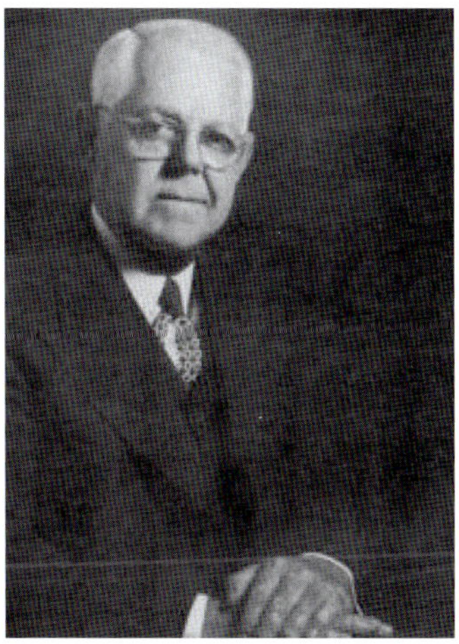

그림 1-43. Beverly B. McCollum. Gnathology의 선구자.

1

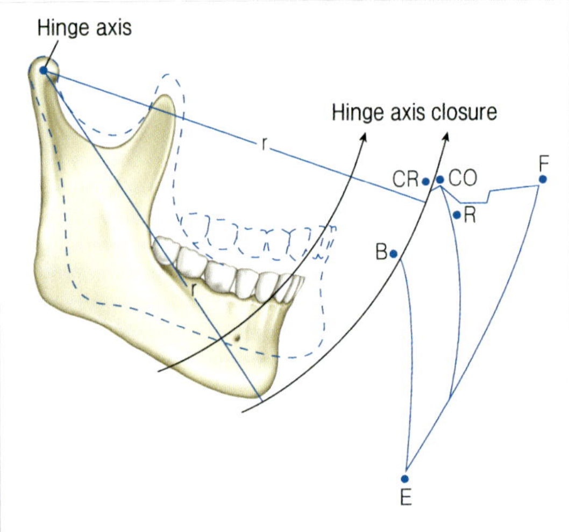

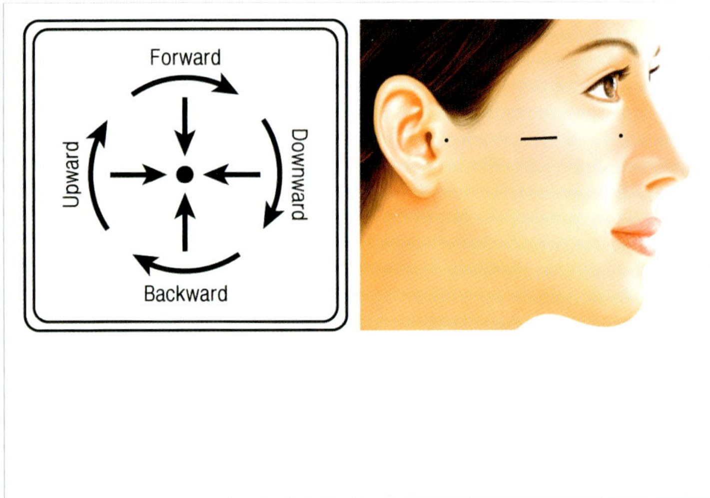

그림 1-44. Trial and error 방법으로 본 접번축. 중심교합(CO)보다 중심위(CR)가 후방에 있음이 Posselt에 의해 발견되었다.

않았지만, 시간이 흐른 현대에서는 너무나 당연시 여겨지는 사실로 인정받고 있다. Gnathological society에서 발표한 McCollum의 생각이 고스란히 담긴 Gnathology의 정의에서 그의 철학과 혜안을 다시금 확인할 수 있다.

"Gnathology is the science that treats the biologics of the masticating mechanism; that is the morphology, anatomy, histology, physiology, pathology and the therapeutics of the oral organ, especially the jaws and teeth and the vital relations of this organ to the rest of the body."

② Harvey Stallard(그림 1-45)

Stallard는 턱(jaw)을 뜻하는 Gnathos-로부터 Gnathology라는 용어를 처음으로 제안한 것으로 알려져 있다. 그는 치

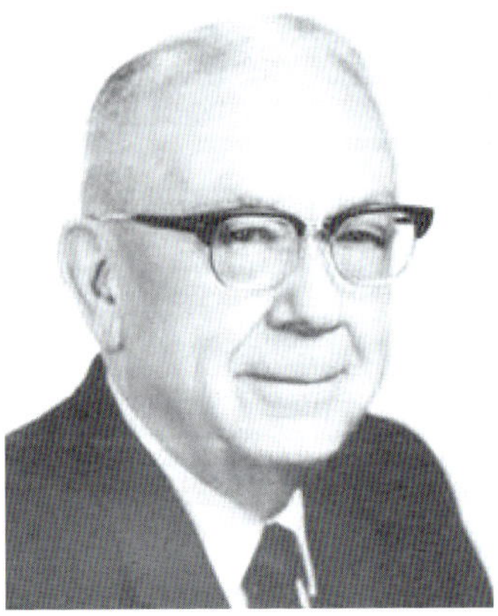

그림 1-45. Harvey Stallard. Gnathology의 작가이자 과학자. Dr. Angle의 밑에서 수료한 교정학자.

의학 역사에 관한 많은 문헌을 남겼지만 Gnathology의 역사에 대해 언급한 것은 단 한 편의 논문밖에 없다. 1945년 Dental items of interest에 실린 'Gnathology-its history, aims, and accomplishments' 논문은 비록 미완성으로 남아있으나, 20년간 McCollum을 비롯한 몇몇 치과의사의 연구 역사를 다루고 있다.

위 논문에서 Stallard는 소화 과정 중 저작기능에 있어 교두의 중요성을 지적했으며, 이전의 연구자들이 교합기에 악골 운동을 재현하는 데 실패한 원인을 분석했다. 그는 정확한 의치 제작을 위한 Gnathology의 필요성을 주장하였고 이것이 어떻게 교합의 요소를 통합하여 정확한 계측으로 악골 운동과 교두를 연관짓는지 설명했다.

그의 체계적인 연구는 그 과학적 기본소양에 기인한다. 치의학에 발을 들이기 이전에 그는 이미 미네소타 대학에서 화학과 생물학을 전공하고 American Association for the Advancement of Science에서 fellowship을 받을 정도로 탁월한 과학자였기 때문이다. 우연한 기회에 듣게 된 Dr. Angle의 도전에 감명 받은 그는 1920년 치의학 학사를 받아 일리노이 등의 대학에서 17년간 연구를 지속한다. Dr. Angle과 함께 연구를 진행하며 자연스레 접한 Gnathology는 그의 관심을 끌기에 충분했고, McCollum이 그들의 사무실을 방문했을 때 Stallard와 McCollum의 운명적인 만남이 이루어

진다. 이후 그들은 mouth organ이라는 그룹을 형성했고, Gnathological society의 설립에 크게 공헌한다.

Stallard는 McCollum과의 연구를 통해 Hinge axis를 쉽게 결정할 수 있게 된 후 수평면, frontal plane, a mechanical profile plane과 같은 이론을 Gnathode와 연관지어 교정학에도 적용한다. 교정학자로서도 널리 알려진 그의 교정 및 교합에 대한 관점은 매우 단호했다. 그는 Gnathic system, 즉 lip, cheek, tongue, eminence, intercondylar diameter, laterotrusions 등에 의해 형성되는 교합을 중시하여 치료의 방향을 결정해야 한다고 주장했다.

그는 이러한 주장의 근거와 연구 범위를 확장하고자 교합기를 제작하는 데에도 많은 노력을 기울였다. 그에 따르면 과두는 transverse axis, vertical axis, sagittal axis의 세 축을 기준으로 움직이기 때문에 교합기를 통해 9개의 lateral movement를 재현하고자 했다. 물론 하악의 불규칙한 운동을 완벽히 재현해낼 수는 없었지만, ball in a socket의 운동을 나타내고자 했던 그의 시도는 매우 의미 있는 것이었다.

③ Stuart(그림 1-46)

Stuart는 McCollum 그룹의 리더 격으로 많은 활동을 했으나, 특히 다양한 분석장치에 두각을 나타낸 것으로 알려져 있다. 그는 1930년 McCollum과 함께 'McCollum Gnathoscope'라 불리는 장치를 고안했으나, Stuart는 McCollum의 기계에서 모순점을 발견하였다. 그 후로 Stuart는 Charles, Don MacQueen, Lynn Wightman과 함께 과두와 치아 움직임을 기록하기 위한 장치를 개발하였다. 양측면에는 축에 대하여 수평과 수직방향으로 stylus가 있었고 그 휘어진 stylus를 우리는 소위 'Gothic Arch'라고 표현한다. 시상면에서는 큰 기록판과 수평 stylus를 가지고 있으며, 이는 하악의 움직임 전체를 기록할 수 있다. Posselt가 묘사한대로 하악 움직임의 완전한 한계 운동 다이어그램이 얻어졌다.

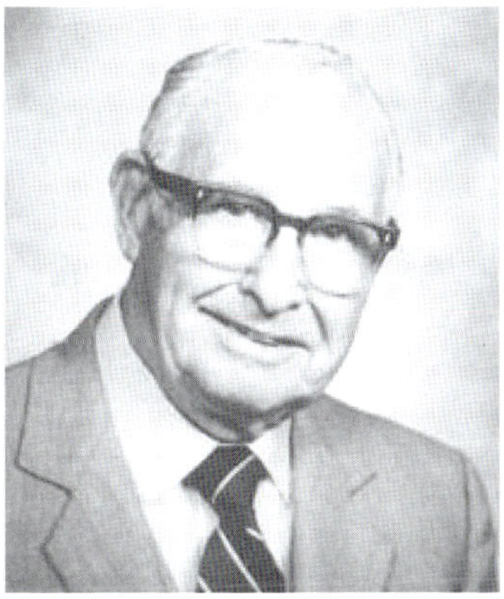

그림 1-46. Charles Stuart. 개척자이자 교육자. Organic occlusion과 mutually protected occlusion을 제시하였다.

Stuart의 저서 중 "The Growth of Accuracy in Measuring Functional Dimensions and Relations in Oral prosthesis"에서 Stuart는 다음과 같이 말했다.

> Ⅰ. 상악을 기준으로 하악의 운동은 세 가지 운동축에 대한 회전에 의해 이루어진다: a horizontal intercondylar axis, a right vertical condylar axis, and a left vertical condylar axis.
> Ⅱ. 관찰될 수 있는 단 한 가지 독립적인 하악의 회전 운동은 과두가 두개에서 최후방 위치 시에 transverse intercondylar axis를 축으로 한 개·폐구 운동이다.
> Ⅲ. 하악의 측방 운동에서 측방 회전이 일어나는 vertical condylar axis는 보통 외측으로 이동한다. Vertical condylar axis는 하악의 개구량에 따라 전방으로 기울어지고 반대측의 전진한 과두가 과두융기 하방에서 내려간 양에 따라 내측으로 기울어진다.
> Ⅳ. 보통의 개구 운동에서 transverse condylar axis는 전하방으로 움직인다.
> Ⅴ. 축들의 움직임은 디스크-측두 관절에서 활주 운동에 의해 이루어진다. 순수한 개·폐구 회전 운동은 디스크-하악 관절에서 일어난다.
> Ⅵ. 측방 회전은 경미한 운동이다. 상방의 관절에서 일어나며 하방의 관절은 ball-and-socket 관절이 아니므로 관여하지 않는다.
> Ⅶ. 전후방 운동은 축의 회전과 축의 활주의 조합이다. 최대 전돌은 최대 활주와 최소 회전에 의해 만들어진다. 넓은 개구는 최대 활주와 최대 회전의 결과이다.

"The Growth of Accuracy in Measuring Functional Dimensions and Relations in Oral prosthesis"에서 Stuart는 다음과 같이 말했다.

> "과두 수준에서 턱의 움직임은 활주 가능한 회전축으로 해결될 수 있는 것이 명확해 보인다. 과두의 대부분의 운동에서 활주와 회전 운동은 나누어질 수 없다. 그러므로 교합기를 구성할 때 회전만큼 충실하게 활주를 재현하도록 제작되어야 한다. 오늘날 사용되는 대부분의 현대적인 교합기는 간단한 개·폐구 운동만을 재현하고 정확한 활주 운동은 재현하지 못하게 제작될 수 있다.

"What Kind of Occlusion Shall We Give to Toothborne Restorations?"에서 Stuart와 Stallard는 다음과 같이 말했다.

"다양한 교합이 존재하며, 조직화된 교합과 조직화되지 않은 교합, 균형교합과 군 교합, 교두가 있는 교합과 마모된 교합, 중심 교합과 편심 교합 등 다양한 분류로 나뉘어진다."
"중심위에 대한 연구와 위치, 적용은 우리가 조직화된 교합의 요소들에 대해서 더 깊이 알 수 있도록 하였다. 이러한 발전과 함께, 진화된 지식은 우리가 치열에서 유기적인 교합을 회복할 수 있도록 하는 기술과 기구를 향상시켜 왔다."
"치아에서 유기적인 교합을 회복시키는 주요 목적은 그를 보존하려 하기 위함이다. 치아는 사람이 먹고, 말하고, 숨쉬고, 얼굴 표현을 하는데 있어 중요하다."

"The Geometric of the Gnathic System"에서 Stuart는 curve of Spee, curve of Wilson의 기능을 설명함으로써 유기적인 교합과 이개에 대해 이야기하였다. 또한, 소구치, 대구치의 형태에 'Elevation(상승구조): cusp tip, Marginal ridge, Central ridge, Triangular ridge, Supplemental ridges'와 'Depressions(하향구조): Developmental grooves, Supplemental grooves, Fossae and Sulci'로 분류하였다.

"교합 자체는 기능을 하지 않지만 턱이 움직이면서 기능을 하게 된다. 중심위(centric relation)도 같다. 하악이 움직여야 중심위가 생긴다. 하지만 움직임이 편향되거나 조기접촉이 일어나면 제대로 기능을 할 수 없게 된다. 중심위는 상·하악 관계이다. 중심위는 과두가 최후방에 위치하는 것으로 주변은 여러 구조물에 의해 움직임에 한계를 가지며 반복 가능한 관계이다."

오늘날 현대 교합이론의 기초가 되는 1963년 Gnathology 학파였던 Stallard와 Stuart는 기존의 교합이론을 정리하여 다음과 같은 biologic occlusion을 제시하였다.

① 교합력은 치아장축에 평행하게 전달되어야 한다.
② 구치부 접촉에 비하여 전치부는 가벼운 접촉을 가져야 한다.
③ 적절한 전방 유도(incisal guidance)는 구치부 이개를 제공해야 한다.
④ 기능 운동 시 비기능측에서 적절한 이개가 이루어져야 한다.
⑤ 기능측-견치만 접촉(canine protection), 구치부와 견치가 동시에 접촉(group function)
⑥ 중심교합-중심위 사이에 교합간섭(CO-CR discrepancy)이 없어야 한다.
⑦ 교두와 교합면 와가 만나는 교합 구조(cusp to fossa occlusal scheme-mesial)
⑧ 한 치아당 적어도 1개의 교합접촉(contact point)
⑨ 모든 가능한 진동감(fremitus)은 제거해야 한다.
⑩ TMJ에 신경학적 안정(Neurological release)을 얻고 유지해야 한다.

3 교합이론

Gnathology의 주요 연구 업적을 담은 research report는 1955년에 McCollum과 Stuart에 의해 발표되고 Stuart에 의해 출간되었다.

Research report를 시작하면서 McCollum은 적절한 치과 치료를 위해서 이해가 필요한 12인자를 설명하였다. 전반부 6가지는 고정된 요소이며, 후반부 6가지는 치과의사에 의해 바뀔 수 있는 요소이다(표 1-4).

McCollum은 각각의 인자에 대해 자세한 분석을 내놓았으며, Stuart와 와이트만, 맥퀸과 함께 고안한 기록장치의 중요성에 대해 강조했다. 또한 그는 저작계의 해부학과 생리학에 관한 어렵고 복잡한 부분을 분리하여 몇 페이지에 걸쳐 설명하였다. 그 요지는 다음과 같다. "수많은 새로운 지식에 대한 두려움은 모든 전문직이 가지는 공통적인 속성이다. 이러한 두려움은 종종 거부의 핑계가 되며, 이는 '쉽게 쉽게' 하기 위해 기본 원칙을 저버린 자들에 의해 형성된다. 치과 진단에서 왕도는 없다. 치의학은 어렵고, 알면 알수록 더 어

표 1-4. 적절한 치과치료를 위한 결정 요소들

전반부	후반부
• 악골의 조화	• 교합평면의 경사
• 하악의 중심성	• Curve of Spee
• 접번축(hinge-axis)	• Curve of Wilson
• 과두 경로의 특성	• 치아 교두의 형태
• 과두 경로의 경사	• 치아와 입술과의 관계
• 하악의 측방 운동	• Overbite and overjet

려워진다. 그 어려움을 극복하려면 보통 이상의 노력과 마음가짐을 가져야 한다."

여기까지의 배경에서 더 나아가, 수복치료에 있어 기본적으로 지켜져야 할 점에 대해 보다 구체적으로 설명했다. "Fundamentals involved in prescribing restorative dental remedies"에서 Gnathograph, Gnathoscope와 Stuart가 컴퓨터와 연결한 기록 및 재생장치로 만들어낸 실험들의 원칙과 발전에 대해 단계별로 설명하였다. McCollum은 그가 심미를 위해 행해졌던 '잘못된 성형술'이라 명명한 무차별적 수술보다는 '건강을 주는 의료서비스의 노력', '치과치료의 갈래', 그리고 종종 필요한 '수술적 희생'에 관하여 논하면서 높은 수준의 윤리성을 유지하였다. 구강생리학에 대해 논하면서 그는 첫째로 전신적 건강 관점에서 저작의 중요성을 지적하였고, 다음으로 악관절과 이의 역학에 대해 자세히 설명하였다. 그는 하악 운동을 재현하기 위한 다른 연구자들의 과거의 노력에 기반하여, 접번축에 대한 중요함을 인식한 것은 1921년이라고 하였고, 하악 운동의 축을 찾아내기 위해 하악에 안궁을 고정한 Dr. Robert Harlan을 신뢰하며 따랐다. McCollum은 hinge axis idea가 명백히 증명되기까지는 시행착오를 겪으며 여러 해가 걸렸다고 하였다. 하악에 안궁을 고정하기 위한 초기의 시도는 현재의 기준에서 봤을 때 조잡하였으며, 새로운 장치와 기술의 발명과 제작이 필요하였다. 첫 번째 단단한 고정은 LA의 Dr. Gilmour W. Gray의 협조로 교정장치를 이용해 만들어졌다.

1) Centric relation(CR)과 centric occlusion(CO), maximum intercuspation(MIP)

중심위(centric relation; CR)은 과두의 위치를 가리키는 개념이고 중심교합(centric occlusion; CO)은 치아의 intercuspation에 관한 개념이다. MIP 혹은 MI 등도 쓰이고 있지만, 상·하악의 치아가 최대감합이 된다는 의미로 받아들인다면 중심교합과 비슷하지 않을까 생각된다. 중심위와 중심교합, 혹은 MIP는 일치하는 것이 좋다고 한다. 일반적으로 쉽게 받아들여지는 이론이긴 하지만, 사실 여기까지 오기까지 많은 논쟁의 우여곡절이 많았던 것도 사실이다. 또 중심위와 중심교합, MIP를 그렇게만 이해하는 것은 그에 관한 오래된 논쟁 중 어느 한 편향의 주장만을 받아들이는 결과를 초래할 수 있다.

중심위의 원조는 Gnathologists의 아버지라 불리우는 McCollum이다. 1930년대 말, McCollum이 총의치든 자연치 수복이든 이상적 교합(그에겐 균형교합)을 얻기 위한 기준점으로 삼고자 했던 hinge axis가 바로 중심위의 출발점이 되었다. 당시 McCollum은 항상 재현 가능한(reproducible) 한 점을 기준으로 균형교합을 얻기를 원했고, 그래서 그는 턱을 가장 뒤로 밀어서 과두의 뒷면이 과두와 후방 결절에 닿으면 condylar capsule 안의 연조직이나 공간의 개입 없이 항상 재현 가능한 point를 얻을 수 있을 것이라고 생각했다. 말하자면 최후방점의(rearmost) 한 점을 기준으로 중심위의 개념이 시작된 것이다. Gnathologist의 중심위 개념을 point centric이라고 지칭하는 것도, 이렇게 McCollum으로부터 시작된, 재현 가능한(reproducible) 정확한 한 곳(point)을 얻으려는 시도에서 비롯되었다고 할 수 있다. 그래서 이들에겐 이 정확한 한 곳을 인체에서 얻고, 또 구강 외에서 재현하기 위한 복잡한 기구들(facebow, articulator 등)과 방법들이 가장 중요하고, 필수불가결한 과정으로 인식되게 된다(그림 1-47).

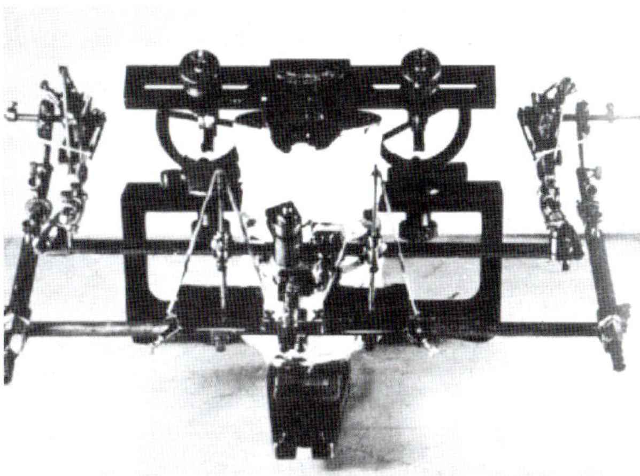

그림 1-47. 1930년대 무렵 Ganthologist에 의해 사용되었던 교합기. 그들에게 중심위는 보철이나 교합치료의 출발점이자 종착역이었다. 또 이들에게 최후방점(rearmost)으로 중심위를 유도하는 가장 큰 이유는 치료 전·후의 과두의 위치를 평가할 재현 가능한(reproducible) 기준점을 얻고자 함이었다.

Stuart는 장기적으로 예후가 우수한 치료를 하기 위해서는 centric position에 대한 지식이 매우 중요하다고 하였고, 페구는 과두의 중심과 조화를 이루어져야 한다는 것이 치열의 보존과 편안한 구강 기능의 열쇠라고 주장하였다. 또한 Stuart는 같은 저서에서 모든 TMJ에서 정확한 교합 형태를 결정짓는 요인들로 '중심교합에서 교두의 관계(relation of cusps in centric occlusion)', '교두의 교합적 경로(the articulative paths of the cusps)', '스피곡선의 효과(the effects of the curve of Spee)', '교합평면의 경사와 베넷 운동(the slant of the occlusal plane and the Bennett movement)', '치아의 가능한 운동(the possible movement of teeth)', '치축의 경사(the inclination of tooth axis)'를 언급한 바 있다.

또 그는 치아 교합에서 치아의 회전, 경사의 효과를 연구하기 위하여 직접 개발한 'Gyrodent'를 소개하고 이를 이용하여 다양하고 자세한 교합 역시 연구하였다(그림 1-48, 1-49).

이들의 제안은 1960년대에 McCollum의 제자인 Granger에 의해 한 점이 더 보태져(upper most) 과두는 최상방, 최후방에 있어야 재현 가능하다고 여겨지고(upper most, rear most CR), 이후 또 다른 Gnathologist인 Stuart가 또 한 점인 midmost를 제안하여 1980년대 초반 정도까지 Gnathologists의 중심위 개념은 RUM(rearmost, uppermost, midmost)인 한 점(point centric)으로 정립되게 된다(그림 1-50).

이런 중심위의 정립과정을 보면, Gnathologist에게서 주요한 중심위의 목적은 재현가능성(reproducibility)이었다는 점을 기억해야 한다. 최소한 초기 Gnathologist들에게선

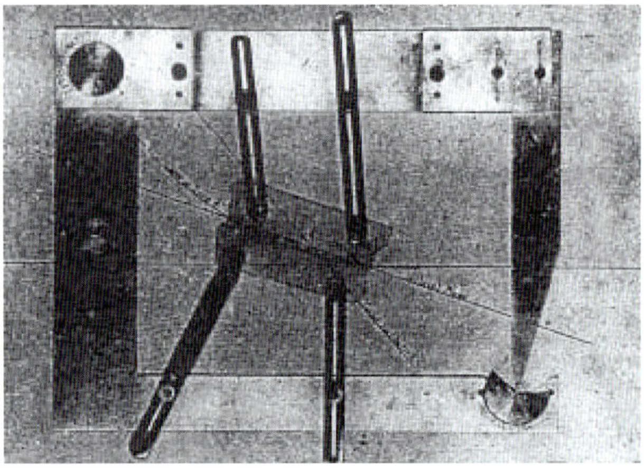

그림 1-48. Gnathoskin. Curve of Spee와 plane of occlusion을 연구하기 위한 장비이다.

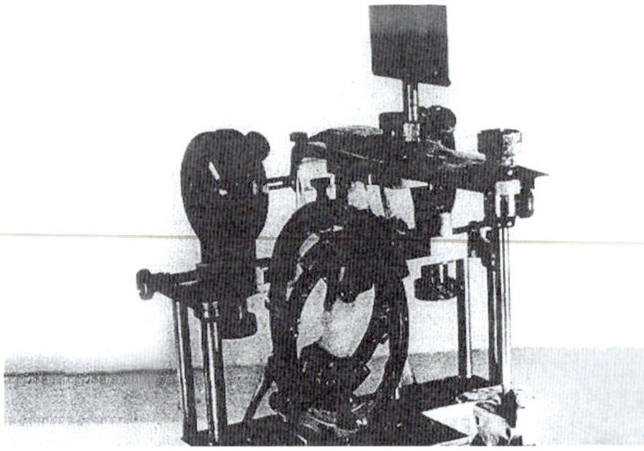

그림 1-49. Gyrodent. 상악과 하악의 제1대구치를 고정된 위치에 둘 수 있으며 360° 회전시킬 수 있다. 이 기구에는 치아가 균형교합에서 작업하도록 하는 0(제로)으로 위치시킬 수 있다. 외측 프레임들이 있으며 하나는 시상면이고 하나는 관상면이다. 시상면에서 치아를 전·후방으로 기울게 하며, 관상면에서는 치아를 측방으로 기울게 한다. 치아를 위·아래로 회전시킬 수 있으며, 상악을 하악에 둘 수 있다. 그러면서도 중심 관계에서 개·폐구될 수 있다지만 0(제로) 위치에서만 가능하다. 결론적으로 교합을 조정할 수 있는 단 한가지의 방법은 우선 비중심 관계에서 배열한 후 마지막으로 중심위에서 조정하여야 한다는 것이다.

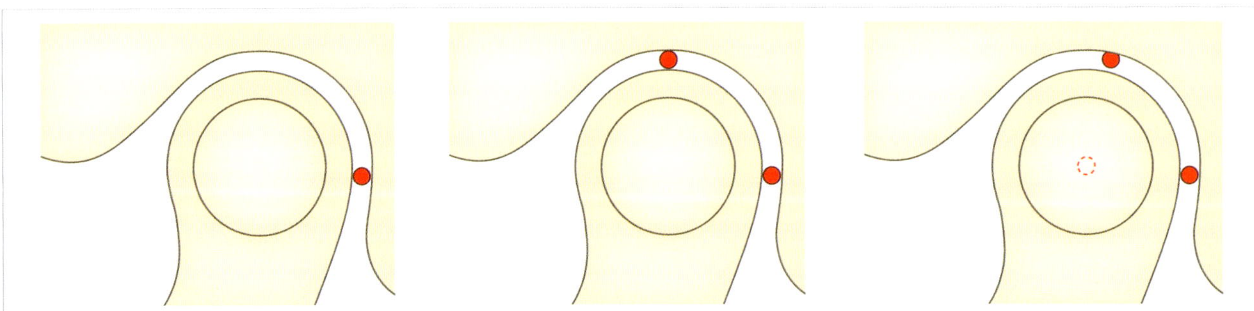

그림 1-50. Gnathology의 중심위. McCollum의 rearmost부터 시작했던 과두의 위치는 후에 uppermost, midmost가 추가되면서 RUM(rearmost, uppermost, midmost)으로 정착하게 된다.

최후방으로 맞추어 놓은 중심위이 얼마나 생리적으로나 장기적으로 안정적일 것인가에 대한 관심은 적었던 것으로 보인다. 그렇기 때문에 이후 수복 경험의 축적과 치의학의 발달과정에서 그 위치가 장기적으로 얼마나 생리적으로 안정적일까 하는 검증대를 통과해야 했고, 그 와중에 중심위의 과두 위치는 특히 PMS에 의해 심각한 도전을 받았다.

2) 전방 유도(anterior guidance)와 과두 유도(condylar guidance)

구치부 교합면 혹은 교합의 결정요소(determinant of occlusion)에 관한 논의 또한 Gnathology와 PMS의 날카로운 대립을 이뤘다. Gnathology들은 당연한 그들의 인식논리를 통해 과두의 형태나 운동 경로가 모든 교합의 형태와 전치관계(그들은 전방 유도란 용어도 쓰지 않는다)를 결정한다고 주장한다. 그래서 만약 전악 수복치료를 해야 할 경우라면 그들은 과두의 위치와 경로를 교합기에 기록하고, 구치부를 먼저 결정하고, 그 다음에 마지막으로 전치부를 수복한다. 간단히 표현하여, 'back to front'의 순서인 것이다(그림 1-51).

3) 교합 분석 장치

McCollum은 일찍이 Leonardo Da Vinci도 관심을 가진 바 있었던 턱관절에 관한 해부학적 구조에 관심을 가지고 연구하였다. 19세기 초에 J.B. Gariot으로부터 시작된 턱관절 관계와 1840년에 만들어진 Daniel T. Evans의 교합기에 대해서도 깊은 관심을 가졌다. McCollum의 목표는 좀 더 진일보한 치과치료였으며 이러한 노력은 Gnathoscope와 Gnathograph, 그리고 그의 연구에서 잘 드러난다.

McCollum은 환자의 턱관절 운동을 측정하는 것이 중요하다고 그의 저서에서 여러 번 언급하였다.

"나는 1907년 "Dental Digest"에서 출판된 교합과 안궁의 사용에 대한 Snow의 논문을 읽었다. 그 논문은 'the opening axis of the jaw'라는 개념이 잘못 측정될 때 의치에 어떠한 영향을 주는지에 대해 도표와 그림을 이용하여 잘 설명하고 있었다. Snow는 잘못된 위치로 인해 의치가 교합기에서 환자 구강 내로 옮겨질 때 전치부에서 충돌을 일으킬 수 있다고 생각하였다."
"이런 잘못된 결과는 의치상이 지지조직상에서 어느 정도 유동적으로 움직이기 때문에 관찰하기 쉽지 않았지만, 그 결과를 보며 나는 이러한 문제들을 해결해야 한다고 생각하였다. Snow가 그린 삽화들은 적절한 것으로 보였다. 구치들은 닿았지만 전치는 닿지 않았다(그림 1-52). 그것은 '접번축(hinge)'이 잘못 지정되었음을 보여주는 증거였다. 따라서 환자의 'hinge axis가 교합기구 안에서 제대로 위치될 수 있고 재현될 수 있어야 한다'는 것이 매우 중요하다고 생각한다."
"환자가 전방 운동 없이 반복적으로 턱을 여닫게 할 때 움직임을 관찰해 보면 턱이 진정한 접번축을 가지고 있다는 것이 확실해 보인다."

상악에 접번축 측정장치를 부착하는 것은 그렇게 어렵지 않다. 왜냐하면 상악은 정적인 움직임을 보이기 때문이다.

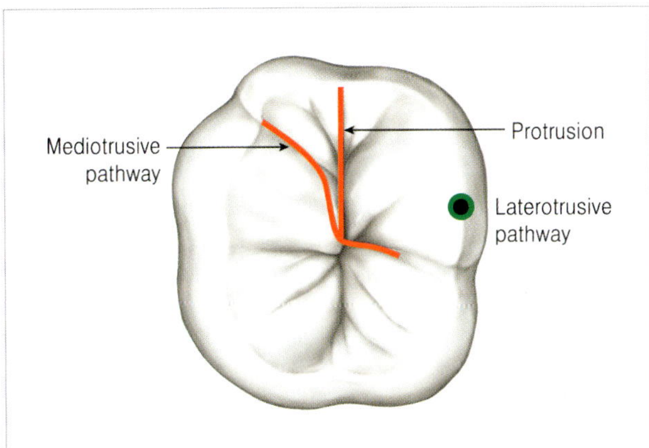

그림 1-51. Gnathology가 주장하는 하악 운동이 교합면의 형태에 미치는 영향. 양측성 균형교합에서는 이것이 가능할 수 있다. 하지만 측방 운동 시 구치부는 바로 이개되어야 하는 자연치아의 수복에서 교두의 운동이 교합면의 형태에 미치는 영향은 현격히 줄어들거나 거의 없을 수밖에 없다.

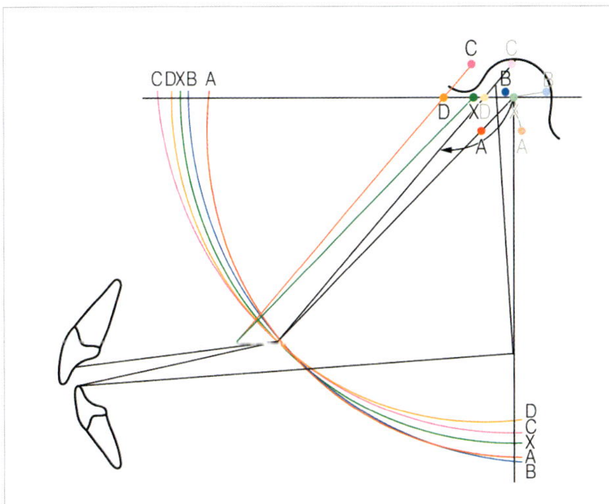

그림 1-52. 교합기상에서 설정된 회전축(C)이 실제 회전축(X)보다 상방이나 전방에 위치하는 경우(D)에는 제작된 보철물의 구치부 치아는 교합되고, 전치부 치아는 닿지 않게 된다.

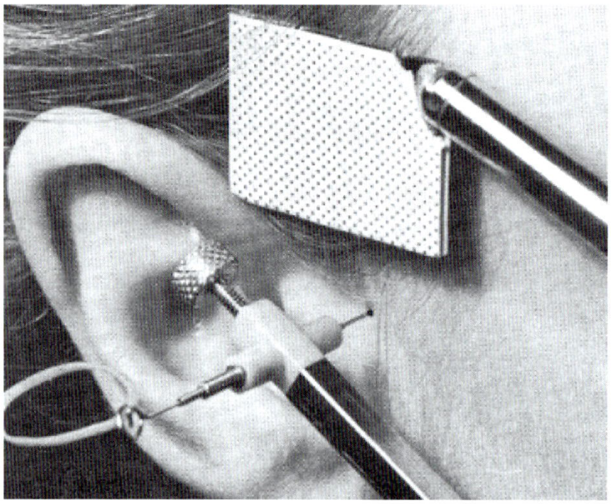

그림 1-53. Actual/kinematic hinge axis.

하지만 교두와 간섭되지 않으면서 필요한 만큼 단단하게 하악에 장치를 고정하는 것은 쉽지 않았다. 여러 번의 시도 끝에 성공할 수 있었고, 과두의 전방 이동 없는, 하악의 순수한 개구축이 우리가 예상했던 것보다 더 크다는 것을 발견하였다. 이런 발견은 측정 과정들을 단순하게 하였다. 'Clutch'라고 명명한 간단한 기구를 개발하여 사용하였고, 'clutch'를 이용하여 쉽게 기록장치를 견고히 고정할 수 있었다. 마침내 모든 교두 간섭을 피해 'center bearing point'를 그 장치들에 포함시켰고, 이로써 하악 운동에서 관절이 하는 역할을 알기 위한 연구를 한 단계 향상시킬 수 있었다.

개구축의 위치를 알려주는 외부적인 해부학적인 지표가 없으며, 관절을 촉진하거나 이주(tragus)의 끝에서부터 거리를 측정하여서는 개구축을 정확히 찾을 수 없다고 결론지을 수 있었다. '접번축(hinge axis)'은 기구를 이용하거나 실험적으로 결정되어야 하며 이는 Trial and Error Method라 할 수 있다(그림 1-53).

(1) Facebow의 개발

LA의 Dr. David W. McLean과 Morris J. Thompson이 주도하여 Gnathoscope(조절성 교합기)와 함께 연동하는 조절성 facebow를 개발하였다. 이를 기점으로 hinge axis와 TMJ의 운동에 관한 집중적인 연구가 시작되었다. Hinge axis 결정의 중요성에 대하여 McCollum은 다음과 같이 언급했다.

"교합기로 hinge axis를 결정하고 이전하는 것이 중요한 이유는 다른 어떤 방법으로도 상·하악 관계의 재현, 수직 고경에 대한 연구, 치아 교합의 보존에 대한 만족스러운 최종 결과를 얻을 수 없기 때문이다."

Orbital plane 축의 위치와 식별은 Gnathology에게 중요한 또 다른 연구 주제였다. Paul W. Simon과 베를린의 교정과 의사인 Frank Wadsworth는 orbital plane 축을 설정하기 위한 시도를 한 최초의 인물이다. Wadsworth는 안궁 이전의 평면을 정하기 위해 T-bar를 주로 사용했다(그림 1-54). Wadsworth의 T-bar의 개념은 조절성 facebow와 Gnathoscope에 적용되었다. 이를 이용하면 교합기상에 orbital plane 축을 기준으로 재현성이 있는 위치에 상악 모형을 위치시킬 수 있다.

이런 관계들을 교합기에 정확하게 이전하는 것은 매우 중요하다(그림 1-55). 명확하게 설정된 기준 없이 구강 내 치아를 수복하고 회복하게 되면 TMJ가 주변 조직들과 조화를 이루지 못할 것이며, 결국 여러 가지 문제를 일으키게 된다. 이러한 생각은 적절한 진단과 치료에 근본이 되는 것이지만, 당시에는 쉽게 받아들여지지 못했다.

(2) 초기 교합기의 발전, McCollum의 Gnathoscope

McCollum은 orbital plane 축을 강조하였다. 치아를 재건할 때 치아 교두 각도는 교합평면의 설정에 크게 영향을 받으며 무치악 환자의 적절한 교합평면 설정에 도움이 될 뿐만 아니라, 구치부와 소구치의 교두 높이 설정과 적절한 스피 만곡의 결정요소가 된다. 1927년 Dr. Charles E. Stuart는 측방 운동에 관하여 연구하였는데, 턱의 움직임을 반복적으로 기록하기 위하여 orbital plane 축을 이용하였다. 재현성 있는 고정된 축과 hinge axis는 턱 운동을 정확하게 재현하기 위한 유일한 참고점이었다. 이를 바탕으로 기록된 턱 운동을 재현할 수 있는 교합기를 제작하는 것은 쉬운 일이 아니었으나, McCollum은 턱 운동에 관여하는 다양한 구성 요소들을 조사하고, 특별한 장치들을 접목시켜 Gnathoscope를 만들어 나갔다.

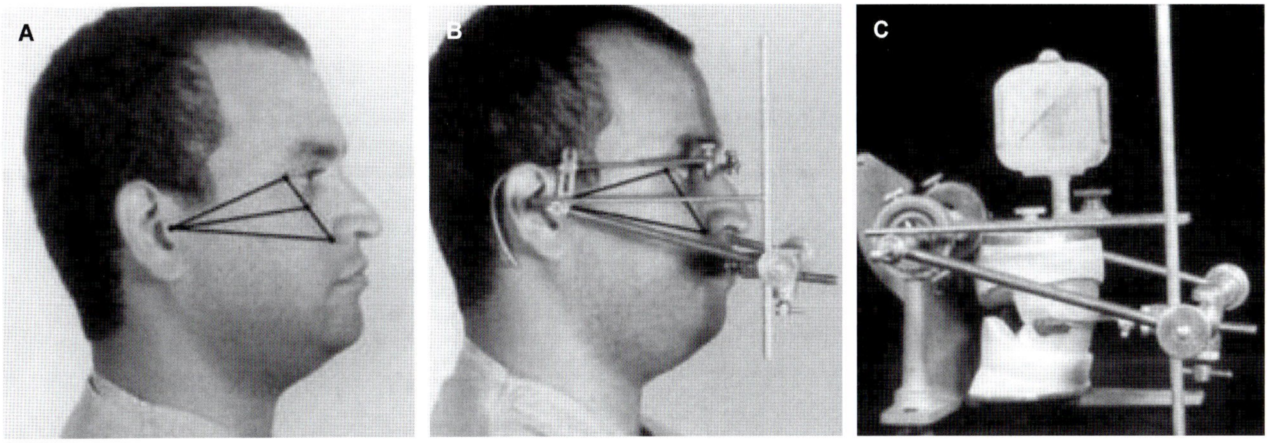

그림 1-54. Wadsworth의 T-bar. Wadsworth T는 축과 안구의 외측 안각(the outer canthus of the eye)을 연결한 선과 축과 비익(the ala of the nose)을 연결한 선의 이등분선에 정렬되어 있다. Bite fork, Snow facebow 및 Wadsworth T를 이용하여 상악을 교합기에 장착할 수 있다.

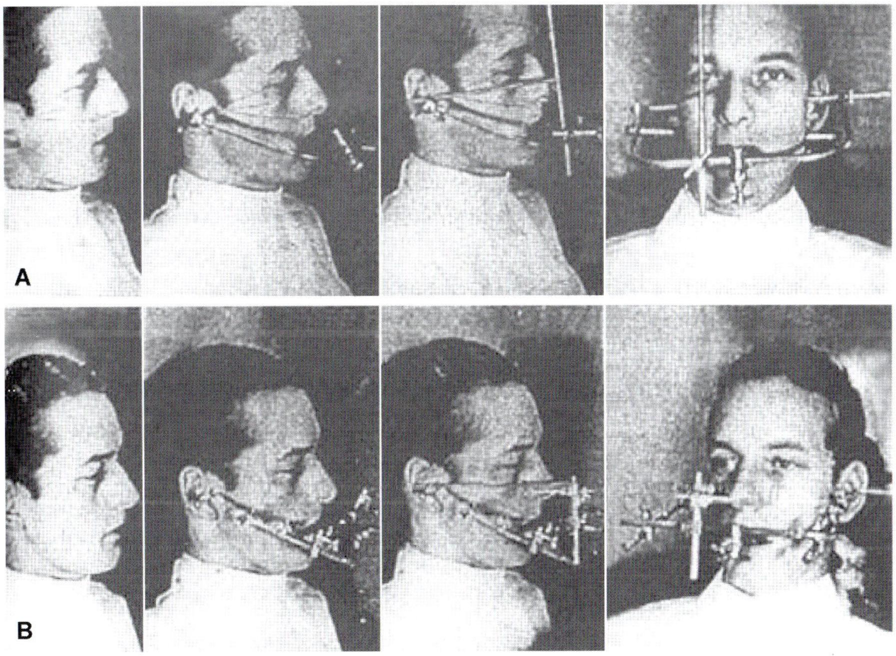

그림 1-55. **A,** Gnathological Society에 의해 개발된 조절 가능한 facebow이다. 안면 폭은 과두 영역에서 수평적으로 조절 가능한 탐침(stylus)과 전방부 cross bar(front cross bar)의 좌·우측 arm의 조절을 통해 기록된다. 전방부 cross bar는 bite fork에 의해 지지된다. **B,** 우측 두 장의 사진에서는 orbital indicator가 추가되어 있으며, orbital plane 축을 설정하기 위해 두 개의 hinge axis point를 포함한 3점을 부여한다. 이를 통해 교합기의 상부에 bite fork를 통하여 axio-dental 관계를 이전할 수 있다. facebow 양측 arm의 수평적, 수직적 조절은 trial and error를 통하여 개·폐구 시의 hinge axis를 찾을 수 있도록 한다.

McCollum은 상악에 고정된 유리판과 하악에 연결된 기록침(recording stylus)을 사용하여 하악의 Bennett movement(lateral shift)와 전치부에서 기록된 gothic arch tracing에 대해 입증하였다. 하지만 당시의 어떤 교합기도 McCollum이 발견한 요소들을 재현하지는 못했으며 이를 재현해 낼 수 있는 새로운 교합기가 요구되었다.

McCollum은 9개의 장치를 설계하고 완성하였다. 이 장치들은 모두 재현성이 있었으나, 대부분 복잡하고 사용이 불가능했다(그림 1-56~1-58). 최종 모델은 1930년에 완성되었고, 그 이후로는 이미 최종 모델을 만들 때 고려하였던 조절 가능한 Bennett guide와 상호교환이 가능한 일련의 condyle path curve만이 추가되었다.

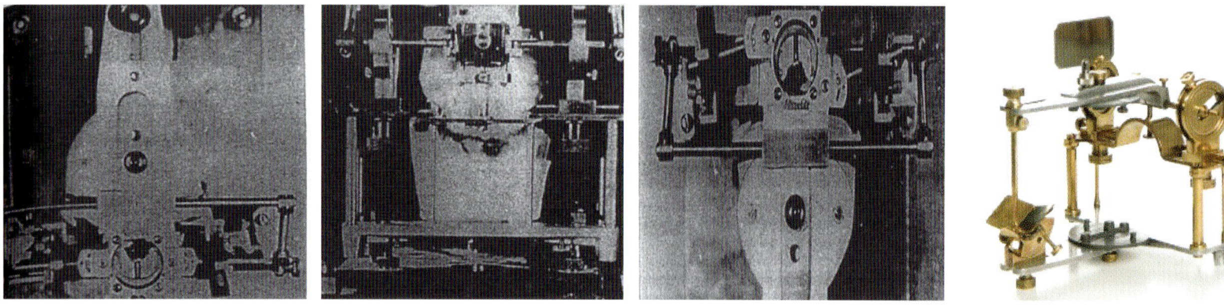

그림 1-56. McCollum이 고안한 초기의 교합기들.

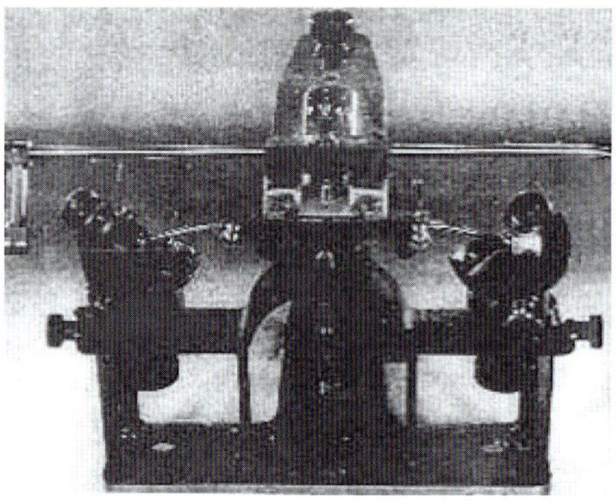

그림 1-57. Stuart가 1928년에 제작한, 기존의 교합기 형태를 뒤엎은 과두가 위에 있는 형태의 교합기이다. 과두가 위에 있었기 때문에 교합기를 열고 닫을 때 교합관계가 없어지는 단점이 있다.

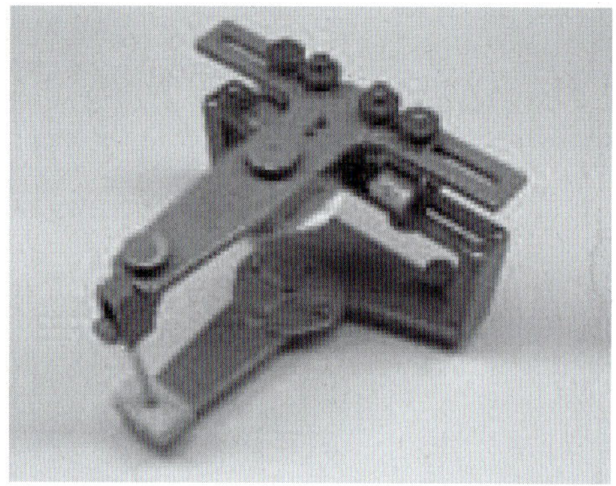

그림 1-58. Stuart가 1928년에 제작한 교합기. 하악에 과두가 위치하였으며 각 하악 과두에 4개의 조절부위가 존재한다. 하악의 좌·우 움직임과 개구 운동을 재현할 수 있으며 개구 운동 시 교합관계를 유지할 수 있다.

(3) Stuart와 개선된 Gnathoscope

최종적으로 McCollum과 Stuart에 의해 'Gnathoscope'라는 새로운 기구가 발명되었다. 두 부분으로 나뉜 하악 운동 기록장치를 통해 환자의 하악 운동을 3차원적으로 기록할 수 있었다. Dr. Laurence가 Los Angeles에서 이 교합기에 대해 처음 논하였으며 1934년 University of Southern California Dental Alumni Association에서 발표하였다.

이 기구는 6개의 기록침(recording stylus)을 가지고 있으며, 그 중 한 쌍은 hinge axis line과 평행하고 orbital plane에서 하악 과두 움직임을 기록하였다. 다른 한 쌍은 hinge axis point에 위치하며 Bennett movement와 과두로 경사를 기록한다. 또 다른 하나는 수직적으로 코앞에 위치하여 hinge axis까지의 거리와 관계된 lateral movement를 기록하고 다른 stylus는 코에 수평적으로 위치하여 개구 운동을 기록한다.

기구의 윗부분은 과두 부분에서 움직이며 2개의 front stylus는 clutch에 의해 긴밀하게 상악 치아에 접촉하게 된다(그림 1-59). 기구의 아랫부분은 과두가 포함된 2개의 stylus를 포함하고 있으며 glass slide와 붙어 있는 각각의 부분은 front record를 하게 되고, clutch에 의해 하악 치아에 접촉하게 된다. 이 6개의 recording stylus를 통해 하악의 움직임을 기록할 수 있다.

Don MacQueen과 Lynn Wightman의 도움을 받아 Charles Stuart가 제작한 Gnathograph는 2개의 facebow로 구성되어 있다. 한 개는 상악, 다른 하나는 하악으로 구성되어 있고 중심부에 핀을 기준으로 분리되어 있다. 이전의 장치와 유사하게, 3쌍의 기록침과 기록판이 있는데, 한 쌍의 침이 시상면에서의 과두의 기록을 인기할 수 있으며 2번째 기록판과 기록침은 과두 측방 운동(Bennett movement)을 기록하기 위해서 사용되며, 3번째 기록침과 판은 과두의 움직임을 수

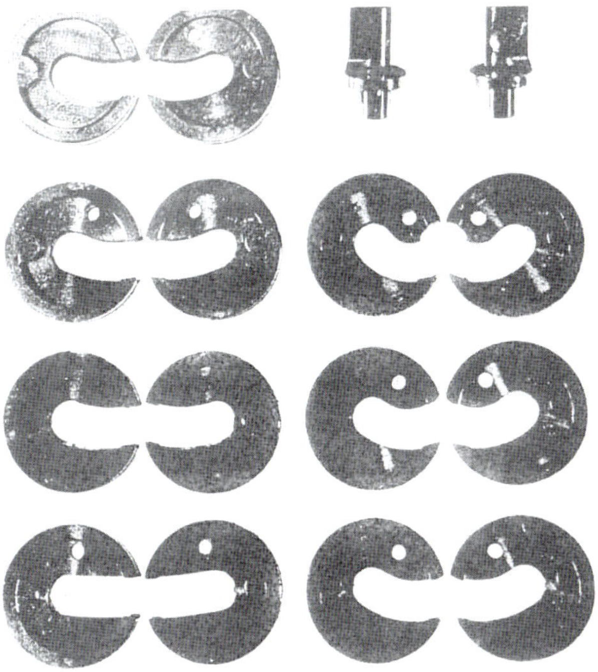

그림 1-59. 다양한 clutch들.

평적으로 기록하기 위한 것이다(그림 1-60, 1-61).

약 12년의 개선 기간을 통해 최종적으로 제안된 Gnathograph는 복잡한 하악의 운동을 표현할 수 있었다. 이 장비가 등장하자 Gnathological society의 치과의사 및 다른 치과의사들의 많은 관심을 받았다(그림 1-62, 1-63).

4) 교합 양식의 임상 적용

1920년대 이전의 치과계에서 보철은 곧 의치를 제작하는 것이었다. 1920년대에 주조 기술이 도입되어 자연치아의 수복이 보철의 주요 영역으로 옮겨졌고, 자연치아의 수복을 어떤 방법으로 수행하느냐가 주요 관심사가 되었다. B.B. McCollum이 시작한 Gnathology 학파에서는 기존 총의치의 교합과 마찬가지로 자연치열에서도 과두에 의해 교합 형태를 결정하고 양측성 균형교합을 이루려고 하였다. 이들이 시행했던 구

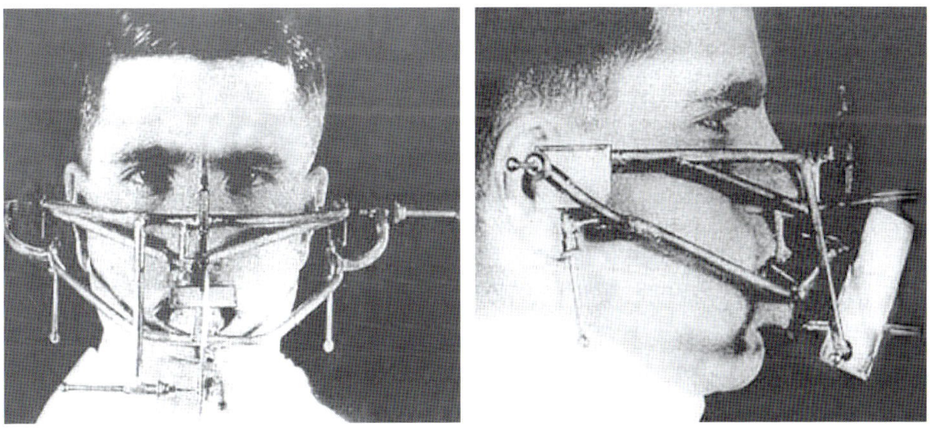

그림 1-60. Gnathoscope.

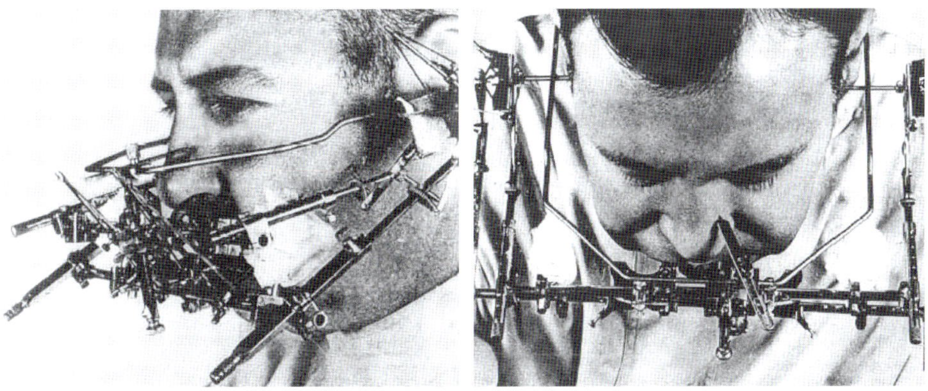

그림 1-61. Gnathograph. Centric relation과 orbital plane의 축을 측면에서 보여주고 있다. 이 장치를 교합기에 인기하면 하악의 움직임에 대한 정보를 알 수 있게 된다. 이 경우 교합기는 다양한 인기판에서 여러 하악의 움직임을 형성할 수 있는 pantograph의 역할을 하게 된다.

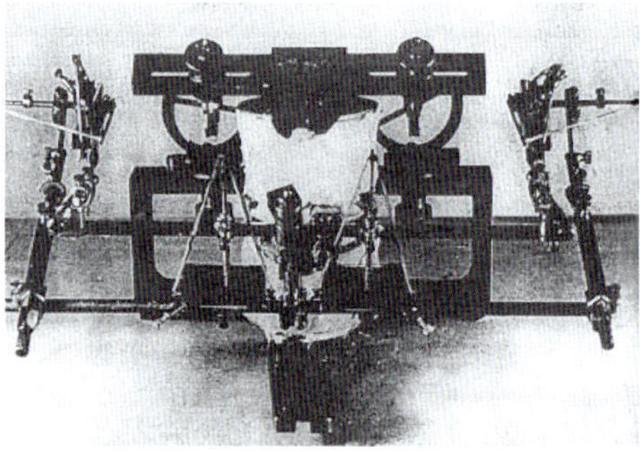

그림 1-62. Gnathograph가 McCollum의 Gnathoscope에 장착된 그림이다. 교합기가 temporomandibular joint의 관계를 똑같이 인기할 수 있도록 한다.

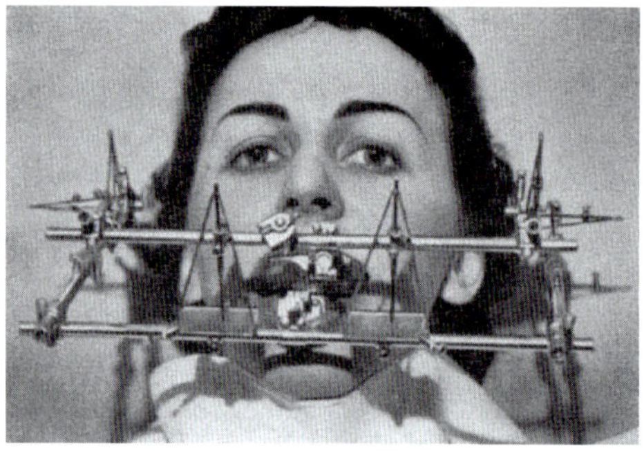

그림 1-63. McCollum Gnathograph이다. 과두의 움직임을 Gnathograph에 기록하고 Gnathoscope에 적용시켜 기록된 temporomandibular joint와 같은 궤도가 그려질 수 있게 한다.

1

강 재형성의 필수적인 개념들과 그 방법을 소개한다.

(1) Rest position

안정위(rest position)는 기능 시 움직임의 시작 지점이며 동시에 끝 지점이다. 안정위에서는 어떠한 치아도 접촉되지 않아야 한다. 환자가 안정위에서 근긴장도가 높거나 근경련이 있다면 환자의 불안을 해소하고 필요에 따라 적절한 근육의 치료를 시행해야 한다. 이는 보철 수복 전 수행되어야 한다.

(2) Basic Gnathologic Record

① Hinge axis record: 양측 과두의 중심을 연결한 가상의 선을 따라서 측안모를 투사한다.

② Gnathographic tracing: Pantograph를 이용하여 Bennett movement angle과 과두로 경사, 측방 운동 시 과두의 회전중심을 인기한다.

③ Facebow transfer: Hinge axis에 대한 상악의 위치를 인기하여 교합기에 장착한다.

④ Terminal hinge relation record: Hinge axis에 대한 하악의 위치를 인기한다.

(3) Seated condyle-disc movement

Gnathology 학파는 임상적으로 과두의 움직임을 추적하여 과두의 움직임에 대해 다음과 같은 이론을 수립하였다. 환자가 직립해 있는 상태에서 과두는 수평면에 대해 전하방으로 'angle of the condyle path'를 따라 translation되어 움직인다. 이때 하악과 condyle-disc assembly는 temporalis, masseter, internal pterygoid muscle에 의해 후상방으로 힘을 받는다. 근육들의 조화로운 작용으로 condyle-disc assembly가 최상방, 그리고 최후방에 위치할 때가 가장 이상적인 위치라고 할 수 있으며, 교합 위치의 reference로 삼을 수 있다. 얼핏 생각하기로는 과두-원판 복합체가 후상방 벡터의 힘을 받아 근육이 긴장된 상태로 인식되기 쉽지만, 사실은 근육이 가장 긴장되지 않고 이완된 상태라고 생각했다(이후 사실이 아님이 밝혀졌다).

따라서 과두-원판 복합체가 이 위치에 있을 때의 움직임이 교합 결정 인자이며, 이때의 움직임을 기준으로 대합치의 접촉을 결정해야 한다고 하였다. 또한 거상근의 작용이 최소화되어 이 위치로부터 떨어진 과두의 움직임을 교합 결정 인자로 삼아서는 안 된다고 주장하였다.

(4) Centric occlusion

위와 같이 과두가 최상방, 최후방에 위치할 때 중심 접촉이 일어나는 경우를 가장 이상적인 것으로 보았다. 반면 자연치열에서는 중심위와 중심 접촉이 일치하지 않는 경우가 가장 흔한데, 이 경우 치아의 교두와 와가 중심위에서 맞지 않으며, 교두에 과도한 측방력이 가해질 수 있어 구강 재형성을 만족스럽게 시행할 수 없다고 하였다(이후 사실이 아님이 밝혀졌다).

(5) Envelope of motion

Gnathology 학파에서는 gothic arch tracing을 통해 측방 운동 시 Bennett movement와 작업측 과두의 회전 등을 시각화하여 밝히고, 하악의 한계 운동을 기록하였다. 이 한계 운동 내에서 작업측 과두는 중심위에 있으려는 경향을 보였고, 따라서 측방 운동 시 치아들은 이 과두의 움직임을 유지하도록 조화로운 접촉을 이루는 것이 이상적이라고 주장하였다.

(6) Anterior guidance

Gnathology는 전방 유도를 envelop of motion을 제한하는 역할로 보았다. 예를 들어, flat한 전방 유도는 과도한 범위의 하악 운동을 발생시켜 구치부에 큰 손상을 가할 것이며, 반면에 과도하게 steep할 경우 전치부에 위해한 힘을 가하고 저작기능을 방해하여 근육과 TMJ에 문제를 발생시킬 것이다. 따라서 과두로 경사와 같은 각도를 가지면서 구치부 접촉이 같이 일어나는 전방 유도를 가장 이상적인 것으로 보았다. 즉, 이는 이상적인 측방 운동 시 전치부 및 구치부 치아의 동시 접촉이 과두 경로를 따라 일어나야 한다는 뜻으로, 양측성 균형교합이 자연치열에서도 일어나야 함을 의미한다.

이를 정리하면 다음과 같다.

① 과두의 최후방, 최상방 위치로 유도하여 중심위를 채득
② Gnathograph, facebow 등을 이용하여 true hinge axis와 상·하악 간의 관계를 인기
③ 교합기에 마운팅
④ 중심위와 중심교합 간의 부조화에 대한 진단 시행
⑤ 중심위에서의 하악의 움직임을 이용하여 치아의 접촉을 결정
⑥ 측방 운동, 전방 운동 시에 과두로 경사를 따라 양측성 균형교합이 이루어지도록 교합형성

그러나 자연치열에서 양측성 균형교합을 얻기는 매우 어려웠고, 시간이 지나면서 Gnathology 학파 내에서도 이를 인정하기 시작하였다. 그 후 D'Amico가 주장한 견치 유도를 받아들이면서 자연치열에서 양측성 균형교합을 형성하자는 주장은 폐기되었다.

그렇지만 과두가 교합의 주요 결정 인자이고, true hinge axis를 인기하여 이로부터 교합을 재형성하는 이론은 아직까지 유지되고 있었다.

(7) Tooth preparation

Gnathology 학파는 G.V. Black의 치아 삭제 원칙을 기초로 하여 다음과 같이 크라운 수복을 위한 치아 삭제 방법을 정리하였다.

① 치아의 근원심면을 박스 형태로 삭제한다. 인접면 접촉으로부터 최소 2mm 떨어지도록 충분히 삭제한다.
② 치아의 중심구를 따라 최소 2mm 깊이, 2mm 폭으로 삭제를 시행하여 근원심의 박스를 연결한다.
③ 중심와로부터 협측, 설측으로 발생구(developmental groove)를 따라 최소 2mm 깊이, 1mm 폭으로 삭제를 시행한다. ①~③의 과정을 통해 1mm 깊이의 구를 가진 1mm 두께의 보철물이 들어갈 충분한 공간이 확보된다.
④ 잔존 치질에 대하여 보철물 두께 1mm 및 supplementary groove 깊이 1mm를 고려하여 2mm 삭제를 시행하되, shearing 교두(상악의 협측 교두, 하악의 설측 교두)의 변연융선 쪽에서는 얇아져도 무방하다.
⑤ 우식이나 오래된 보철물이 있어 언더컷이 형성되는 경우 base 수복을 통해 적절한 형태를 부여한다.
⑥ 변연의 외형을 따라 circumferential sleeve를 형성한다. 이 sleeve는 폭이 1mm를 넘지 않도록 한다. 이를 통해 인상 채득 시 정확한 변연부의 인상을 얻을 수 있다.
⑦ Wedge 형태로 작용할 수 있는 각진 형태는 피하고 부드럽게 다듬는다.
⑧ 브릿지나 가철성 보철물의 지대치로 사용될 경우 추가적인 유지형태를 부여한다.

(8) Occlusion of crown restoration

Gnathology 학파의 목표는 하악이 중심위에 있는 상태에서 원치 않는 모든 교합 접촉을 배제하고 원하는 접촉만을

얻는 것이었다. Gnathology의 정의에 따르면 중심위는 하악이 최후방, 최상방에서 중심부에 위치할 때(rearmost, midmost, and uppermost)를 의미한다. 교합면의 교두는 둥근 형태로, 상·하악 치아의 두 교두가 접촉할 때 한 점에서만 접촉해야 하고 그 점에서의 접선에 수직인 방향으로 교두를 이동시키면 즉시 이개되어야 한다. 이는 Gnathology 학파가 주장하는 point centric을 의미한다(그림 1-64).

1

(9) Stamp cusps & shearing cusps

Gnathology 학파에서는 상·하악 치아가 접촉할 때, 상악의 협측 교두와 하악의 설측 교두를 shearing 교두라 하고, 상악의 구개측 교두와 하악의 협측 교두를 stamp 교두라 하였다. 그들은 교두 간 접촉이 점으로만 이루어지는 것이 이상적이라고 보았는데, 넓은 면이 접촉하게 될 경우 치아의 마모가 더 빨리 일어날 것이기 때문이다.

상·하악 협측 교두끼리의 접촉점을 A, 상악 설측 교두와 하악 협측 교두의 접촉점을 B, 상·하악 설측 교두끼리의 접촉점을 C라 한다면, A, B, C에서 모두 접촉할 경우 가장 안정적일 것이다. A와 B, 혹은 B와 C에서만 접촉이 일어난다 하더라도 어느 정도의 안정성을 확보할 수 있다. 하지만 A와 C에서만 접촉이 일어나는 것은 힘의 방향이 치아의 장축을 향하지 않으므로 불안정하다. 바꿔 말하면 B 접촉이 일어나지 않는 것은 부정교합의 증거로 삼을 수 있다.

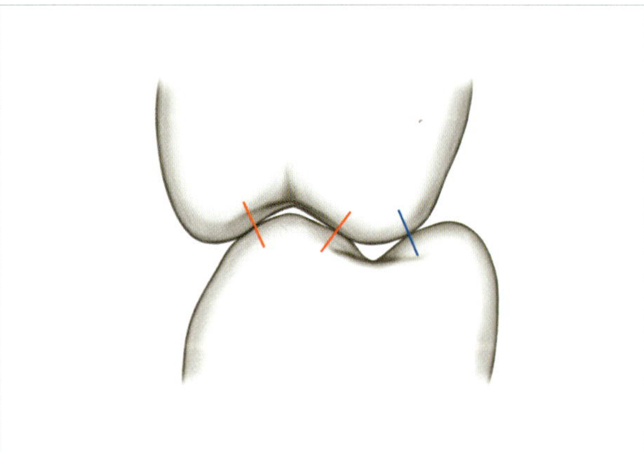

그림 1-64. Tripodization과 cross tooth stability. 3점 접촉의 point centric.

(10) Closure stoppers and equalizers

상악 치아의 원심측 사면이나 풍융부가 하악 치아의 근심측 사면과 접촉하면 폐구가 멈추게 되고, 따라서 이를 closure stoppers라 한다. 반대로 상악 치아의 근심 사면과 하악 치아의 원심 사면은 equalizer라고 하는데, closure stoppers의 접촉과 equalizer의 접촉이 동시에 일어나면 힘의 평형을 이루게 된다. 만약 equalizer가 폐구 시 조기 접촉이 일어난다면 interference로 작용하게 되므로, Gnathology 학파의 목표는 이 둘의 동시 접촉이 일어나게 하는 것이었다.

앞에서 기술한 closure stopper, equalizer, ABC contact을 모두 만족하는 형태는 중심위에서 각 교두가 대합되는 각 와에 3점 접촉을 형성하는 것이다. 이 3점 접촉은 측방 운동 및 전방 운동 시 즉시 이개되어야 한다. 이때 상악 전치부에서 하악이 가이드되며, 첫 1mm 이내에 구치부가 이개되도록 한다.

Groove는 양측 하악 과두의 움직임의 결과로 형성되어야 한다. 작업측의 working groove는 동측의 과두의 회전에 따른 결과로 협측 방향으로 형성한다. 또한 반대측 과두의 회전에 따라 비작업측의 groove는 사선 방향으로 형성한다. 양측 과두가 동시에 전방 운동함에 따라 전방으로 lateral groove를 형성한다.

4 PMS

1) 개요

Gnathology와는 달리 애초부터 자연치아에서는 양측성 균형교합이 어려울 것이라며 의심을 해 왔던 PMS 학파는 그들 나름의 연구를 지속하고 있었다. 동시대에 살면서 두 학파의 형성을 지켜보는 Monson의 코멘트를 들으며 논쟁의 출발점이 어디였는지를 확인해 보자.

"*The first (Gnathology) believes that the shape and movement of the condyles govern the occlusion of the teeth, while the second group contends that the occlusion of the teeth is the dominant guiding factor which determines the shape and movements of the condyles in the glenoid fossa."*

Monson이 관찰한 바는, Gnathology는 총의치 시대와 마찬가지로 과두가 교합을 지배한다고 판단한 반면, Schuyler를 위시한 다른 그룹의 주장은 치아의 교합이 과두의 모양과 움직임을 유도하는 주요한 요소라는 것이다. 교합을 결정하는 요소가 어디인가? 바로 이것이 두 지류가 분화되는 출발지점이었다는 점을 주목해야 한다.

PMS 학파는 치아의 교합이 과두와 내의 과두 형태와 운동을 결정하는 지배적인 요소라고 믿었고, 이를 이론으로 정립시켜 나간다. 교합 양식에 있어 D'Amico의 제안 이후 편측에서는 견치뿐만 아니라 견치부터 구치 부위까지 골고루 힘을 분산해야 한다는 주장이 군기능교합(사실상 양측이 아닌 작업측만의 unilateral balanced occlusion과 동일한 의미)으로 남게 되었고, 중심위의 개념 또한 long centric의 개념으로 확립되었다.

즉, 교합 양식의 논쟁은 bilateral balanced occlusion vs. unilateral balanced occlusion(D'Amico 전)에서 견치 유도 vs. 군기능교합으로 변화된 구도를 갖게 된다(표 1-5).

PMS 학파는 교합 수복에 있어서 환자에게 최소한의 stress를 주고 가장 최적의 치료 결과를 내는 것을 목표로 그들만의 교합 수복 이론을 정립해 가기 시작했다. 그것은 이상적인 교합을 목표로 하는 Gnathology 학파와 다른 각도로의 교합 재형성을 하는 것을 찾기 위한 것이었다. Gnathology의 방법은 환자로부터 정확한 하악 운동과 해부학적 구조의 정보를 얻고 이를 기본으로 이상적인 교합을 구축하기 때문에 환자에게 다소 무리한 치료 과정을 동반해야 했다. 치료하는 술자 역시도 높은 난이도와 정확성을 요구하는 술식이

표 1-5. 교합양식의 논쟁구도

	Gnathology	PMS
D'Amico 이전 (1920~1950년대)	Bilateral balanced occlusion	Unilateral balanced occlusion
D'Amico 이후 (1960년대~)	Canine guidance	Unilateral (Group function)

요구되었으며 이러한 정확성을 재현할 기공사가 필요하며 이러한 높은 정확성을 통해 최적의 결과를 얻는 것을 목표로 한 것이다. Schuyler가 제시한 기본적 치료 개념을 살펴보면 우선 하악이 중심위에 있을 때 최대접촉(maximum contact)을 이루어야 하며, 이때 전방 유도(anterior guidance)에 의해 작업측의 측방 운동 시 비작업측의 모든 구치가 이개(disclusion)되어야 하며 작업측의 모든 치아가 군기능교합이 되어야 한다고 생각했다. 이는 치아에 가해지는 측방력이 하악 운동으로 발생하여 치아에 작용하는 가장 위해적인 응력을 분산시킬 수 있는 유연성을 제공한다고 주장하였다. 수복의 순서 역시 적절한 전방 유도를 가진 전치부를 먼저 수복하고, 그 전방 유도를 통해 구치부가 이개되도록 수복물을 제작한다. 말하자면 'front to back'으로, Gnathology와는 반대의 순서가 된다. 인식의 과정이 실제 행위에 얼마나 영향을 미치는가를 보여주는 좋은 예이다

2) 인물

(1) Pankey-Mann-Schuyler

Gnathology에 비해 간소한 배경을 지닌 탓인지 PMS 학파의 인물들에 대해서는 깊은 고찰이 이루어지지 않은 것으로 보인다. 그 중 PMS를 성립하고자 가장 적극적으로 노력한 이는 Lindsey Dewey Pankey로, 1901년 7월 31일생이며 1924년 루이스빌(Louisville) 대학에서 학위를 받았다. 이후 켄터키(Kentucky)주의 뉴캐슬(New Castle)에서 1년간 의치 치료 위주의 임상을 시작하였다(그림 1-65). 당시에는 보

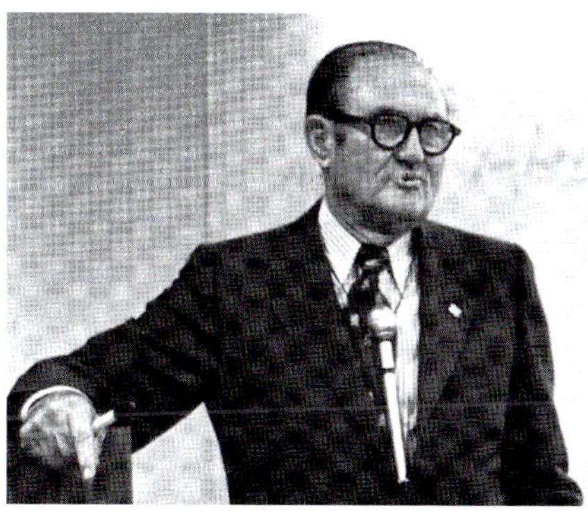

그림 1-65. L.D. Pankey. Coral Gables, FL

존학의 개념이 정립되기 이전으로, 대부분의 문제가 있는 치아는 발치를 하며, 최종적으로는 총의치를 제작하는 것으로 치료가 마무리되었다. Pankey는 이러한 치료 과정에 근본적인 회의를 품고 있었으며, 1926년 플로리다(Florida)주에서 개업을 하는 계기로 발치를 지양하고 치아를 보존할 수 있는 방법을 찾기 위해 노력하게 된다.

1931년 Pankey는 1926년에 발표된 Clyde H. Schuyler의 '조화로운 교합을 이루기 위한 기본적인 원칙'에 관한 문헌을 접하였다. 당시 '교합'이라는 개념은 치과용어라고 부를 수 없을 정도로 치과의사들에게 주목 받지 못하던 것이었다. 훗날 PMS 그룹에 합류하게 되는 Schuyler는 이 논문에서 정적인 상태에서의 교두-와 관계를 평가하고, 비중심위에서의 치아 접촉을 평가하기 위하여 치아 모형을 교합기상에 정확하게 마운팅(mounting)하는 것이 필요하며, 치료의 목표는 정적인 상태에서 최대 치아의 교합 접촉과 측방 운동 상에서 균형측(balancing side)의 이개가 이루어지는 것이라 주장했다.

Pankey는 1928년 몬슨 교합기(Monson's articulator)를 사용한 교합 재건에 관한 Morton의 강좌와 1932년 'chew-in' 법을 이용한 총의치 제작에 관한 Meyer의 강좌에 참가하였다. 이때까지만 해도 이 2가지 개념은 서로 동떨어진 것이었지만, Pankey는 이 2가지 개념의 연결을 시도하여 'Monson의 구면설'에 의하여 하악 치아의 교합평면을 결정하고 Meyer의 'Functionally generated path'법을 이용하여 상악 구치를 제작하는 방법을 고안하였다.

Pankey는 1932년부터 12년간 플로리다 치과의사회(Florida State Board of Dental Examiners)에서 활동하였으며, 동시에 미국 치과의사연합(American Association of Dental Examiners)에 참여하여 부의장과 의장을 역임하였다. L.D. Pankey는 활동 당시 그의 저서인 "치과 임상의 철학(A Philosophy of the Practice of Dentistry)"으로 유명하였으며, 이와 관련된 세미나를 열어 치과의사로서 환자와의 관계를 쌓는 방법과 삶의 균형을 잡는 방법에 대해 강의를 하였다.

1947년 Arvin W. Mann이 플로리다주의 포트 로더데일(Fort Lauderdale)로 이사하여 Pankey와 학술적, 임상적인 교류를 시작하며(그림 1-66) 그들은 pantograph와 완전조절성 교합기를 필요로 하지 않는 Pankey-Mann technique을 확립하였으며, 이 방법을 통하여 만족할 만한 임상적인 결과를 얻기 시작했다. 이들은 마이애미 구강재건학회(The Miami Oral Rehabilitation Seminar Group)를 결성하여 P-M technique에 대한 교육에 열중하면서, 전방 유도에 대한 확립된 개념이 부재하다는 것을 인지하였다. 이들은 뉴욕 치과학술지(New York Dental Journal)에 1926년 게재되었

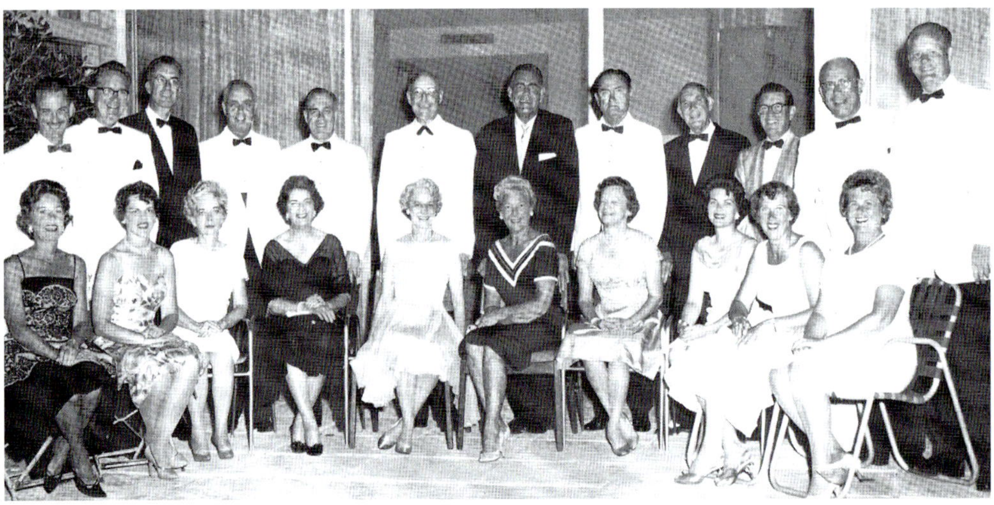

그림 1-66. Oral rehabilitation seminars(Miami, Florida).

던 논문을 떠올리고 저자인 Clyde H. Schuyler에게 연락을 하여 그들의 그룹에 참여해줄 것을 요청하였다. Schuyler에 의하여 전치 유도, 중심위, 그리고 간섭 및 이개에 관한 개념들이 도입됨으로써 비로소 Pankey-Mann-Schuyler technique이 완성되게 되었다. 이후 이에 관한 강연을 진행하여 7,000명 이상의 치과의사들이 L.D. Pankey의 세미나를 수강하였으며, 이들의 지원에 힘입어 1972년 마이애미에서 'L.D. Pankey 교육원'를 설립하기에 이른다. 아직도 Pankey Institute에서는 많은 치과의사들을 교육하고 있다.

3) 교합이론

(1) 중심위(Long centric)

인위적이기는 하여도 언제 측정해도 재현 가능한 점을 얻으려 노력했던 Gnathologist들과는 달리 PMS 학파의 Schuyler는 좀 더 생리적이고 융통성 있는 중심위 개념을 주창하게 된다. 1950년대 당시 가장 활발히 활동했던 Schuyler의 중심위 개념에 큰 영향을 준 사람은 Posselt였다. Posselt는 자연인 교합을 검사해 본 결과, 하악 전치의 움직임이 그 후 Posselt's Diagram이라고 이름 붙여진, 그림 1-67과 같은 동작을 보였다고 발표했다. 1958년 발표된 유명한 Posselt Diagram(그림 1-67)에서 가장 중요한 부분, 혹은 당시의 논쟁과 맞물려 Posselt가 주장하려 했던 바는 하악의 hinge axis(과두는 최후방. 당시의 중심위, 그림 1-67의 RCP)을 축으로 closing하는 경로와 사람들이 습관적으로 closing하는 경로는 다르며, 하악의 대부분의 안정위는 hinge axis(RCP)에 있는 것이 아니라 habitual axis of closure (ICP)상에 있다는 것이다. 그래서 그는 중심위(그림 1-67의 RCP)과 MIP(혹은 중심교합, 그림 1-67의 최대감합위) 사이의 일정한 freedom을 제안하게 되고, 바로 이 부분이 Posselt's diagram의 핵심인 것이다.

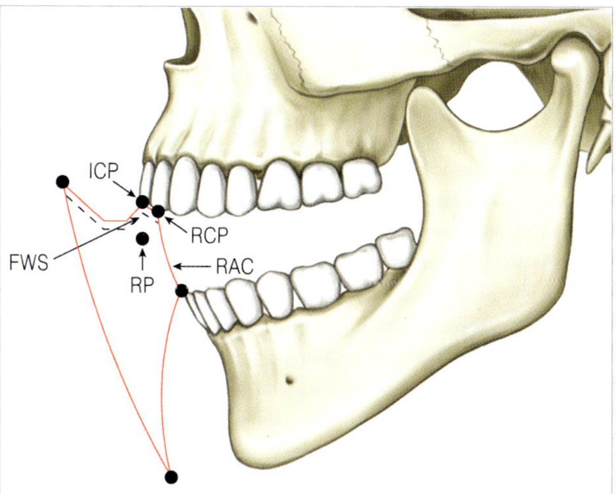

그림 1-67. Posselt's diagram.

바로 이 부분이 그 이전 Gnathology가 가졌던 다소 기계론적인 사고방식에서 탈피하게 되는 long centric 이론의 핵심이다. 즉, 중심위와 중심교합 사이에 존재하는 약 1mm가량의 자유 공간은 결과적으로 당시까지 의문 없이 받아들여지던 hinge axis(rearmost CR)와 정확한 한 점(point centric)을 표방했던 Gnathology의 주장에 정면으로 반박이 된다. 다시 말해 환자가 편안하게 느끼는 안정위는 정확한 한 폐구측과 한 점에 존재할 때만 생리적으로 편안하게 받아들여지는 것이 아니며 이러한 여러 점들이 이룬 선의 공간에서 한 점이 아닌 일정한 면에서 이루어질 수 있음을 밝히는 것이다. 이것이 Schuyler에 의해 주장된 2개의 centric position(중심위, 중심교합)과 두 중심위 사이의 일정한 자유 공간을 생리적으로 환자가 받아들일 수 있는 정상적인 position들로 허용하는 long centric 개념이다(그림 1-68).

정리하면, Gnathology는 하악과두가 최후상방중심점(rearmost, uppermost, midmost; RUM)의 위치에 있을 때, 즉 중심위를 모든 보철치료의 유일한 기준으로 삼았고, 거기에서 벗어난 교합의 형태는 병적인 것으로 보아서 수복의 대상이라고 생각했다. 반면, Posselt 등은 중심위뿐 아니라 환자가 현재 가지고 있는 습관적인 위치(habitual position) 혹은 중심교합 역시 중요한 참고점으로 사용될 수 있다고 하였다. 이러한 개념을 받아들여 Schuyler는 중심위와 중심교합 사이에 일정한 자유 공간(freedom)을 허용하는 long centric 개념을 제안하게 된 것이다(그림 1-69).

실제로 자세의 영향, 머리의 기울기 등에 의해 중심위의 위치는 다양하게 측정되고 이러한 다양성은 일생 동안 변하게

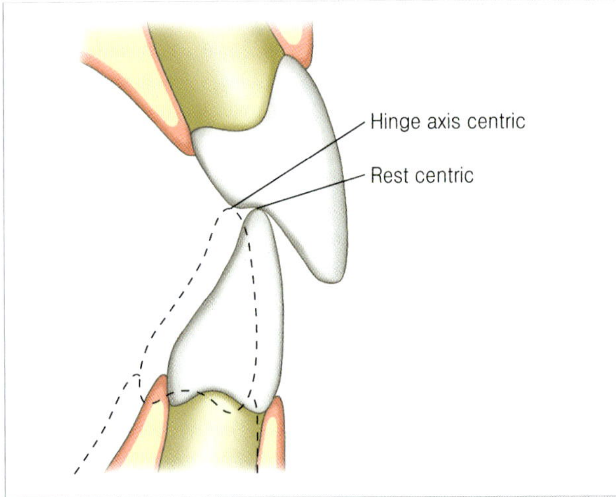

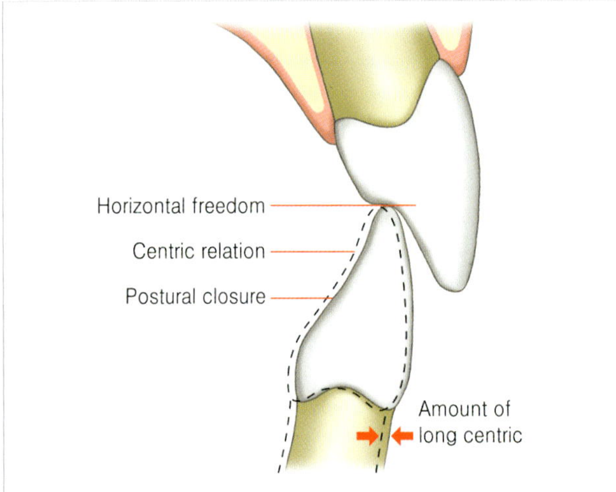

그림 1-68. 하악의 운동에 따른 하악 전치의 위치를 보여주는 Posselt's diagram. 턱을 최대로 뒤로 밀었을 때(RCP)와 상·하악 치아 간의 최대 감합위(ICP) 간에 약 1mm 정도의 편차가 있다는 Posselt's의 보고는 Gnathologists의 RUM 위치에 따른 중심위의 임상적 유용성에 대해 회의를 갖고 있던 Schuyler에게 영향을 주어 PMS의 long centric 개념을 탄생하게 만든다.

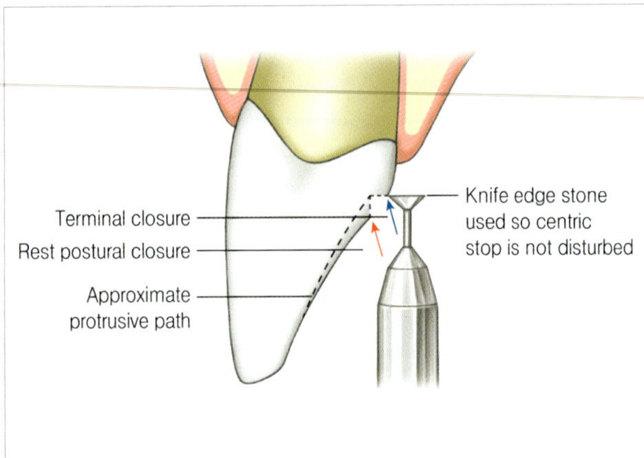

그림 1-69. Long centric. Freedom of movement.

된다는 이론을 뒷받침하는 많은 연구들이 존재하고 있다. 우리가 정의하는 중심위의 이상적인 위치는 한 곳이지만 0.5~1mm 정도의 아주 작은 범위 내에서 그 위치는 다양하게 측정되고 있으며 그 다양한 position으로 closing되는 과정에서 교합간섭(interference)이 발생해 치아에 바람직하지 않은 stress를 주어서는 안 된다고 하는 것이 long centric의 개념이다(그림 1-70, 1-71).

현대의 임상에서 long centric 형성의 목표는 환자가 교합 시에 상악 설면에 큰 힘이 가해지지 않도록 하면서 중심위나

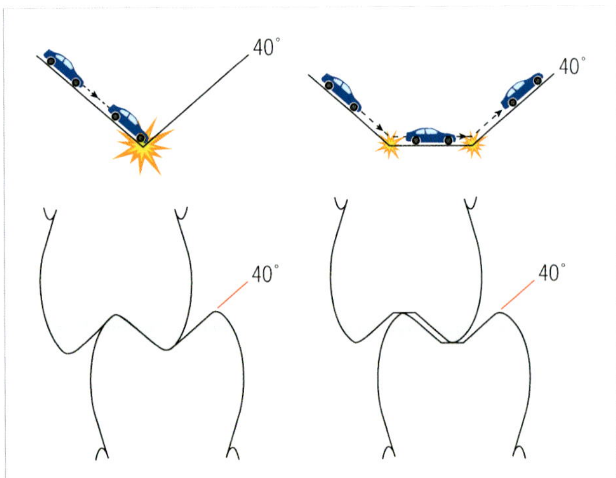

그림 1-70. Freedom이 부여되지 않은 경우, 구치부의 충돌이 발생할 수 있다.

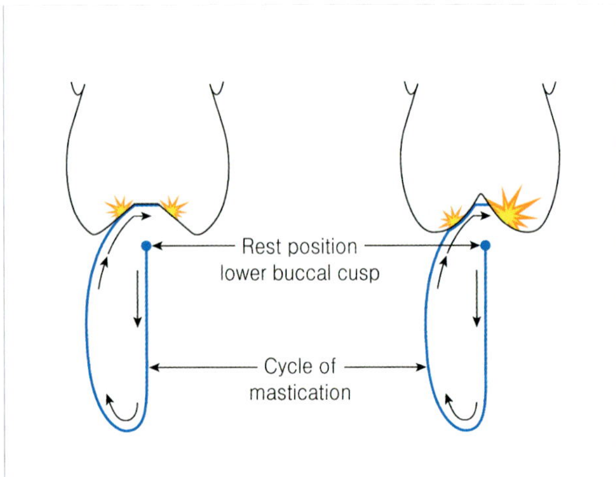

그림 1-71. Long centric이 부여되지 않은 경우, 폐구 시 치아 간 충돌이 발생할 수 있다.

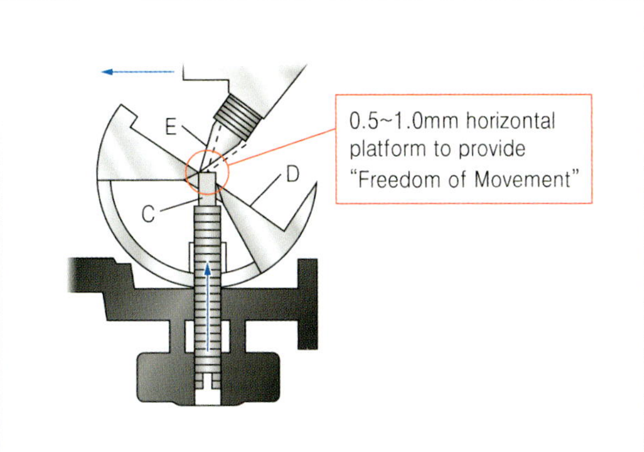

그림 1-72. Long centric. Protrusive/sagital view of mechanical table.

약간 전진된 하악 위치에서 다물 수 있도록 연장하는 것이다. 이것은 상악 전치 설면의 접촉점을 약간 크게 연장하는 것을 의미한다(그림 1-72).

4) 군기능교합(Group function)

1960년대 견치 유도를 주장하기 시작한 Gnathology와는 달리 PMS는 군기능교합을 그들의 교합 양식으로 확립시켜 나간다. 이는 측방 기능 시 여러 치아들을 기능하도록 하는 것으로, 더 많은 치아에 마모를 분산하고 응력을 분산하기 위해서 고안된 것이다. 물론 이러한 분산이 이로운지에 대한 것은 이러한 교합양식이 꼭 필요한 경우인지 또 얼마나 잘 형성되었는지의 여부에 달려 있다. 이를 부연하자면, 우선 군기능교합이 꼭 필요한 경우는 전방 유도가 비작업측을 이개시키기 못할 때를 말하며 여기에는 (1) 과도한 수평피개 교합을 가진 1급 교합, (2) 모든 하악 전치가 상악 전치부 밖에 위치하는 3급 교합, (3) 몇몇의 절단교합, (4) 전치부 개교교합의 경우가 해당한다. 또한 군기능교합을 제대로 형성시키기 위해서는 경사면에 교합 접촉 시 반드시 전방 유도나 과두의 한계 운동로와 완전하게 조화되도록 하여야 하는데, 이것을 이루기 위해서 상악 전치 설면의 형태나 교두의 형태를 볼록(convex)하게 하는 contact는 이용할 수 없다.

군기능교합은 어떤 치아들끼리 군을 형성하는지에 따라 그 특징을 나눌 수 있는데, 우선 partial 군기능교합은 몇 개의 구치부 치아가 측방 운동 시 접촉이 되고 다른 나머지는 중심위에서만 접촉되는 것을 말한다. 측방력을 받을 치아가 어떤 치아인가를 결정해야 되는 경우는 각 치아의 측방력에 대한 저항 정도를 봐서 결정하는 것이 좋다. 치아가 측방으로 약하다면 오직 중심위에서만 접촉하도록 하고 치아가 단단하고 임상적으로 본 결과 그 치아를 사용하는 것이 다른 치아에 이롭고, 측방력과 마모를 분산시키는 것이 이롭다고 판단되면 측방력을 받을 치아로 결정하는 것이 합리적이다. 이러한 판단 및 치아의 형성이 올바르지 않을 경우 악골 측방 운동과 접촉 경사면과의 부조화에 의해 문제점이 발생할 수 있다. 가령 오목한 경사면의 군기능교합은 심한 동요도를 유발할 수 있고, 교합 사면의 한 부분이 악골의 측방 이동 양상보다 급경사를 이룰 경우 교합 방해를 일으킬 수 있음에 주의해야 한다.

Anterior 군기능교합은 더 많은 치아에 마모 및 스트레스가 분산되고, 과두의 축에서 더 멀리 있는 치아에 스트레스가 분산되는 교합 양식을 말하며, 전치부 교합에 있어 견치 유도와 anterior 군기능교합을 적절히 적용하는 것이 중요하다(그림 1-73).

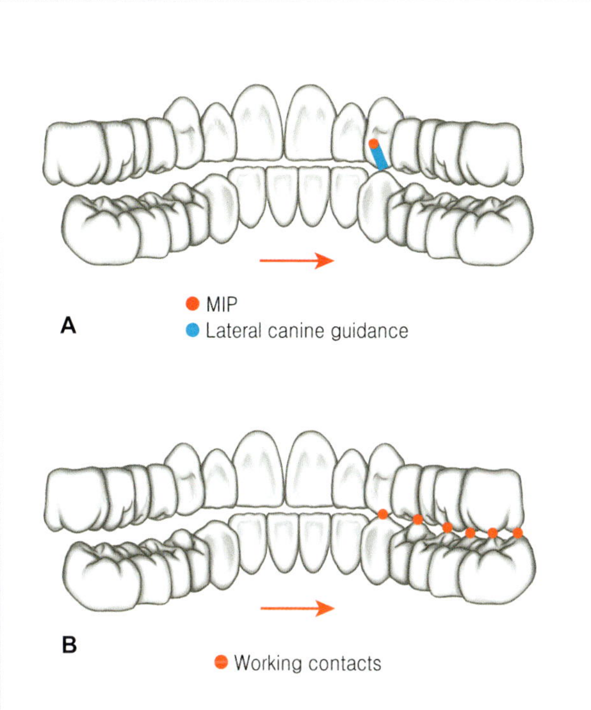

그림 1-73. A, 견치 유도. B, 군기능교합.

1

5) 교합 양식의 임상 적용

P.M.S. 개념에서 목표로 삼고 있는 교합의 원칙은 Schuyler에 의해 주창된 원칙을 따르고 있으며, 이는 다음과 같다.

- 중심위(CR)로의 폐구 시에 최대수의 치아가 동시에 접촉하고 하악의 편위가 없어야 하며, 발생하는 교합력은 치아의 장축을 따라 전달되어야 한다.
- 하악의 전방 운동 시 전치에 의해 모든 구치가 이개되어야 한다.
- 하악의 측방 운동 시 상·하악의 작업측 치아는 접촉하여야 하며, 비작업측 치아는 이개되어야 한다(군기능 교합).

이러한 원칙을 지키고 적정한 교합과 악구강계 건강 회복이라는 목표를 달성하기 위하여 4단계의 술식을 제안하였다.

① 환자의 초진을 시행하며, 이는 세심한 구내 평가 및 방사선학적 평가를 동반하여야 한다. 예비 인상을 통해 환자의 구내 모형을 제작하여 이를 교합기상에 부착한다.

② 교합기에 부착된 모형상에서 전치를 평가한다. 교합 고경, 수직/수평 피개, 설측 융선의 형태와 각도, 발음, 연하, 저작, 그리고 심미성 등의 관점에서 전치를 분석하고 조화로운 전방 유도를 이루기 위해 어떠한 변화(5R's)가 필요할지 평가하여 이상적인 전치 관계를 형성한다.

- 5R's: Reshaped, Restored, Repositioned, Removed, Replaced 중 어떤 것이 필요한지 계획을 수립하는 것

③ 'Monson의 구면설'을 적용한 P-M 장치를 이용하여 교합평면을 결정하고, 이에 따라 하악 치아를 수복한다.

④ 'Functionally generated path'법을 이용하여 상악 구치를 수복한다.

(1) 교합기(The P-M instrument)

P-M instrument는 하악 모델을 고정시킬 수 있는 평평한 모양의 베이스와 수직으로 붙어 있는 막대로 구성되어 있다. 수직 막대는 위 아래로 움직일 수 있도록 붙어 있으며, 중간에 고정을 시킬 수 있도록 나사가 달려 있다. 수평 막대는 맨 위에 divider를 위한 2개의 대(seat)가 있으며 아래 면에 홈들이 파여 있다. Facebow 프레임이 이 수평막대 끝에 장착이 되며, 전후로 움직여서 고정이 될 수 있다. Facebow 프레임의 수평 tube 끝에 있는 조절 rod는 결국 P-M face-bow rod들의 끝을 맞출 수 있도록 할 수 있다(그림 1-74, 1-75).

상악 모형을 마운팅하는 부위는 수직 막대를 조절한 뒤 고정할 수 있으며, 경첩식 메커니즘은 하악 모형을 기울이거나 낮출 수 있게 한다.

부수적인 장치로서 divider가 2개 있는데, 1개는 진단을

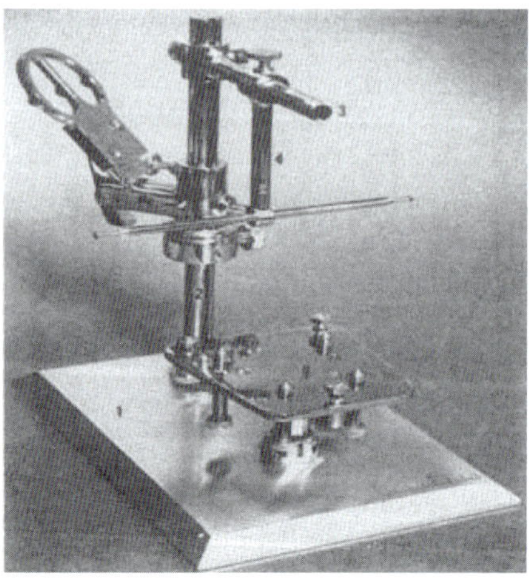

그림 1-74. P-M instrument.

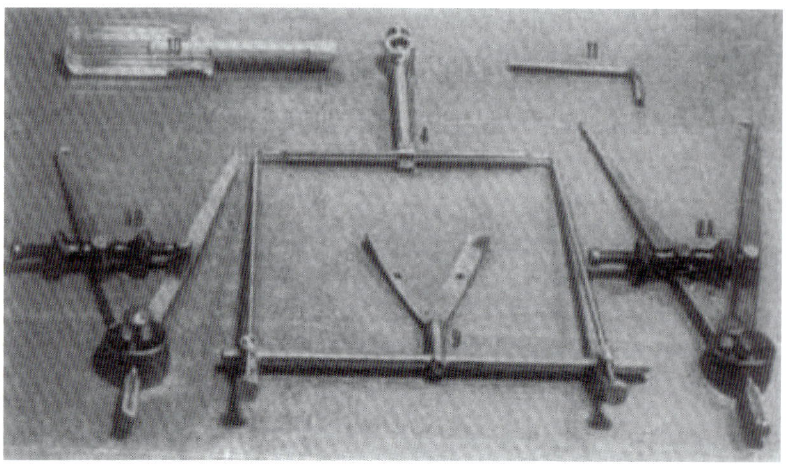

그림 1-75. P-M instrument facebow와 dividers.

위한 것이고, 다른 1개는 예리한 끝을 가진 곧은 형태로, 왁스나 플라스터를 깎아서 올바른 모양을 만드는 데 사용된다.

① P-M instrument의 목적

P-M instrument의 목적은 다음과 같다.

- 치아를 수복하기 전에 전체적인 교합 재형성을 하기 위한 설계이다.
- 모든 교합요소 중 가장 먼저 하악의 교합평면을 결정할 수 있다.
- 치아 삭제의 위치와 양을 미리 계획할 수 있다.
- 치아구조의 보존과 심미를 만족하는 최적의 중심위를 알 수 있다.

② P-M instrumentation

최근까지 사용되는 전통적인 안궁 이전 방법과 다른 방식으로 PMS는 교합재형성 시스템을 개발하였다. 이는 하악 모형을 먼저 마운팅하고 적절한 교합평면을 얻기 위함이었다.

P-M instrument 사용방법을 살펴보면 다음과 같다.

먼저 하악 진단모형을 마운팅한다(그림 1-76A). 하악 모형은 facebow 위에 위치된다. 적절한 교합평면을 설정하기 위해서 divider를 사용한다. Divider의 길이 설정은 arch의 형태에 따라 다르다. 일반적으로 4인치로 설정하며 작고 경사진 arch의 경우는 3.5인치 또는 3.75인치, 크고 편평한 arch의 경우는 4.5인치로 설정한다. Divider의 곧은 쪽 끝이 견치의 distoincisal edge로부터 맨 뒤 구치부까지의 교합평면을 스쳐지나갈 수 있도록 위치시키며, 이는 Monson이 설명한 구면을 묘사하는 것이다.

이러한 하악 구치부의 기능적 교합평면의 확립은, 각각의 환자들에 대한 진단을 하는 데 있어서 행해져야 하는 가장 중요한 결정이다. Oral rehabilitation을 위한 청사진으로서 고려되어야 하는 모든 요소들이 여기에서 확립된다. 상·하악의 치아들로부터 안전하게 제거될 수 있는 치질의 양을 결정하기 위해 방사선 사진들이 분석되어야 한다. 만약 결정된 교합평면으로부터 어떠한 치아가 위험할 정도로 돌출되어 있는 양상인 경우 평면을 높이거나 낮추는 것이 필요하고, 이것은 그 치아의 발치나 신경치료를 포함할 수 있다.

하악 모형 마운팅 후 상악 모형 마운팅을 한다(그림 1-76B). 상악 모형은 하악 모형에 대해 중심위 관계로 위치시킨다. 가장 가능성 있는 기능적 교합평면을 재현하기 위한 마운팅

1

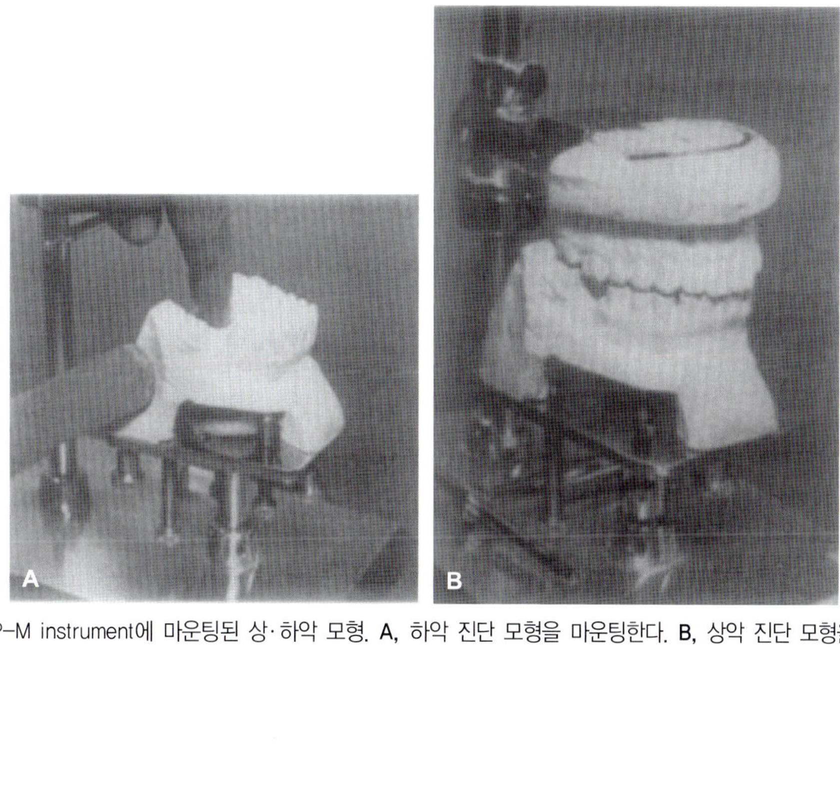

그림 1-76. P-M instrument에 마운팅된 상·하악 모형. A, 하악 진단 모형을 마운팅한다. B, 상악 진단 모형을 마운팅한다.

이 이루어진 것이다.

상·하악 모형을 마운팅한 후 divider로 교합평면(O.P.)을 설정하고 하악 모형상에서 설정한 교합평면에 맞게 하악 구치부를 삭제한다. 1/16인치 더 벌린 cutting divider를 사용하여 casting 이후에 gold가 적절한 두께를 갖도록 마찬가지로 앞뒤로 움직이며 하악 구치부를 preparation plane(P.P.)에 맞추어 삭제한다(그림 1-77).

하악 모형의 견치 뒤부터 제2대구치의 후방까지, 그리고 mucobuccal fold로부터 3mm 안쪽으로, 1/4인치 두께의 자가중합형 레진을 협설면에 위치시킨다. 그리고 그 위로 preparation plane보다 약간 위쪽까지 modeling compound를 위치시킨 뒤, 다시 cutting divider로 preparation plane에 맞춰 modeling compound를 제거한다.

각각의 preparation plane guide를 구내에 위치시키고 guide와 만나는 협측 및 설측 지점을 연필로 그린다. Guide를 제거하고 의사는 구내를 들여다보고 얼마나 많은 치질이 삭제되어야 하는지 확인할 수 있다. 치아 삭제 후 guide를 다시 위치시켜 적절한 양이 삭제되었는지 확인한다.

이렇게 만들어진 평면에 맞추어 교두정, 경사면, 와, spill-way를 만들어주기 위해 치아삭제를 완성한다. 이때 기존 진단 모형을 재조사해야 한다. 상악 견치의 설측 경사도가 완성된 rehabilitation에서 교두의 이개가 얼마나 가능한지를 결정한다. 하악 치아 삭제 전에 상악 견치가 조사되어야 하기 때문이다. 편심위에서 guide 역할을 하기 때문이기도 하다. 중심위, 작업측, 비작업측에서의 interference를 제거하며 최종적으로 상·하악 전치의 관계를 조심스럽게 관찰하면서 수복한다. 이는 PMS 수복 방법이 전치부의 조절을 통해 중심위와 편심위 관계를 가능한 한 정확하게 재생산한다는 데 의미를 둘 수 있겠다.

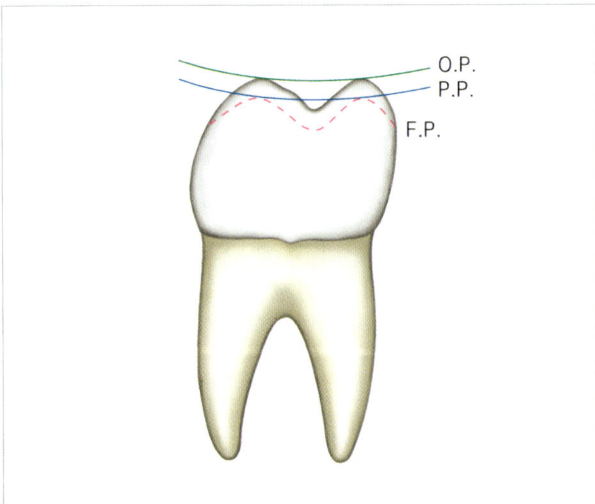

그림 1-77. 치아 삭제를 위한 가이드라인 형성.

(2) Functionally generated path

하악 구치가 prep guide에 의해 수복되면, functionally generated path 방법에 의해 상악 구치의 수복이 시행되어야 한다. 이 방법은 Meyer가 1933년 소개한 개념으로, 환자가 가지고 있는 운동에 의해 대합치가 그리는 궤적을 인기하여 치아의 형태를 수복하는 방법으로, 고정성 보철물을 제작하기 위한 방법으로 제시되었다. 직접법 및 간접법으로 적용 가능하다.

- 직접법: 교합면에 공간을 적당량 부여하여 교합면을 삭제한 후 연화시킨 왁스를 구내에 위치시킨다. 최대감합위로 교합시킨 후 대합치의 교두정을 묘기침 삼아서 작업 운동, 비작업 운동, 전방 운동을 반복적으로 시행한다. 단순 측방 운동이 아닌 전-작업측 운동, 전-비작업측 운동 등 다양한 방향으로 측방 운동을 반복하여 시행한 후 형성된 왁스 납형을 제거하고, 인상 채득 후 교합기상에 위치시켜 교합면의 형태를 잡는다.
- 의치에서의 적용: 왁스 교합제를 이용하여 예비적인 교합관계를 채득한 후 교합기에 마운팅을 시행한다. 석고나 실리콘 등의 마모성이 있는 재료를 이용하여 환자의 미약한 개구 상태에서 교합제를 제작한다. 마모성 교합제를 구내에 장착하고 양측이 균등하게 접촉하며 적절한 수직 고경을 찾을 때까지 측방 및 전방 운동을 통하여 교합제가 마모될 수 있도록 한다.

FGP는 모든 중심교합과 편심측 운동을 기록한다는 점에서 그 중요성이 크며, 치료의 최종적인 성공과 실패가 functionally generated path technique을 얼마나 정확하게 시행하였는가에 달려 있다고 해도 과언이 아니다. 이는 최종보철물에서 얼마나 기능적인 교합을 잘 형성하는가를 결정하며, Meyer가 소개한 그 절차는 다음과 같다(자세한 술식의 설명과 임상증례는 제4장의 functionally generated path 파트에서 다룰 예정이다).

- Fabricating the bilateral incisal 또는 occlusal guides: FGP를 시행하기에 앞서 incisal 혹은 occlusal guide를 제작해 주어야 한다. 가능하다면 견치 유도가 바람직하나 견치가 심하게 손상되었거나 변위된 경우, 소구치를 가이드로 사용해야 한다. 이러한 경우, 가능하면 long centric을 만들어 주어야 한다. Long centric의 길이는 terminal hinge centric relation과 normal freedom movement 사이의 거리로 결정된다. 이는 환자별로 매우 다양할 수 있다. 예를 들어, 전치, 과두 유도가 가파르고 교합평면 만곡이 심할 경우 'locked in'되어 freedom in centric이 짧을 것이다. Edge to edge 교합을 가지는 환자는 freedom in centric이 길 것이다. 치아의 교합면이 이러한 점들을 고려하여 조화를 이루어야 하며 수직 피개가 깊은 환자에서는 치아의 교두가 높고 깊은 와를 가질 것이라고 예측할 수 있다.
- 전치 유도, 교합면 유도를 수정하는 방법: 견치 보철물을 구강 내에 위치시킨 후, 중심교합과 편심측 운동 시에 guide를 하도록 선택적 삭제를 한다. 치아를 건조시킨 후 2가지 색깔의 교합지를 이용한다(붉은 색: 중심위, 파란색: 편심위). 붉은 교합지를 이용할 때는 환자에게 '딱딱딱' 교합해 보라고 한 후 sliding이나 움직임이 없는 명확한 교합이 얻어질 때까지 조정한다. 그 후 파란색 교합지를 이용하여 구치부를 외측으로 갈도록 한다. 붉은 교합지에 찍힌 점은 건드리지 않고 편심측 운동 시에 조기접촉되는 면을 제거한다. 이를 완료할 경우 전치부는 기능적인 구치부를 재건해 주는 데 있어서 완벽한 guide 역할을 하게 된다.
- 기능적으로 채득한 경로 record를 교합기로 옮기는 방법: guide casting은 주모형의 원위치에 위치시키고, 상악 모형의 절치는 1~2mm 삭제한다. 교합기상에서 guide가 실제와 다를 수 있기 때문이다. 이를 위해 가장 근심에 있거나 원심에 있는 다이 모형을 제외한 나머지를 모형에서 제거한다. 기능적으로 채득한 경로 table을 주모형의 원 위치에 두고 sticky wax로 고정한다. 석고로 제작한 기능적 경로 index는 교합기의 해부학적 모형에 대체하여 위치시키고 왁스 패턴을 수정한다.
- 최종 적합 및 상악 주조물의 접착: 상악 견치의 guide casting은 구강 내 원래 위치로 돌아가야 한다. 구치부 casting 적합을 확인하고 변연을 방사선 사진으로 확인한다. 이때 상악 견치의 guide casting은 수정하면 안된다. 첫 소구치 또는 원심에 존재하는 치아의 casting은 수복되어야 하는 원위치에 둔다. 교합을 수정하는 과정은 다음 세 단계로 이루어진다: (1) 중심교합, (2) 작업측 기능 범위, (3) 균형측. 각 casting은 다음 casting을 위치시키기 전에 모든 위치에서 확인해야 한다(그림 1-78).

1

임상 Tip

- 전악 수복 시 가장 중요한 4가지 목적은 다음과 같다: (1) 최적화된 구강 건강, (2) 기능 시 효율, (3) 편안함, (4) 심미성.
- 하악 수복을 상악 수복보다 먼저 실시하는 것은 많은 장점이 있다. 한쪽이 먼저 수복되므로 불편감이 줄어들고, 하악 임시수복물의 사용 기간을 줄일 수 있다. 응급 상황의 경우, 하악 수복을 마무리 하고 상악 치아의 조기 접촉을 제거함으로써 상악 수복 전까지 환자의 편안감을 유지할 수 있다.

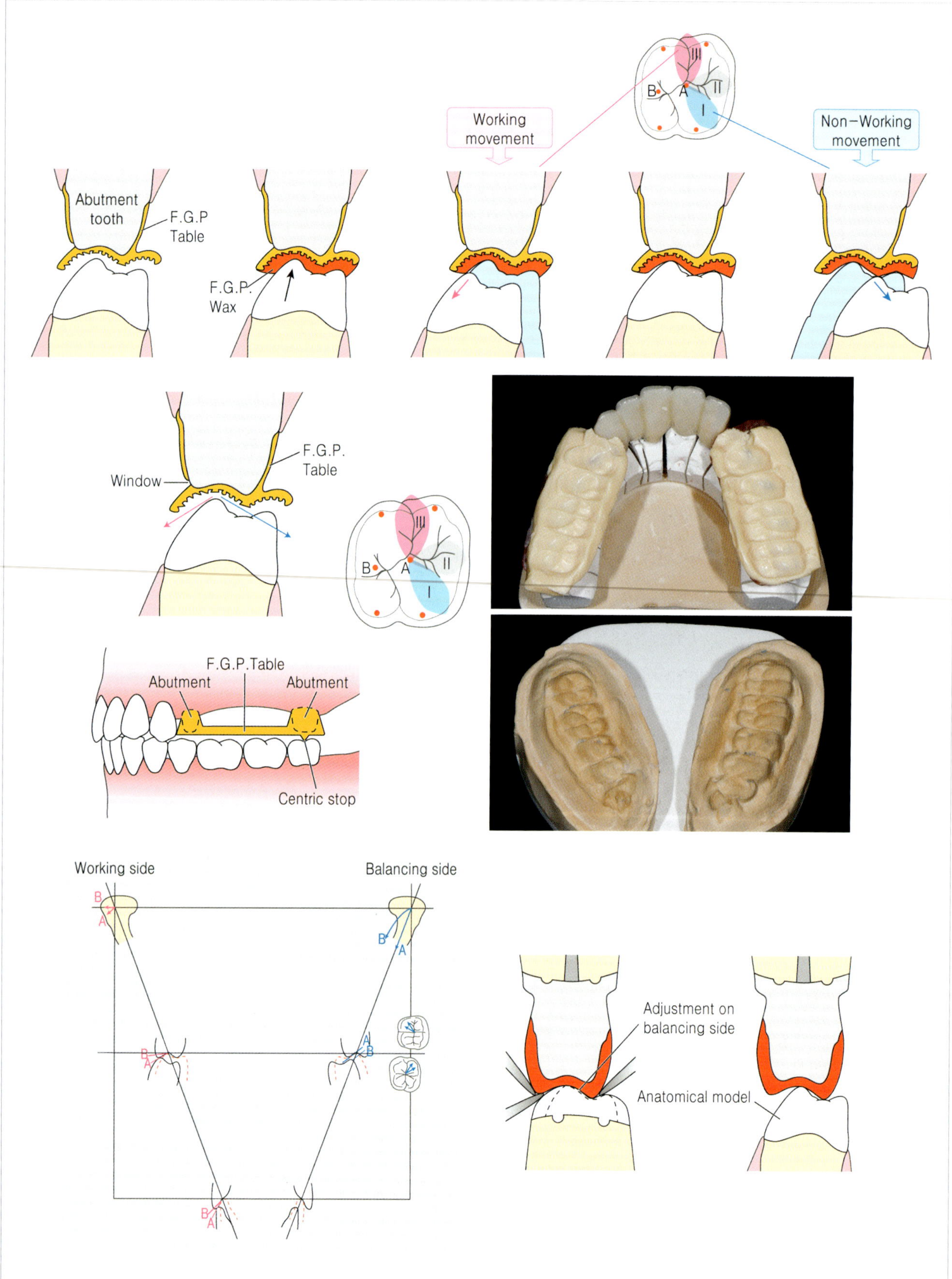

그림 1-78. Functionally generated path. 환자를 교합기처럼 이용하여 하악 운동을 인기하는 방법.

5 현대 교합이론

1) 개요

Gysi의 축학설(1929)과 McCollum의 종말접번축(terminal hinge axis, 1921)이 발표된 이래 고도로 진보된 컴퓨터 기술의 응용에 의한 하악 운동 계측법은 나날이 발전하였다. Gysi의 이론이 이 세상에 나온 후 하악 운동의 측정법은 현저하게 진보하고 있으며, 근육 활동 등의 생리학적인 현상과의 연관성과 같은 biomechanical occlusion, therapeutic occlusion과 같은 영역이 강조되고 있다. 이러한 현대의 흐름에 기초가 되는 이론은 biologic occlusion으로, 앞서 언급된 바와 같이 Stallard와 Stuart에 의해 제시된 것이다.

진보된 교합 이론들과 발맞추려고 할 때 과두, 전방 유도, 구치부 교합면의 형태라는 3개의 교합 구성인자들을 가지고 교합구조의 결정인자로 논의하는 것은 다소 무리가 있어 보인다. 왜냐하면 그런 구도는 교합에 대한 생물학적이고 생역학적인 접근이라기보다는 이전 총의치 시대에 있었던 기계론적 사고의 영향이 아닌가 생각되기 때문이다. 오히려 교합의 구성요소인 위의 3가지는 하나의 유기체로서 상호 간에 영향을 주고 받으며 이로 인해 개개 치아의 위치가 결정되고 측두하악관절의 형태가 만들어진다고 보아야 할 것이다. 이론상으로 '이상적인 교합'의 목표를 달성하기 위한 therapeutic occlusion 개념은 사실상 의미가 없으며, 이론적으로는 문제가 있다고 하여도 환자가 적응하여 건강하게 잘 사용하고 있다면 이런 환자에게 이상적인 교합치료를 시행하다는 것은 잘못된 것이며 꼭 필요하다고 생각되는 보다 단순한 치료법을 선택하는 것이 현재의 추세이다.

또한 1990년대에 들어 치아상실의 대체수단으로서 임플란트가 본격적으로 광범위하게 시술됨에 따라 교합학의 관심도 자연치근을 가진 치아의 교합뿐만 아니라 임플란트를 위한 교합 개념으로 확대 연구되기에 이르렀으며 여기에 대한 biomechanical occlusion에 대한 연구도 활발하게 진행되어 왔다. 임플란트가 보급되던 초기에는 임플란트의 성공률을 뒷받침해주는 확실한 임상적 연구가 없었으므로 임플란트를 교합 구조에서 취약한 부분으로 여겨 임플란트에 가해지는 교합력을 최소로 하고 식립된 임플란트 전체를 스플린트하는 임플란트 보호교합(implant protected occlusion)이 사용되어 왔다. 하지만 최근 높아진 임플란트의 성공률과 여러 다른 종류의 보철물에서의 효율적인 임플란트의 사용이 보고됨에 따라 자연치와 거의 유사한 개념으로 전체 교합구조를 사용하기에 이르렀다(자세한 내용은 제4장 참조).

Gnathology와 PMS 간 대립되는 이론의 차이는 현대로 들어서며 견치 유도(canine gudance)와 군기능교합(group function)의 두 교합 양식 간의 대립으로 정리되고 있다. 교합양식은 치아와 저작계가 측방 운동했을 때의 교합 접촉에 관한 내용이다. Dawson (2007)이 제기한 이상적인 교합 접촉(dots in back, lines in front)을 위해 중심위나 최대감합위에서의 상·하악 전치·구치부의 균일한 교합 접촉과 전방 운동 시에는 전방 유도(anterior guidance), 그리고 측방 운동 시에는 교합양식(occlusal scheme)이 존재한다고 생각하면 될 것이다. 교합학에 교합 양식에 대한 논의가 많은 부분을 차지하는 듯하지만, 실제로 교합양식의 차이는 별로 큰 의미를 두기 어렵다. 젊은이들, 얼굴이 길지 않은 사람들[FMA (Frankfort mandibular plane angle)가 작은 사람들], 단단한 음식을 삼가는 사람들에게서는 견치의 절단연이 살아있는 견치 유도의 성향이 더 있을 테고, 이미 생리적 범주 안의 마모가 어느 정도 진행되어 견치 유도가 없어진 나이가 많은 사람들에게서는 군기능교합의 경향이 많을 수 있기 때문이다. 심지어 어떤 경우엔 한 사람에게서도 군기능교합과 견치 유도가 함께 나타나는 경우도 드물지 않게 볼 수 있다. 말하자면 교합양식은 무엇이 옳은가로 이해하기보다는 구강 내에서 일어날 수 있는 여러 현상으로 볼 수 있다. 그러나 교합양식을 비교하는 데 있어서 구강 내 역학적 조건이 같다면 저작근에서부터 멀리 떨어져 있고, 치근이 크며 주위골도 왕성한 견치로 수평력을 받아내는 것이 여러모로 유리할 수 있다. 실제 Guichet 등은 동일한 힘을 견치부터 제2대구치에 군기능교합(group function)으로 가한다고 해도 실제로 저작근에 가까운 제2대구치가 견치에 비해 무려 8배나 많은 힘을 받는다는 사실을 보고했다. William 등은 EMG Study를 통해 전방 유도를 할 때 근육의 긴장도가 현저히 떨어진다는 것도 보고했다. DePietro 등은 실제 자연인에서 군기능교합과 견치 유도가 거의 반반씩 나타나고 FMA(Frankfort mandibular plane angle)가 클수록 군기능교합 경향이 많이 나타난다는 것도 보고하였다. 교근이 발달한 brachiocephalic 환자의 경우 치아에 전해지는 저작력의 분산이 보다 크다고 할 수 있는데, 이러한 환자에게서 견치 유도의 교합구조가 보여 준 것은 견치에 의해 이개됨을 통해 수평적 저작력이 잘 분산되는 효율적인 교합구조임을 알 수 있다. 반대로 open bite 형태의 dolicocephalic 환자의 경우 군기능교합의 양상을 보이는 것은 상대적으로 약한 수평 저작력에 기인한 교합 양식이라고 해석할 수 있다. 결론적으로 조건이 같다면 견치 유도가 유리하다고 할 수도 있으나 절대적인 기준은 아니며, 환자의 현재 상태를 잘 분석하여 교합구조 및 양식을 결정해야 한다. 보철치료에 있어서 FMA는 매우 중요한 관련이 있다. 자세한 내용은 다음 표에 서술하였다(표 1-6).

1973년 Celenza는 정통적인 Gnathologist의 방법에 따라 32명의 환자들에게 전악 수복치료를 해주고 2~13년을 지켜봤더니, 단 2명의 환자만 centric relation과 MIP가 일치했고 나머지 30명에게서는 0.02~0.36mm 정도의 교합간섭이

표 1-6. FMA의 임상적 의의

임상적 특징	큰 FMA	작은 FMA
1. 교합력	감소	증가
2. 근육의 힘의 방향	곡선	직선
3. 거상근과 관련한 구치부의 위치	전방	저작압의 위치와 동일
4. 저작근의 크기	저활성	과활성
5. 하악의 골융기	저발달	과발달
6. 치아의 상대적 크기	큼	작음
7. 치경부 마모 가능성	감소	증가
8. 치과 맹출	충분히 맹출	저맹출
9. 수직 교합 고경	중요성 떨어짐	중요
10. 길게 연결된 보철물 혹은 cantilever 보철물	큰 FMA에서 더 양호	
11. 치조제에 총의치의 압력	감소	증가
12. 총의치의 파절	감소	증가
13. 치조골의 높이	증가	감소
14. 구개궁의 높이	좁고 높음	넓고 낮음
15. 협측전정	깊음	얕음
16. 근부착	치조제 하방	치조제 상방
17. 부착치은의 영역	증가	감소
18. 안모평면	넓어짐	좁아짐
19. 얼굴 프로필	볼록	오목
20. 치열의 안정성	전방 이동	상대적으로 안정적
21. 보철물에 가해지는 힘의 방향	전방	수직
22. 상·하 치조제의 관계	넓어짐	수평
23. 혀내밀기 습관	경향성 보임	상관없음
24. 두개저와 입술의 관계	짧음	길
25. 하악와의 위치	후상방	전하방

발견되었다고 발표했다. 중심위(CR)를 채득하기 위해 과두를 후방으로 밀었을 때의 중심위(rearmost CR) 위치가 가지는 생리적 안정성에 대한 중대한 의심인 것이다.

이즈음부터 Gilboe, Williamson과 현대 교합이론의 걸출한 인물인 Dawson의 중심위에 대한 나름의 지적과 대안 제시 작업이 시작된다.

Dawson이 제시한 long centric은 기존의 PMS 학파에서 제시한 long centric 개념과 Gnathology에서 제시한 중심위 개념 사이에 접점을 찾은 개념이다(그림 1-79).

Long centric이란 전치에서의 교합 고경의 변화가 없는 상태에서 중심위 혹은 약간 전방으로 하악골을 폐구할 수 있는 약간의 자유(freedom)를 의미한다. Long centric은 기본적으로 전치와 관계가 있다. 하악 과두의 경우 기본적으로 전하방으로 움직이기 때문에 하악 구치도 그의 함께 전하방으로 움직인다. 그렇기 때문에 구치부에 형성하는 freedom은 의미가 없다. Long centric은 중심위에서 freedom을 의미하는 것이 아니라 중심위로부터 freedom을 의미한다. 머리의 다양한 자세에 따라 달라지는 중심위 혹은 약간 전진된 교합에서 저항 없이 자유롭게 악골이 폐구할 수 있도록 하는 것이다.

중심위에 도달하기까지의 교합장애가 없다면 경험적으로 중심위 교합과 살짝 디문 교합 간의 차이는 0.5mm를 넘지 않는다. 평균적으로 long centric의 양이 0.2mm 정도로 많은 환자들은 2가지 교합의 위치의 차이가 거의 없어 long centric을 설정할 필요가 없다. 하지만 환자가 편안하게 다무는 점인 point가 중심위이 아닌 중심교합인 점을 감안하면 위의 설명들은 교합이론을 설명하기 위한 부연 설명이지 실제적으로 임상에 적용시켜야 하는 이론이 아님을 알 수 있다.

Dawson이 그의 저서에서 보여주는 것처럼, 과두의 위치가 전방이나 후방으로 움직인 상태로 교합수복을 해 주면, eminentica의 경사로 인해 과두가 상방으로 갔을 때는 교합간섭이 불가피하게 발생한다는 것이다(그림 1-80).

이런 Dawson 등의 중심위 위치는 이후 상당히 폭넓게 받아들여져 마침내 1987년 미국 보철학용어집의 제5판부터는 중심위의 위치가 과두-관전원판 복합체가 와의 전상방(anteriorly-superiorly)으로 공식 수용되기에 이른다.

위치가 바뀌면 유도 방법도 바뀌어야 하는 것은 당연히 추측할 수 있다. 그전까지는 RUM을 얻기 위해서는 턱을 뒤로 어떻게 밀까 고민되었지만, 새로운 위치로는 다른 유도방법이 필요할 것이다. Hobo 등은 1985년 몇 가지 방법으로 과두를 유도해본 결과 Dawson이 제안한 bimanual technique(그림 1-81)이 가장 좋았다는 연구 결과를 발표했다. 말하자면, Dawson은 자신이 제안한 중심위에서의 과두 위치(전상방)와 그 유도방법이 모두 치과계에 의해 받아들여짐으로써 현대 교합이론의 걸출한 인물로 평가 받고 있다.

그러면 현대적으로는 어떻게 받아들여질까. 앞서 기술한 Becker 등의 다음과 같은 교합수복 가이드가 자연스레 받아들여지고 있다.

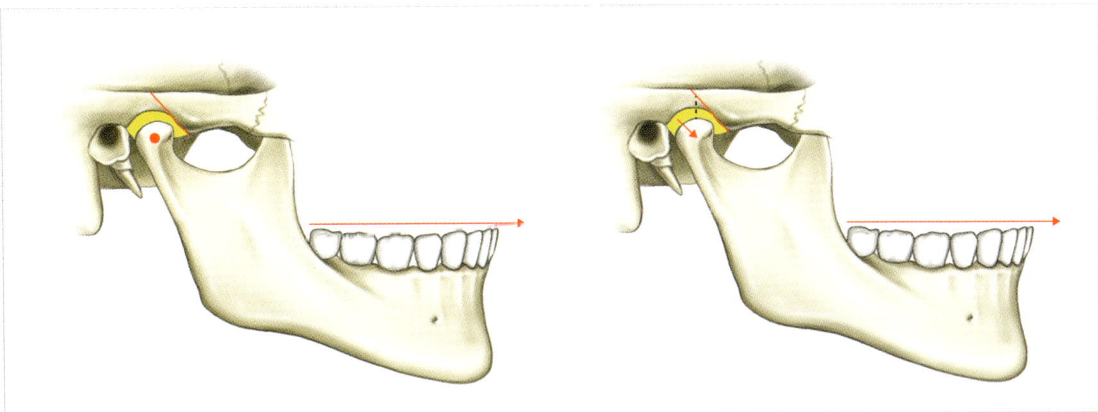

그림 1-79. Dawson의 long centric.

1

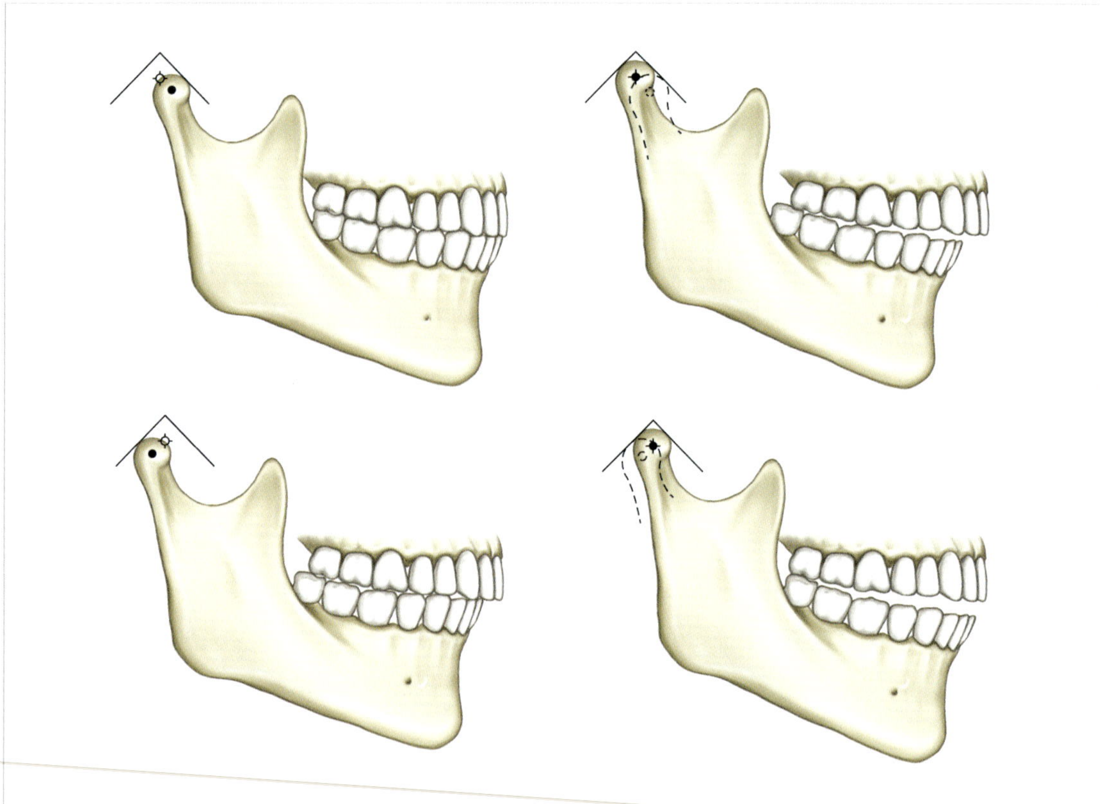

그림 1-80. 전상방 위치에서의 중심위. Dawson에 의하면 중심위일 때 과두는 전상방에 위치해야 한다고 하면서, 만약 그렇지 않으면 과두 부위의 인대나 근육의 작용으로 인해 과두는 위로 올라가며, 결과적으로 구강 내에서는 계속 교합간섭이 발생한다고 한다.

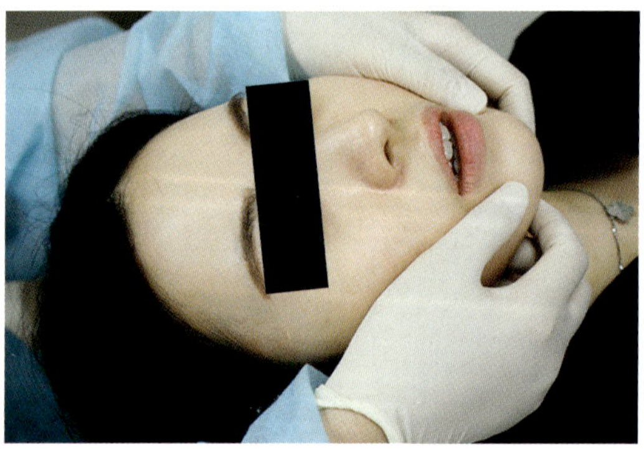

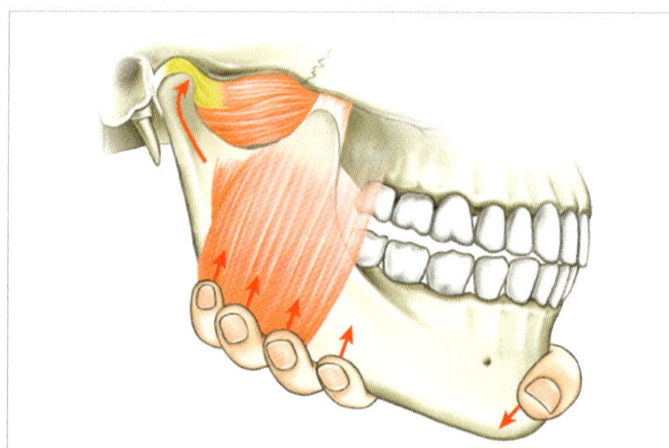

그림 1-81. Dawson이 처음 제안한 bimanual method에 의한 중심위 유도. 환자의 머리를 술자의 가슴으로 막고, 양쪽 손을 이용하여 양쪽 엄지는 하악의 전방을 아래로 유도하고, 후방 하악각 부위에서는 나머지 손가락으로 상방으로 올린다. 이러면 상대적으로 변이가 적게 하악 과두를 전상방으로 유도할 수 있다.

- 단일 전장관 수복을 위한 MIP(최대교두감합위)의 사용
- 3-4 유니트 브릿지와 국소의치 제작 시 MIP 사용
- 3-6 유니트 전치부 브릿지와 국소의치에서 MIP 사용
- 2~3개의 후방 치아가 접촉하면서 잔존하게 되면 치아 삭제 후 잔존하는 후방의 교합을 중심위로 수정한다.
- 수복을 원하는 교합 고경에서 구치부에 접촉이 없으면 중심위로 수복한다.

중심위 chapter에서 이야기한 것처럼 기계적인 참고점을 얻기 위한 하악 과두의 위치에 대해서는 전상방으로 유도한 중심위의 위치가 인정된다. 또 그 위치에서 약간의 freedom이 발생하는 것도 인체의 생리상 불가피한 것으로 받아들여지고 있다. 정확한 한 점을 얻는 것은 기계적으로는 가능할

지 모르나, 연조직으로 이루어진 retrodiscal tissue와 여러 인대들이 조절하고 있는 하악 과두의 위치로 볼 때 어느 정도의 변이는 존재할 수밖에 없기 때문이다. 동시에 비교적 최근으로 오면서 그런 대립구도에서 벗어나서, 구치부 형태의 상대적인 독립성과 전방 유도나 TMJ의 상대적인 영향을 따지는 다소 유화된 주장들도 보인다. 예컨대, 오랫동안 Gnathology의 주장에 동의해 온 Hobo는 1997년 저서에서, 구치부 교두의 상대적 독립성을 주장하며, 이개에 미치는 영향 정도가 protrusive condylar path : incisal path : cusp angle = 1 : 2 : 2 정도라고 얘기한다. 또한 Shillingburg의 교과서 역시 전치부로 올수록 전방 유도의 영향이, 구치부로 올수록 과두 유도의 영향이 더 크다고 기술하는 것도 비슷한 경향이라 할 수 있다(그림 1-82).

위에서 언급했던 것처럼 TMJ와 전방 유도, 구치부 교합면의 형태라는 3개의 교합 구성 인자들이 무엇이 무엇을 결정하느냐 마느냐를 따지는 것은 다소 무리가 있어 보인다. 더불어 그런 구도는 교합에 대한 생물학적, 의학적 접근보다는 수치적인 모델링화를 시도해 보려는 총의치 시대의 유산이 아닌가 생각된다.

물론, 교합의 구성요소인 위 3개는 하나의 유기체로서 서로간의 영향을 주고받으면서 개개 치아의 위치가 결정되고 TMJ의 형태가 만들어지기는 할 것이다. 하지만 그 각각은 나름의 독자적인 발생 과정을 거치는 독립적인 해부학적 구조물들이고, 그래서 무엇이 무엇을 결정한다는 것은 과학적이라기보다는 인위적인 해석법일 수 있다는 말이다.

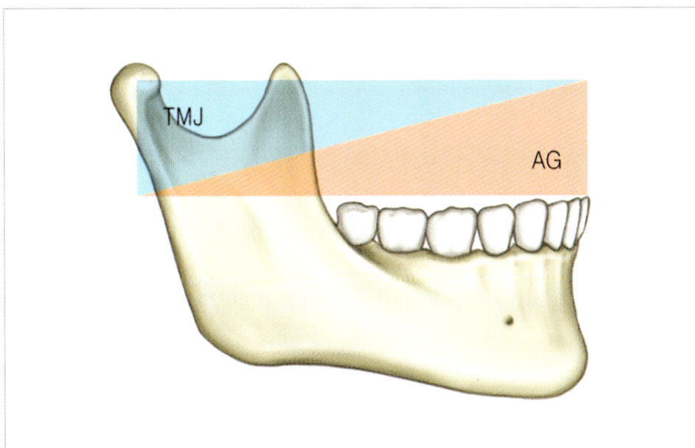

그림 1-82. Shillingburg는 그의 교과서에서 전방으로 올수록 전방 유도(AG)가, 후방으로 올수록 TMJ가 더 많은 영향을 미친다고 기술하였다. 두 흐름의 일정한 타협의 결과라고 생각된다.

특히 과두가 움직이는 각도의 크기나 방향에 따라 구치부의 교합이 결정된다는 것을 조금만 더 살펴보면 이것이 자연치아에도 균형교합이 적용되어야 한다던 초기 Gnathology의 주장의 산물이 아닌가 의심된다.

예를 들어, 시상면에서 하악 운동의 각도는 구치부의 교두의 각과 높이를 결정하고, 수평면에서 immediate side shift가 크면 중심와가 넓어지며, Bennet angle이 하악의 groove를 결정한다는 논리도 균형교합을 연상하면 맞는 말일 수 있다. 균형교합에서는 상·하악이 측방 운동이나 전방 운동을 하더라도 계속 접촉하길 바라기 때문에 과두가 측방, 전방 운동을 하게 되면 상악의 palatal cusp는 하악의 협측 교두를 접촉하며 바깥쪽으로 나갈 것이고, 그러면서 하악 협측 groove나 교합면의 높이와 각도 등에 영향을 줄 것이기 때문이다. 하지만 자연치에서 구치부는 이개되어야 하고, 과두가 시작하자마자 이개가 되고 나면 상·하악 치아 간의 접촉이 없으므로 과두각이나 하악운동경로가 구치부 교합면 형태에 각도나 높이 등에 미치는 영향은 거의 없거나 크게 줄어들게 되는 것이다. 말하자면, 자연치아의 수복에서 양측성 균형교합이 폐기되는 순간, 하악 과두 운동로가 교합에 미치는 영향은 크게 줄어들게 되는 것이다.

더불어 과두의 위치나 경로 자체가 나름의 오차(deviation)를 가지고 있다는 점도 기억되어야 한다. Hansson 등은 TMJ의 조직학적 검사를 통해 TMJ에는 soft tissue layer가 0.4~2.9mm 정도의 두께를 이루고 있다고 밝힌 바 있다. 또 Hobo 등은 전신건강이 좋고 보통의 정상교합을 가진 사람에게서도 과두 경로가 평균 0.4mm, 최대 0.8mm의 차이를 가지고 있다고 하였다.

이는 TMJ나 과두의 움직임은 나름의 'buffer space'를 가지고 있다는 것이다. 또 과두의 위치나 경로에 따라 교합의 다른 구성요소들이 결정되어야 한다던가 하는 것이 조금은 무리일 수 있다는 의미가 된다. 따라서 무엇이 무엇을 결정한다는 다소 기계적 질문보다는 일상적인 임상진료에서 구치부의 교합형태를 만드는 데 과두의 형태나 경로, 전방 유도들 중에 어떤 것이 좀 더 '유용한 가이드라인'을 제공할 수 있을까 정도의 수준으로 의문이 제기되는 것이 맞지 않을까 한다.

이럴 때 Dawson의 아이디어가 참고할 만하다(그림 1-83). Dawson에 의하면, 과두의 한계 운동(바깥선)들은 하악 전치나 하악 구치부들의 운동의 한계점들을 보여주고는 있지만, 교합면의 형태를 위한 가이드라인으로 보기에는 너무나 넓은 범위이다. 그것을 가이드라인으로 삼아서 교합의 형태를 결정한다면 실제 보철물은 교합면이 너무 높게 만들어지기 쉬울 것이다. 그보다는 더 좁은 전방 유도의 범위(안쪽선)가 더 유용한 가이드라인을 제공한다. 전방 유도 시 구치부의 교합이 걸리지 않을 것, 이 정도가 구치부의 교합면의 형태를 만드는 데 가장 중요한 정보라는 것이다.

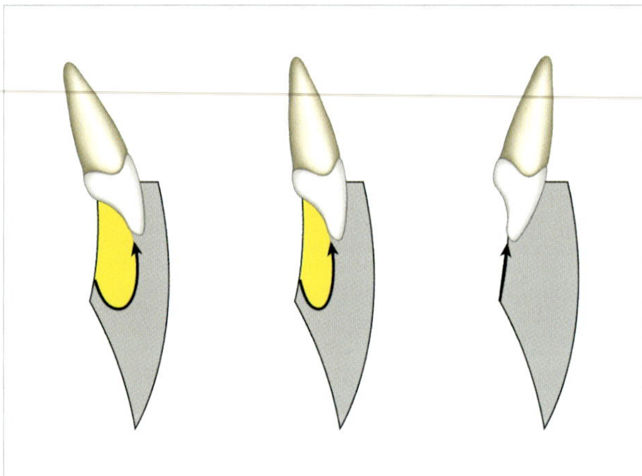

그림 1-83. 과두의 한계 운동(바깥선)들은 하악 전치나 하악 구치부들의 운동의 한계점들을 보여주고는 있지만, 교합면의 형태를 위한 가이드라인으로 보기에는 너무나 넓은 범위이다. 그보다는 전방 유도의 범위(안쪽선)가 더 유용한 가이드라인을 제공한다. '전방 유도 시 구치부의 교합이 걸리지 않을 것' 정도가 구치부의 교합면의 형태를 만드는 데 가장 중요한 정보라는 것이다.

실제, 임상적으로 볼 때도 그림 1-84에서 보이는 것처럼 정상적인 교합의 경우 하악의 전방 운동이나 측방 운동 시 전방 유도에 의해 구치부는 바로 이개가 발생한다. 구치부의 형태를 결정하는 데 과두의 경로가 끼어들 여지가 거의 없는 것이다. 그렇기 때문에 전방 유도가 구치부의 교합면 형태를 가이드하는 보다 유용한 정보라고 할 수 있다.

특히 우리가 현재 많이 사용하고 있는 PMS 개념에서 치아를 수복할 때 구치부의 형태를 결정하기 전에 전방 유도부터 결정하는 것이 유리하다. 그래야만 구치부의 이개(disclusion)를 이루기가 용이하기 때문이다.

환자 각각의 해부학적 측정값을 가지고 수복을 시작하는 것이 바람직하나 크게 교합을 재형성 시켜주는 경우가 아니라면 잃어버린 전방 유도를 회복하기 위해 일단 평균적인 전방 유도(전방 45°, 측방 30°) 정도를 가지고 임시치아를 제작해서 지켜보는 것이 좋다. 동시에 해당 전방 유도를 주었을 때, 구치부의 교합은 바로 이개가 되도록 하면 된다. 또 전방 유도는 전치부 중에 튼튼한 치아, 즉 치주질환이 없는 견치나 중절치 등에서 감당하면 좋다.

그후 상당 기간 지켜보는 가운데 환자가 불편해 하는 지점을 찾아 조정해 주고, 또 환자 스스로 저작 기능에 의해 레진 치아를 닳게 만듦으로써 전체 stomatognathic system이 수용할 수 있는 적정한 전방 유도를 찾아갈 것이다. 그렇게 적응된 전방 유도를 customized anterior guide table을 이용해 기록하고, 이 기록을 가이드라인 삼아 최종보철물을 만들어 가면 된다(그림 1-85).

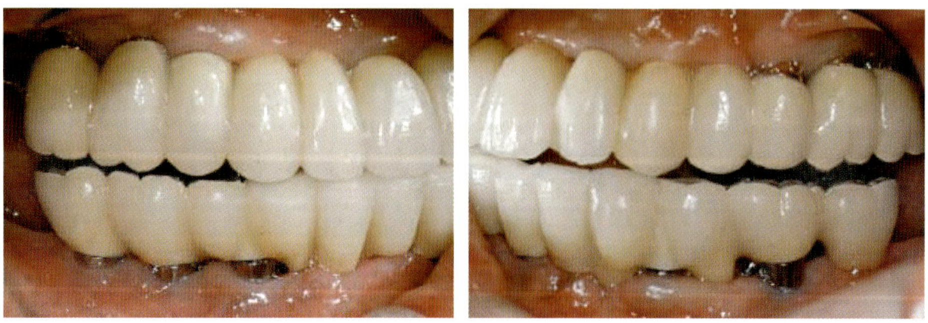

그림 1-84. 정상적인 교합의 경우 하악의 전방 운동이나 측방 운동 시 전방 유도에 의해 구치부는 바로 이개가 발생한다.

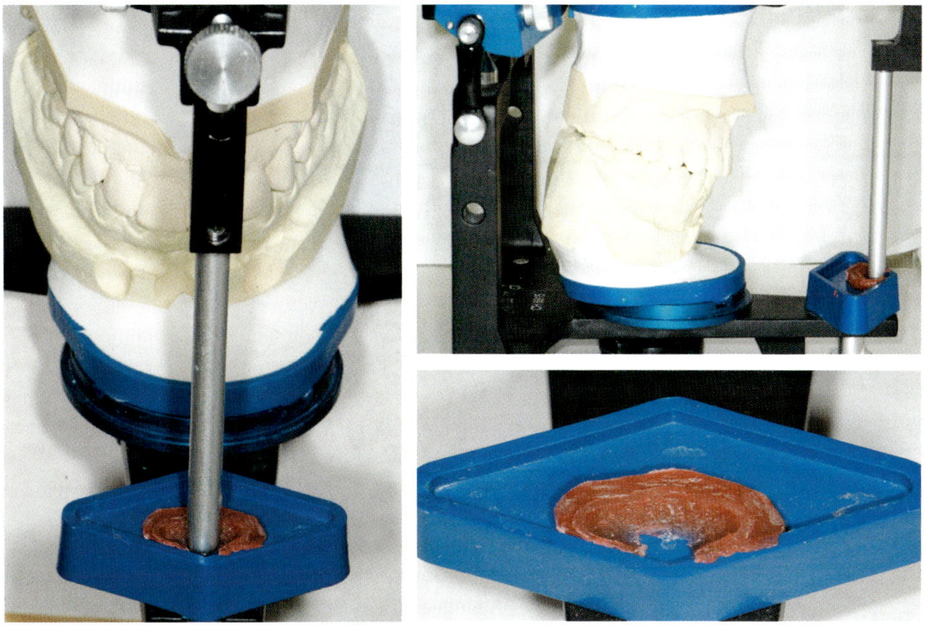

그림 1-85. 전방 유도. 적응된 임시보철물을 이용하여 customized 전방 유도판을 제작.

전방 유도도 나름의 tolerance를 가지고 있다.

Hobo 등에 의하면 평균적인 F-H plane을 기준으로 했을 때 sagittal protrusive anterior guidance는 45°이고, lateral anterior guidance는 30° 정도이며, 표준편차는 10° 정도이다. 상당히 많은 편차가 아닐 수 없다. 또 전치부는 교합력에 대응하여 64~108μm 정도의 움직임을 가질 수 있고, 측정된 수치는 없지만 구강 내 주위근육도 상당한 adaptable capability를 가지고 있을 것이라 추정된다. 그렇기 때문에, 물론 정확한 전방 유도를 보존하는 것이 중요하기는 하지만 환자가 수용할 수 있는 전방 유도의 폭이 있다는 점도 기억해 두면 임상적으로 좀 더 여유를 가질 수 있다. 그러면 교합기를 어떻게 설정할 것인가(표 1-7)?

반복하지만, 교합평면을 바꾸지 않을 정도의 간단한 보철물의 수복에는 굳이 반조절성 교합기도 필요치 않다. 전악 수복치료에서도 복잡한 과두 유도의 채득과 교합기의 설정 과정이 그다지 중요한 인자가 아니다. 그래서 Dawson 역시 20~25°(F-H plane을 기준으로 했을 때, 즉 환자들이 가질 수 있는 과로각의 최소치) 정도로 과로각을 설정해 놓으면 별다른 간섭 없는 수복물을 제작할 수 있다고 권유한다.

표 1-7. 보철물의 제작 시 반조절성 교합기의 구성요소 세팅

- 과두 유도: 25°(F-H plane 기준)
- 전방 유도: 30~45°(F-H 기준)
- Bennet angle: 15°
- Bennet movement: 1mm

전방 유도

구강계를 양측 TMJ와 전방 유도의 삼각 다리구도로 보고(그림 1-86) 구치부는 그런 삼각다리의 Tripod에 간섭을 주지 않으면 된다고 파악하는 Dawson에게 1차적으로 더 중요한 것은 전방 유도의 설정이다.

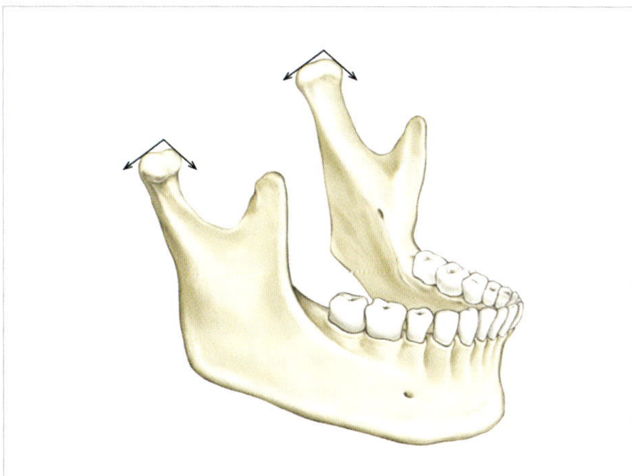

그림 1-86. 도슨은 양쪽 과두와 전방 유도가 교합을 지탱하는 삼각대(Tripod)라고 비유하면서 전방 유도의 중요성을 강조한다.

전방 유도는 술자의 경험과 판단에 의해 임시치아를 통해 적절히 부여하고 확인 과정을 거쳐야 하며 구치부의 교합면 접촉 상태에 영향을 미친다. 환자의 전방 유도를 훼손하지 않으려면, 앞서 기술한대로 customized 전방 유도판을 제작하면 되고, 그렇지 않으면 Hobo가 보고한 평균 전방 유도각인 45°(전방 운동 시)~30°(측방 운동 시) 정도로 설정하고 임시치아를 제작해서 환자 구강에 장착한 다음 지켜보면서 수정한다.

하악 과두의 운동 경로를 지칭하는 Bennett angle과 Bennett movement 역시 그다지 중요한 의미를 갖지 않으며 그래서 평균치(Bennett angle 15°, Bennett movement 1mm)로 고정해 놓고 사용한다. 이런 취지로 이미 설정된 수치를 갖는 간편한, 그래서 더 저렴한 교합기 역시 사용이 가능하다. 도슨 역시 전방 유도만 고정되어 있지 않다면 과로각이 고정되어 있는 교합기 역시 사용가능하다고 기술하고 있다.

Lundeen이 50명의 환자들을 조사해본 바에 의하면, 과두 유도는 FH plane을 기준으로 했을 때 최소 25°, 최대 75°의 폭을 갖는다. 교합기에서 보철물을 제작하려면, 일단 최소치(25°)를 세팅하고, 그에 맞춰 보철물을 제작한다면 실제 25° 이상일 환자의 구강에서는 별다른 간섭 없이 보철물을 사용할 수 있다.

2) Dawson

현대 치의학이 발전함에 따라 각 영역에서 새로운 치료 술식이 개발되고 재료의 발달 및 구강 위생의 증진에 대한 관심이 더해져 다방면의 발전이 이뤄지고 있으며, 이를 통해 구강 전반에 총체적인 치의학에 대한 모색이 새롭게 이뤄지고 있다. Peter E. Dawson(그림 1-87)은 현대교합에서 상당한 비중을 차지하는 인물로, 완벽한(혹은 완전한) 치의학이란 적절한 구강위생, 해부학적인 조화, 기능적인 조화 및 정형학적인 안정과 자연적인 심미를 나타내는 것이 목적으로, 이러한 목적을 달성하기 위해서 오늘날의 치과의사는 치아 사이의 상호관계, 측두하악관절(TMJ), 근육, 지지 조직 및 교합 질환의 원인과 영향에 대한 분명한 이해와 전체 저작계 (total masticatory system)에 대한 실제적인 지식을 가지고 있어야 한다고 말했다. 이에 따라 1974년, 1989년, 2007년 세 번의 출판으로 현대교합학을 정리한 Dawson은 2007년 구강 내에 조화로운 저작에 대해 완벽한 교합의 공식(formula for a perfected occlusion)을 제안하였다(그림 1-88).

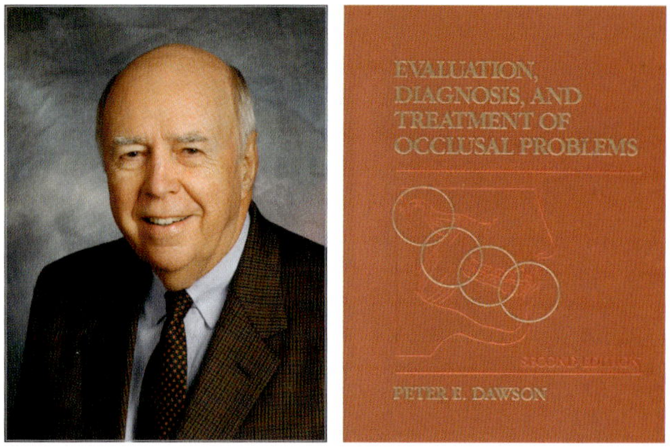

그림 1-87. Peter E. Dawson.

TMJ에서의 해부학적인 운동의 설명으로 하악 과두-디스크 복합체가 과두와에 안착되었을 때 모든 치아에 동시에 균등한 강도의 접촉이 이루어져야 하며 전치부는 하악이 전방

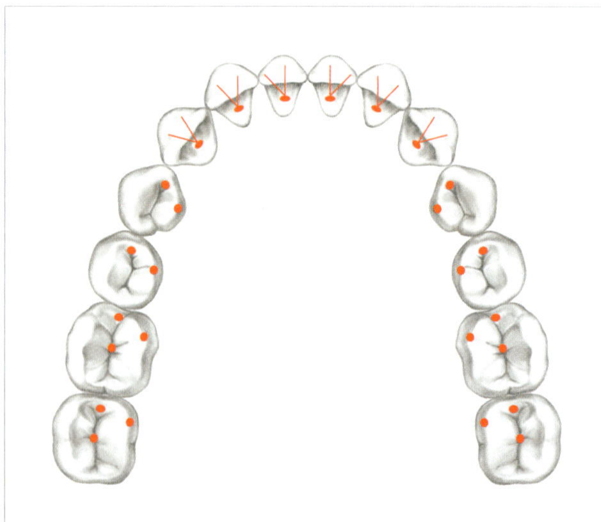

그림 1-88. Dawson이 완벽한 교합의 공식(formula for a perfected occlusion)이라고 제안한 그림. Dots in back, lines in front. 구치부에서는 안정된 중심위에서의 교합점이 보이고, 측방 운동이나 전방 운동은 전치부에 의해 가이드되면서 후방부는 이개되는, 그래서 주위 저작근의 수축력이 약화되면서 구치부가 보호되는 교합을 완벽한 교합이라고 제안하였다.

또는 측방 운동할 때 상·하 전치가 중심위에서 절단연까지 닿으면서 이동하는 연속적 접촉의 흔적이 되도록 접촉을 이루어야 한다(이는 mutually protected occlusion이라는 이름으로 1960년대에 Stuart와 Stallard가 제창한 개념과 일맥상통하지만, Dawson은 Gnathologist가 아니며, PMS 학파와 관련된 내용도 받아들이는 부분이 있다).

또한 Dawson이 말하는 이상적인 치의학의 기초로서 환자 치료의 목적으로 7가지 특정 목표가 주어진다.

① 모든 저작계 구조에 질병이 없을 것
② 건강하게 유지 가능한 치주조직
③ 안정된 악관절
④ 안정된 교합
⑤ 건강하게 유지 가능한 치아
⑥ 편안한 기능
⑦ 적절한 심미

이상의 7가지 목표가 완성되면 장기적인 안정과 편안감을 위해 필수적인 목표인 그 이상의 목표도 완성할 수 있을 것이며, 이러한 목표는 편안한 근신경계(peaceful neuromusculature)를 이루는 것이라고 주장하였다. 그리고 Dawson은 성공적인 교합치료의 주요 요구사항으로 3가지를 이야기한다. 그것은 교합치료의 목적이 평온한 신경근계를 이루는 것이며, 이를 이루기 위한 열쇠는 각 요소들과 치아 간에 조화로운 관계를 가질 수 있도록 하는 것이기 때문이다.

- 교합의 3가지 결정 요소(The determinants of occlusion)

① 편안하고 안정적인 악관절
② 기능과 조화를 이루는 전치부
③ 방해하지 않는 구치부

이 3가지의 조화에 중점을 두는 이유는 이들의 약간의 부조화도 저작근 기능의 불균형과 과도환 활동을 유발하기 때문이다. 따라서 근육이 앞서 말한 3가지 요인들로부터 긍정적 혹은 부정적 영향을 받게 된다. Dawson에 따르면 교합이 편안하게 기능하고 안정적으로 유지될지 여부를 결정하는 10가지 요인이 있다.

① 측두하악관절(the temporomandibular joint)
② 중심위(centric relation)
③ 근육의 역할(the role of muscle)
④ 전방 유도(anterior guidance)
⑤ 수직 고경(vertical dimension)
⑥ 중립대(the neutral zone)
⑦ 기능로(the envelope of function)
⑧ 긴 중심위(long centric)
⑨ 교합평면(the occlusal plane)
⑩ 교합 접촉(occlusal contacts)

위에서 제시된 요인들의 구체적인 내용은 Dawson의 저서에서 확인할 수 있다. 1부터 9까지 9가지 요인들이 조화롭게 갖춰질 때, 그것들을 통해 10번째 요소인 교합 접촉이 얻어지는 것이다.

Dawson의 교합 이론에서 몇 가지 중요한 것들을 짚고 넘어간다면, 먼저 Dawson은 모든 교합의 시작이 과두와에서 시작함을 이야기한다. 올바른 생리적인 악골 관계, 즉 악관절의 올바른 위치와 주변 근신경계의 조화를 바탕으로 치아가 맞춰져야 한다. 근육은 치아의 수평, 수직적 위치의 주도적 결정 요인이다. 이에 대하여 Dawson은 '치아와 근육이 싸우면 근육은 절대로 패배하지 않는다.'라는 문장으로 표현한다.

또한 Dawson에 대하여 이야기할 때 빼놓을 수 없는 것이 중심위(CR)에 대한 내용이다. 1930년대 말 McCollum이 처음 제시한 중심위는 턱을 가장 뒤로 밀었을 때(most retruded position) 과두의 뒷면이 과두와 후방 결절에 닿으면 재현 가능한 중심위를 확보할 수 있을 것으로 생각했으나, 이후 개념이 변화되어 현재는 과두와 내에서 과두가 전상방에 위치했을 때를 기준으로 한다.

Dawson은 양측 과두-관절 원판 복합체가 중심위에 완전히 안착되면, 관절와의 가장 깊은 지점에 과두의 내측극이 위치한다고 한다. 이에 정확한 중심위로부터 과두는 하방으로 이동하지 않고는 전방, 후방 및 내측으로 이동할 수 없으며, 만약 올바른 중심위가 아닌 상태라면 기능 시 과두가 보다 상방 중심위로 이동하면서 폐구력 대부분이 후방 치아에

1

직접적으로 작용하여 교합 과부하가 생길 가능성이 있다.

이에 대하여 Dawson 등의 중심위 위치에 대한 견해가 받아들여져 "GPT 5th edition"부터는 중심위의 위치가 과두-관절원판 복합체가 관절와의 전상방(anterior-superior position)으로 수용되었다(6~8th edition에는 다양한 개념을 함께 기재되어 있으나, 9th edition에서 다시 한 가지 개념으로 정리되었다).

Dawson은 중심위를 규명하기 위한 방법으로 양손 조작법(bilateral manipulation technique)을 추천한다. 이 방법에서 일련의 단계들의 전체적인 목적은 근육을 활성화시키지 않기 위함이다. Dawson은 이 과정을 '하악 달래기(romancing the mandible)'라고 표현하는데, 하악이 자유로이 경첩 운동을 하는 것을 느낀 후 이를 통해 과두가 완전히 관절와에 위치하여 중심위에 있다고 추정하게 된다. Hobo 등은 1985년 다양한 방법으로 과두를 유도하는 연구를 시행하였고, 이를 통해 Dawson이 제시한 양손 조작법이 가장 높은 재현성을 보인다고 발표했다.

이밖에도 Dawson의 저서를 통해 그의 교합 개념에 대한 구체적인 내용을 확인할 수 있으며, 본서에서는 마지막으로 Dawson이 제시한 '교합의 안정성을 높이기 위한 5가지 조건'을 소개한다.

① 과두가 중심위 위치에 있을 때 모든 치아의 안정적 접촉
② 하악의 최대 운동 시 전방 유도와의 조화
③ 전방 운동 시 모든 구치의 이개
④ 비 작업측 운동 시 균형측 모든 구치의 이개
⑤ 작업측에서 모든 측방 운동 시 교합간섭의 부재. 측방 유도 시 구치부와 전치부가 조화를 이루는 정확한 군기능 접촉 혹은 구치부의 전방 유도에 의한 이개

안정적인 교합을 얻는 과정에서 전방 유도는 핵심적인 역할을 담당한다. 전치부는 구치부에 비해 TMJ fulcrum 및 근육의 힘과 관련하여 스트레스를 분산시키는 데 더욱 유리하다. 교합 문제를 대함에 있어서 많은 문제가 전방 유도가 적절히 확립되지 않은 것에서 기인한다. 적절한 전방 유도를 통해 앞서 설명한 lines in front, dots in back을 구현하여 이상적인 교합을 확보할 수 있게 됨을 다시 한 번 언급하는 바이다.

Dawson의 교합 개념

구강 내에서 이런 일이 일어나게 되면, 주위의 근육에서는 측방 운동이나 전방 운동 시 주위 저작근의 수축력이 약화되면서 교합 시의 주위 근육 생리학적 피로도를 덜 수 있고, 구치부 역시 보호되는 결과를 가져올 것이다(그림 1-89).

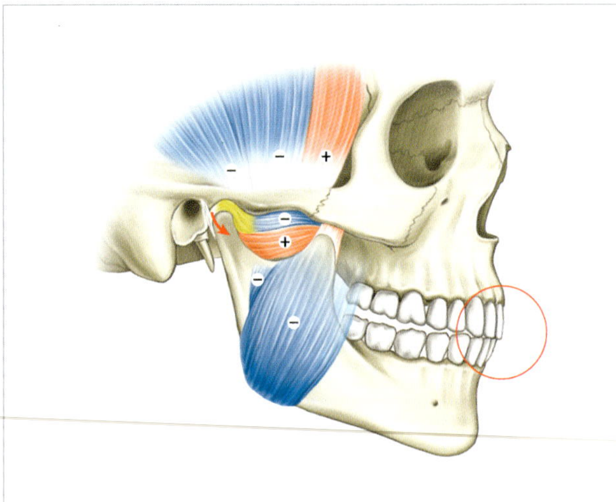

그림 1-89. 'Dots in back, lines in front'가 구강 내에서 일어난다면, 구치 부위가 측방 운동 시 이개되면서 결과적으로 주위 근육의 수축력의 감소를 가져오게 된다.

3) Hobo

일본의 Hobo는 진보된 일렉트로닉스 기술의 응용에 의한 하악 운동 전자계측 시스템의 개발을 비롯한 과두 운동의 새로운 지견을 발표하는 등 현대 교합에서 빼놓을 수 없는 또 한 명의 인물이다.

Hobo 교합의 개념상에서 구치 이개는 hinge rotation 각도와 교두형태 성분에 의해 이루어진다. 즉, 교두 경사가 과로 유도와 같고 전치 유도가 과로 유도보다 급할 때 얻을 수 있다는 것이다.

측방 운동 시 치아의 접촉을 결정하는 데는 크게 3가지 요소가 있다. 이는 과두 경로, 전치 경로, 교두 각도로, 전치 경로가 과두 경로와 평행하고 상·하악 구치의 교두 경사가 과두 및 전치 경로와 평행할 때 균형교합이 얻어진다.

일반적으로 전치 경로는 과두 경로보다 급격하고 교두 경사는 과두 경로보다 낮다. 이 경우 측방 운동 시 구치 이개가 얻어지며 전치 경로의 급격함이 증가할수록, 또 교두 경사가 낮아질수록 이개량은 증가한다(그림 1-90).

과두 경로는 일반적으로 한 위치에 고정되어 있지 않고 편위가 있으며 전치부 유도에 의해 크게 영향을 받으며, 과두 경로로부터 전치 경로 및 교두 각도를 설정하는 방법은 정립되어 있지 않다.

이에 Hobo는 twin-stage procedure를 제안하였는데, 이는 표준 교두 경사를 기준으로 교합 및 보철물의 형태를 결정하는 것으로, 과두 경로보다 표준 교두 경사가 더욱 믿을 만하다고 판단했기 때문이다.

적절한 구치 이개를 얻는 방법으로 크게 3가지 방법이 소개되고 있는데, 첫 번째는 컴퓨터를 이용한 방법으로 특수 목적으로 기획된 컴퓨터(Anteroputer, J. Morita Corp)가 판토그라프로 얻어낸 과로로부터 incisal table의 조절 수치를 계산하여 교합기 운용에 응용하는 것이다.

두 번째로는 Twintables 기법으로 2개의 incisal table을 이용하여 구치 이개를 얻어내는 방법이다.

세 번째는 Twin stage 방법으로 먼저 유효 교두 경사를 얻어낸 후 이상적인 전치 유도를 부여함으로써 원하는 구치 이개를 얻어내는 술식이다.

Twin stage 방법을 사용하기 위해서는 교합기의 이용이 필수적인데(그림 1-91), 이는 하악 운동의 재현성이 아닌 하악 운동의 simulation을 위한 것이다.

이 교합기를 설정하기 위해서는 condition 1과 2 값을 먼

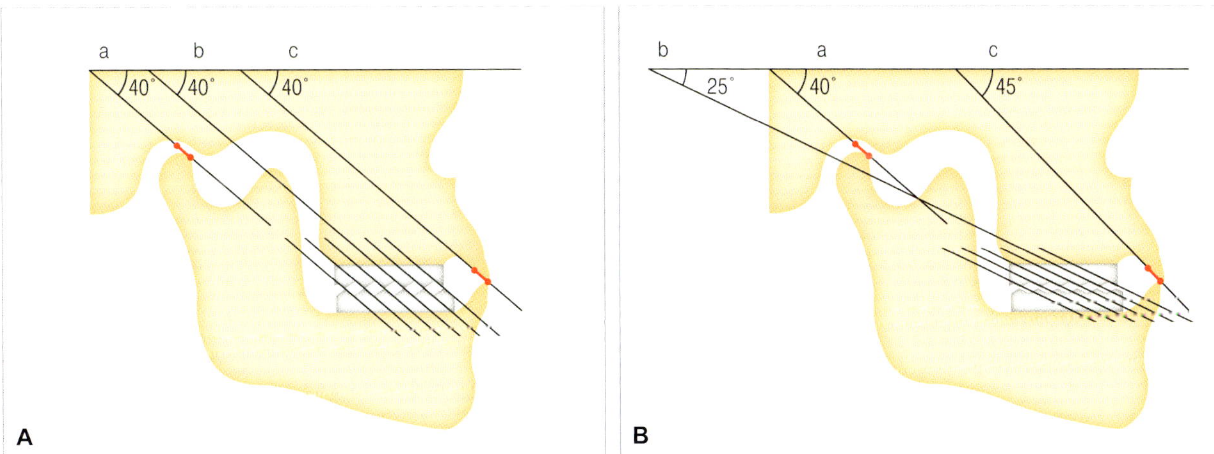

그림 1-90. 과두 경로와 전치 경로의 차이에 의한 이개. A, 균형교합. B, 전치 유도. a: 과두 경로, b: 교두 각도, c: 전치 경로.

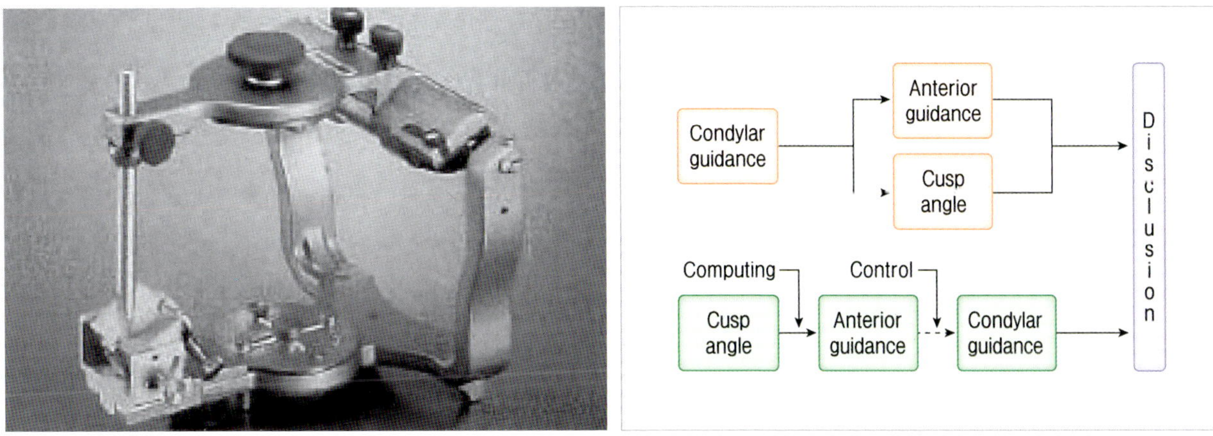

그림 1-91. Twin stage 방법을 위한 교합기와 방법론 모식도 .

저 설정해야 하는데, condition 1은 표준교두각도를 얻기 위한 설정값이며 condition 2는 전치 유도를 얻기 위한 설정값으로 이 2가지는 computation에 의해 이루어지고 각각의 교합양식에 따라 부여되는 condition이 달라진다(표 1-8~1-10).

Twin stage 방법의 적용을 위한 술식의 단계는 다음과 같다. 먼저 상악의 위치관계에 대한 삼각계측을 한 후 상악모형을 교합기의 상부 프레임에 부착한다. 이후 가철식 전치부 분리형 상악 모형을 제작한다(그림 1-92). Centric bite를 이용하여 하악을 교합기에 마운트하고 시상 과로각 25°, 시상 절치로각 25°, 전치 유도판의 측익각 10°하에서 구치의 유효 교두 경사각을 부여한다. 이때 산출되는 구치의 유효 교두 경사각은 교합평면 기준으로 시상각 25°, 작업측 15°, 비작업측 20°가 된다.

1

표 1-8. 상호보호교합을 위한 교합기 세팅(각도)

	Condition	
	1	2
Condylar path		
Sagittal condylar path inclination	25	40
Bennett angle	15	15
Anterior guide table		
Sagittal inclination	25	45
Lateral wing angle	10	20

표 1-9. 군기능교합을 위한 교합기 세팅(각도)

	Condition	
	1	2
Condylar path		
Sagittal condylar path inclination	25	40
Bennett angle	15	15
Anterior guide table		
Sagittal inclination	25	45
Lateral wing angle	10	0

표 1-10. 균형교합을 위한 교합기 세팅(각도)

	Condition	
	1	2
Condylar path		
Sagittal condylar path inclination	25	25
Bennett angle	15	15
Anterior guide table		
Sagittal inclination	25	25
Lateral wing angle	10	10

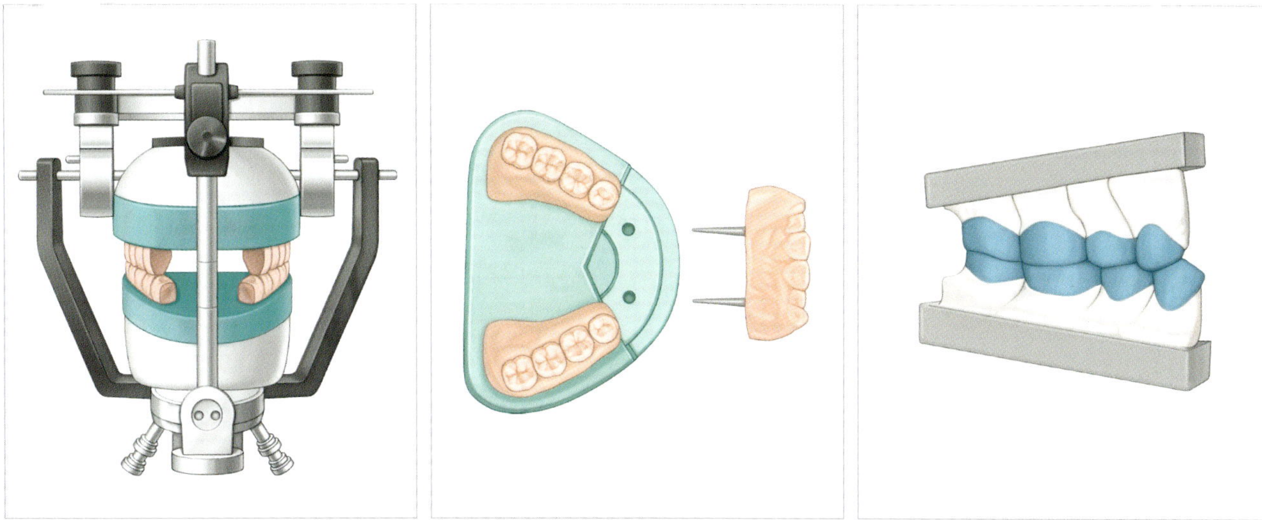

그림 1-92. Twin stage 술식. 가철식 전치부 분리형 상악 모형 제작.

Mutually protected guidance로 교합을 설정할 경우에는 교합기의 시상 과로각을 40°, 시상 절치로각을 45°, 전치 유도판의 측익각을 20°에 조절한 후, 이에 준하는 전치 유도를 부여함으로써 앞서 언급한 구치 이개량을 얻을 수 있다. 이후 구치부 보철물의 제작 기간 동안 모형의 전치부가 방해가 되지 않도록 dowel pin을 사용하여 구치부 보철물 제작 전까지 제거하도록 한다. 구치부 보철물의 완성 후 전치부 보철물은 표준 이개량(예: 전방 유도 시 1.0mm)을 부여할 수 있도록 설정한다.`

이때 전치 유도 경로가 과두 경로보다 5° 이상 가파르면 환자가 불편감을 호소하게 되므로 유의해야 한다. 하지만 과두 경로보다 더 낮아지면 기능 운동 시 원래 과두가 움직여야 하는 방향의 반대 방향으로 움직이게 되는 부작용이 발생하게 된다. 따라서 과두 경로는 40°, 전방 유도판은 45°로 설정하는 것이 추천된다.

군기능교합 시에는 작업측 이개량은 0이 되어야 하고, 이는 anterior guidance table의 lateral wing을 20에서 0으로 변경하여 얻을 수 있다. 비작업측에서의 이개량은 0.5mm가 되고, condition 1의 값은 변경할 필요가 없다.

균형교합 시에는 모든 방향에서의 이개량은 0이 된다.

Twin stage procedure의 장점

- Twin stage procedure는 앞서 발간되었던 twin-table 기법의 진화된 버전이다. Twin table 기법에서 교두 경사는 측정된 과두 경사에 평행하게 설정되어 과도하게 가파른 경사를 가지게 되었다. 따라서 전치 유도 또한 과도하게 가파르게 설정되었다. 이는 환자의 불편감을 불러일으키고, 또한 교합기의 전방 유도판이 레진 몰딩으로 제작되었으므로 technique sensitive한 측면이 있었다. Twin stage procedure는 이 점들을 보완하여 그 장점을 가지게 되었다.
- Twin stage procedure는 교합진단, single crown 및 full-mouth reconstruction에 모두 사용될 수 있다.

• 참고문헌

1. Angelone L, Clayton JA, Brandhorst WS. An approach to quantitative electromyography of the masseter muscle. J Dent Res 1960;39:17-23.
2. Becker CM, Kaiser DA, Schwalm C. Mandibular centricity: centric relation. J Prosthet Dent 2000;83(2):158-160.
3. Black GV. Litch's American System of Dentistry. Vol. 1. Philadelphia: Lea Bros. & Co., 1886-1887; p.995.
4. Bonwill WGA. What fillings should we use. Am J Dent Sci 1885;19(6):272-274.
5. Bonwill WG. The Scientific Articulation of the Human Teeth as Founded on Geometrical, Mathematical, and Mechanical Laws. D Items Interest 1899;21:617-643.
6. Bonwill WG. The Scientific Articulation of the Human Teeth as Founded on Geometrical, Mathematical, and Mechanical Laws. D Items Interest 1899;21:873-802.
7. Celenza FV. The centric position: replacement and character. J Prosthet Dent 1973; 30(4 Pt 2):591-598.

1

8. Dawson PE. Functional Occlusion: From TMJ to Smile Design. Elsevier Health Sciences; 2006.
9. DiPietro GJ. A study of occlusion as related to the Frankfort-mandibular plane angle. Research and education. J Prosthodont 1977.
10. Ferdinand graf spee. The gliding path of the mandible along the skull. The Journal of the American Dental Association 1980;100(5):670-675.
11. Gilboe DB. Centric relation as the treatment position. J Prosthet Dent 1983;50(5):685-689.
12. Glossary of prosthodontic terms. J Prosthet Dent 1987;58(6): 713-762.
13. Guichet NF Principles of Occlusion: A Collection of Monographs. Denar Corporation; 1970.
14. Gysi A. Artikulation. Zahnärztliche Prothetik 1926:165-301.
15. Gysi A. Practical application of research results in denture construction. The Journal of the American Dental Association 1929;16(2):199-223.
16. Gysi A. Clapp GW. Practical application of research results in denture construction. The Journal of the American Dental Association (1922) 1929;16(2):199-223.
17. Hanau LL. Dental Engineering. The Journal of the National Dental Association 1922;9(7):595-609.
18. Hansson T. et al. Thickness of the soft tissue layers and the articular disk in the temporomandibular joint. Acta Odontol Scand 1977;35(2):77-83.
19. Hobo S. Iwata T. Reproducibility of mandibular centricity in three dimensions. J Prosthet Dent 1985;53(5):649-654.
20. Hobo S. Takayama H. Twin-stage procedure. Part 1: A new method to reproduce precise eccentric occlusal relations. Int J Periodontics Restorative Dent 1997;17(2):112-123.
21. Hobo S. Takayama H. Twin-Stage Procedure. Part 2: A clinical evaluation test. Int J Periodontics Restorative Dent 1997;17(5):456-463.
22. Levin B. A reevaluation of Hanau's Laws of Articulation and the Hanau Quint. J Prosthodont 1978.
23. Lundeen HC. Wirth CG. Condylar movement patterns engraved in plastic blocks. J Prosthet Dent 1973;30(6):866-875.
24. Mann AW. Pankey LD. Concepts of occlusion. The PM philosophy of occlusal rehabilitation. Dent Clin North Am Nov 1963:621.
25. McCollum BB. Consideration and Treatment of the Mouth as an Organ of Digestion. J Am Dent Assoc 1929;16(8):1426-1436.
26. McCollum BB. Factors that Make the Mouth and Teeth a Vital Organ. The Journal of the American Dental Association (1922) 1927;14(7):1261-1271.
27. McCollum BB. Fundamentals Involved in Prescribing Restorative Dental Remedies. Dent Items Interest 1939;61:522-533. 641-648. 724-736. 852-863. 942-950.
28. McCollum BB. Stuart CE. Gnathology. A Research Report. 1955.
29. Monson GS. Occlusion as applied to crown and bridge-work. The Journal of the National Dental Association 1920;7(5):399-413.
30. Posselt U. Terminal hinge movement of the mandible. Int J Prosthodont 1957;7(6):787-797.
31. Scaife RR Jr. Natural occurrence of cuspid guidance. J Prosthodont 1969;22(2):225-229.
32. Schyler CH. An evaluation of incisal guidance and its influ-ence in restorative dentistry. J Prosthodont 1959.
33. Schuyler CH. Principles Employed in Full Denture Prosthesis Which May Be Applied in Other Fields of Dentistry. J Am Dent Assoc 1929;16(11):2045-2054.
34. Schweitzer JM. Oral Rehabilitation. St. Louis. Mo: C.V. Mosby Co.; 1951. p.12.
35. Shillingburg HT. et al. Fundamentals of fixed prosthodontics. Quintessence Publishing Company; 2012.
36. Stallard H. Stuart CE. Eliminating tooth guidance in natural dentitions. The Journal of Prosthetic Dentistry 1961;11(3): 474-479.
37. Stuart CE. The Growth of Accuracy in Measuring Functional Dimensions and Relations in Oral Prosthesis. J Pros Dent 1959;9:220-236; discussion 237-239.
38. Stuart CE. Why dental restorations should have cusps. J Pros Den 1960;10(3):553-555.
39. Washburn HB. History and evolution of the study of occlu-sion. Dent Cosmos 1925;67:223-237.
40. Williamson EH. et al. Centric relation: a comparison of mus-cle-determined position and operator guidance. Am J Orthod 1980;77(2):133-145.

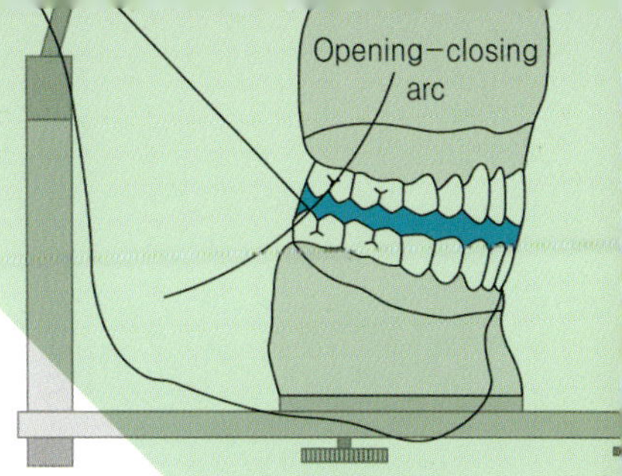

Chapter 2

전악 수복을 위한 교합의 진단 및 적용

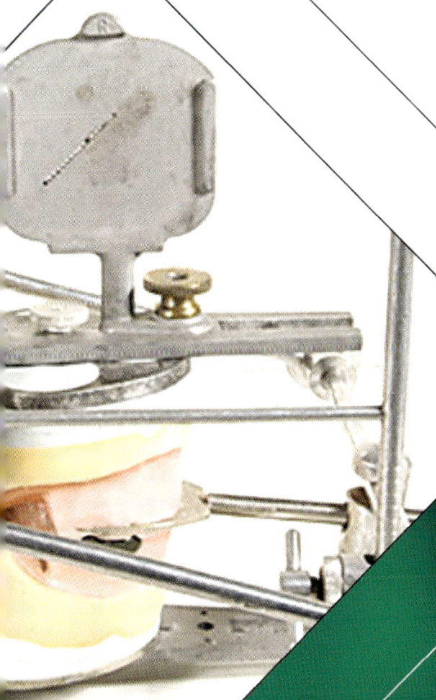

1 진단 과정 및 고려사항

* 진단 과정과 고려사항은 컬럼비아 대학교 보철과에서 사용하는 양식을 인용하였다.

1) 기본 검사

(1) 병력검사

구강 형성에 앞서 정확한 진단과 치료 계획이 필요하다는 이야기는 학생 시절부터 꾸준히 들어왔을 것이다. 그럼에도 바삐 환자를 봐야만 하는 대부분의 진료실에서 간과하기 쉬운 내용을 다시 한 번 짚어보고자 한다.

① 주소(Chief complaint)

2

주소를 파악하는 데 있어 가장 중요한 포인트는 '환자가 느끼는 가장 큰 문제'라는 것이다. 환자의 표현 그대로를 문서화하되 실제 하지 않은 말을 추측하여 기록해서는 안 된다. 이 기록이 치료 계획 과정을 수립할 때에 높은 우선순위임을 환자에게 주지시키는 것이 좋다. 이 과정은 환자의 dental IQ나 성향을 파악할 수 있다는 측면에서도 중요한 의미를 가진다.

② 전신적 의학 병력(Past medical history)

병력을 파악하지 못했을 때 벌어지는 문제 그 자체는 어쩌면 가역적인 경우가 다수일 것이다. 그러나 간혹 비가역적으로 나타나는 소수의 문제가 커다란 분쟁을 야기할 수 있고, 초년차 치과의사들에게는 그러한 상황이 무척이나 당혹스러울 것이므로 병력을 확인하는 습관을 들일 필요가 있다. 병력에 대해 환자 스스로가 모르고 있는 경우도 종종 있기 때문에, 성별·체형·연령별로 나타날 수 있는 약제 및 알레르기 반응 등을 숙지하고 있어야 한다.

③ 치과 병력(Past dental history)

처음 온 환자뿐만 아니라 오랜만에 내원한 환자의 차트에서도 치과 병력을 재확인할 필요가 있다. 이는 단지 이전의 치료에 대한 내용을 확인하는 것에 그치는 것이 아니라, 이를 통해 환자의 치과 치료에 대한 향후 순응도나 기대 등을 살펴 치료의 예후 또한 예상할 수 있기 때문이다.

④ 흡연 여부

흡연이 구강에 미치는 영향은 학술적 근거를 토대로 꾸준히 강조되었다. 치과의사는 치료의 성공을 위해 흡연의 영향을 최소화해야 한다는 점을 환자에게 강조해야 할 뿐만 아니라, 금연 치료의 한 축을 담당하고 있는 주체로서 환자의 성향에 맞는 금연 전략까지도 고려해야 할 것이다.

(2) 개인의 세부사항

위에 언급되지는 않았지만 종합해보았을 때 상당한 의미를 갖는 환자 개인의 세부적인 정보들이 다수 존재한다. 이 중 대부분은 환자와의 대화를 통해 확인할 수 있는데, 환자의 치과적 지식이나 개인적인 성향, 재정적인 상태 등이 이에 해당한다. 환자와 대화를 할 때는 적극적인 청자가 되어 듣는 것에 집중하되 환자의 발언을 판단하거나 다른 의사에 대한 부정적인 발언은 삼가는 것이 좋다. 환자 개인의 세부사항에 맞는 치료 계획을 제시할 수 있다면 치료에 대한 순응도는 물론이고 예후까지도 보다 긍정적으로 변화시킬 수 있다.

① 방문 목적

대개 환자는 당장 치료를 받아 증상을 완화시킬 목적으로 치과에 방문하는 데 반해 치과의사는 포괄적인 치료를 진행하고자 한다. 그러나 환자에게 포괄적인 치료는 과잉 진료 내지는 덤터기로 받아들여질 수 있기 때문에 환자가 원하는 바에 대해 어느 정도 만족시키면서 동시에 포괄적인 방향으로 나아갈 수 있는 치료 계획을 환자에게 설명할 수 있어야 한다.

② 마지막 방문일

다른 치과의사로부터 치과 치료를 받은 마지막 방문일에 대한 조사는 방문 시기와 더불어 방문 시 환자가 치료받는 패턴을 보여줄 수 있다. 환자가 불평해왔는가? 항상 응급 치료만을 원하는가? 완료되지 않은 술식이 시작되었는가? 다른 치과의사들에 의해 여전히 진행 중인 치료가 있는가? 당신은 이러한 질문들에 대한 답을 알고 있어야만 한다.

• 치료를 받지 않았던 이유(Emotional concerns)

치료를 받지 않았던 이유에는 fear, pain, embarrassment, anger, money, time이 포함된다. 만약 적절하게 다뤄지지 않는다면 당신의 환자는 이전의 치과 습관으로 돌아갈 것이고 필요로 하는 치료로부터 멀어질 것이다.

• 치료를 받기로 결정한 이유(Emotional motivators)

이는 치료를 받지 않았던 이유에도 불구하고 치료를 받기로 결정한, esthetics, pain, health, status, guilt, peer pressure 등의 내용에 해당한다. 만약 당신이 이러한 쟁점들에 초점을 맞춘다면, 상당한 시간 동안 환자들을 잘 관리할 수 있다.

Dental IQ

Dental IQ란 용어는 Dr. Pankey에 의해 널리 알려졌다. 그는 환자 스스로 자신의 상태를 알고 그 치료법을 받아들일 수 있는지 평가하는 도구로서 dental IQ 측정의 필요성을 주장했다.

House 분류

House는 환자의 기질, 경험, 어려움, 기대 등 심리 상태에 따라 환자를 4가지로 분류하였다. 이는 환자들이 자신의 치아를 상실한 상태에 대해 심리적으로 치과의사에게 표현하는 것과 관련한 것으로 전체적인 구강 재형성이 필요한 환자들에게 적용시키는 데 무리가 없으며 오랜 기간 사용되어 왔다. 환자의 심리 상태를 파악함으로써 환자와의 의사소통이 보다 원활해진다.

1. Philosophical mind: 환자는 이성적이고 차분한 사람이다. 일반적으로 조화로운 성격을 지니며, 치과의사의 의견을 존중하고 따른다.
2. Exacting mind: 환자는 꼼꼼하며 때때로 지나치게 요구한다. 그러나 이들의 요구는 치료에 대한 충성심에 기반한 것으로, 이러한 환자들이 상당히 협조적이라는 것을 알게 될 것이다. 그들의 치과 IQ가 치료에 긍정적인 영향을 끼칠 수 있음을 주지하라. 하지만 완전히 이해할 때까지 치과의사의 조언을 쉽게 받아들이지는 않는다. 부가적인 진료비를 지불하지 않고도 치과의사가 더 만족스러운 의치를 만들어줄 것을 기대한다.
3. Indifferent mind: 치아를 상실한 상실감이 치과치료에 대한 자조적인 반응으로 나타난다. 그렇다고 치료 결과에 대한 기대가 낮은 것은 절대로 아니다. 치료에 대한 충성심이 약하고 좋지 않은 치아 건강 상태를 설명하는 데 있어서 신경을 쓰는 것처럼 보이지 않는다. 그들은 보통 낮은 음조를 보이지만 극도로 공격적이 될 수 있다. 치료에 대해 수동적인 자세를 지니고 있으며 저작 능력에 대해 관심을 가지지 않는다. 치료가 완료된 이후 자신이 원하지 않았던 방향으로 치료되었다고 불만을 표시할 수 있다.
4. Hysterical mind: 가장 위험한 유형의 환자이다. 환자는 쉽게 구별할 수 있지만 이를 깨달았을 때는 너무 늦은 경우이거나 이미 사단이 난 경우가 대부분이다. 그들은 감정적이고 흥분하고 불안해하며 비논리적이다. 많은 경우 그들은 꽤 교활해서 급하다는 식의 애원이나 치과의사의 자존심을 건드리는 등의 행위로 위장하곤 한다. 이러한 환자들을 피하는 것이 상책이다. 자신이 의치 장착을 결코 할 수 없을 것으로 확신하며, 얻을 수 없는 완벽함을 요구한다.

2) 구강 외 검사

병력 검사가 완료된 이후에는 구강 외 검사를 시작으로 전반적인 검진이 시행되어야 한다. 측두하악관절과 저작근 역시 평가되어야 한다. 측두하악관절은 clicking, crepitation, 그리고 통증 여부가 평가되어야 하며, 개구 시나 측방, 폐구 운동을 할 때 제한이 존재하는지 확인되어야 한다. Clicking, crepitation, 통증 등은 귀 앞부분을 촉진함으로써 평가할 수 있다. 평균적인 개구량은 53~58mm이며, 35mm 이하의 개구량은 개구량의 제한을 나타내며 측방 운동은 최소 8mm의 값을 갖는다. 이는 측두하악관절 부위와 관련되어 이상을 나타내는 경우가 많으며, 경우에 따라서는 근육의 경련으로 인해 제한되는 경우도 있다.

저작근은 교근, 측두근, 내측익돌근, 외측익돌근, 등배근, 흉쇄유돌근을 가벼운 압력을 통해 촉진하면 통증 여부를 확인할 수 있다. 촉진 시 가벼운 압력을 팔이나 어깨에 먼저 주고 구강 외 부위를 촉진한 뒤 환자에게 비교할 수 있도록 하였을 때보다 정확하게 평가할 수 있다. 또한 교근의 발달로 사각턱을 가지고 있는 환자에서는 교합력이 강할 수 있고, 이악물기(clenching)나 이갈이(bruxism) 등의 구강 악습관이 존재할 수 있으므로 확인해야 한다.

측두하악관절과 저작근에 문제가 있는 경우 안정된 교합을 형성해주기 어렵기 때문에 전체적인 구강 재형성을 시행하기 적합하지 않은 상태이다. 근신경계의 문제가 해결된 이후에 전반적인 보철치료가 진행되어야 한다.

3) 구강 내 검사

구강 외 검사가 완료된 후에는 구강 내 검사를 실시해야 한다. 환자의 혀, 구강저, 협측 점막, 경구개와 연구개를 검사하고 비정상적인 것은 기록한다.

(1) 치주적 검사

① 치태 및 치석

치태 또는 치석으로 인해 시야 확보나 정확한 검진이 불가능할 수 있으므로 개개 치아의 정확한 검사를 위해 치면세마 및 치석제거술을 시행해야 한다. 환자의 구강 내 치태, 치석을 관찰함으로써 환자의 구강위생관리 능력을 평가할 수 있다. 또한 치아의 어느 부위에서 어느 정도 발견되는지를 기록하는 것이 중요하다.

② 치은

치은의 정밀한 검사를 위해 검사 전 약간 건조시키고 치은의 색조, 질감, 형태를 관찰한다. 건강한 치은의 경우 분홍색을 띠며, 점몰(stippling)이 관찰되고, 날카로운(sharp) 치간 유두(papilla)가 관찰된다.

③ 치은 변연

치은 변연은 보통 1mm보다 살짝 더 두꺼운 정도의 폭을 가지며 치은 열구의 연조직 벽을 형성한다. 이러한 특징들은 치은 심미를 보존하고 재형성하는 데 고려되어야 한다. 열구 내에 금속 기구를 넣고 이것이 비쳐 보이는지를 관찰해본다. 이렇게 함으로써 심미적인 영역에서 수복물 변연 디자인을 어떻게 결정할 것인가에 대한 도움을 얻을 수 있다.

④ 치간 유두

치간 유두는 환자의 심미적 요구를 만족시키는 데 중요한 역할을 한다. 만일 당신의 치료 후에 검정 삼각(black triangle)이 생겼다면 환자는 이러한 보기 싫은 외모에 대해 당신의 책임을 물을 것이다. 만일 최상방 골 전방으로 4~5mm의 치은이 있을 경우 black triangle은 나타나지 않는다.

⑤ 치주 탐침

치주 탐침은 치주 조직의 검사에 가장 편리하고 유용한 기구이다. 치주 검사를 통해 임상적 치주 부착 높이와 염증 정도를 진단할 수 있다. 탐침 시 출혈은 임상적으로 쉽게 확인할 수 있는 염증의 임상적 지표이다. 탐침을 하면서 치태나 치석이 존재하는지 여부를 관찰하고 치주낭, 골소실, 부착치은의 정도를 파악하라.

⑥ 동요도(Mobility)

동요도는 골소실이나 외상(교합)에 의해 발생할 수 있다. 치주 질환의 진행에 따라 지지 조직이 지속적으로 소실되어 치아 동요도가 증가할 수 있다. 잔존치들이 실질적인 임상적 치주 부착이 상실되지 않았음에도 불구하고 적절한 구치부 지지가 없을 경우 잔존치들이 동요도를 보일 수 있다. 적절한 구치부 지지를 제공한 후에 치아들의 치주적인 재평가가 필요하다.

- 동요도 1: 치관이 수평 방향으로 0.2~1mm 움직이는 정도
- 동요도 2: 치관이 수평 방향으로 1mm 이상으로 움직이는 정도
- 동요도 3: 치관이 수직 방향으로도 움직이는 정도. 이는 좋지 않은 예후를 보임

⑦ 치근 이개

다근치의 치근들이 벌어지는 해부학적 영역(GPT-6)이다. 치근 이개부에 이환된 병소를 적절히 치료하기 위해서는 정교한 치료 기법들이 종종 사용된다. 치근 이개부의 치주 조직 파괴 부위와 정도를 정확히 파악하는 것이 적절한 진단과 치료에 중요하다. 2가지의 분류 시스템을 적용할 수 있다.

- 정도 1: 지지 조직의 수평적 파괴가 치아 폭의 1/3을 초과하지 않은 정도
- 정도 2: 지지 조직의 수평적 파괴가 치아 폭의 1/3을 초과하였으나 이개부 영역의 전체 폭은 포함하고 있지 않은 정도
- 정도 3: 수평적으로 이개부 내 지지 조직을 통과하여 파괴된 정도

- 등급 Ⅰ(초기): 방사선학적으로 골 소실의 증거가 보이는 것은 아니나 이개부의 치주 인대 부분에 이환된 정도
- 등급 Ⅱ: 골 파괴가 이개부의 한 면 또는 그 이상으로 진행되어 있으나 치조골과 치주 인대 일부가 건전하게 유지되고 있는 정도
- 등급 Ⅲ: 이개부가 치은으로 덮여 있으나, 골이 파괴되어 탐침이 볼쪽, 혀쪽 또는 근심, 원심측으로 관통할 수 있는 정도

⑧ 치근 근접도

치근 근접도가 유두와 인접 골의 해부학적 구조에 주는 영향이 치주질환의 치료와 보철물 디자인에 중요한 역할을 한다. 치근 근접도가 아주 가까운 경우 더 치료하기가 어렵고 파괴에 더 취약하다. 임상가들은 치아 사이 공간을 늘려주는 시도를 해야만 하는데 이를 통해 치아 이동, 치아 소실, 골 소실, 치아 우식 등과 같은 초기 파괴들을 보상할 수 있다. 이것은 선택적인 발치, 교정치료, 치아(치관/치근) 삭제 등을 통해서 시행될 수 있다.

⑨ 치관 대 치근 비율

방사선학적으로 결정되는 치조골 내에 위치하는 치아의 비율 대비 치조골 밖에 위치하는 치아의 비율 간의 관계를 말한다.

(2) 보철적 검사

Proffit 등의 연구에 의하면 환자의 80%가 부정교합을 보인다고 한다. 그러나 부정교합을 보인다고 해서 무조건적으로 교합을 바꿔야 하는 것은 아니다. 환자의 근신경계와 교합이 조화를 이뤄 환자는 생리적인 교합(physiologic occlusion)을 유지할 수 있기 때문이다. 따라서 어떠한 상황에서 환자의 교합을 바꿔야 하는지 고민하게 된다.

우선 환자의 징후(sign)와 증상(symptom)을 관찰해야 한다. 환자에게서 병적인 징후와 증상이 보이지 않으면서 편안함을 느끼고 기능이 잘 된다면, 환자는 생리적인 교합을 갖고 있다고 말할 수 있다. 그러나 만약 환자에게 다음과 같은 3가지 특징이 발견된다면 비생리적 교합(non-physiologic occlusion)을 갖고 있다고 생각할 수 있다. 첫 번째는 증상을 호소하지 않지만 병적인 징후를 나타내는 경우, 두 번째는 이상 기능적(para-functional) 교합을 보이는 경우, 그리고 조직의 지지력(bearing capacity)이 감소했을 때이다. 만약 이 3가지가 나타난다면 교합을 바꿀 것을 고려해야 한다. 병적인 징후 및 증상으로는 아래와 같은 항목이 존재한다.

① 병적인 이동(Pathologic migration)

벌어진 치아(splayed teeth)라고 부르기도 하며 주로 상악 전치부에서 발견된다. 예를 들어, 상악 보철물의 구개면이 두껍거나 하악 보철물이 상악 전치부와 조화를 이루지 못할 경우, 상악 전치부가 순측으로 병적 이동하는 것을 관찰할 수 있다.

② 교모(Attrition)

전치와 구치부 모두에서 교모가 나타난다면 이갈이 또는 이악물기와 같은 이상 기능을 의심해 보아야 한다. 교모가 진행되면서 심각한 마모, 파절된 치아, 그리고 치조 돌기의 증가가 흔하게 나타난다. 교모가 많이 진행된 상태로 방치하면 추후에 짧은 치관 길이로 인해 치료가 다방면적으로 복잡해질 수 있다. 만약 전치부만 마모되어 있다면 전치가 중심위로 폐구 시 교합간섭 또는 기능적 운동(envelope of function)의 방해를 의심해 봐야 한다.

③ 이악물기 및 이갈이

이갈이는 치아를 비정상적으로 가는 것을 말한다. 이악물기는 턱과 치아에 압력을 가하고 꽉 무는 것으로 종종 급성 신경성 긴장이나 물리적 과로와 연계되어 있다. 환자를 이악물기나 이갈이 환자라고 진단한다면 보철물의 디자인도 달라져야 한다.

④ 근육통 및 두통

근육통은 교합간섭에 의한 결과일 수 있다. 턱을 위치시키

는 근육들은 부적절한 교합 접촉을 피하려하다 과활성화된다. 마모를 보이거나 다른 형태로 교합적 문제를 갖고 있는 환자들은 종종 두통을 호소한다. 만일 환자들이 이를 의식하고 있는 경우 치과의사는 두통의 지속 기간이나 발생 양상을 알아봐야 한다. 이런 증상들이 교합적인 원인에서 기인하는 것인지를 확인하기 위해서 스플린트 치료를 할 수 있다.

⑤ 간섭

조화로운 하악 운동을 저해하는 치아의 접촉 간섭은 기능 운동에 의해 확인한다(예: 작업, 비작업이나 전방 운동 시 간섭). 모든 간섭은 치아 삭제나 교정적 이동 같은 교합조정으로 해결해야 한다. 새로운 보철물에 간섭을 만들지 않아야 하는 것이 매우 중요하고 당연하다.

2

⑥ 과동요(Hypermobility)

병적인 교합의 초기 증후는 치아의 과동요다. 이것은 치아 주위의 공간이 넓어진 것을 임상적으로 확인할 수 있으며, 치주인대 공간이 넓어진 것을 방사선학적으로 확인할 수 있다. 그러나 대부분의 환자는 치아의 동요를 감지하지 못하는 경우가 많다. 과동요가 있는 치아에서 잘못된 접촉이나 과도한 교합을 확인해야 한다.

⑦ 진탕음(Fremitus)

치아가 과도한 힘을 받는 경우 촉진을 통해 느껴지는 치아의 진동을 의미한다. 따라서 성공적인 교합 치료의 결과는 편안하고 안정적인 악관절, 기능과 조화를 이루는 전치부, 그리고 방해하지 않는 구치부이다.

⑧ 조기 접촉

조기 접촉이 존재할 경우 중심위에서 최대 교두간 접촉위 사이에 미끄러짐이 존재할 것이며 이것의 방향과 양을 기록한다. 미끄러짐이 존재할 경우 이와 관련된 치아의 마모면이 관찰되고 조기 접촉이 이뤄지는 치아에서 진탕음이 감지될 것이다.

⑨ 최대 교두간 접촉위

최대 교두간 접촉위에서 전치부의 수직 및 수평 피개, 그리고 구치부에서 수평 피개를 기록한다. 더 나아가 Shimstock 및 교합지를 이용해서 치아가 교합되는 부위를 확인한다.

⑩ 중심위 확인

중심위가 새로운 교합의 참고점이 되기 위해서는 재현 가능해야 한다. 당신의 중심위 기록을 유효한 것으로 받아들이기 위해서 3개의 기록을 해 두어야 한다. 이러한 기록들이 맞아 떨어질 경우(적어도 2개), 일치하는 기록들 중 하나로 진단 모형을 마운팅할 수 있다.

⑪ 치료 위치(중심위 vs 최대교두감합위)

치료를 시작할 때 반드시 치료 위치를 설정해야 한다. 중심위(central relation)는 과두가 관절 융기에 대하여 전상방으로 디스크의 혈관 분포가 없는 가장 얇은 부분과 관절을 이루는 상·하악 관계를 의미한다. 이 위치는 치아의 접촉과는 무관하다. 하악이 직상방과 전방일 때 이 위치를 식별할 수 있다. 최대교두감합위(MIC)는 관절의 위치와 관계없이 대합하는 상·하악 치아의 완전한 교두감합 관계를 의미한다.

- 임상적 의미: 중심위는 반복 재현성 있는 위치로 유도할 수 있다. 이 위치는 치아에 의해 영향을 받지 않는다. 만약 과도한 치아 형성(삭제)으로 인해 초기 최대교두감합위가 상실되었다면, 중심위를 치료 위치로 선택해야 한다. 또한 만약 여러 간섭들을 제거하면서 새로운 교합을 형성해 줄 경우 중심위를 치료위로 선택해야 하고, 수직 고경을 바꿔야 할 경우에도 중심위를 치료위로 선택해야 한다. 반면 교합이 안정적이고 건강하며 교합점들을 유지할 수 있다면 최대교두감합위를 치료위로 선택할 수 있다. 최대교두감합위가 손상되지 않고 유지되고 있으면 굳이 그것을 바꿔줄 필요는 없다.

⑫ 안정위를 편안하게 채득

중심위를 채득할 때 환자는 이 위치에서 편안함을 느껴야만 한다. 만일 환자가 이 위치로 가기 위해 외력을 받는다면 이 위치는 정확한 중심위가 아닐 수 있다. 이런 환자들은 디프로그래밍이나 스플린트 치료가 필요하다.

⑬ 디프로그래밍

만일 당신이 환자의 중심위 유도에 어려움을 느꼈다면 환자의 디프로그래밍이 필요할 수 있다. 환자는 간섭을 피하기 위해서 수조작에 저항을 할 수 있다. 환자의 구강 내에 디프로그래밍 장치를 넣음으로써 근육이 기억하고 있는 현재의 간섭들이 사라질 수 있다. 수조작은 쉬워야 하며 믿을 만한 안정위 기록을 가능하게 해야 한다. Lucia jig를 제작하여 이를 만족시킬 수 있으나 전치 사이에 cotton roll을 넣음으로써 디프로그래밍의 역할을 할 수도 있다.

⑭ 교합평면

교합평면은 치아의 절단연과 교합면에 의해 형성되는 평균적인 평면을 의미한다. 일반적으로 이것은 평면이 아니라 이들 표면이 이루는 굴곡의 평균적인 평면이다. 치아가 소실되면 남아 있는 치아가 맹출되거나, 기울거나, 무치악 공간으로 이동하게 된다. 이는 교합평면의 붕괴를 야기한다. 이러한 부조화를 다루는 데 실패하게 되면 건강한 하악의 움직임이 방해될 수 있다. 교합평면이란 하악 전치부 절단연에서 구치부 치아의 면을 연결한 가상의 만곡적인 평면이다. 다시 말해 하악 견치의 원심 경사와 하악 제2대구치의 협측 견심 경사를 이은 곡선이다. 교합평면의 전후방적 만곡은 전방 유도와 과도 유도의 상호작용으로 생기며, 전방 운동 시 구치의 이개를 허용한다. 교합평면의 내측방 만곡은 상·하악 구치와 내측 익돌근의 강한 내측 당김 및 방향과 일치하면서 저작력에 최대로 저항할 수 있는 형태로 만곡이 형성된 것이다.

⑮ FMA

Frankfort 하악 평면각은 Frankfort 수평면과 하악 평면이 만나서 이루어진다. 큰 FMA(45°) 각을 갖는 환자는 낮은 FMA(20° 이하)를 갖는 환자에 비해 제1대구치 부위에서 발생되는 교합력이 반 정도로 적다. 작은 FMA를 갖는 환자는 작은 치관 높이를 갖는다. 술자가 보철물을 디자인하는 것과 지대치를 삭제하는 것은 환자의 FMA 값에 의해 영향을 받을 수 있다. 낮은 FMA 값을 가지는 환자들을 수복할 때는 전치 유도를 부여하는 것이 좋다고 많은 문헌들에서 보고되고 있다. 높은 FMA 값을 가지는 환자들은 군기능교합을 보인다.

⑯ 외상이나 마모의 증거

외상이나 마모는 불안정한 교합의 예이다. 교합적 질환은 외상이나 마모의 형태로 나타난다. 마모 형태를 확인하라. 마모가 전치부에 국한되어 있는가? 때로는 구치부의 교합간섭과 함께 문제가 발견되기도 한다.

⑰ 교합 수직 고경

상·하악 치아가 최대 폐구위에서 교두 감합하고 있을 때 상악에 대한 하악의 수직적 위치를 의미한다. 수직 고경이 감소하였는지 유지되었는지를 분석하고 그에 맞춰 수직 고경의 증가 여부를 판단해야 한다. 교합 수직 고경은 교합 접촉을 이루고 있을 시에 두 지점 사이의 거리를 측정한 값이라고 알려져 있다. 이 주제는 다소 논란의 여지가 있으나 임상적 관점에서 꼭 고려해보아야 한다. 당신은 어떠한 'case control'을 할 수 있는 적절한 원칙을 적용하였는가? 이것은 치아가 맹출할 시에 거상근의 반복적인 수축으로 인해 만들어지는 공간으로 정의될 수도 있다(근육은 공간을 결정하고 치아들은 단순히 그 공간을 채운다). 수직 공간이 소실되었는지 여부를 확인하기 위해서는 긴 기간에 걸친 여러 장의 두부계측방사선 사진이 필요하다. 이는 실용적이지 않고 사실상 불가능에 가깝다. 수직 공간이 감소하기 위해서는 치아의 소실, 치주질환, 빠른 중증 마모, 치아의 경사, 이동, 수복 등으로 인해 적절한 구치부 지지가 사라져야 한다. 수직 교합 고경의 소실이 의심될 경우 적절한 수직 고경을 결정하기 위해 다양한 사항을 고려해야 한다. 당신의 목표는 꼭 정확한 수직 고경을 찾는 것이 아니라 허용 가능한 고경을 찾는 것이다. 수직 고경을 결정하는 고전적인 방법은 교합 수직 고

2

경(VDO)을 찾는 것보다는 안정 시 안면 높이(VDR)를 측정하는 것이다. VDO와 VDR 사이의 차이를 안정공극(freeway space)이라 한다. 전형적인 안정공극은 3mm이다. 만일 안정공극이 6mm라면 3mm의 교합 고경을 잃어버렸다고 결론지을 수 있고 3mm를 거상해야 할 것이다. 이것은 절대적인 방법은 될 수 없는데, 그 이유는 머리의 위치가 하루 중에도 시간에 따라서 변하기 때문이다.

발음은 허용 가능한 수직 고경을 결정하는 방법으로 치찰음과 's' 소리를 이용한다. 치찰음('발음 시 가장 가까운' 공간)을 낼 때 작은 공간이 생긴다면 결정된 수직 고경을 우선 받아들일 수 있다. 때로는 수직 고경을 '보철치료상의 편의'를 위해서 증가시켜야만 한다. 교합 수직 고경이 치아의 맹출력과 거상근의 수축력 사이에 균형을 이루는 것이 중요하며 거상근의 수축 길이를 증가시키는 그 어떤 변화도 불안정함을 유발할 수 있다. 교합 수직 고경은 전치에서 측정한다. 만일 전치가 3mm면 교근은 1mm 늘어날 것이다. 만일 과두가 중심위(1mm 상방-전방)에 있는 경우 근육의 길이는 1mm 짧아질 것이다. 논란이 되고 있는 이론이기는 하나 Dawson 등은 전치가 3mm 열리고 과두가 중심위로 유도된다면 교근의 수축 길이에는 증가가 없을 것이라고 생각하고 어느 정도의 수직 고경의 증가를 용인하고 있다. 가장 보존적인 방법으로 수직 고경에 어떠한 변화가 생기게 되면 치료적인 VDO에 환자가 적응하는지를 평가하기 위해 반드시 임시수복물을 통해 예후를 살펴야 한다.

⑱ 부분적 붕괴(Segmental collapse)

부분적 붕괴를 수직 고경의 소실과 착각해서는 안 된다. 구치부에서 치아가 상실된 경우 치아가 정출된 경우 전치부에서 교합 접촉이 없어서 특징적으로 치아-치조골이 수직으로 신장되는 현상으로 인해 전치부 또는 구치부에서 부분적으로 교합이 붕괴되는 현상을 의미한다. 보통 치열의 일부가 교합 수직 고경을 유지시키는데, 이는 치주 질환이나 치아의 소실 또는 이동에 의해 다른 치열의 부분이 무너지지 않을 때까지이다. 현재 존재하는 교합 수직 고경에 손상을 주지 않는 범위에서 대합되는 부분과 함께 붕괴된 부분이 회복되어야 한다.

⑲ 안정 공극

수직 교합 고경을 평가하기 위해 사용된다. 안정 시의 수직 교합 고경과 교합 시의 그것과의 차이는 보통 3mm가 되어야 한다. 만일 안정 공극이 7mm일 경우 수직 고경은 4mm 증가시켜야 한다. 하지만 이것은 절대적인 진단 방법은 아니다.

Jensen(Journal of Prosthetic Dentistry, 1990)에 의하면 안정 공극은 상·하악의 골격 관계에 따라 다양하게 나타난다. Class Ⅰ 교합을 가진 사람에게서는 2.0~2.5mm, Class Ⅱ 교합을 가진 사람에게서는 3~5mm, Class Ⅲ 교합을 가진 사람에게서는 0.5~1.0mm로 상·하악 골격 관계에 따라 매우 다양하게 나타난다. 따라서 안정공극은 수직 교합 고경의 평가에 보조적인 수단이지 절대적인 기준은 아니다(부정교합자의 교합에 관하여는 제3장에서 자세히 다룰 예정이다).

⑳ 교합 간 공간

만일 무치악 공간이나 낮은 FMA를 갖는 환자에 맹출된 치아가 마모된 경우 구강 재건을 위한 공간이 고려되어야 한다. 상악과 하악 치조제 사이의 공간을 의미한다. 이 공간이 보철을 수복할 수 있는 공간이다.

㉑ 전치의 수직/수평 피개

수직과 수평 피개를 측정하면, 전치부의 구치부 이개를 평가할 수 있는데 2mm의 수평 피개와 3mm 수직 피개는 발음과 기능적으로 이상적인 양이다. 전치부 피개를 수직적으로 3mm, 수평적으로 2mm 변화시켜 적절한 구치부 이개를 제공할 필요가 있다. 적절한 구치부 이개를 줄 수 없다면 과두 경사의 감소가 교두를 낮게 만들어 이개량을 수용할 수 있을 것이다.

㉒ 전치 유도

전치 유도란 전치의 접촉 표면이 하악의 움직임에 미치는 영향을 의미한다. 전치 유도는 생역학적으로 이상적이며 사용자-친화적이다. 상악 전치의 설면은 하악 절단연의 움직임에 의해 결정되며 하악 절단연은 전방 유도의 시작점이다. 따라서 하악 전치부의 수복 시 현재 절단연의 위치 및 형태를 평가하고, 임시 수복을 통해 변형할 위치와 형태를 결정하여 확인한다.

㉓ 과두 경사(전방 과로)

과두 경사란 하악이 전방으로 이동할 때 그리는 과두의 경로를 뜻한다. 과두 경사를 결정하기 위해서는 전방 운동을 기록해야 한다. 과두 경사는 교두의 높이와 전치의 설측 형태에 영향을 미친다.

- 과두 경사(치료값): 과두 경사는 적절한 구치부 이개를 주기 위해 10° 낮추어야 한다. 전치부 치아가 적절한 이개를 줄 수 없다면 과두 경사는 더 감소해야 한다.

㉔ 견치의 수직/수평 피개

수직과 수평 피개를 측정하면, 견치의 구치부 이개를 평가할 수 있다. 견치는 필수적인 구치 이개에 주된 역할을 하고 있으며 1mm의 수평 피개와 4mm의 수직 피개가 발음과 기능적으로 이상적인 양이다. 견치 피개를 수직적으로 4mm, 수평적으로 1mm로 설정하여 적절한 구치부 이개를 제공할 필요가 있다. 적절한 구치부 이개를 줄 수 없다면 과두 경사의 감소가 교두를 낮게 만들어 이개량을 수용할 수 있을 것이다.

㉕ 견치 관계

견치 관계가 견치 맹출의 특성에 영향을 준다. Class Ⅰ 관계에서 하악 견치는 상악 견치의 근심 설측면에 의해 가려진다. 이것이 최대 감합 정도를 부여해 준다. Class Ⅱ division Ⅰ에서 하악 견치는 상악 견치의 원심 설면과 대합된다. 이는 구치부 감합 정도를 떨어뜨린다. 심한 Class Ⅱ division Ⅰ에서는 견치들이 구치부의 교합에 아무 역할을 하지 못한다. 교정치료나 근기능 교합을 부여해 주는 것이 대안이 될 수 있다.

㉖ 측방 운동

수평면에서 작업측으로의 과두 운동이다. 운동량은 후방 치아의 교합면 형태에 영향을 줄 수 있다. 교두 경사가 영향을 받을 것이다. 측방 운동은 악간 기록(interocclusal positional record)으로 측정한다.

- 왼쪽/오른쪽: 측방 운동 값을 0.5~1mm가량 증가시켜 오차 경계를 제공한다.

㉗ 측방과 전방 접촉

전방 운동 시 구치부의 이개를 평가하고 그 이개 정도를 측정한다. 측방 운동 시에는 어떠한 교합 양식(견치 유도 또는 군기능 유도)으로 측방이 이뤄지며, 작업측과 비작업측에서의 접촉 존재의 여부와 측방 운동 시 이개되는 정도를 측정한다. 과도한 힘을 받는 치아는 진탕음이 보인다.

㉘ 보철적 근거

자료 수집과 진단 수립 후 어떤 치료 방식이 환자의 필요에 가장 잘 접근하는 것인가. 보철적 근거가 치료 계획의 시작점이다. 환자의 걱정과 구강 상태를 바탕으로 어떻게 환자를 회복시킬지 인식해야 한다. 임플란트, 고정성 보철물, 가철성 의치나 완전 의치를 포함할 것인가? 상세하지 않아도 된다. 치아와 악궁은 필요하지 않다. 보철적 근거를 바탕으로 한 예후를 좋음(good), 양호(fair), 유의해야 함(guarded)과 나쁨(poor)으로 말해야 한다.

㉙ 수복 분류

수복 분류는 전체적이고 복합적인 치료 계획을 알 수 있게 해준다. Class Ⅰ(보존 수복)은 하나의 치아에만 보철적 치료가 필요함을 의미한다. 모든 교합 landmark가 온전하다. Class Ⅱ(전장관 또는 고정성 보철물)는 보철적 치료가 필요한 무치악 부위가 제한적이다. 교합적 landmark가 기본적으로 온전하다. 이것은 교합평면이나 전치부 유도를 고쳐야 하는 경우도 포함된다. 수직 고경은 보통 온전하다. Class Ⅲ(교합 재건)은 보철적으로 더 도전적이다. 다양한 landmark를 재설정해야 하는 것이 가장 큰 어려움이다. 건강한 교합 landmark를 회복시키는 기술을 이용할 필요가 있을 것이다. 고합고경, 전치부 유도, 부분적 붕괴와 교합평면 같은 landmark들이 포함될 것이다. Class Ⅳ(치주적 보철)은 교합 landmark가 대부분 사라지고 상당히 진행된 치주질환을 동반한다. 역사적으로 이런 증례들은 치료 계획 단계에서 엄청나게 많은 것들을 고려해야 한다. 이런 증례들은 보통 예후가 좋지 않기 때문에 신중해야 하며 성공을 섣불리 예측할 수 없다. 치과용 임플란트의 보편화됨에 따라 이러한 영웅적인 치료과정에 대한 압박을 조금 덜 수 있게 되었다. 보철 전문의들이 보통 이런 증례를 다루게 될 것이다. 임플란트가 불가능한 경우도 있을 수 있다.

4) 방사선 검사

방사선 검사는 임상 검사의 부족한 부분을 보완해주는 중요한 역할을 한다. 골의 지지 정도, 치관-치근의 비율, 상실치나 보철물과 같은 치과병력을 알 수 있으며, 치근의 형태, 치근단 병소 또는 골내 병소, 그리고 치아, 치근우식증 등을 관찰할 수 있다. 더 나아가 치조골과 하치조신경관과의 거리를 평가할 수 있으며 상악동의 골량이나 함입된 정도를 평가할 수 있다.

(1) 방사선 사진

전반적인 검사는 구강 전체의 방사선 사진을 필요로 한다. 치근단 방사선 사진에서 개별 치아에 대한 현 상태의 진단이 가능하다. 교익 사진은 인접치 우식의 검사를 위해 적절하게 촬영되어야 한다. 파노라마 방사선 사진은 상악동, 하악 신경, 이공, 치조골의 높이 등을 검사하는 데 유용하다. 파노라마는 임플란트 치료를 위한 CT사진 이전에 필수적으로 요구되기도 한다.

(2) 방사선학적 발견

방사선 사진에서 발견된 우식과 결함 있는 수복물은 확인되어야 한다. 방사성투과성을 보이는 부분은 모두 체크하고 신경치료와 포스트 치료된 부분도 평가해야 한다.

5) 진단

성공적인 보철치료를 위해서는 정확한 진단이 선행되어야 한다. 정확한 진단은 환자의 정보 수집에서 출발한다. 특히, 복잡한 보철치료나 기존 교합에 변화를 줘야하는 증례의 경우 이러한 정보 수집과 정확한 진단은 필수적이다. 완전 유치악의 경우 치아 상태와 교합 양상에 대해서만 평가하면 된다. 그러나 유치악과 무치악이 공존해 있는 경우 지대치, 교합 양상뿐만 아니라 무치악 부위에 대해 진단을 내린다. 지대치의 경우 치주적 병변의 유무, 부적절한 수복물의 유무, 치아 또는 치근 우식증의 유무, 교모, 골의 흡수 정도 등을 진단해야 한다. 교합 양상의 비정상적인 경우 그것에 대한 진단 또한 필요하며 무치악 부위의 위치, 진행된 정도 그리고 분류에 대한 진단을 내린다.

6) 치료 계획

치료 계획은 환자를 진단한 것을 짚으며 수립해야 한다. Stage Ⅰ(질병 제거), Ⅱ(수복), Ⅲ(유지)로 나열해야 한다. 치료 계획은 모든 수집된 자료와 관련하여 가장 최선의 것이어야 한다. 환자의 경제적인 상태에 영향을 받으면 안 된다.

(1) 증상 치료

급성 조건에 의한 불편감의 경감 또는 제거를 실시한다. 치아 파절, 급성 치수염이나 치주염 또는 치관 주위염, 근막동통 등이 이에 포함된다.

(2) 보철치료를 위한 안정화 준비

보철적 치료를 위한 구강 외, 구강 내 조건이 안정화되어 보철치료를 위한 준비를 한다. 예후가 불량한 치아, 잔존 치근이나 미맹출 치아의 발거가 필요할 경우, 그리고 가철성 보철물의 제작에 방해되는 경조직(예: 골증)이나 연조직(예: 유동성 조직)을 제거해야 할 경우 구강악안면외과에서 치료를 받아야 한다. 구강외과적 치료가 치료 순서의 최우선이 된다. 그 다음으로는 치주적 치료, 보존과적 치료, 교정적 치료 등이 보철치료에 선행되어야 한다. 우선 치주적 치료에는

2

치주낭의 제거, 치은점막 수술, 조직유도재생술 등이 존재한다. 보존과적 치료로는 치아우식증의 치료 또는 근관 치료가 존재하며 의도적 근관 치료는 주조 수복물을 위한 적절한 공간을 부여하기 위해 필요한 경우도 있다. 교정적 치료는 치아 배열의 개선을 위해 보철치료보다 선행될 수 있다.

(3) 보철치료

하악 전치부, 상악 전치부, 그리고 구치부의 단계로 보철 수복을 한다. 수직 고경의 변화 또는 고정성과 가철성 수복의 조합이 포함되는 복잡한 보철치료일 경우 최종적인 보철 수복 이전에 임시보철물의 사용과 유지를 통해 평가해야 한다.

(4) 유지 및 관리

규칙적인 재내원을 통해 구강 건강과 수복물의 검사, 유지 및 관리가 필요하다.

(5) 치주과 전문의에게 의뢰

잠정적인 치료 계획을 수립하고 치주과 의사에게 환자를 의뢰한다. 치주-보철 의뢰지를 사용하라. 이것은 보철적 치료 계획과 치주적 치료 계획을 통합시키는 데에 중요하다.

(6) 신경치료 전문의에게 의뢰

환자의 신경치료를 의뢰하기 전에 그 치아가 수복 가능한지를 확인해야 한다. 신경치료를 받고 수복하지 않은 치아는 재치료가 가능한지 평가해야 한다. 신경치료 전문의는 포스트를 제거하는 데에 도움을 줄 수 있다. 이전에 신경치료를 받은 치아를 수복하면, 이전 치료 상태에 대하여 책임을 져야 한다.

(7) 교정 전문의에게 의뢰

교정 전문의에게 보낼 잠정적 치료 계획을 확인해야 한다. 현존하는 교합적 landmark가 교정치료에 의해 영향을 받을 수 있다는 것을 숙지해야 한다.

(8) 구강외과 전문의에게 의뢰

구강외과 전문의도 잠정적 치료 계획을 이해하고 있어야 한다. 외과적 치료의 본성은 질병을 제거하는 것이거나 보철 전처치일 수 있다. 만약 보철치료 전 수술이 필요하다면 수술용 템플릿을 만들어야 한다. 만약 임플란트가 치료 계획에 있다면, 수술용 가이드가 술전에 만들어져야 한다. 구강외과의 전문의는 계획된 보철물에 대해 알고 있어야 한다. 외과적 합병증이 있는 경우, 바로 기록하여 보철과 의사가 알게 해야 한다.

(9) 기구 사용

적절한 치료 계획에 적합한 구강 재건의 과정을 선택해야 한다. 당대의 문헌을 토대로 사용할 장비의 종류를 궁극적으로 결정할 것이다.

(10) 대안/임시 치료 계획

치료에서 중요한 역할을 할 치아를 찾을 수 있다. 그러나 신중하게 예후를 판단해야 한다. 만약 이런 중요한 치아가 양호하지 못하게 치료에 반응한다면 치료 계획은 급격하게 변할 수 있다. 환자는 이런 불확정된 치료 계획을 받아들일 수 있어야 한다. 이것은 다루기 위험한 문제일 뿐 아니라 너무 중요한 'case control'의 문제이다. 예를 들어, 6개의 임플란트 지지형 고정성 부분 임플란트 보철물을 계획하였는데, 몇몇 부위들은 나쁜 예후를 가질 거라 판단하였다. 2단계 수술에서 2개의 임플란트가 실패로 드러났다. 실패한 곳에 다시 새로운 임플란트를 식립하는 것은 추천되지 않았다. 치료 계획이 피개의치로 바뀌어야 할 필요가 있는 것이다. 환자는 이러한 치료 합병증에 따른 가능한 다른 치료 방법을 동의하고 알고 있어야 한다.

(11) 치료 순서/진료 약속 스케줄

치료 순서/진료 약속 스케줄 양식을 이용하는 것만큼 성공적인 치료를 도와주는 것은 없다. 이것은 보철치료의 '청사진'을 제공해 줄 것이다. 이런 과정은 치료가 순서적으로 진

2

행될 수 있게 해준다. 복잡한 증례들을 조절하여 쉽게 컨트롤 할 수 있다. 작업/진료 스케줄에 맞춰 얼마의 시간이 걸리는지 고려한다. 이런 작업을 완성하는 데 몇 시간이 걸릴 수 있다. 궁극적으로 필요하지 않은 내원을 줄이고 불만스러운 상황을 피할 수 있다. 치료 목표를 항상 염두에 두어야 한다.

(12) 내원 횟수

적절한 내원 횟수를 예상해야 한다. 이것은 치료를 관리할 수 있게 도와준다. 환자에게 내원 필요성에 대해 알게 해주어야 한다.

(13) 치료 시간

치료에 걸리는 시간을 예상하고 알려주는 것은 환자가 본인의 스케쥴을 조절할 수 있게 해 준다. 치료 시간은 치료의 몰입도를 나타낸다.

(14) 치료 계획의 실행

치료 계획 전체가 다 실행될 수 있는지, 치료를 나눠야 할지를 결정해야 한다. Class Ⅱ 환자는 치료를 나누어 해야 하는 경우가 많다.

(15) 치료 순서

적절한 치료 순서를 세우는 것은 중요하다. 어떤 보철물이 처음에 제작되어야 할지, 그 후에 이어지는 보철 순서를 정리해야 한다. 전체적인 치료를 할지 아니면 나눠서 치료를 진행할지는 술자의 치료순서에 따라 결정된다.

(16) 소요되는 시간

시간 관리는 매우 중요하다. 성공적인 치료는 스케줄에 맞는 시간 관리 능력에 영향을 받는다. 시간은 소중한 자원이다. 성공하는 치과의사는 모든 시간을 조절하고 분배한다. 이것은 반드시 발전시켜야 하는 기량이라는 것을 기억하라. 처음엔 자신의 능력을 알고 목표를 잡아야 한다. 목표에 초점을 맞춰라. 스스로의 능력을 과대평가하지 말아라. 이것은 임상에서 스트레스의 원인이 된다. 그러나 술자 스스로의 능력을 과소평가하면 생산성에서 역효과가 생긴다. 자신이 행하고 있는 것을 늘 주시하라.

(17) 임상/기공 과정의 표기

일련의 과정은 본래 임상에서만은 아니다. 치료 계획에 관련된 기공에 대해서도 숙지해야 한다. 치료 과정을 나타낼 때 'C'나 'L'로 임상과 기공을 구분할 수 있다.

(18) 계획된 치료 과정

매 내원 시 무엇을 할지 계획된 치료 과정을 세워라. 여러 치료 술식들이 한 번 내원 시에 동시에 진행될 수 있다. 치과의사에게 진료 시간은 매우 중요하다. 진료 시간을 현명하게 사용해야 한다. 계획된 술식을 모두 마칠 수 있는 현실적인 계획이어야 한다. 자신의 능력을 파악하라.

(19) 경제적 조율

내원이 정해진 후, 계획된 치료 각 단계에서 필요한 진료비를 알려야 한다. 환자는 언제, 얼마가 필요한지 알아야 할 것이다.

(20) 약속 사이에 필요한 시간

적절한 내원 간격을 알아야 한다. 자신의 업무량을 측정하라. 기공소로부터 일정을 받고 기공소에서 돌아오는 시간을 판단하라. 이것이 측정되면 적절한 'case control'을 하는 데 중요한 요소로 도움을 줄 것이다. 치료가 불필요하게 지연되거나 미뤄지는 것은 치료 계획의 완성에 영향을 준다.

(21) 논평/계획된 일정이 완성되지 않을 경우

매 내원 시에 책임을 져라. 계획된 술식을 모두 끝냈나? 그렇지 않다면 어떤 이유 때문인가? 술자의 능력을 과대평가한 것은 아닌가? 자신이 해야만 한다고 생각했던 것이 자신이 완성할 수 있는 능력 밖의 것은 아닌지 모른다. 이것은 좌절감을 주고 자신이 조절하는 데 실패했다고 느끼게 할 것

2

이다. 이것 또한 배움의 일부라는 것을 기억하고 좌절하지 말아라. 첫째, 끝내지 못한 술식들을 위해 다시 일정을 조율할 것인지를 결정하라. 자신 스스로 다음 질문들을 던져보고 확신에 차게 대답할 수 있어야 한다. "이번 내원을 위해 적절한 준비를 했는가? 그 술식에 숙달되었는가? 내원 전에 적절한 참고문헌들을 찾아보았는가? 필요한 모든 기공 과정들이 내원 전에 완료되었는가? 임상에 쓸 개인 트레이를 제작하였는가? 모든 재료와 필요한 기구들을 가지고 있는가?" 자신의 임상 스트레스를 조절할 수 있을 것이다.

2 교합기의 분류와 사용

1) 교합기

"The Glossary of Prosthodontic Terms 9th Edition"(2017)에서는 교합기를 다음과 같이 정의한다.

> Articulator
> a mechanical instrument that represents the temporomandibular joints and jaws, to which maxillary and mandibular casts may be attached to simulate some or all mandibular movements.

일반적으로 모의 실험 장치는 무언가 실제로 일어날 상황을 미리 재현해 봄으로써, 앞으로 일어날 수 있는 일들을 예측하는 데에 그 의미가 있을 것이다. 그러한 측면에서 교합기는 단순한 재현의 의미 그 이상을 함축한다. 즉, 교합기가 환자의 하악 운동의 실제 상황과 같아지길 임상가들은 바란다. 하지만 현재까지 실제 환자의 하악 운동을 그대로 재현하는 교합기는 없다. 그렇다면 우리는 왜 교합기를 사용하는 것인가? 어쩌면 교합기는 간접적 방법으로 구강 외에서 제작되는 보철물이 많기 때문이다. 이러한 구강 외에서의 작업 시간이 길어질수록 직접 구강 내에서 치료를 요하는 환자의 내원 시 소요되는 시간은 줄어들 수 있다는 장점을 가질 수 있다. 독일의 비스마르크는 인생을 치과 진료에 비유하기도 했다. 가장 끔찍한 고통을 예상하고 견디다 보면 어느덧 그 고통이 끝나있었다고. 거의 모두에게 치과는 아마도 세상에서 가장 마지막으로 방문하고 싶은 곳일 것이다. 환자가 인생의 고통에 비유될 만한 이 끔찍한 장소에서 가장 최소한의 시간을 머물면서 최선의 결과를 얻도록 하는 것이 치과의사의 의무라고 생각한다. 따라서 가장 정밀한 교합기가 언제나 옳다기보다는 교합 전반에 대한 충분한 이해를 바탕으로 하여 가장 효율적인 치료 방법을 택하는 것이 바람직하다.

교합기는 환자의 상·하악 복합체의 완벽한 해부학적 재현보다는 그 운동 궤적의 재현을 그 목적으로 해야 한다. 바꾸어 말하자면, 보철물이 환자의 상·하악 복합체 내에 조화롭게 놓이도록 돕는 치료 장비여야 한다는 의미이다. 우리가 만들어야 할 보철물이 놓여질 범위는 이미 정해져 있고 그 영역을 찾아가는 과정인 것이다. 새로운 창조라 하기보다 자연을 거스르지 않는 생리적 수용 범위 내에 우리가 만드는 보철물이 놓이도록 할 뿐이다. 그 영역을 찾아내고 시각적으로 표현해 주는 역할을 하는 장치가 교합기이며, 이 교합기가 재현해야 하는 하악의 운동과 이를 가능하게 하는 해부학적 혹은 기계적 요소들에 대해 살펴보기로 한다.

TMJ의 과두와 socket은 다른 인체의 관절과 달리 일직선상에 놓여 있지 않으면서 자유로운 운동이 가능한 universal joint의 일종이며, 인대에 의해 그 운동의 범위가 제한되고 좌·우의 과두 또한 서로의 운동에 영향을 주게 되어 상호 보상 운동이 발생하게 된다. 교합기와는 달리 실제 관절 과두는 타원이 단면을 가지며 빈으로 자른 삼각뿔 모양의 socket에 위치한다. 과두의 medial pole 이외의 부분을 축으로 하는 모든 운동은 translatory movement이며, 양측 medial pole을 이은 가상의 선이 접번축 운동을 가능하게 하는 fixed common horizontal axis가 된다. 또한 medial pterygoid muscle의 수축은 과두를 mid-most, 그리고 upper-most의 위치로 유도하게 되는데 삼각뿔의 꼭짓점에 위치하게 됨을 의미하며, 이러한 해부학적 구조를 이유로 중심위의 위치에서 immediate side shift가 일어날 수 없다. Immediate side shift는 하악이 측방 운동을 시작함과 동시에 일어나는 운동 방향측 수평 운동을 말한다. 그러므로 교합기 평가에 있어서 엄격한 잣대를 댄다면, immediate side shift를 중심위 상태에서 상악 모형을 수평 이동할 수 있도록 하는 교합기는

2

이론적으로도 오류를 갖는다고 할 수 있다. 다만 그 오류가 양의 값을 갖는 오차를 결과하는 잘못된 교합을 형성한다는 의미가 아닌 음의 값의 오차, 즉 이상적인 해부학적 형태보다 여유 있는 inter-cuspation을 결과한다는 의미로 이해될 수 있다(그림 2-1, 2-2).

이처럼 교합기가 관절의 해부학적 형태의 재현이 아니라면, 교합기의 어떠한 요소들이 하악 운동을 재현하거나 기능적으로, 그리고 해부학적으로 바람직한 보철물의 제작이 가능하게 하는 것인가? 이를 위해 이전 세대의 많은 보철과 의사들은 어떠한 노력들을 해왔을까?

2) 교합기의 분류

- Class Ⅰ: 단일 정적 위치의 기록이 가능한 장치로 수직 운동만이 가능한 교합기가 이 그룹에 속한다.
- Class Ⅱ: 이 그룹의 교합기는 수직 운동뿐만 아니라 수평 운동까지 가능하지만, 측두하악관절의 운동과 그 방향과 각도 등이 일치하지 않는다.
- Class Ⅲ: 이 그룹의 교합기는 평균값을 따르거나, 혹은 운동의 일부 또는 전체에 대하여 기계적으로 상응하는 장치에 의해 과두의 운동 경로를 재현한다. 또한 관절에 대한 모형의 위치 관계를 재현하도록 하며, arcon 혹은 non-arcon으로 분류될 수 있다. Arcon 타입의 교합기는 하악 구성 요소상에 과두 유사 구조를 가지며, 상악 요소에 관절와 복합체를 갖도록 함으로써 그 해부학적 가이드라인을 유지한다.
- Class Ⅳ: 3차원적인 움직임의 기록이 가능한 교합기가 해당되는 그룹이다. 측두하악관절에 대응되는 관계에 맞도록 모형을 위치시킬 수 있으며, 하악의 모든 운동의 재현이 가능하다.

우리에게 보다 익숙한 또 다른 분류는 다음과 같다.

- 비조절성 교합기(Non-adjustable articulator): face-bow, centric relation 또는 전방 운동 기록 중 하나 또는 두 가지를 수용한다.
- 반조절성 교합기(Semi adjustable articulator): face-bow, centric relation 또는 전방 운동 기록 중 모두를 수용할 수 있다.
- 완전조절성 교합기(Fully adjustable articulator): 다음 다섯 가지 기록 모두를 수용할 수 있다 - facebow, centric relation, 전방 운동 기록, 측방 운동 기록, 그리고 과두간 거리.

위의 두 분류 간의 관계는 다음과 같다.

Class Ⅰ articulator = Non-adjustable articulator

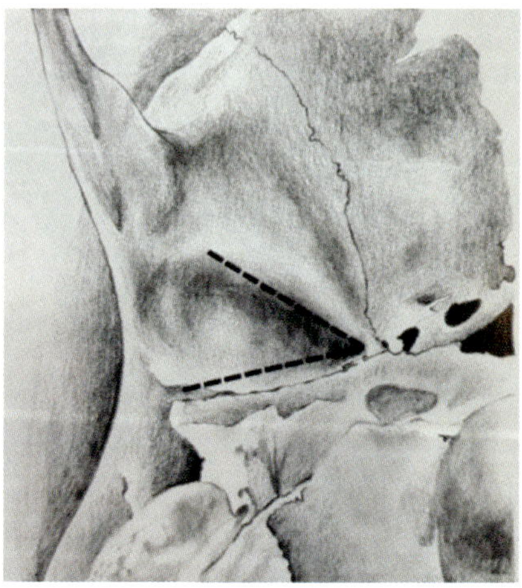

그림 2-1. 하악와를 하방에서 관찰한 형태. 반으로 자른 삼각뿔의 형태임을 알 수 있다.

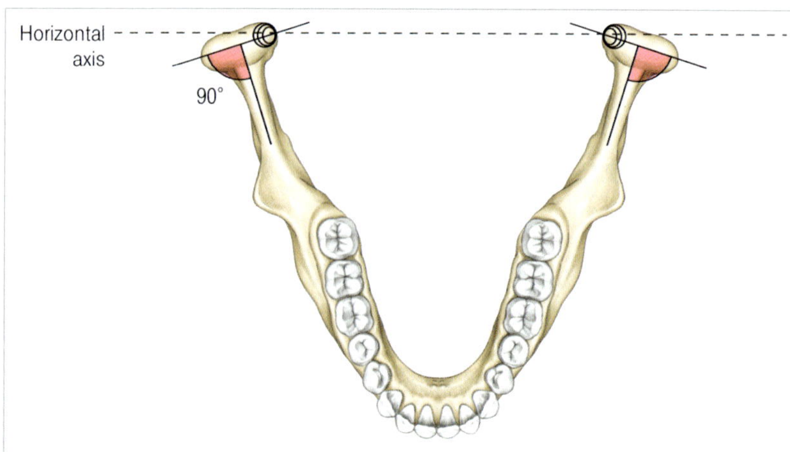

그림 2-2. 과두와 socket은 일직선상에 놓여 있지 않으면서 양측 과두가 서로에 대해 의존하지만, 운동은 독립될 수 있다.

Class Ⅱ or Ⅲ articulator = Semiadjustable articulator
Class Ⅳ articulator = Fully adjustable articulator

F.V. Celeza의 'An analysis of articulators'를 통한 교합기 분류를 요약하면 다음과 같다.

- Class I: 단일 정적 악관 관계의 기록과 그 유지만이 가능한 교합. 가능한 측방 운동은 기록된 적이 없기 때문에 무의미하며, 정확할 수도 없다. Crown and bridge 혹은 보존적 치료에 적합하다. 마운팅된 위치에서의 positive stop과 잠금 장치가 그 특징이라 할 수 있다.
  - Subdivision A: 수직적 운동 가능
  - Subdivision B: joint에 의한 수직 운동 가능
- Class Ⅱ: 수평, 수직 운동이 가능하지만, 실제 TMJ와 연관된 운동은 아니다.
  - Subdivision A: 환자의 실제 운동과는 무관한 측방 운동이 가능
  - Subdivision B: 평균값 이론에 의한 측방 운동이 가능
  - Subdivision C: 실제 운동을 조각하듯 기록하는 방법으로 환자에 의해 결정되는 측방 운동이 가능
- Class Ⅲ: 모든 혹은 일부의 하악 운동에 있어서 평균값이나 그에 상응하는 방법으로 과두 경로를 재현한다. TMJ에 대한 모형의 실제 위치 관계를 허용하며 arcon type이며, facebow를 사용할 수 있고, 수에 제한이 없이 case를 올릴 수 있는 마운팅 plate가 제공되며, 총의치를 제작하기에도 적합하다. 바람직한 특징들로는 good centric lock, progressive and immediate side shift control, protrusive inclination, intercenter distance 조절, 그리고 단순한 마운팅 과정 등이 있다.
  - Subdivision A: 정적인 전방 운동 registration 사용이 가능하다.
  - Subdivision B: 정적인 측전방 운동 registration 사용이 가능하다.
- Class Ⅳ: 운동의 3차원적 동적 기록이 가능하다. 모형과 TMJ의 실제 위치 관계가 설정되며, 전악 수복치료에 적합하다. 매우 정밀하게 제작된 장치로 안정된 마운팅 상태를 제공하며, 다양한 절치 유도판이 제공된다.
  - Subdivision A: 과두의 경로를 대변하는 cam은 환자의 운동에 의해 조각되어 기록된다.
  - Subdivision B: 과두의 경로가 각도 조절이 가능하며 customizing 역시 가능하다.

(1) Class Ⅰ articulator

J.B. Gariot는 1805년 상·하악 모형들이 서로 맞물리도록 하는 cast relator인 최초의 교합기를 발명하였다. Hinge movement가 가능하고 vertical stop을 조절하는 screw가 장치의 후방에 존재한다(그림 2-3).

Fournet(1935)의 장치는 hinge movement뿐만 아니라 수평면에 수직인 sliding movement가 가능했다. Monson의 구면설을 따르는 교합이 형성되도록 설계되었다. 연마용 wheel과 회전축이 'mill-in'에 의해 교합이 이루어지도록 했다. 장치의 frame과 wax-rim이 평행을 이루도록 모형이 임의로 마운팅되어, 선택된 radius의 구면에 맞는 양측성 균형교합을 이룰 뿐 아니라, 의치 치아를 grind하여 교합을 맞추는 것이 가능했다. 치아 배열을 가이드하는 template를 grinding wheel로 교체할 수 있었다(그림 2-4).

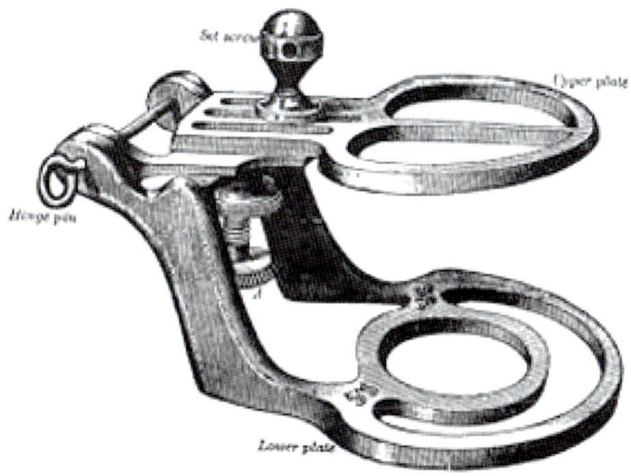

그림 2-3. J.B. Gariot의 hinge articulator.

(2) Class II articulator

흔히 hinge articulator 혹은 '딱딱이'라고 부르기도 하는 nonadjustable articulator이며, 임상에서 가장 흔히 접하게 되는 교합기 형태 중 하나이다. 그러나 그 orientation에 있어서 아무런 근거 없이 모형이 교합기에 올려지기 때문에 발생하는 부가적 오차를 피할 수는 없으며, 수평 성분의 운동이 가능하다 하더라도 악관절에서의 측방 운동과는 거의 무관한 측방 운동이라 해도 지나치지 않다. 즉, 실제 hinge movement의 arc에 비해 작은 반경을 갖는 데에서 오차가 발생하게 된다. 또한 많은 경우 부분적으로 채득한 인상체에 의한 모형이 마운팅되기 때문에 중심교합 이외의 상태를 점검하는 것은 의미가 없다. 그러나 단순한 보철물의 제작에 사용된다거나 복잡한 보철물이라 하더라도 적절한 개념과 함께 응용하여 사용된다면, 충분히 만족스러운 결과를 얻을 수 있다고 생각한다(그림 2-5).

이 분류에서는 19세기 중반부터 20세기 초에 이르기까지 몇몇 subdivision으로 세분될 수 있을 정도로 다양한 교합기들이 나름대로의 논리적 배경을 가지고 발명되었다.

① Subdivision A

편심위 움직임이 재현되지만, 환자의 실제 하악 운동과는 무관하다.

Walker(1895)는 Facial clinometer라는 extraoral measuring device를 사용하여, 안면상에서 과두의 운동 각도를 측정하여 교합기에 사용하였는데, 이는 하악 운동을 구강 밖에서 기록하고자 하는 시도의 기원이라고 할 수 있다. 그러나 모형은 Bonwill 삼각형의 이론을 따라 마운팅되었을 뿐, Facial clinometer가 모형를 교합기에 옮기는 것은 아니었다(그림 2-6).

Christensen(1901)은 전방 기록을 통해 과두 경사를 측정한 최초의 치과의사이다. Christensen의 arcon 교합기는 과두 경로의 기울기를 조절할 수 있었으며, 이후 Snow의 facebow 개념이 더해지면서 Class Ⅲ, Subdivision A로 분류될 수 있게 된다(그림 2-7).

Gysi(1914)에 의해 설계된 the Simplex instrument는 이 그룹에서 가장 진보된 교합기라 할 수 있으며, Gysi에 의해 실험적으로 얻어진 평균값으로 설정된다. Arcon type의 교합기로, 과두 경로는 30°, 과두간 거리는 고정되어 수정할 수 없고, 절치 유도는 60°, symphyseal angle은 120°, 그리고 Bennett angle은 15°로 고정되었다(그림 2-8).

② Subdivision B

이 그룹의 교합기에서는 편심위 움직임은 가능하지만 실제 운동이 아닌 arbitrary motion에 기초한다.

Bonwill(1858)의 장치는 그의 관찰의 결과물인 과두간, 그리고 과두와 symphysis가 이루는 4인치 이등변 삼각형 원리에 따라 설계되었으며, 전·후방 운동만이 가능했다(그림 2-9).

Monson(1920)은 하악 치아의 운동은 Glabella를 중심으로 하는 반경 4인치 구면상에 있으며 구면은 하악와를 지난

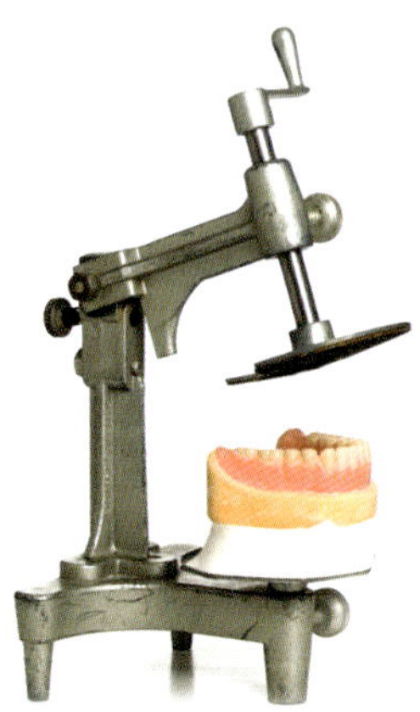

그림 2-4. Fournet의 장치.

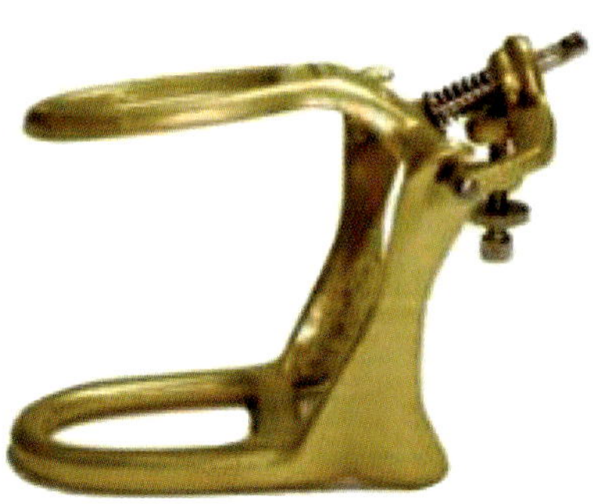

그림 2-5. Simple hinge articulator.

다고 주장하였다. 그의 이론에 따르면, Bonwill 삼각형의 꼭짓점은 그의 구면상에 위치한다. 그의 이론은 '구면설'이라는 이름을 갖지만, 실제 운동은 순수한 구면상의 운동은 아니었다. Monson 자신도 하악의 운동이 양측 과두를 지나는 축에 의해 영향을 받는다는 사실을 인정하고, 이 위치에 세 번째 shaft를 위치시켰다(그림 2-10).

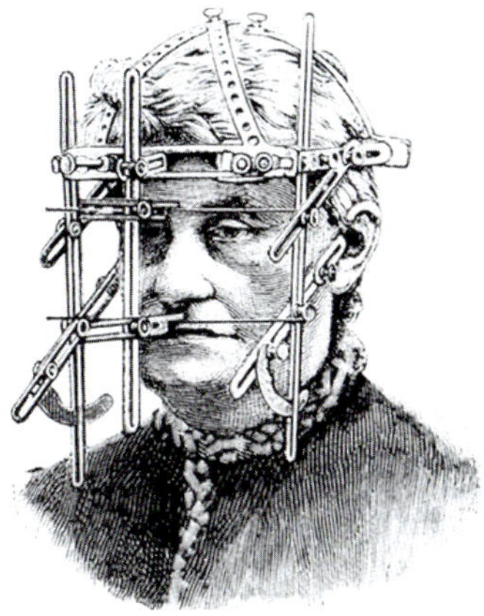

그림 2-6. Walker의 Facial clinometer.

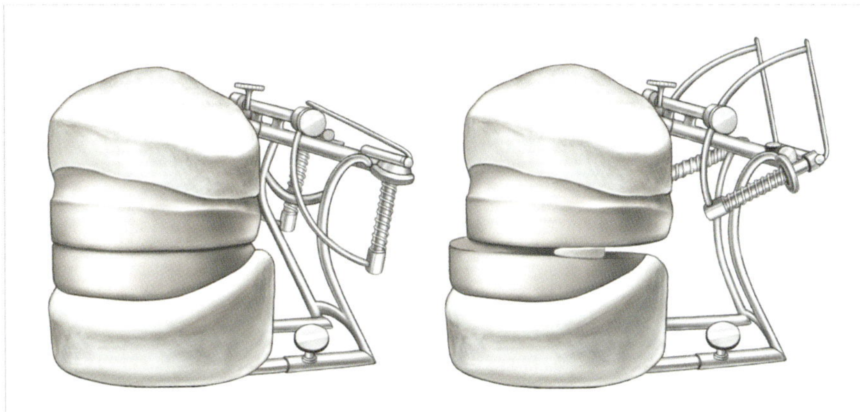

그림 2-7. Christensen phenomenon.

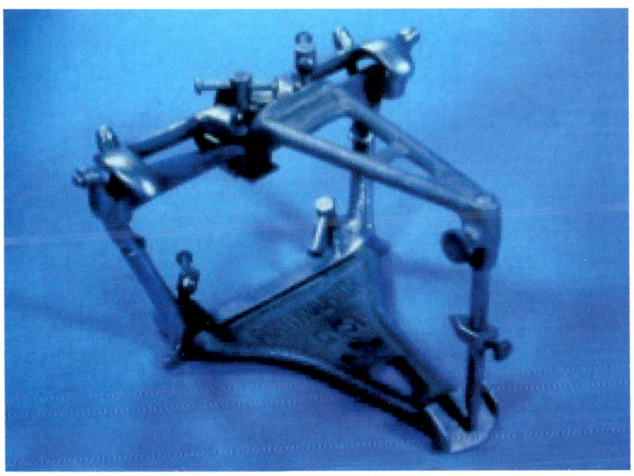

그림 2-8. Gysi simplex.

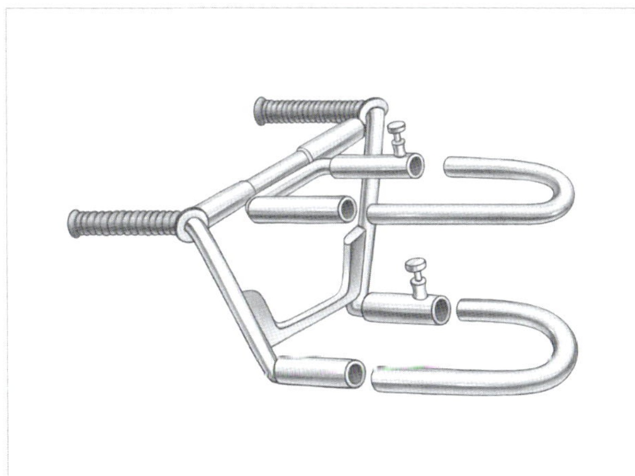

그림 2-9. Bonwill의 장치.

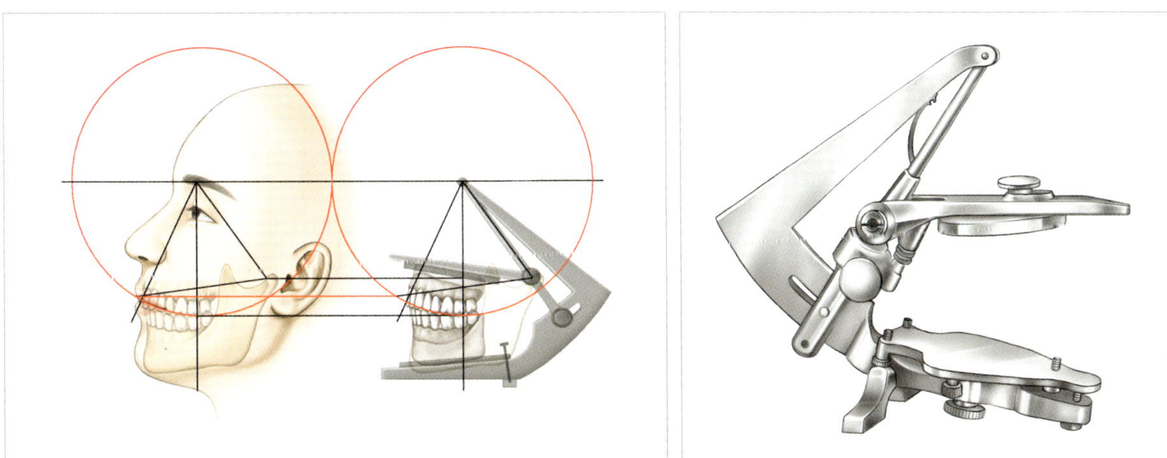

그림 2-10. Monson의 mandibular instrument.

③ Subdivision C

하악 운동을 인기하여 조각하는 방법을 사용하여 환자에 의해 결정된 측방 운동이 가능한 교합기 그룹이다.

House(1940)는 중심교합 영역에서 밀링이 허용되는 교합기에 회전 절삭 기구를 장착한 교합기를 사용하였다. 모형은 임의로 마운팅되었으나, 교합기의 구조는 Bonwill의 원칙에 맞도록 설계되었다(그림 2-11).

상악 wax rim에는 4개의 metal stud가 위치되고, 이에 상응하는 하악에는 modeling compound가 놓이게 된다. 환자의 운동에 의해 다이아몬드 형태의 pathway가 형성되게 된다. 상악 member에는 회전 연마 기구를 장착할 수 있어서, 양측성 균형교합의 형성을 도왔다.

Smith(1969)가 Gnathic relator로 이름 지은 장치는 상·하악을 연결해 주는 joint가 없으며, master cast의 교합면 높이에서 채득되는 3차원적 궤적을 따라 보철물의 교합면이 형성할 수 있는 일종의 jig로 일반적인 교합기와는 다른 개념의 장치로 볼 수 있다(그림 2-12).

2

(3) Class Ⅲ articulator

이 그룹의 교합기는 평균값을 사용하거나 혹은 그 운동에 상응하는 기계적 장치에 의해 하악의 모든 움직임을 재현할 수 있는 교합기이다. 실제 관절과 치아의 위치 관계를 교합기에 옮길 수 있으며, 와와 과두의 해부학적 배치와 같은 arcon 혹은 그 반대인 non-arcon의 분류가 가능하다. 우리에게 가장 익숙한 semi-adjustable articulator가 이 그룹에 해당된다.

① Subdivision A

이 그룹의 교합기는 정적인 상태의 전방 기록을 사용할 수 있으며, 다른 움직임의 재현을 위해서 그에 상응하는 record가 사용될 수 있다.

Snow(1906)의 new century instrument는 Bonwill의 이론에 따라 설계되었으며, 과두 경로를 조절할 수 있는 arcon type의 교합기였다. 1899년 Snow에 의해 발명된 facebow의 사용이 가능한 교합기이다. Tension spring이 교합기의 운동 범위를 넓혀줄 수 있었고, incisal pin과 하부 안정성을 위한 extension이 존재하였다(그림 2-13).

Monson의 이론을 따라 설계된 Wadsworth(1919)의 장치는 facebow caliper의 폭에 맞게 교합기에서도 그 intercondylar width를 조절할 수 있었다. Non-arcon type의 교합기였으며, 과두의 움직임이 직선이 아닌 곡선의 경로를 작동하도록 하였다. Wordsworth의 T-attachment가 3rd reference point로서의 역할을 했다(그림 2-14, 2-15).

1927년 Hanau가 발명한 Model H는 Wadsworth의 교합기와 유사하다. Hanau가 발명한 일련의 교합기 시리즈 중 첫 번째 모델이며, non-arcon type의 장치로, facebow를 사용할 수 있었지만, 과두간 거리는 110mm로 고정되었고, 정적인 전방 기록을 사용할 수 있었으며, Bennett angle을

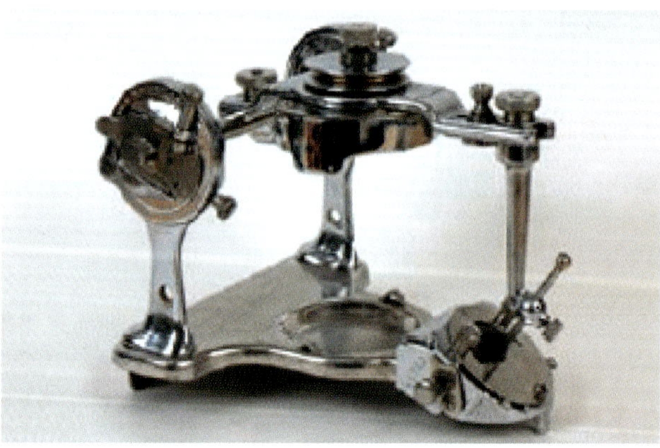

그림 2-11. House의 instrument.

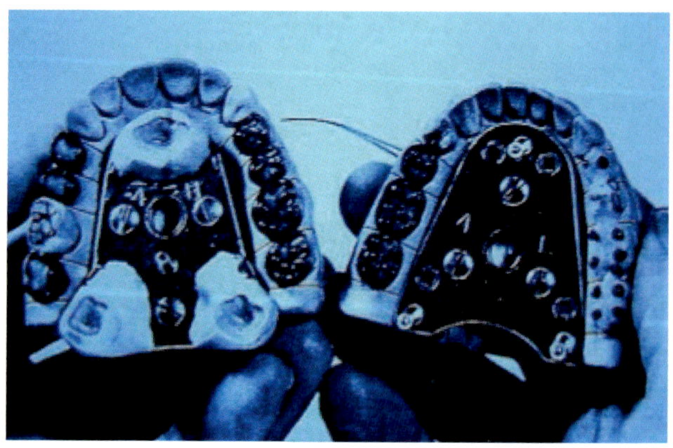

그림 2-12. Smith의 Gnathic relator.

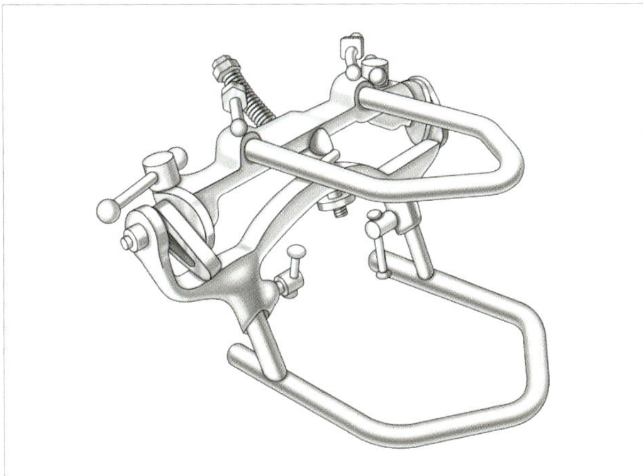

그림 2-13. Snow new century.

20°까지 조절할 수 있었다. Bennett angle은 비록 그 공식의 근거가 설명된 바는 없으나, Hanau formula; $L = H/8 + 12$(H = condylar inclination)에 의해 얻어졌다(그림 2-16).

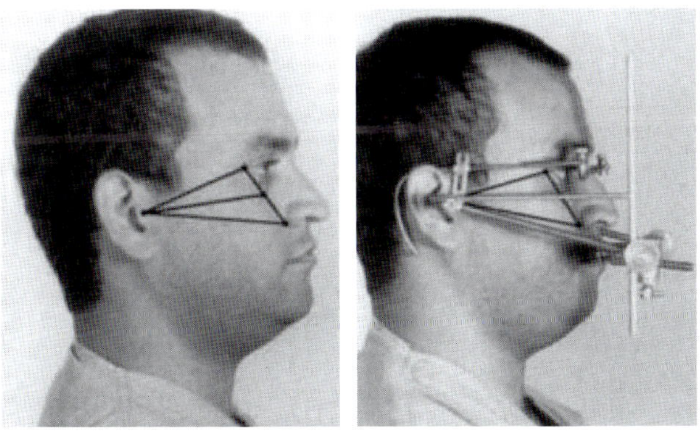

그림 2-14. Wadsworth의 naso-optic triangle.

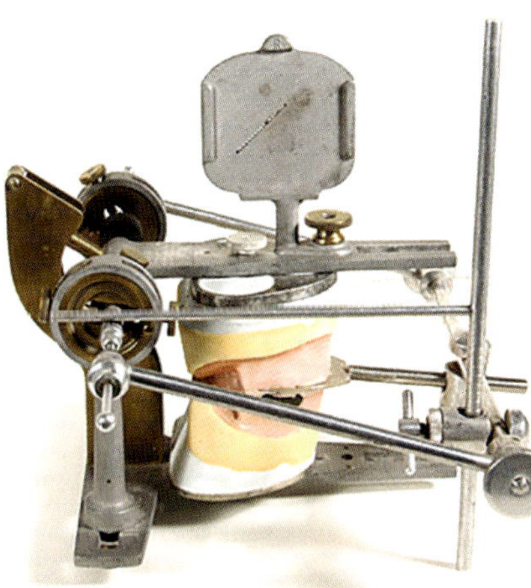

그림 2-15. Wadsworth의 instrument.

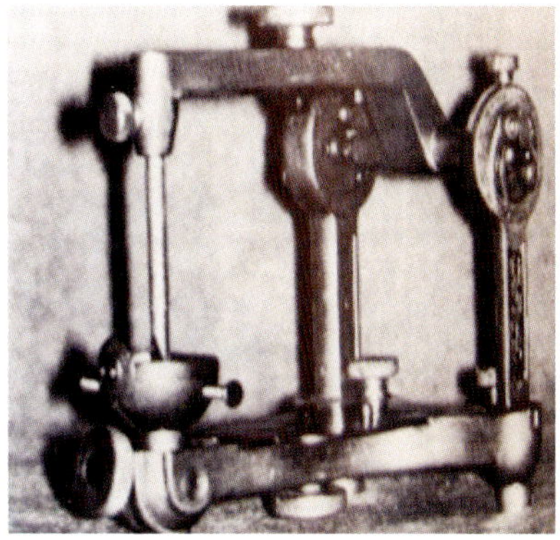

그림 2-16. Hanau의 Model H110 modified.

② Subdivision B

여러 가지의 요소를 조절할 수 있는 반조절성 교합기가 이에 해당한다. 과두와 와의 관계와 같은가 아닌가에 따라 arcon 혹은 non-arcon으로 나뉘지만, 이 분류에 무관하게 절치 유도를 조절할 수 있기 때문에 모든 형태의 운동이 재현 가능하다. 과두의 경로가 평균값이거나 기계적으로 실제 하악 운동에 상응하도록 되어 있기 때문에 환자의 실제 하악 운동과 일치한다고 볼 수는 없다. 측전방 운동을 기록하여 사용할 수 있는 교합기 군에 해당하며, 다른 운동들도 상응하는 registration을 통해 기록될 수 있다. Intercenter distance와 Bennett angle을 조절할 수 있으며, 그리고 Fischer angle의 재현이 가능한 교합기들도 있다.

Gysi의 Trubyte(1926)는 nonarcon type의 교합기로, face-bow 사용이 가능하고, 과두 경로와 Bennett angle이 조절 가능했다. 과두간 거리는 고정되어 있었지만, 측방 운동의 기록은 가능했다(그림 2-17).

Stansbery(1932)는 Tripod라 이름 지은 Hinge가 없는 일종의 jig를 만들었다. 즉, 과두를 재현하는 어떠한 기계적 장치도 존재하지 않는다. 위치를 기록할 뿐 운동을 재현하지는 않았다. 그러나 측방 운동의 기록이 가능하고, facebow나 rotary grinder의 사용이 가능하기도 했다(그림 2-18).

Stuart(1962)의 Whipmix articulator는 small, medium, large의 세 단계 과두간 거리의 조절이 가능한 arbitrary facebow를 사용할 수 있는 arcon type의 교합기이다. Bennett angle에 상응하는 와의 medial wall 위치를 immediate side shift 조절로 가능하게 한다(그림 2-19).

(4) Class Ⅳ articulator

3차원적 운동의 동적 기록이 가능하며, 악관절에 대한 모형의 위치를 실제와 같게 옮길 수 있으며, 하악의 운동을 재현할 수 있다.

① Subdivision A

과두 경로는 환자의 운동에 의해 기록되는 교합기 군이다. Discriminatory capacity가 있지는 않다. 과두 경로가 customize되는 것이 이상적이긴 하다. 그러나 Guichet가 명명한 discriminatory capacity는 adjustable articulator에서는 문제가 되지 않지만, cam이 customizing을 위해 engrave되는 경우에는 설정한 과두 경로의 수정이 요구될 때, 이를 불가능하게 하므로 discriminatory capacity는 매우 중요한 교합기의 요구 조건일 수 있다.

Hagman Balancer(1925)는 Moson의 개념과 유사한 non-arcon type의 장치로, Hagman은 orbital pointer를 사용한 kinematic axis를 강조하였다. Path 기록을 위해 incisal table 위치에 cup을 제작하였다. Facebow나 interocclusal record가 필요하지 않았으며, balanced occlusal guide를 사용하여 curve of Spee에 맞게 하악 치아를 배열하고, 그에 맞추어 상악 치아를 배열하도록 하였다(그림 2-20).

Swanson과 Wipf(1965)의 TMJ instrument는 kinematic axis transfer를 통해 과두의 중심 부위 근처에 cam(회전 운동·왕복 운동을 하는 특수한 윤곽이나 홈이 있는 판상장치)을 위치시킨다. Skin point에서 평균 거리인 12mm를 사용하여 rotation center를 설정하고, 구강 내에서 제작된 registration으로부터 교합기의 cam 즉, custom analog fossa가 성형된다. Preformed fossa analog 역시 제공되기도 한다(그림 2-21).

② Subdivision B

이 그룹의 교합기는 과두로 경사의 각도를 조절할 수 있으

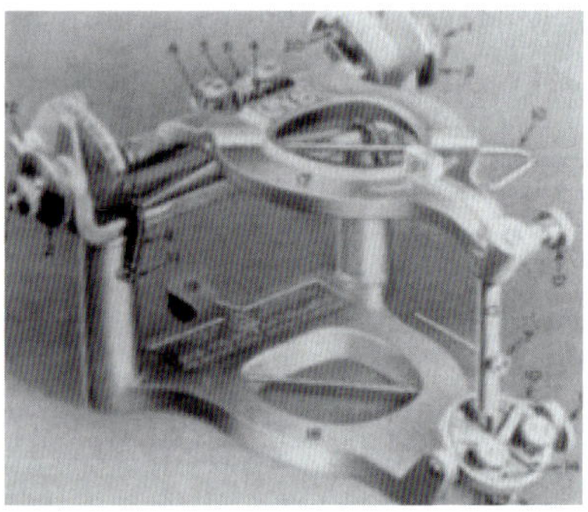

그림 2-17. Gysi의 Trubyte.

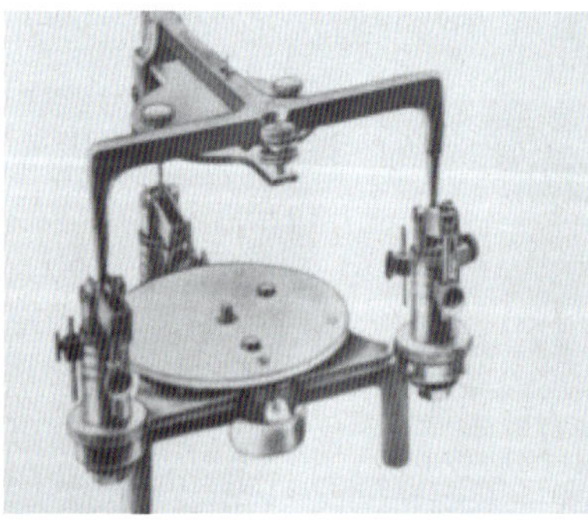

그림 2-18. Stansbery Tripod.

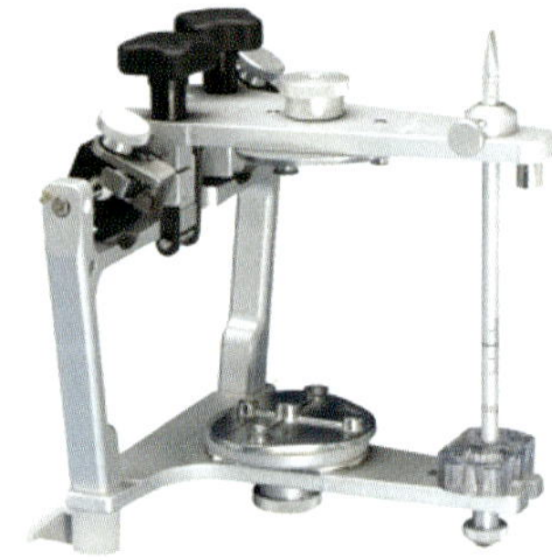

그림 2-19. Stuart의 Whipmix.

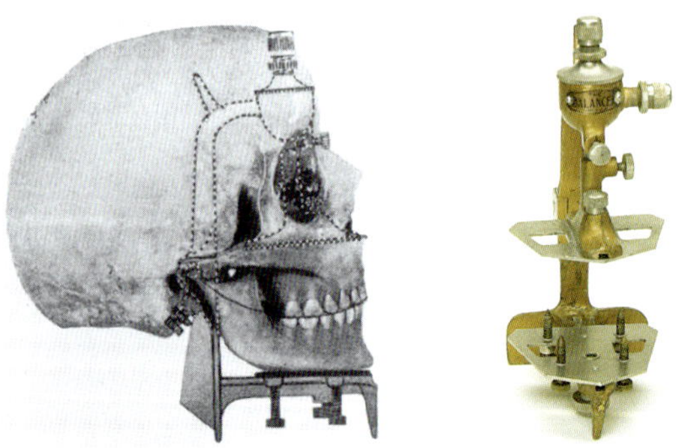

그림 2-20. Hagman Balancer.

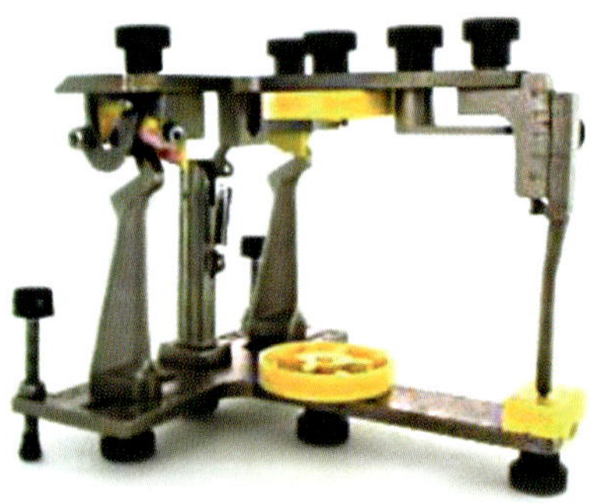

그림 2-21. Swanson(1965)의 TMJ instrument.

며, 이는 다양한 기성 각도를 선택할 수도 있고 혹은 customize할 수도 있으며, 그 둘 모두가 가능하기도 하다. Kinematic axis transfer가 가능하고, 3차원적 과두 경로 수정이 가능하며, Bennett guide adjustment, intercenter distance 조절, reference plane의 transfer 등이 가능한 arcon type의 교합기이다.

Guichet Denar(1966)의 장치는 insert를 조절하여 추후 수정이 가능한 적정 radius의 과두 경로를 고를 수 있는 half-tracking 교합기이다. 직선과 곡면 두 종류의 medial wall과 수정이 가능한 독립된 rear wall이 있다(그림 2-22).

Pape의 Transograph(1952)는 분리된 2개의 과두 회전축이 존재하는 장치로, 회전과 opening 운동이 2개의 축에 의해 이루어진다(그림 2-23).

Ney articulator(1962)는 DePietro에 의해 설계되었으며, positional record를 수용할 수 있는 3차원적 수정이 가능한 교체 가능 금속 과두 경로를 포함한다(그림 2-24).

Stuart의 Gnathoscope(1955)는 추후 수정이 가능한 다양한 plastic 경로를 선택할 수 있는 non-tracking 교합기이다. Bennett guide가 과두로 경사의 roof와 분리되어 있으며, centric position을 유지하는 고정된 sphere와 contact에 있어 customize될 수 있다(그림 2-25).

3) 교합기의 사용

수많은 교합기와 관련 도구들이 보다 정확한 보철물의 제작과 보다 편안한 진료를 위해 저마다 그 장점들을 뽐내며 발명되어 왔다. 그러나 안타깝게도 교합학에서 말하는 이상적인 기구 및 설비는 우리의 일상 진료실 상황과는 차이가 있다. 그러한 거리감이 교합학과 임상과의 어느 정도의 괴리감을 초래하고 있다고 생각한다. 무언가 특별한 장비가 준비되어야 하고, 특별한 진료 과정을 거쳐야 교합학에서 말하는 교합의 개념을 실제 진료에 담을 수 있을 것만 같은 생각 때문에, 비록 깨닫지 못했지만 이미 훌륭히 교합 진료를 하고 있었음에도 늘 스스로를 부족하다고 자책하게 하는 것 같다. Facebow가 필요한지는 늘 논란이 되고 있다. 진료실과 기공

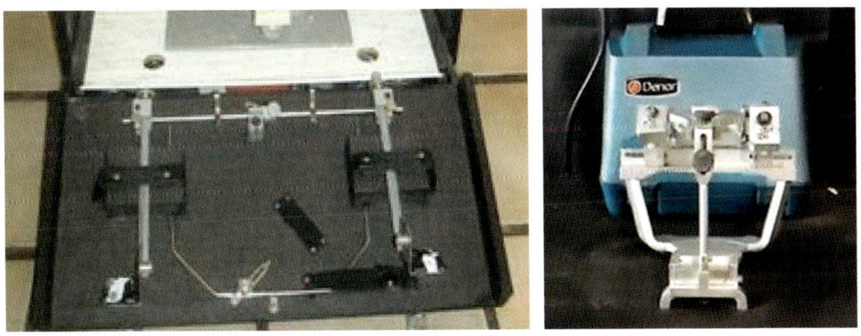

그림 2-22. Denar의 instrument.

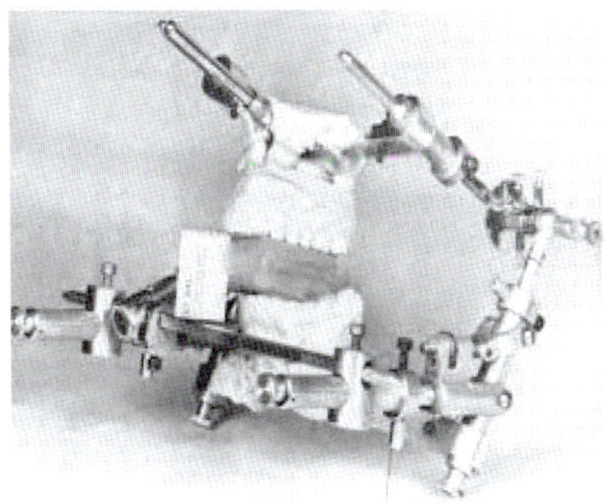

그림 2-23. Transograph.

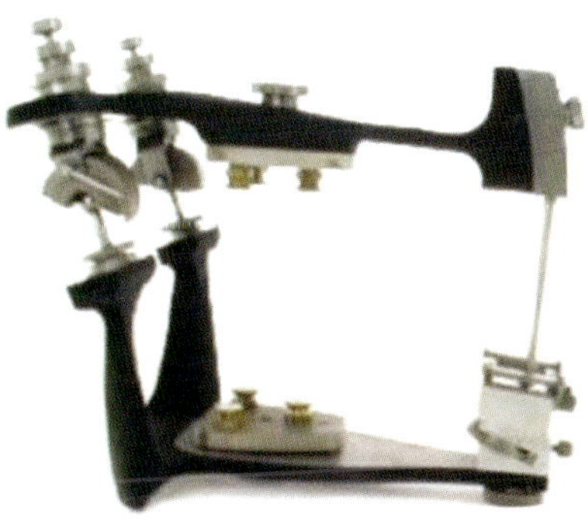

그림 2-24. Ney articulator.

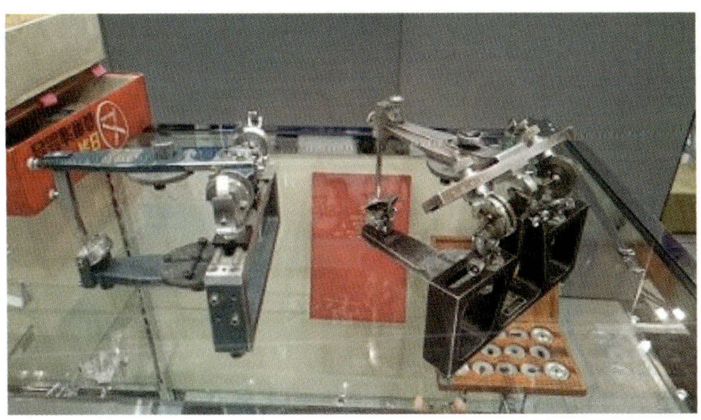

그림 2-25. Stuart의 Gnathoscope(1955).

실에서 많은 모형들이 facebow 없이 마운팅되고, 무리 없이 보철물이 제작된다. 술자가 교합을 충분히 이해한다는 전제하에서 facebow 사용 여부의 판단은 술자의 몫으로 남겨두어야 한다고 생각한다. 이와 관련된 고민들은 이미 긴 역사를 가지고 있음을 문헌을 통해 알 수 있다.

Gilmer(1862)는 개개인의 joint와 절치 간의 거리를 측정하였으며, 개인의 관절의 orientation을 제안하였다. Hayes (1887)는 교합기의 sloping joint path를 소개하였으며, dental arch는 관절에 대해 매우 다양하게 위치한다고 하였다. Snow (1889)는 악골이 어느 정도의 비대칭을 가지고 있다는 것을 발견하였으며, Campion과 Beyron은 과두의 움직임을 조사하기 위해 mandibular facebow를 이용하였고, Gysi(1929) 또한 과두로를 mandibular facebow를 이용하여 기록하였고, facebow에 의해 악골이 과두 축에 대해 적절하게 위치되어야 한다고 생각하였다. 이는 숫자의 환자의 악골 운동을 술자의 lab에서 그대로 재현하고자 하는 노력이었으며, 그 운동을 재현하기 위한 첫 출발점을 가능하게 하는 무언가가 필요했을 것이다. 바로 facebow이다.

Facebow는 1889년에 George B. Snow에 의해 발명되었다. 오늘날의 facebow의 prototype인 Snow bow의 발명이 눈꼬리와 귀의 tragus를 연결한 가상선 위에서 tragus 전방 11~13mm에 과두의 회전축이 존재한다는 개념은 오늘날에도 변함없이 사용되고 있다. Facebow는 해부학적 reference point에 대한 상악의 공간적 혹은 기하학적 관계를 기록하고 이를 교합기로 옮기는 데에 쓰이는 도구로 정의된다. 교합기의 opening axis에 대해 실제와 같은 관계로 모형을 위치시키도록 하고, transverse horizontal axis와 선택된 제3의 anterior reference point에 의해 기준 평면이 결정된다(그림 2-26).

Transverse hinge axis와 기준이 될 평면은 facebow에 의해 교합기로 옮겨지게 된다. 첫 번째 단계인 transverse hinge axis는 Gnathology에서처럼 kinematic facebow를 사용하여 true hinge axis를 찾거나 혹은 해부학적인 평균값에 맞춰 교합기로 옮겨지며, 두 번째 단계인 기준 수평면은 orientraion의 전방 참조점을 결정하여 transverse hinge axis와 함께 완성된다.

(1) True hinge axis

교합기로 옮겨진 출발점, 즉 이 Hinge axis가 부정확하다면 이후의 어떠한 술식도 그 의미가 퇴색될 수밖에 없다. 이 과정은 hinge axis locator로 불리는 장치에 의해 이루어지는데, 상악과 하악 치아에 부착되고, 구강 외 과두 후방으로 연장된다. 상악 치아에는 격자가 하악 치아에는 기록용 stylus가 고정된다. 하악이 움직이면서 격자 plate에는 arch 형태가 그려지게 되며, 이 움직임이 단순 회전, 즉 한 점을 중심으로 회전할 뿐 arch가 그려지지 않는 점으로 stylus를 조절한다. 이 회전의 중심이 true 혹은 exact hinge axis에 해당한다. 피부에 이 점을 표시하여 실제 hinge axis를 기록하게

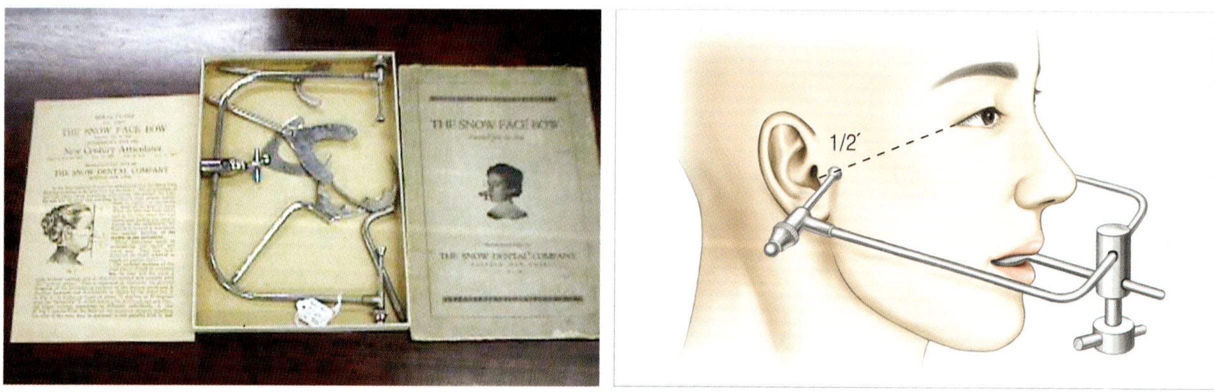

그림 2-26. George B. Snow의 facebow(1889).

된다(그림 2-27).

일반적으로 사용되는 semi-adjustable articulator에서는 arbitrary 혹은 average hinge axis가 사용된다. 1963년 Weinberg는 "Journal of Prosthetic Dentistry"를 통해 average hinge axis의 사용으로 인한 오차를 제2대구치 교두 높이 0.2mm로 보고한 바 있다. 임상적인 구강 내 교합조정을 고려한다면, 큰 오차라 받아들일 이유는 없다고 보여진다.

Transverse hinge axis의 평균적인 해부학적 위치에 대한 보고들을 인용하자면, Hanau는 tragus의 위치에 대해서 외이공 13mm(1/2인치) 전방이라고 하였으며, Swenson은 tragus의 상부로부터 11mm 전방, Gysi는 각 tragus의 후방 curvature의 중심점에서 10mm 전방이라고 하였다.

이러한 arbitrary facebow는 fascia type(그림 2-28)과 ear bow type(그림 2-29)으로 분류된다. Fascia type은 과두의 대략적 위치를 피부에 표시하여 그 hinge axis로 간주하는 것으로 촉진을 통해 과두 위치를 확인하고 피부에 표시한 그 중앙에 facebow의 condyle rod를 위치시키는 방법으로 안궁 이전을 시행한다. 반면 Ear bow의 경우는 anatomical average, 즉 과두의 위치를 찾는 대신 기존의 posterior points of reference로 대신한다(그림 2-30). Snow의 개념에서처럼, tragus 중앙에서 outer canthus를 잇는 가상의 선상에서 tragus의 후연 전방 13mm를 그 reference로 하는

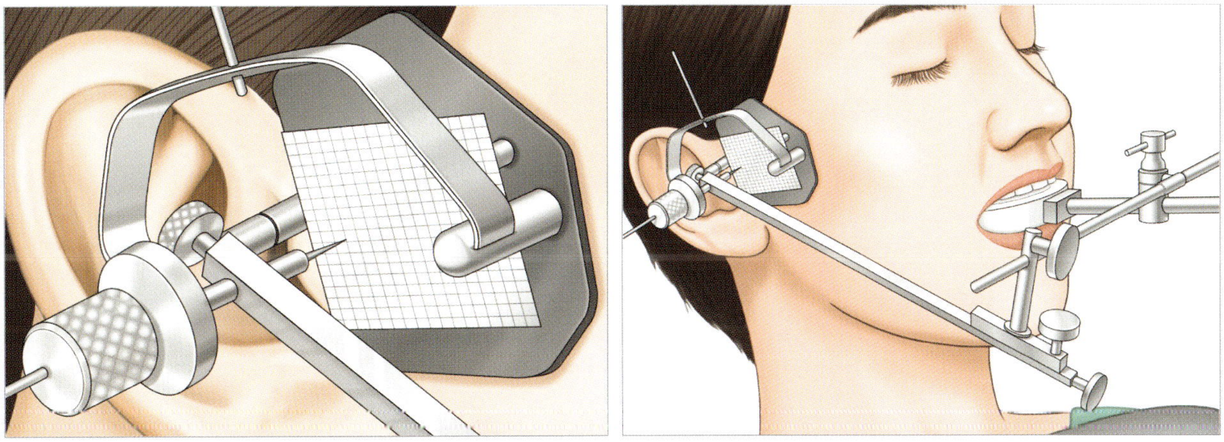

그림 2-27. Hinge axis locator. 하악 운동에 의하여 그려지는 arch의 반경이 점차 줄어들도록 stylus를 조절하여 더 이상 arch가 아닌 한 점을 중심으로 회전하는 곳을 찾도록 한다.

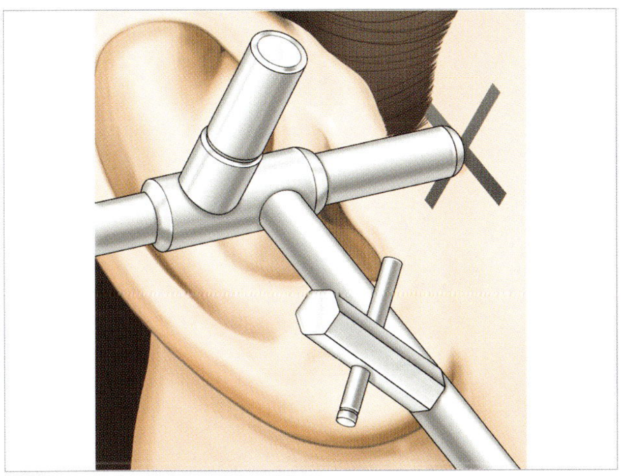

그림 2-28. Fascia type의 arbitrary facebow. 대략적 과두의 위치를 피부에 표시하고 이 지점을 hinge axis로 간주한다. 대략적 과두의 위치가 'X'표로 표시되어 있는 것을 볼 수 있다.

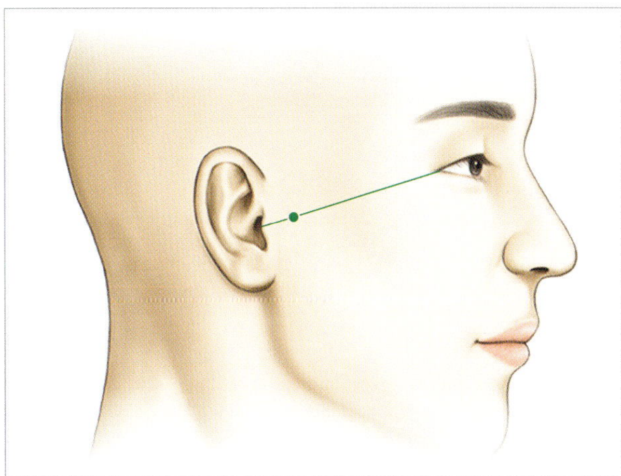

그림 2-29. Ear bow type. Tragus 중앙에서 outer canthus를 잇는 가상의 선상에서 tragus의 후연 전방 13mm의 Beyron point를 hinge axis로 간주하는 earbow type의 개념.

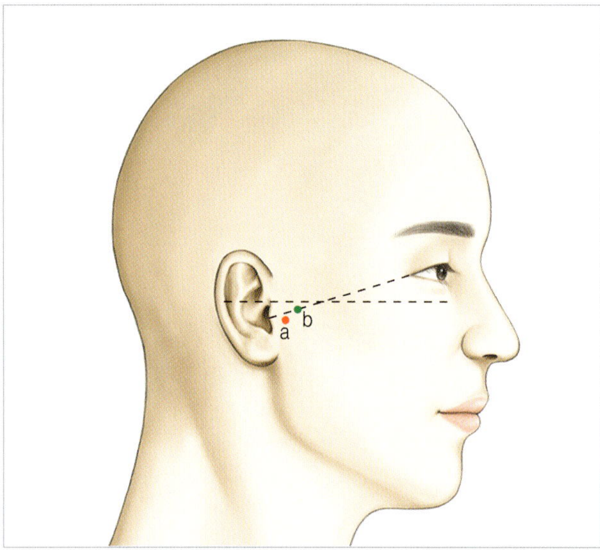

그림 2-30. Posterior reference point. a는 Bergstrom point, b는 Beyron point를 나타내며, Beyron point보다 실제 hinge axis에 가깝다는 보고들이 있다.

2

Beyron point가 널리 쓰인다. 또 다른 reference point인 Bergstrom point는 외이도 중앙에서 10mm 전방 그리고 FH plane 하방 7mm에 해당하는 지점으로 Beyron point보다 실제 hinge axis에 가깝다는 보고들이 있다.

교합기 개발 과정의 개념에 따라 기준 평면을 결정하게 되는 reference point는 Hanau의 orbitale 하방 7mm 근처가 Frankfort plane에 해당하며, Ala of nose가 Camper's plane, 그리고 상순 하연 혹은 상악 전치의 절단연 43mm 상방 지점은 Denar에서의 reference point가 되고, 비근첨은 Whipmix의 quick mount facebow 등에서 사용된다. 교합기에서 가장 일반적으로 사용되는 reference plane은 Frankfort plane이다. Frankfort plane은 orbitale, 좌·우 안와의 최하방 지점과 porion, 좌·우 외이도의 최상방 지점, 이 두 점이 이루는 평면으로 정의된다. 이 평면은 horizontal plane of reference와 평행한 것으로 정의된다. 교합기에서는 porion을 재현할 방법이 없기 때문에 axis-orbital plane이 Frankfort plane과 일치하는 것으로 간주된다. 그러나 1968년 J.B. Gonzales와 R.H. Kingery에 따르면 Frankfort plane은 axis-orbital plane과 평행하지 않다. 그리고 자연스러운 자세에서, 즉 natural head position(NHP)에서는 Frankfort plane이 하나의 전방 reference와 두 개의 후방 reference가 이루는 진정한 수평면인 horizontal plane of reference와 평행하지도 않다(그림 2-31, 2-32).

또한, Carlo Ercoli 등은 1999년 JPD를 통해 split cast technique과 the 3rd reference point를 고려하지 않은 마운팅을 통해 교합면과 과두의 protrusive path 간의 관계를 보다 정확하게 기록할 수 있었다고 보고하기도 했다. 부정확한 3rd reference point를 고려하기보다 교합면과 과두 경사 간의 관계에 집중한다는 의미이며, 흡사 과두 경로는 교합면과 조화를 이루기만 하면 된다는 non-anatomic articulator

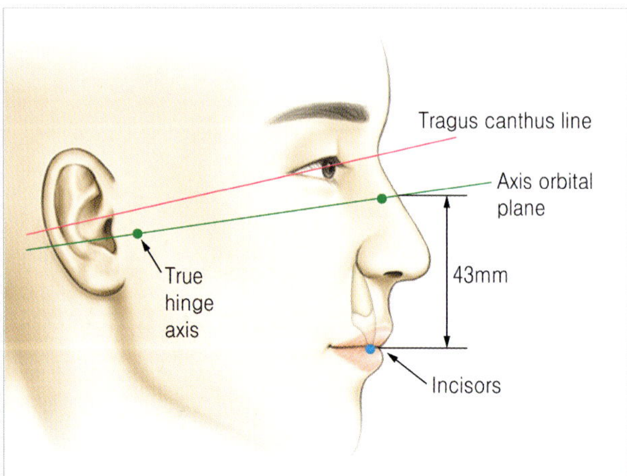

그림 2-31. Axis-orbital plane과 상악 전치와의 관계. Denar 교합기에서 활용되는 reference point.

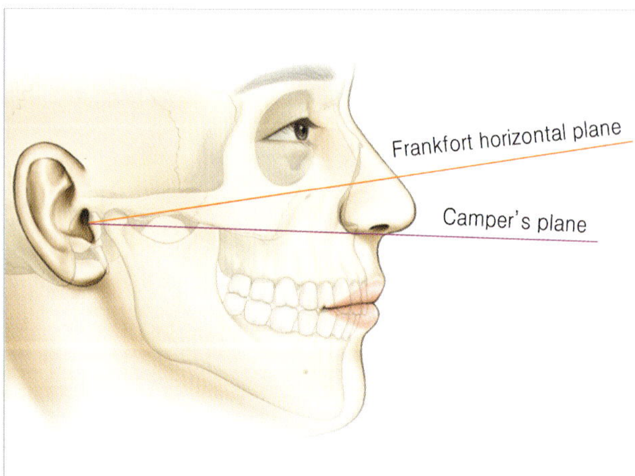

그림 2-32. FH plane과 Camper's plane.

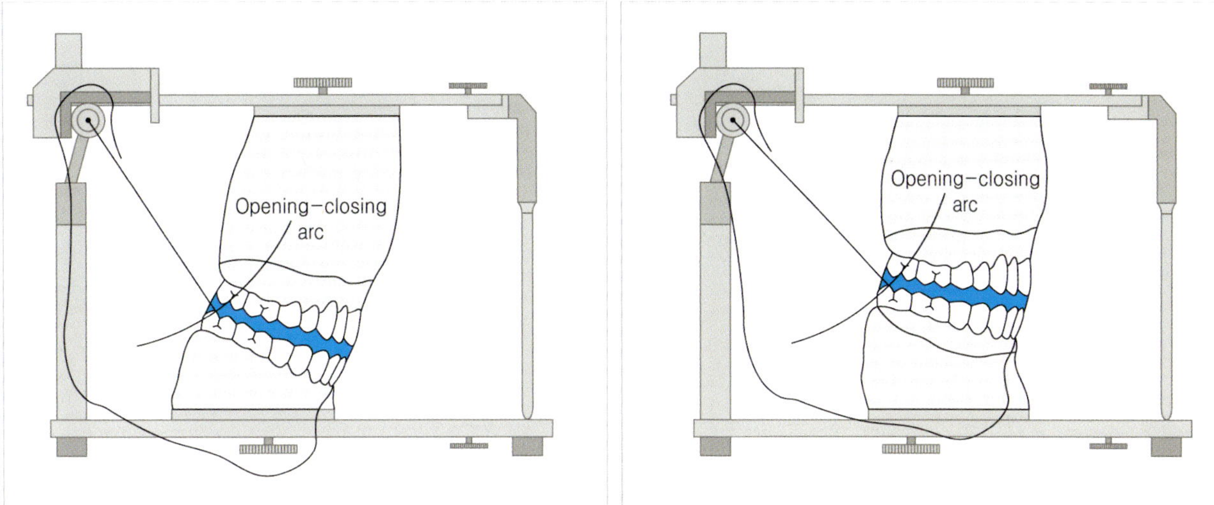

그림 2-33. 3rd reference point의 차이에 따른 마운팅 차이. 3rd reference point에 따라 마운팅되는 모형의 상·하 공간의 양은 달라질 수 있으나, 그에 따른 과두 경사 값의 보정이 뒤따른다면, 시각적으로 균형이 잡혀있지 않다거나 아름답지 않다고 해서, 임상적으로 문제를 초래하지는 않는다.

개념에도 가깝다(그림 2-33).

동어 반복일 수 있으나, 안궁 이전은 양측 과두에 의해 만들어지는 hinge axis를 교합기에 옮기는 과정이다. 따라서 안와하공이나 비근점 등의 3rd reference point는 상악 모형의 transfer 과정에서 절대 불변의 위치일 필요가 없다. 교합기 상에서 모형의 수직적 위치 변화는 hinge axis를 중심으로 하는 arc 선상의 변화일 뿐이므로 환자의 머리 위치의 변화일 뿐 교합관계의 변화를 결과하지는 않는다. 단, 그에 따른 과두 경사의 보상이 전제되어야 한다.

Frankfort plane이 기준이 된 교합기에서 가상의 환자는 고개를 숙이고 있는 상태이며, 교합면이 기준이 된 교합기에서 가상의 환자는 고개를 너무 뒤로 젖힌 상태가 되고 만다. 즉, 환자가 정면을 응시하고 있는 자세가 고려되지 않은 마운팅 상태는 심미적 오류를 초래할 수도 있다. 환자가 정면을 응시하는 상태의 기준 평면인 patient horizontal plane을 사용한다면, 교합기상 가상의 환자는 정면을 응시하게 되기 때문에 좌·우 대칭이나 smile line 등을 종합적으로 관찰할 수 있게 된다. 또한 기공 과정상의 사소한 문제일 수도 있으나 교합기의 중앙에 모형이 놓이기 때문에 작업의 편의성을 기대할 수도 있다. Camper 평면을 기준으로 하는 교합기에서는 환자가 머리를 위로 든 상태가 되기 때문에 심미분석에는 한계를 가지나, 교합평면의 분석, 교합 부조화의 관찰이 용이하다는 장점이 있다.

그러나 지금까지의 논의를 무색하게 하기 충분한, 양측 과두 공통의 hinge axis가 불가능하다는 주장 또한 가능한데, 이는 하악이 비대칭이라는 사실에 근거한다.

그림 2-34의 환자는 지극히 저자 개인적 경험일 수도 혹은 극단적인 예가 될 수도 있으나, 양측 과두의 상·하 혹은 전·후방 관계가 대칭이 아닐 수 있으며, 임상적으로 외이도의 위치와 hinge axis와의 관계는 명확히 규정 짓기 어려울 수 있다(그림 2-34, 2-35).

Facebow를 조작하는 과정에서 의도적으로 혹은 그렇지 않

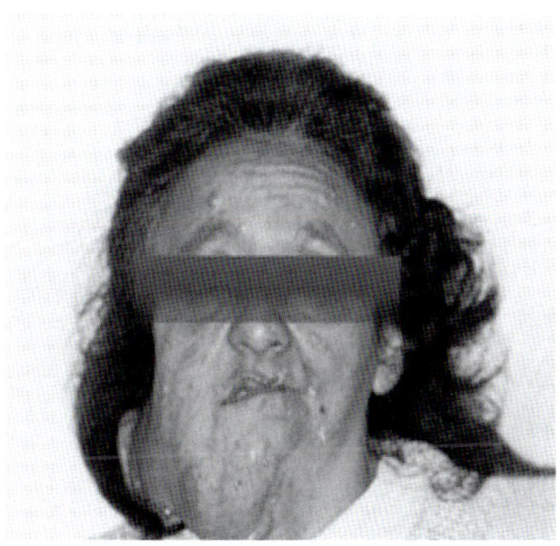

그림 2-34. 선천성 안면 기형 환자의 정면사진

2

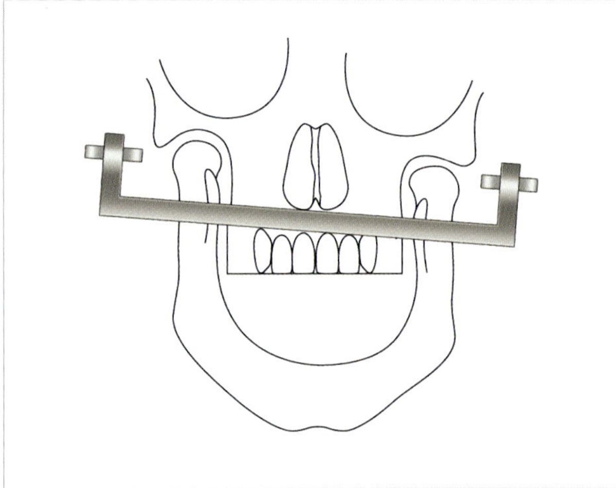

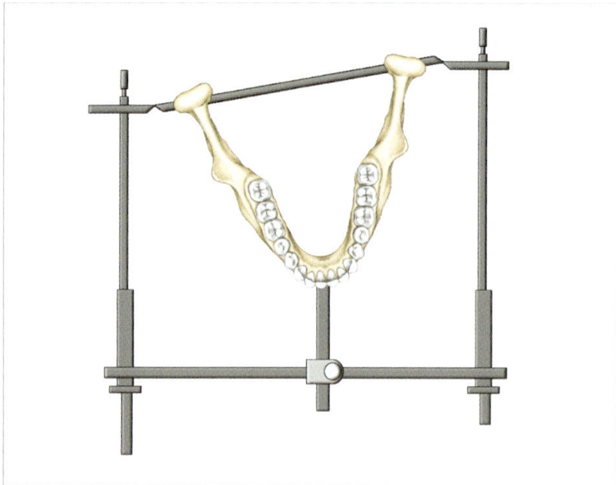

그림 2-35. 선천성 안면 기형 환자의 예는 과두의 상·하 및 전·후방 위치의 비대칭 상태가 facebow의 임상적 유의미함에 대한 의문을 결과한다.

2

더라도 불가피한 오차를 만들게 될 수도 있다. 예를 들면, facebow를 이용한 상악 모형의 마운팅 과정에서 모형의 위치가 교합기 중심에서 벗어나게 facebow가 위치되어 채득한 상태 그대로가 아니라 의도적으로 약간 위치를 옮기게 된다거나, 혹은 나사의 조작 실수로 원래 위치에서 조금 벗어난다거나 혹은 석고의 경화 팽창으로, 아니면 미처 발견하지 못한 모형의 기포가 모형이 원래 있어야 하는 위치가 아닌 곳에 마운팅되기도 한다. 그렇다면 안궁 이전은 임상적으로 어떤 의미를 갖는가? 환자의 상태 그대로를 기공실 교합기 위로 옮기기 위해 우리가 할 수 있는 능력 범위 안에서 최대한의 노력, 아니면 혹시 결과적으로는 그 필요성에 의문을 갖게 되는 절차에 불과한 것인가. 2007년 "Journal of Oral and Maxillofacial Surgery"에 cast 마운팅에 관련된 연구가 발표되었다. L.M. Wolford와 A. Galiano는 'A simple and accurate method for mounting models in orthognathic surgery'를 주제로 논문을 통해 다수의 논문을 인용하면서 반복적으로 동일한 정확성을 보장할 수 없는 facebow 사용에 대해 회의적 의견을 표하면서 두부규격방사선사진과 occlusal plane indicator(OPI)를 이용한 모형의 마운팅 방법을 소개했다. 상악 모형의 마운팅을 위한 plate의 경사를 두부규격방사선사진과 FHP에 따라 조절하고 양측 견치의 위치를 보정해서 수평 관계를 수정한다. 상악 중절치의 전·후방 위치도 두부계측분석을 통해 platform 위에 표시하고 마운팅을 마무리한다. 비록 방사선 사진과 1 : 1의 비례로 정확성을 보장할 수는 없지만, 안궁 이전 과정 중 의원성으로 증폭되는 오류를 피하고, 환자에게 불편함 또한 최소화할 수 있는 매우 합리적인 대안이라고 생각된다(그림 2-36).

G.E. Carlsson은 2009년에 "Journal of Prosthodontic Research"에서 총의치 치료에 facebow를 사용한 그룹과 사용하지 않은 그룹 간의 follow-up study를 인용하면서, 두 그룹 간 치료 결과 차이가 없었음을 근거로 facebow 사용의 필요성에 대한 의문을 제기했다. 그러나 앞서 언급했듯 facebow가 필요하다 혹은 그렇지 않다에 대한 판단은 경험과 교합적 지식을 바탕으로 한 술자의 판단에 맡기는 것이 옳다고 생각한다.

일반적인 안궁 이전 과정과 술식상의 tip을 살펴보면 다음과 같다.

Bite fork를 상악에 고정되도록 한다. 이때 facebow를 환자에게 위치시키고 고정시키는 과정 동안 fork가 정확한 위치에서 안정적이도록 해야 한다. 왁스 혹은 일반적인 silicone 인상재 등을 사용하여 하악의 폐구에 의해 fork의 안정성이 저하되지 않도록 주의한다. Cotton roll을 물려서 bite fork의 안정을 확보하는 방법도 활용될 수 있다. 또한 과두간 거리를 안궁 이전 과정에서 측정할 수도 있으며, 그

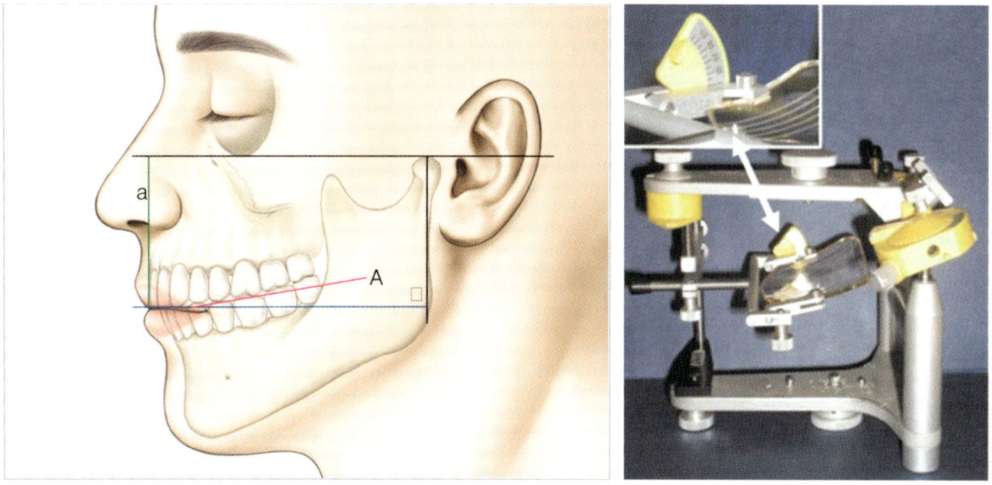

그림 2-36. L.M. Wolford와 A. Galiano의 두부계측분석과 occlusal plane indicator(OPI)를 이용한 모형의 마운팅 방법.

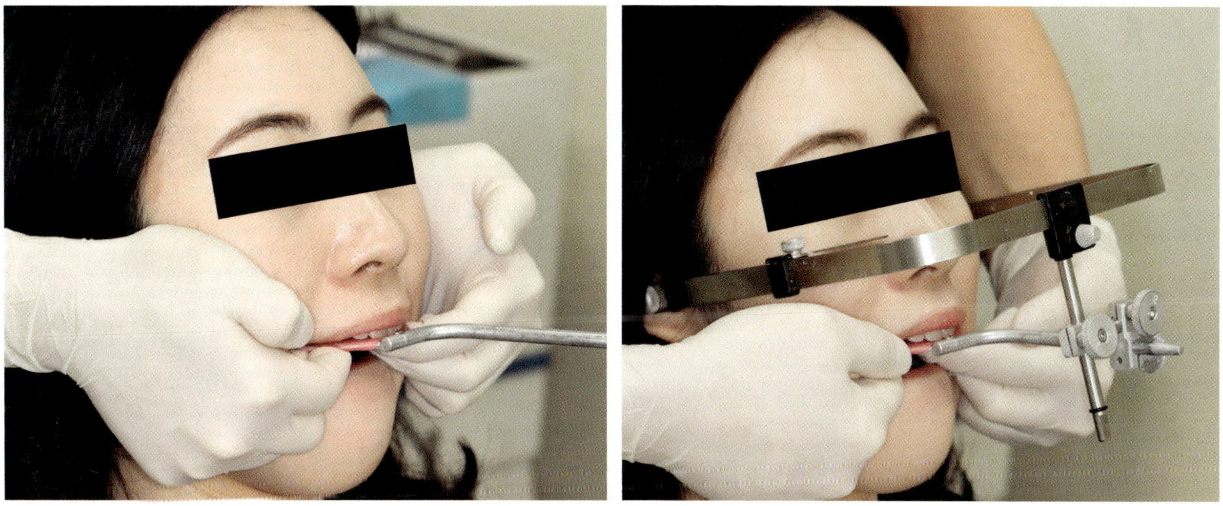

그림 2-37. Facebow와 bite fork의 시적 모습.

거리가 교합에 미치는 영향이 적지 않으나 고정된 과두간 거리를 사용하는 교합기들도 있으므로 선택한 교합기에 따라 사용법을 익힐 필요가 있다(그림 2-37).

고정장치를 조이는 과정에서 각각의 구성요소들이 잘 정렬되고 그 위치가 변하지 않도록 주의한다. 고정나사들의 역할 없이도 각각의 구성 요소들은 제 위치에서 안정적임을 확인한 후, 나사를 조이도록 한다(그림 2-38).

Facebow를 직접 교합기에 연결하여 모형을 마운팅하는 방법(그림 2-39A)과 절치 유도판 대신에 마운팅 jig을 체결하여 모형을 마운팅하는 방법(그림 2-39B)이 있다. 어떤 경우에도 bite fork 하방에 상악 모형을 지지해주는 지지대가 반

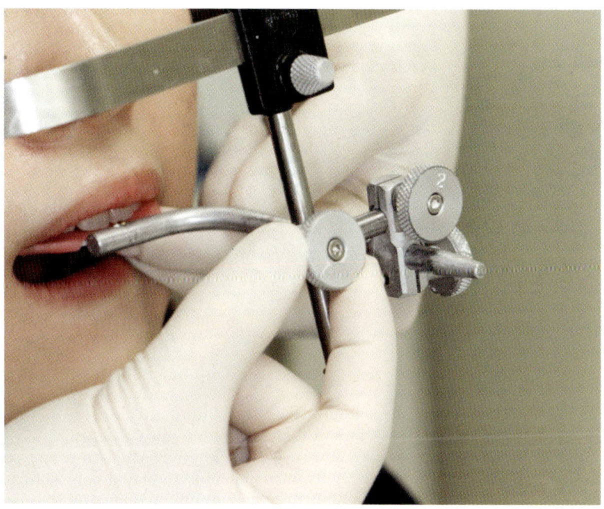

그림 2-38. Facebow의 고정장치.

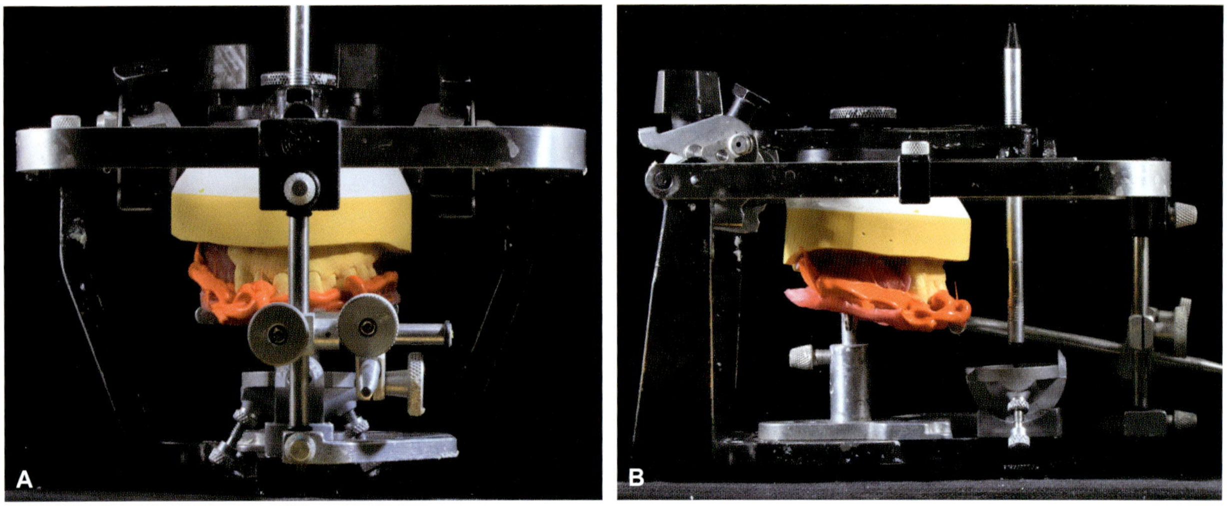

그림 2-39. 안궁 이전 후 마운팅.

드시 필요하다. 이 지지대(그림 2-39A)는 측면으로의 기울어짐과 무관하게 모형의 무게를 지지해야 하는데, 이 과정에서 견고하게 체결되지 않은 부분은 유격에 의한 오차를 초래하게 되므로 주의가 필요하다.

이후 mounting ring 혹은 mounting plate에 상악 모형을 석고를 사용하여 부착하게 된다. 이때 한 번에 많은 양의 석고를 사용하는 것은 경화 팽창에 의한 오차를 결과할 수 있으며 고정 과정이 수월하지 않을 수 있으므로, 모형과 mounting ring 간의 관계를 고정한다는 의미에서의 1차 석고 고정을 시행하고 경화가 완료된 후 mounting ring을 탈착하여 석고 작업을 마무리하는 것이 추천된다. 이렇게 석고를 두 번에 나눠서 하는 방법은 하악 모형의 부착에서도 동일하게 적용된다(그림 2-40).

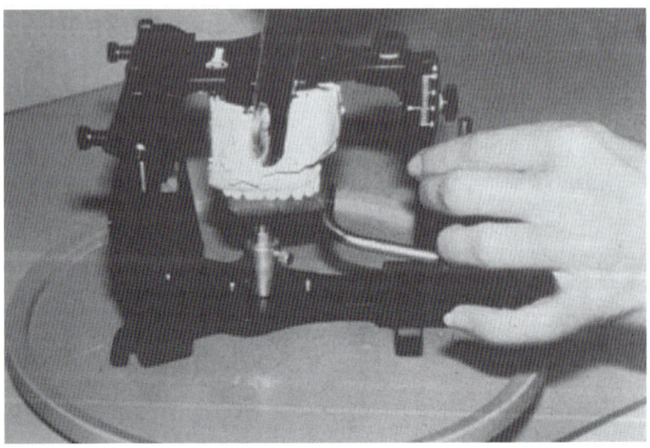

그림 2-40. Plaster를 이용한 마운팅 과정.

중심위를 채득하고, 이 기록대로 상·하악 모형을 고정시키고 석고를 사용하여 상악을 mounting ring에 고정시켰던 것과 같은 방법으로 하악을 mounting ring에 고정한다. 여느 치과적 술식에서처럼 이 역시 오차를 만들 수 있다. Split Cast Technique 등의 방법으로 정확히 안착되지 않는다면 석고와 모형 사이 유격으로 마운팅의 부정확함을 평가해 볼 수는 있다. 그러나 정확한 모형, 정교한 중심위의 채득, 그리고 정확한 안궁 이전 등이 전제되어야 의미 있는 과정이므로 평가보다는 각각의 단계에서 발생할 수 있는 오차를 염두에 두고 정확한 술식을 행할 수 있도록 하는 것이 우선일 것이다.

(2) Diagnostic setting and therapeutic setting

하악의 움직임을 조절하는 구조는 posterior controlling factor와 anterior controlling factor로 나누어 측정되고, 실제 구강 내에서는 조절이 불가능한 요소들도 치료의 편의를 위해 조절되게 된다. 편의라는 표현이 오해가 있을 수 있으나, 이는 단순히 편안함이나 손쉬움의 의미가 아닌, 자연의 완벽함에 이를 수 없기에 택하는 차선의 의미이다.

앞서 언급했던 바와 같이, 교합기 사용의 목적은 상·하악 치아의 정적인 상태의 기록에 있지 않으며, 동적인 상태의 기록에 있다. 따라서 하악 과두의 움직임에 영향을 주는 해부학적 요소들의 형태 혹은 상태를 재현해야 그 사용 목적에 부합하는 이상적인 치료 장비겠으나, 이는 현실적으로 가능할 수 없다. 하악이 움직일 때 상·하악 치아 간 접촉이 배제된 상황에서, 즉 근육보다 받침점에서 멀리 떨어져 있는 치아들에 의한 지래 효과가 없는 상태에서 2개의 과두 경사와 근육 복합체에 의하여 하악의 움직임이 결정된다. 이 움직임에는 연조직에 의한 생리적 변수가 존재할 수밖에 없으며, 이는 개체 간 차이뿐 아니라 동일 개체 내에서도 변화무쌍하여 모든 변수를 금속이나 플라스틱 재질의 교합기로 측정 혹은 재현하는 데에는 한계가 있을 수밖에 없다. 따라서 교합기는 해부학적 재현이 아닌, 상악에 대한 하악의 상대적 움직임의 최대 재현이며, 이를 수치로 표현하게 된다.

이 수치들은 다음과 같은 교합기 요소에 의해 측정되고 기록된다.

① Condylar inclination/fossa components: 관절융기의 각도를 조절할 수 있도록 하며, 와의 상방, 후방, 내측벽 역할을 하여, 측방 운동을 재현하도록 한다.

② Inter condylar distance: 교합기상의 양측 과두간 거리를 조절할 수 있으며, 안궁 이전 과정에서 측정된다.

③ Bennett angle: side shift 운동을 재현하는 것으로 각도 혹은 길이로 측정될 수 있다.

④ Incisal guidance: 자연 치아의 전방 유도를 재현한다.

① Condylar inclination

중심위 상태로 상·하악 모형이 마운팅된 후 환자의 하악을 5~12mm 정도 전돌시킨 상태에서 교합기록을 채득한다. 이때에 전 치열에 걸쳐 상·하악 치아 간 접촉 없음을 확인하여 관절융기 경사에 의한 과두의 움직임에 의한 효과만을 인기하도록 한다.

절치 유도핀을 올려서 유도판과의 접촉이 없도록 하고 centric lock을 풀어서 교합기 상부의 움직임이 자유롭도록 한다. 이후, 상악과 하악 모형 사이에 채득한 전방 유도선의 기록제를 위치시키고 이에 맞도록 과두 요소를 조절한다.

그림 2-41은 non-arcon type의 교합기에 해당하는 Hanau H2 model 에 해당한다. 교합기의 상·하 부분이 분리되지 않는 장점으로 의치 제작에 최적화 되었다고 알려져 있는데, Weinberg에 따르면 보철물 정확도에 있어서는 차이가 없다고 보고하였다.

이와 같은 분류는 Bergstrom에 따른다. Bergstrom은 AR-ticulating CON-dyle에서 이 두 단어의 합성으로 arcon

2

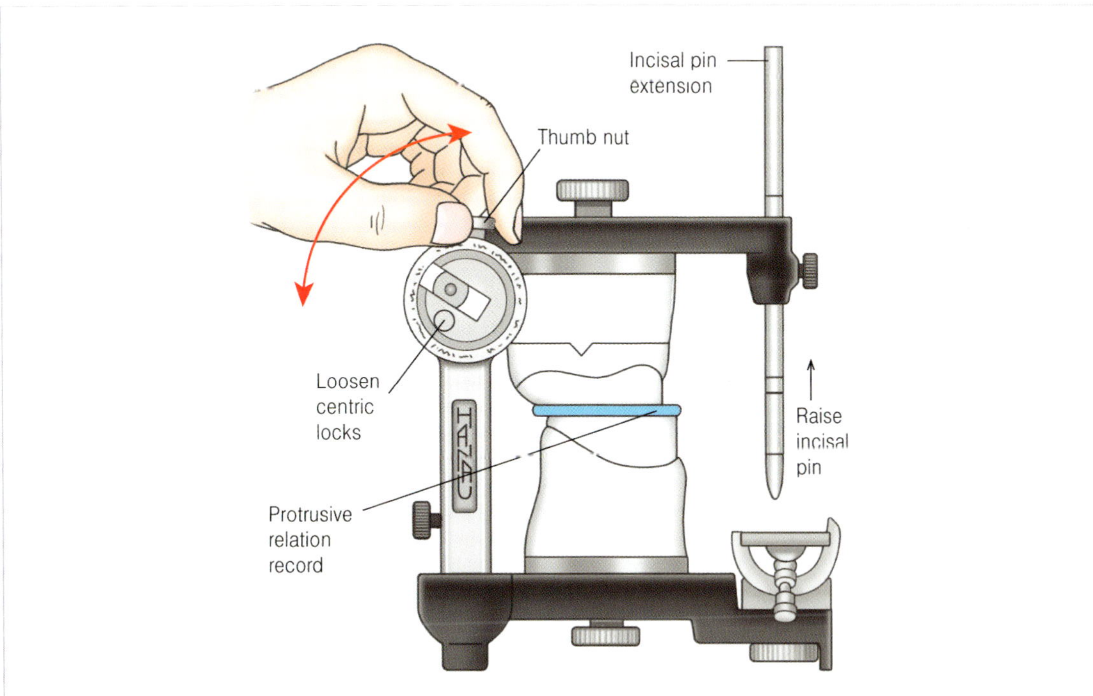

그림 2-41. Non-arcon type의 Hanau H2 전방 기록을 물려서 측정하는 과두 경사각.

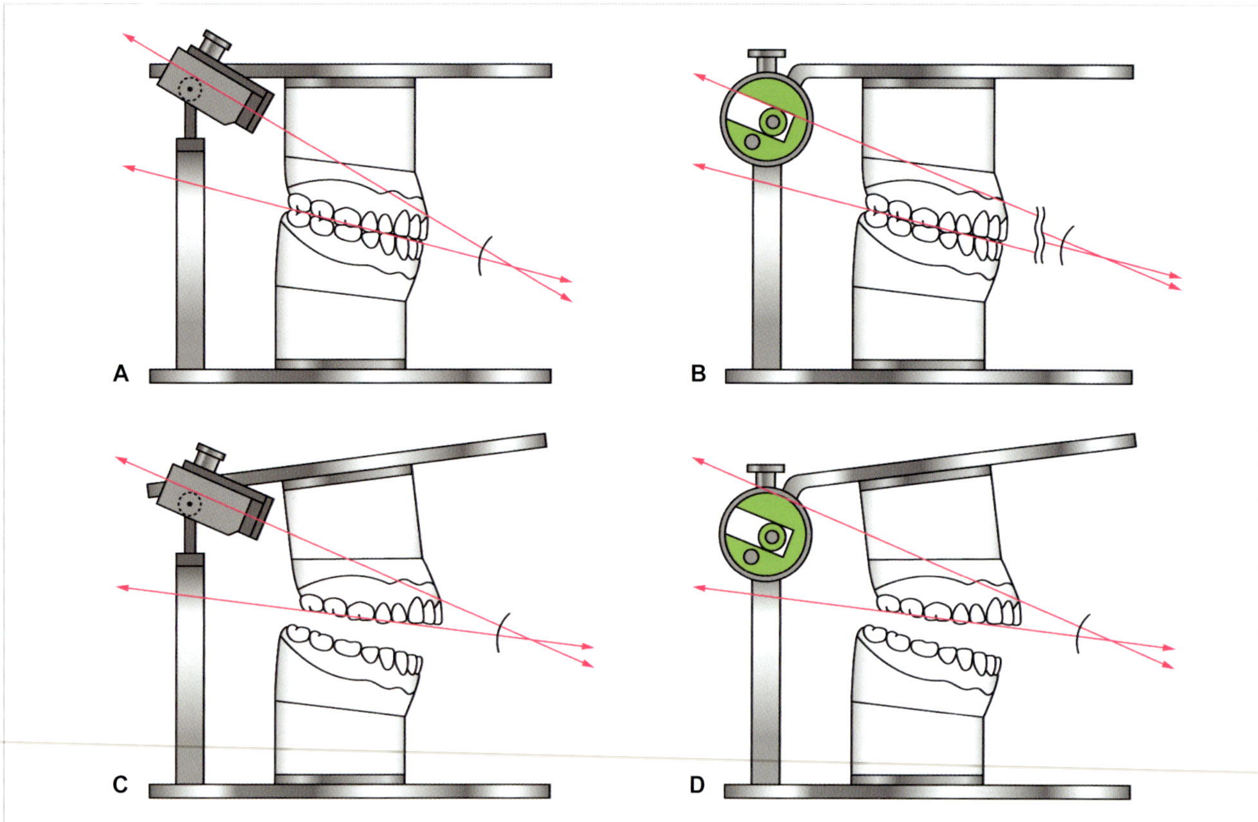

그림 2-42. 교합기가 열린 상태에서의 arcon과 non-arcon type의 교합면과 과두 경사와의 각도 차이. **A,** Arcon에서 MIC 위치시 교합면과 과두각도. **B,** Non-arcon에서 MIC 위치 시 교합면과 과두각도. **C,** Arcon에서 거상 시 교합면과 과두경사의 각도 차이에 변화가 없다. **D,** Non-arcon에서 거상 시 교합면과 과두경사의 각도 차이에 변화가 있다.

이라는 용어를 만들었다. 해부학적 sequence를 따르는 쪽이 arcon 그 반대가 non-arcon으로 분류된다.

그림 2-42에서 볼 수 있듯이 H.T. Shillingburg에 따르면 non-arcon type의 경우 교합기가 열렸을 때 관절 와가 하악에 고정된 것과 같은 형태이므로, 그 각도가 유지될 수 없다. 반면 arcon type의 교합기에서는 관절 와에 해당하는 요소가 상악에 고정되어 있으므로 교합기가 열린다고 해도 그 각도의 변함이 없다는 것을 알 수 있다. 이는 전방 유도 기록을 사용하여 교합기를 programming하는 과정에서 오차를 결과하게 된다.

그림 2-43의 Whipmix 2240 model의 경우는 arcon type에 해당하며, 과두 요소를 전방 유도 기록이 고정된 상태에서 조절하여 과두 경사를 측정 기록한다. 과두의 이동 경로를 직선으로 재현하는 교합기와 실제에 가깝게 customizing하거나, Whipmix 2240 model의 경우처럼 3/4″ curvilinear housing을 선택하는 등의 종류가 있기도 하다.

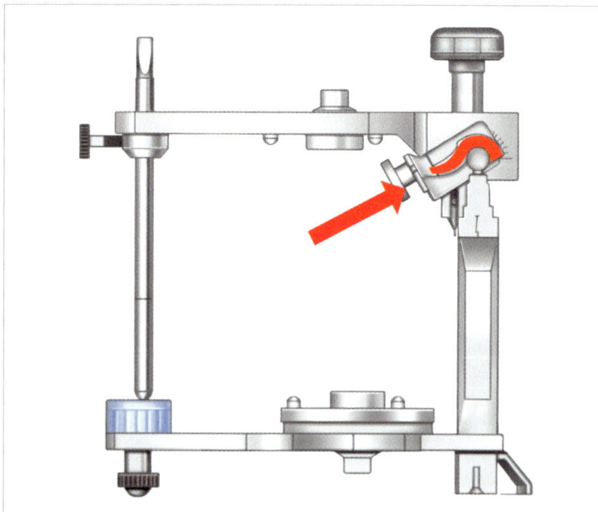

그림 2-43. Whipmix 2240.

② Bennett angle

과두와의 시상면에서의 기울기가 측정되었다면, 와 또는 관절융기의 수평면에서의 위치관계 역시 확인되어야 한다.

좌·우 과두가 서로 독립적 존재가 아니므로 기능적으로 한 단위이겠으나, 과두의 측방 운동은 작업측과 비작업측으로 나누어 설명된다. 작업측에서 과두는 회전 운동을 하게 되는데, 과두의 형태가 교합기에서와는 달리 둥근 공 모양이 아니므로 순수한 회전 운동이 일어나지는 않는다. 하악 과두가 외측방으로 움직일 때, 60°의 꼭지각을 갖는 원뿔의 밑면의 어느 점에서 그 운동을 끝마치게 된다. Aull은 9개의 다른 위치로 작업측 과두의 운동을 설명하기도 했다. 즉, 후방, 측, 상방으로의 움직임이 개체에 따라 여러 방향으로 움직일 수 있음의 경험적 도식화라고 할 수 있다(그림 2-44).

1908년 Norman Bennett은 작업측 rotating condyle 영역에서 하악의 bodily side shift를 'Bennett movement'라고 이름 지었다. 이렇게 작업측 과두가 운동을 하는 동안 비작업측 과두는 forward, downward, inward 방향의 운동을 하게 된다. 이때 운동의 출발점인 중심위 위치와 운동의 종착점을 이은 선이 정중시상면과 이루는 각도가 Bennett angle이다.

Bennett movement와 Bennett angle은 보기엔 비슷한 용어이지만, 서로 다른 과두에서 동시에 벌어지는, 즉 하악이 움직이는 과정에서 작업측과 비작업측에서 각각 볼 수 있는 현상이거나 관찰값이라고 할 수 있다(그림 2-45).

여기서 한 가지 더 고려해야 할 것이 있다. 하악의 측방 운동은 immediate side shift(ISS)와 progressive side shift (PSS)로 이루어진다. 작업측에서 타원의 단면을 갖는 과두가 회전을 하려면 외측방으로의 즉각적 움직임 후에야 회전이 가능할 수밖에 없다. 이 작업측 과두의 움직임이 비작업측에서 orbiting 과두의 내측으로 수평 이동을 결과하는 것은 당연한 이치이다. 이 즉각적 측방 이동을 immediate side shift(ISS)라고 하며 뒤따르는 progressive side shift(PSS)에 의해 측방 운동이 완성된다(그림 2-46).

교합기상에서 측방 유도 기록을 이용한 또 다른 수평 성분의 관찰은 Bennett angle이라 할 수 있다.

운동의 출발점과 종착점을 이은 가상선과 정중시상면이 이루는 각도를 조절하여 관찰할 수도 있고, 또한 관절강 내측벽과 정중시상면이 이루는 각도는 6~7°로 고정하고 ISS의 값을 조절하여 Bennett angle을 측정 기록할 수도 있다(그림 2-47).

그 측정의 방법은 과두 경사에서의 방법과 동일하다. 상·하악 견치의 교두 끝부분이 정렬되도록 측방 운동을 유도한 상태에서 측방 유도 기록을 채득한다. 좌측 check bite를 위치시키고 우측의 Bennett angle 조절부를 움직여 과두에 해당하는 금속 구에 접촉할 때까지 이동시킴으로써 측정이 가능하게 된다. 반대측에서도 같은 과정을 수행하여 양측의 Bennett angle을 측정한다. Hanau H2와 같은 교합기의 경우 과두 경로의 수직 기둥을 돌려 위와 같은 효과를 얻게 되는데, 전방 과두 경사만 측정한 다음 교합기록을 이용하여 과두 운

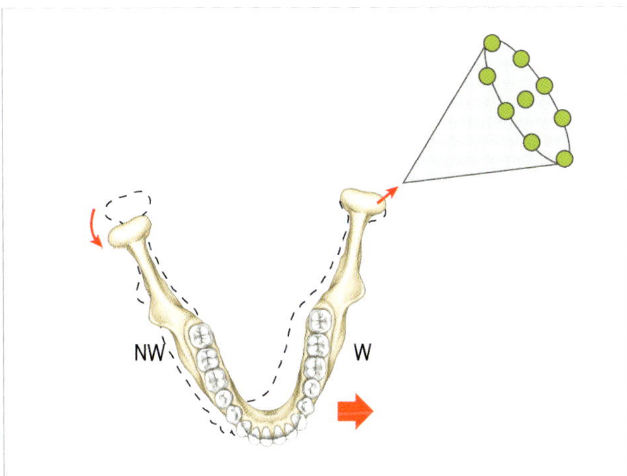

그림 2-44. Aull의 작업측의 운동 경로. 9개의 다른 위치가 보인다.

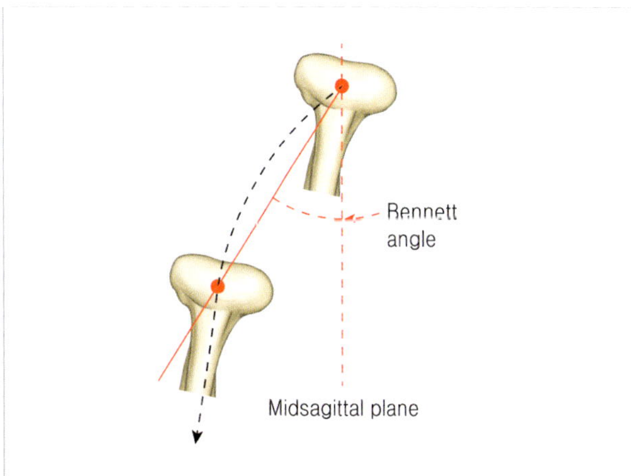

그림 2-45. Bennett angle의 개념.

2

동의 측방 각도를 측정할 수도 있으나, 'L = H/8 + 12'라는 Hanau Formula를 사용한다면, 과두 경사만 측정을 하여, 측방 경사를 얻을 수 있다(그림 2-48).

과두간 거리를 포함하여, 과두 경사와 Bennett angle 등은 posterior controlling factor이며 외상이나 질병의 상태가 아니라면, 불변인 고정된 요인에 해당한다. 이러한 posterior controlling factor가 구치부 교합와의 깊이나 교두 높이에 지대한 영향을 미치게 된다고 주장하는 학자들에 따르면, 과두가 관절강의 벽을 따라 주행하는 운동은 순수한 전방 운동과 측방으로의 움직임으로 나눌 수 있다. 관절강의 내측벽이 과두 경사로에 비해 더 가파르기 때문에 전방으로 움직일 때의 과두의 경사로보다 측방으로 움직일 때 발생하는 각도가 더 크다. 즉, 전방 유도 기록에서 측정한 과두 경사보다 측방 유도 기록을 이용하여 과두 요소 조절을 통해 측정한 과두 경사 값이 더 크다. 1964년 Weinberg는 이 차이를 5°의 Fischer angle로 그의 논문에 기술한 바 있다. 또한 Weinberg는 1963년 교합기에 대한 평가와 그 개념을 기술한 JPD에 실린 논문에서, 이 Fischer angle을 재현하지 못하는 교합기상에서의 오차를 3mm 교두를 갖는 제2대구치에서 0.1mm로 계산하기도 했다. 치료를 위한 교합기 programming이라면 큰 의미를 두지 않아도 되는 측정치라고 판단된다(그림 2-49).

2

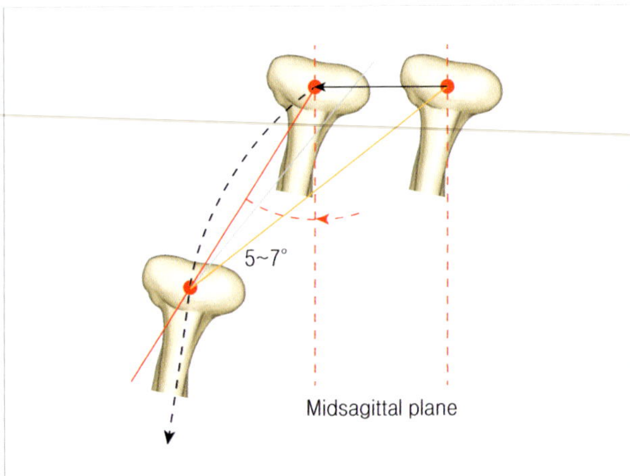

그림 2-46. Immediate side shift(ISS) 직후의 translatory movement에 의해 결정되는 Bennett angle.

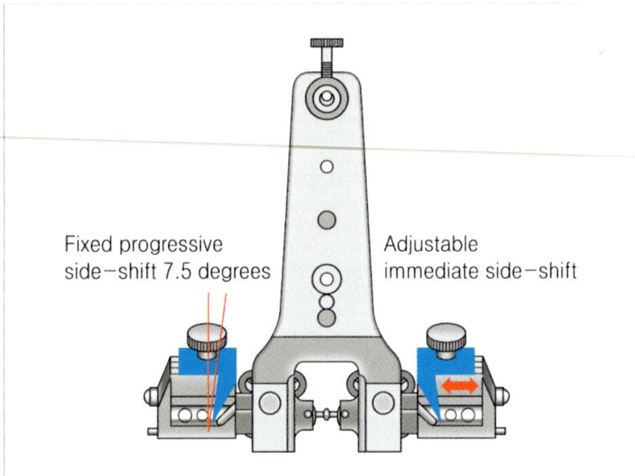

그림 2-47. Progress side shift는 7.5°로 고정된 상태에서 immediate side shift를 조절할 수 있는 교합기의 형태.

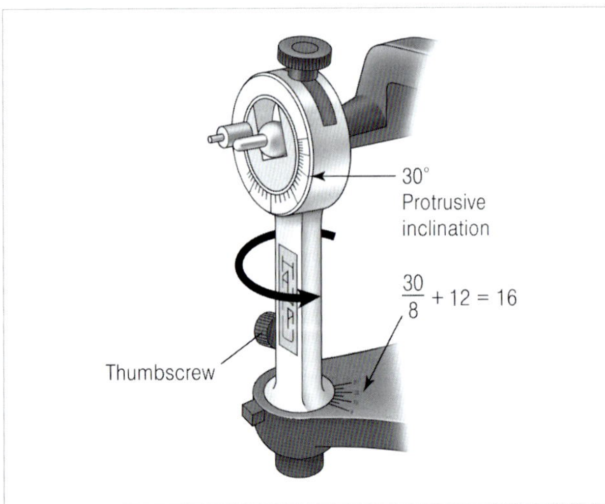

그림 2-48. Hanau Formula. L = H/8 + 12.

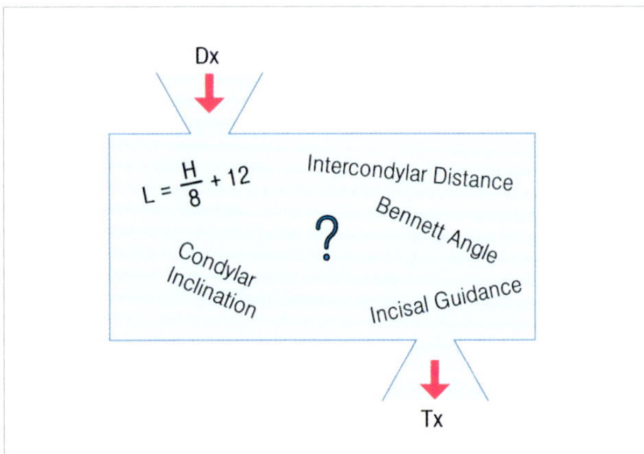

그림 2-49. 교합기는 우리가 진단 과정을 통해 얻은 정보들을 치료에 사용할 수 있도록 임상적인 의미를 갖는 숫자들로 변환시켜주는 역할을 한다고 볼 수 있다.

③ Anterior guidance

교합기 programming에서 조절할 수 있는 나머지 한 요소는 절치 혹은 전방 유도이다. 모든 하악의 기능 범위에서 상악 치아에 대한 하악 치아의 동적 관계를 바로 전방 유도라 하며, 절치 유도가 4전치만을 의미하지는 않는다. 당연히 견치가 중요한 역할을 하기 때문에 절치 혹은 전방 유도에 포함되어야 한다. 전방 유도는 anterior controlling factor에 해당되지만, 불변의 상태는 아니기 때문에 고정된 요소는 아니며 술자에 의해 얼마든지 달라질 수 있다. 이 가변의 역동적 요소를 발생적 측면에서 상상해보면 posterior controlling factor들과의 연관성을 찾아내기 힘들다. 서로 같은 기능적 단위 내에 존재하며 조화를 이룰 뿐이지, 과두 경사나 Bennett angle 등을 따라서 전치의 맹출과 배열이 이루어지지는 않는다. 전방 유도와 posterior guidance는 아무 연관성 없이 생겨나고 성장하고 기능하지만, 치아라는 매개가 존재하므로 서로에게 영향을 주는 하나의 기능 단위를 이루어 가며 완성된다. 이들 간의 기능적 균형과 조화가 깨진다면 서로에게 미치는 영향이 임상적으로 관찰될 수 있는 증상이나 징후로 나타날 수 있을 것이다. 전방 유도 혹은 절치 유도는 하악의 움직임이나 구치 교두의 높이에 영향을 주게 되며, 심미적 요인뿐만 아니라 교합 근신경계 전반에 영향력을 미치고 하악 운동의 전방 한계를 결정 짓는다.

하악의 운동을 유도할 전치가 존재한다는 전제하에 stone cast는 중심위 상태로 마운팅이 되어 있고, posterior controlling factor는 모두 신뢰할 수 있는 수준으로 측정 기록되고 교합기를 programming한 다음 교합기의 고정나사를 풀고, 모형을 전·후방 및 측방으로 유도하며 mechanical guide table의 전·후방 기울기 및 측방 wing의 좌·우 기울기를 측정한다(그림 2-50).

이러한 일련의 과정으로 전치부를 포함하여 광범위한 보철치료를 요하는 환자의 진단을 위한 교합기의 setting은 언급된 4가지 요소로 완료되었다고 할 수 있다. 즉, 환자의 현재 교합 상태 그대로 교합기가 setting된 상태인 'diagnostic setting'으로 therapeutic setting과 구분된다.

어떤 공산품을 제작하기 전에 mock-up 모형을 제작하게 되는데, 이때 기능의 수행까지 재현할 수 있다면 단순히 외형을 미리 볼 수 있음을 지나 prototype이라 할 수 있을 것이다. 광범위한 보철치료 전, 시행되는 진단 왁스업은 이러한 prototype으로 볼 수 있다. 이 wax prototype은 diagnostic setting에서가 아닌 therapeutic setting 상태에서 수행되어야 한다.

④ Therapeutic setting

진단 왁스업을 위해서 다른 세트의 진단 모형 혹은 복제 모형을 상악과 하악을 교차 마운팅하여 진단 모형의 마운

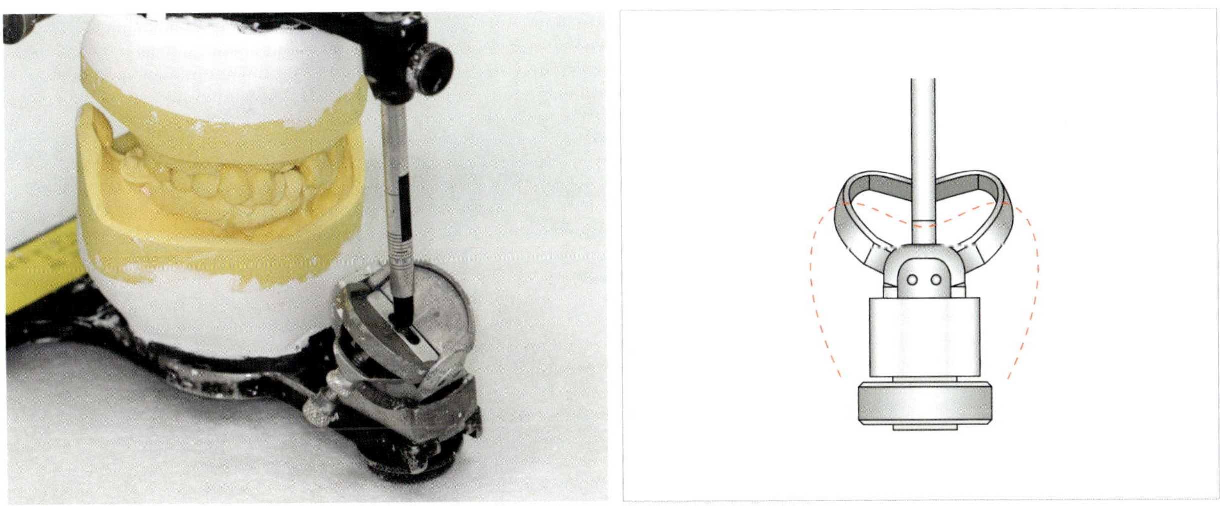

그림 2-50. Mechanical guide table.

팅과 같은 상태의 상·하 모형을 준비한다. 진단 모형상에서의 관찰을 근거하여 왁스업을 시행하게 되는데, 진단용 stone cast는 중심위 상태로 마운팅되어 있는 상태임을 감안하면, 중심위와 중심교합이 일치하지 않아서 발생하게 되는 조기 접촉을 관찰할 수 있게 된다. 왁스업용 모형상에서 이러한 조기 접촉을 제거하고 측방 운동 시 발생하는 간섭을 제거한다. 이때 수직 고경의 변화에 대해 유념하고 어떠한 occlusal scheme을 선택했는지에 따라 왁스업을 시행하게 된다. 중심교합-중심위 간의 차이를 측정해서 간섭을 제거하는 경우는 현재 환자의 중심교합이 생리적 범주에 있지 못할 때 교합을 재형성하는 과정에서 중심위와의 관계에서의 간섭제거를 의미한다. 다른 장에서도 기술한 것처럼 정상 교합을 가지고 있는 환자에게서 중심교합-중심위 교합 간섭을 제거하는 것은 중심위에 대한 정의를 잘못 이해한 오래된 지나간 개념이기는 하지만 TMD 관련 증상 및 증후가 확인되거나 전악 수복치료 등의 광범위한 보철치료가 계획 중이라면 조기 접촉은 신중하게 제거되어야 한다.

왁스업을 시행하면서 교합기는 diagnostic setting에서 therapeutic setting으로 전환되어야 한다. 환자의 교합 상태 그대로의 보철물을 제작하고자 한다면 진단 과정에서 얻은 posterior, 그리고 anterior controlling factor의 정보를 수정 없이 사용하는 것이 이상적이겠지만, 우리가 지금까지 진단을 위해 수행한 모든 과정, 그리고 앞으로의 수복을 위한 모든 과정은 피할 수 없는 오차의 일련이라 해도 무리가 없다. 우리는 불가피 오차가 존재한다는 사실과 더불어 우리가 취합한 정보는 환자가 가진 해부학적 정보에 근사한 값에 불과하다는 것을 잘 알고 있다.

치료를 위한 교합기의 programming, 즉 therapeutic setting은 기술적 측면에서 교합기 사용의 궁극적인 이유일 것이다. Therapeutic setting은 우리가 어떠한 보철물을 만들고자 하는 가하는 목표 내지는 의도를 담고 있게 된다.

그 목표나 의도가 무엇인지에 관한 질문에 대한 L.A. Weinberg의 1960년 JPD에 기고한 'Physiologic Objectives of Reconstruction Techniques'라는 제목의 모범 답안을 살펴볼 필요가 있다.

Weinberg에 따르면 조절성 교합기의 생리학적 측면에서의 목적은 연하 과정에서 중심교합 상태, 그리고 이갈이나 부드러운 음식을 씹을 때나 이를 악물 때 생기는 편심위 contact, 이 2가지 상태에서 발생하는 교합압의 분산을 위한 보철물의 제작에 있다고 했다. 교합기상에서 우리가 하악의 움직임을 재현한다는 것은 이 2가지 경우 최대감합위과 eccentric grinding에서 기능할 수 있는 보철물을 만들고자 함인 것이다.

생리적으로 하악은 최소 3개 이상의 point of guidance를 갖지만 보철물을 만드는 과정에서는 교합기에서의 3 guidance 만을 흉내낼 수밖에 없다. 즉, 양측 과두와 절치 유도가 이갈이시의 순수한 전·측방 운동을 재현하는 과정이 가능하도록 허용해야 한다. Weinberg는 Gnathologic instrument만이 정확히 개개인의 과두의 공간적 관계를 재현할 수 있다고 했다. 하지만 곧이어 '그 한계를 잘 이해하고 사용한다면 다른 조절성 교합기도 충분히 훌륭하다'고 하면서 어떠한 기구를 사용하더라도 구강 내 equilibration은 필요하다고 결론지은 바 있다. 그리고 다음과 같이 말하기도 했다. "Fortunately, nature usually provides a great deal of tolerance."

어떻게 교합기를 설정할 것인가, 다시 말하자면 어떠한 보철물을 만들 것인가에 대한 질문의 답을 지금까지 이야기의 흐름을 따라 정리해 보자면, '하악 운동의 경로를 완벽히 재현할 수 없음을 인정하고 종착점만을 재현할 수 있는 기구의 한계를 이해하면서, 그 기구를 사용해서 forgiveness가 충분한 보철물을 제작한다'라고 할 수 있다.

Forgiveness라는 단어가 치의학적이지 않을 수 있지만, 관용성이 뛰어난 골프 클럽에 적용되는 용어임을 떠올린다면 그 이해가 쉬울 것으로 생각된다. 부연하자면, sweet spot이 좁은 클럽을 사용하기보다 넓은 sweet spot을 갖는 클럽을 사용하는 편이 비록 최상의 performance를 얻지 못한다 할지라도, 실수를 최소화할 수 있다면 이를 보철물에 적용했을 때 forgiveness가 없는 환자의 원래 상태 그대로의 복제가 아니라 기능적으로 혹은 생리적으로 받아들일 수 있는 영역 내에 보철물을 위치시키고 그 영역 내에서 적절한 교합 양식을 부여하는 것이 치료의 목표 혹은 교합기 사용의 목적이라 할 수 있다.

교합기 사용 목적에 있어서 학문적 사치스러움을 덜어내고 임상적인 측면에서 최소한의 것을 말한다면, 우리가 의도한 대로 제작되지 못한 보철물이 발생시킬 수 있는 문제를 예방하기 위한 수고라고 할 수 있다. Schuyler는 1961년 JPD를 통해 'Factors Contributing To Traumatic Occlusion'을 발표했다. 이 논문에서 Schuyler는 인간의 저작 주기는 항상 출발점인 중심 위치에서 끝나는 것이기보다, 중심위치를 지난 대합치의 balancing incline에서 끝나는 경우가 많이 있음을 지적하면서 balancing incline의 경사를 줄여 외상성 교합을 피할 수 있다고 주장하고 있다. 교합기의 과두 경사를 10° 줄임으로써, 최후방 구치부에서 5~6°, 제1소구치에서 3° 정도 balancing incline의 경사도를 줄이는 효과를 얻을 수 있다고 했다. Diagnostic setting에서의 과두 경사를 10° 줄이는 것이 therapeutic setting의 출발점인 것이다.

과두 경사를 10° 줄인 상태는 마치 편평한 하악와를 갖는 것과 같은 의미이며, 그로 인해 좀 더 평평하고 충분히 기능적인 교합면을 갖게 된다는 의미이다.

우리가 조절할 수 있는 posterior controlling factor 중 Bennett angle 역시 같은 맥락에서 다시 programming해야 한다. 충분히 의미 있는 immediate side shift를 갖도록 1.5~2mm로 조절함으로써 더 관용적인, 그러나 performance는 그대로인 보철물을 제작할 수 있게 된다. 이는 diagnostic setting에서의 immediate side shift에 1mm 정도를 더한 값이 되며, therapeutic setting의 평균값을 과두 경사 25°, immediate side shift 2mm setting(Bennett angle 15°)하는 것에 1973년 Lundeen은 이들 숫자에 시각적인 근거를 부여하는 실험을 했다. 하악 excursion의 tracing을 증폭하고 drill을 이용하여, 이 증폭된 궤적을 플라스틱 블록에 인기하는 방법으로 운동의 패턴과 양을 확인했다. 그의 실험 결과에 따르면 전돌의 경우, 시상면에서 the axis-orbital plane과 과두의 동선이 이루는 각도는 25~75° 범위로 측정되었고, 평균은 40°였다. 5mm 측방 운동의 경우 평균이 45~50°였다. Immediate side shift, 즉 내측으로의 운동 크기는 0~3mm, 평균 1.0mm로 측정되었다.

직선으로 단순화된 과두의 움직임을 수평면에서 관찰해보면 그림 2-51과 같다. 하악의 5mm 전돌 설정에서, 시상면과 와의 mesial면과의 각도를 6°로 고정하고, immediate side shift를 0에서 Lundeen의 측정 평균값인 1mm로 증가시켰을 때, Bennett angle 혹은 측방 과두 경사인 각도 B는 약 16.7°로 계산할 수 있다. Hanau Formula에서 과두 경사를 L = 25°로 측정했을 때 계산값 H는 15.12°인 점과 arbitrary lateral condylar inclination을 15°로 setting하는 것은 누구에게나 효과적이라는 Dawson의 저술은 위의 계산과 크게 다르지 않다.

Lundeen의 실험에서 25와 2의 의미를 해석해보면, 25°는 실험 측정 과두 경사의 최저값이기도 하며, 평균에서 10을 뺀 값에 가깝다. 2mm는 immediate side shift의 평균에 1mm을 더한 값으로 볼 수 있다. 따라서 앞서 인용된 Schuyler의 '과두 경사 −10°'와 그 이론적 근거가 같다.

그러므로 diagnostic setting에서 과두 경사 −10, immediate side shift +1한 값이 therapeutic setting이다. 이러한 programming으로 얻을 수 있는 효과에 대해 Jeffrey P. Okeson은 그의 저서에서 교합면의 형태를 결정 짓는 요인들을 표 2-1에 정리했다.

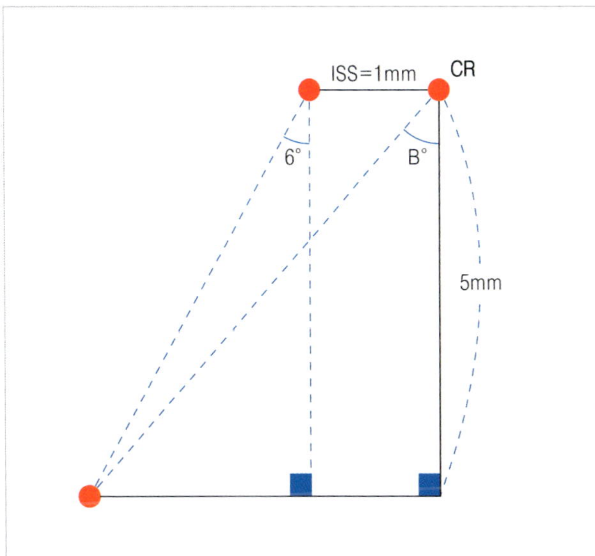

그림 2-51. Immediate side shift를 1mm 증가시켰을 때의 각도 B.

2

표 2-1. 과두 유도와 lateral translation movement에 의해 달라지는 구치부의 형태

	Conditions	Effects
Condylar guidance	• Steeper the guidance	• Taller the posterior cusps
Lateral translation movement	• Greater the movement • More superior the movement of rotating condyle • Greater the immediate side shift	• Shorter the posterior cusps

⑤ Incisal guidance의 therapeutic setting

Therapeutic setting으로 얻을 수 있는 효과는 단순히 표현하자면 좀 더 평평한 구치부 교합면이다. 앞서 최소 3개 이상의 guidance가 있음을 상기한다면, 지금까지는 2개의 guidance만을 고민하고 교합간섭을 줄이는 교합을 위함이었고 구치부 교두의 각도나 높이에 대함이었다. 우리 모두가 이미 알고 있던 것처럼 전방 유도, 즉 절치 유도가 고려되지 않았다. 바람직한 교합관계의 전제는 바로 적절한 전방 유도이다. 치아가 기능적인 접촉을 하게 되면서부터, 악궁의 앞쪽에 배열 되어있는 치아들은 근육 그리고 관절과 함께 서로 조화를 이루면서, 하악의 움직임을 이끄는 데에 있어서 중요한 역할을 하게 된다. 1963년 Schuyler는 JPD를 통해 절치 유도의 중요성과 그 기능에 대해 강조한 바 있다.

그는 논문에서 과두의 운동 경로는 절치 유도에 영향을 거의 주지 못하지만, 바람직하지 못한 절치 유도는 과두의 비정상적인 운동을 초래할 수 있다고 했다. 극단적인 수술의 경우를 제외한다면 어떠한 치과적 치료도 과두라는 변수는 완벽한 재현이 어려울 뿐만 아니라, 그 해부학적 생리적 dimension을 바꿀 수는 없다. 반면 절치 유도는 아주 빈번히 재건되어야 하거나 혹은 그렇지 않더라도 조절이 필요하다. 전치부의 재건이 필요하지 않거나 오히려 재건이 바람직하지 않다고 판단되는 경우라면, 상악 6전치의 설측, 그리고 incisal contour의 주의 깊은 삭제나 조절을 통해 절치 유도를 개선하거나 심미적 개선도 기대할 수 있다. 이러한 전치부의 조절과 동시에 구치부의 교합 조절이 교합간섭의 제거나 혹은 적절한 guidance의 부여를 위해 필수적으로 요구될 수 있다.

반면 전치부를 포함하는 광범위한 rehabilitation이라면 전치부의 절치 유도는 구치부의 형태와 기능을 좌·우할 수 있다. Schuyler는 30~40°를 넘지 않는 측방 occlusal guidance가 구치부에서의 interlocking에 의한 파괴적 외상의 잠재적 가능성을 예방할 수 있다고 한 바 있다. 이러한 이유로 Meyer의 FGP, 즉 functionally generated path technique에서 바람직한 절치 유도는 매우 지배적인 역할을 한다(표 2-2).

과두 유도와 절치 유도의 또 다른 차이점 중 하나는 과두의 기능적 운동에는 resiliency가 있지만 절치 유도에는 flexibility나 resiliency가 없다는 점이다.

치주조직이나 치아 자체의 완충만을 기대할 수 있는 메카니즘에서 경사면에 힘이 가해진다면, 즉 그림 2-52에서처럼 steep guidance에 의한 non-axial force는 바람직하지 않은 결과를 초래할 수 있다. 이 바람직하지 않은 경사면의 출발점은 최대교두감합위이다. 최대교두감합위는 상악골과 하

표 2-2. 전방 유도에 따라 달라지는 구치부 형태

	Conditions	Effects
Anterior guidance	• Greater the vertical overlap • Greater the horizontal overlap	• Taller the posterior the cusps • Shorter the posterior cusps

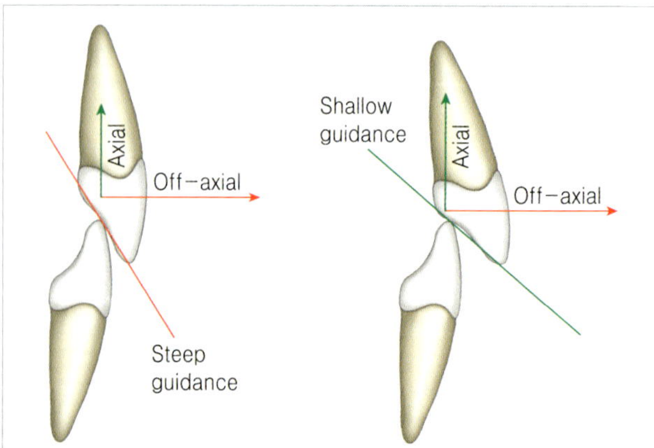

그림 2-52. Steep guidance에 의한 바람직하지 않은 non-axial force.

아골의 조화로운 관세를 전제하고, 상·하악 치아들이 서로 접촉을 갖는 정확한 점으로 인식된다.

그런데 이제 우리가 알다시피 과두의 움직임에는 resiliency가 있다. 중심위 역시 point의 개념은 아니라고 본다면, 최대교두감합위가 유일한 정점이어서는 뭔가 문제가 있을 것임을 예상할 수 있다. 과두에 상응하는 resiliency를 치주조직이나 치아에 만들 수 있다면 전방 유도와 과두가 서로 조화를 이루겠지만 가능하지 않다. Schuyler가 제시하는 방법은 freedom in centric occlusion이다. 상악 전치 설면의 경사면이 아닌 수평면에 하악 전치가 교합점을 갖도록 함으로써, 상악 전치부 설면의 경사면이 절치 유도로서의 영향력을 발휘하기 직전 약간의 편심위, 즉 전돌, right 그리고 left laterotrusion의 움직임을 허용하게 하는 것이다. 0.5~1.0mm의 freedom of movement는 환자를 편안하게 하고, 이갈이 경향을 줄이고 치주 조직에 외상성 영향을 줄인다고 주장했다(그림 2-53).

적절한 절치 유도는 적절한 구치부 이개를 만들게 되는데, 극도로 정밀한 과두 경사를 측정해냈다고 해도, 이를 통해 전치부의 길이나 상악 전치부 설면의 형태를 결정할 수는 없다. 즉, 절치 유도는 구강 내에서 결정되어야 하는 것이다. 그러나 1991년 Sumiya Hobo는 JPD를 통해 과두 경사를 실측함으로써 절치 유도를 계산해내는 Cyberhoby라는 장비를 소개했다. 완선 조절성 교합기를 이용해야 하고, Anteroputer라는 incisal table의 3차원적 adjustment가 가능한 장비를 사용하여 적절한 incisal을 유추해낸 것이다. Hobo 자신도 "우리가 매일 접하는 일상과 이 진보된 연구기법과의 엄연한 거리감을 인정했지만 대단한 노력인 것은 분명하다"고 하였다.

초기 Gnathologist이 incisal 혹은 전방 유도가 과두 경로와 평행한 것으로 간주하고 양측성 균형교합을 이상적인 교합으로 믿어왔음을 우린 알고 있다. 과두와 전치는 같은 기능적으로 한 단위일 뿐 아니라, 해부학적으로도 서로 떨어져 있는 별개의 조직도 아니기 때문에, 기능 중 동시에 움직이고 반응한다. 따라서 같은 각도로 움직이고 구치부 이개는 있을 수 없는 일이라고 충분히 생각할 수도 있겠다. 그러나 실제 이개는 일어나고, 적절한 이개를 얻고자 함이 rehabilitation의 기술적인 측면에서의 목표라고 할 수 있다. 이는 구치부 이개의 양인 길이로 표현될 수도 혹은 절치 유도의 각도로 표현될 수도 있을 것이다. 1982년 W.H. McHorris H의 "The importance of anterior teeth"에 따르면 절치 유도는 과두 경로보다 약 5° 정도 크다고 기술하기도 했다(그림 2-54).

양측성 균형교합을 주장하던 초기 Gnathologist들의 논리 오류는 어디에서 기인하는가? 자연치열에서 하악의 움직임을 관찰하면서 무엇이 간과되었을까? 아마도 과두의 조기 hinge movement가 아니었을까. 하악이 움직임은 정해진 경로를 따르는 과두의 미끌어짐과 더불어 hinge movement도

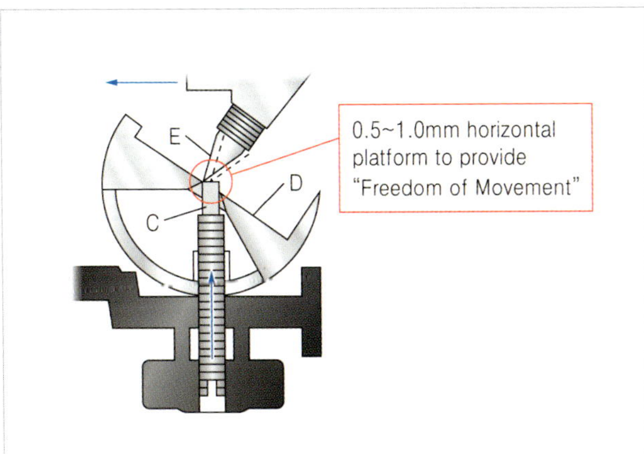

그림 2-53. 0.5~1mm 수평연단은 운동에 여유를 준다.

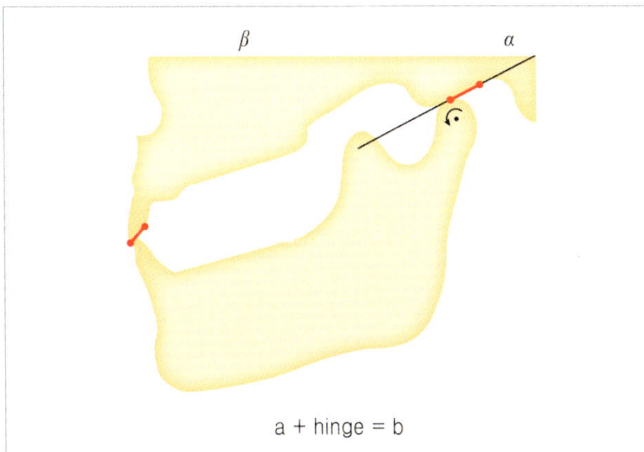

그림 2-54. 절치 유도는 과두 경사각에 hinge movement에 의한 회전 각도를 더한 것과 같다.

포함한다. 구치부에서의 이개는 절치 유도의 각도가 과두 경로의 각도보다 큰 경우 발생하게 된다. 이때 이 각도의 차이를 바로 과두의 hinge movement가 상쇄하게 된다. 즉, 이 hinge movement의 각도가 이개에 기여하게 된다는 의미와 같다.

Hobo와 Takayama의 1984년 pilot study의 결과(표 2-3)에 따르면, 과두가 전방과 측방 각각 3mm 움직였을 때, 제1대구치 근심협측 교두에서의 이개량은 전방 운동 동안 1.1±0.6mm, 작업측에서 0.5±0.3mm, 그리고 비작업측에서 1.0±0.6mm로 측정되었다.

요약된 표 2-3의 의미를 되짚어보면, 작업측에서의 실제 이개는 hinge rotation에 의한 그것과 값이 같음을 알 수 있다. 즉, 작업측에서의 이개는 과두의 hinge movement에 의해서만 영향을 받는다고 할 수 있지만, 전방 운동과 비작업측에서의 측정값은 hinge movement에 의한 이개보다 크다는 사실을 확인할 수 있다. 이 사실은 이개의 결정 요인은 hinge rotation뿐만이 아님을 말해 주고 있다(그림 2-55). 그 외의 결정 요인은 무엇인가?

표 2-3의 'cusp shape factor'가 그 결정 요인 중 하나이다.

표 2-3. Hobo와 Takayama의 1984년 pilot study

	Measured value	Angle of hinge rotation	Cusp shape factor(mm)
Protrusive	1.1	0.2	0.9
Working	0.5	0.5	0
Non-working	1.0	0.5	0.5

구치부의 이개는 전방 유도각이 과두로 경사보다 커야 가능하며, 교두의 각도가 전방 유도와 평행하다면 전방 유도각이 아무리 크더라도 이개는 일어나지 않는다. 또한 교두의 형태가 convex할 때 교두의 각도를 줄일 수 있음을 그림 2-56에서 볼 수 있다.

과두의 운동 경로를 계측하거나 하악의 gothic arch tracing을 하는 실험들에서 그 운동 경로를 반복적으로 관찰했을 때, 같은 경로가 반복되지 않고 일정 영역 안에서 경로를 표시하는 어지럽게 그려진 선을 확인할 수 있다. 이 random한 운동의 경로들을 모두 모으면 일정 영역이 표시될 것이다. 이 영역은, 경계는 articular disc의 완충 기능에 기인하며 buffer space로 표현될 수도 있다. 평균 buffer spaces는 centric relation에서 0.2mm, laterotrusion에서 0.3mm, 그리고 protrusive와 nonworking sagittal condylar path에서 0.8mm라고 한다. 산술적으로 이개가 존재하는 교합을 구축했다고 하더라도, buffer space 범위 내에서의 이개라면 기능적으로는 의미가 없다. 구치부에서 우리가 만들어내야 하는 이개는 이 buffer space보다는 커야 한다. 표에서 볼 수 있는 이개의 양이 buffer space보다 조금씩 크다는 것을 알 수 있을 것이다.

구조적, 그리고 해부학적 다양성과 건강 상태를 고려한 운동성의 변수를 완벽히 재현한다는 것은 불가능이라고 결론짓는 것이 옳다. 이러한 전제를 두고 우리가 만들어야 하는 보철물은 보기에 아름답고, 최대교두감압위 상태에서 안정적이며, 중심위와 최대교두감합위 간의 freedom을 가져야

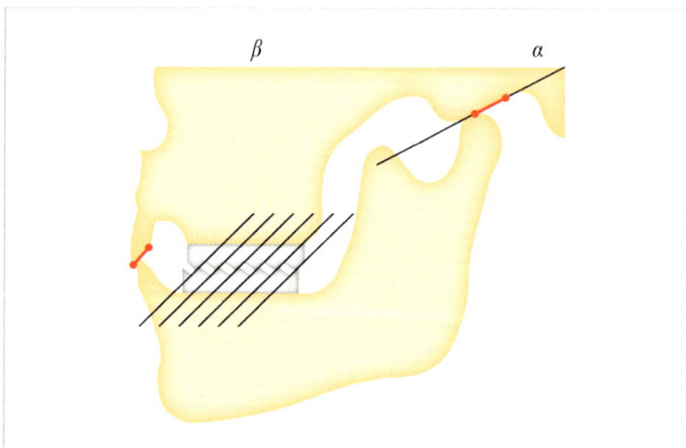

그림 2-55. 이개는 hinge movement에 의한 회전 각도와 교두 요인이 가세하여 결정된다.

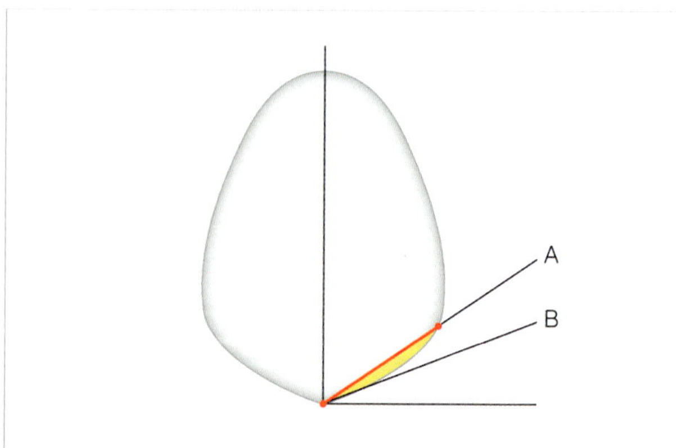

그림 2-56. 볼록한 형태의 교두가 교두각을 평평하게 함을 알 수 있다.

하고, 저작과 발음에 문제가 없어야 한다. 그러한 보철물을 위한 교합기의 programming이 therapeutic setting이며, 과두 경사에서 10을 뺀 각도를 therapeutic condylar inclination으로 하고, 마찬가지로 immediate side shift의 값을 구했다면 여기서 1을 더하거나 Bennett angle을 보다 크게 설정한다. 절치 혹은 전방 유도는 제1대구치 근심 협측 교두에서 1mm의 이개를 얻을 수 있도록 mechanical guide table을 조절한다.

결정된 therapeutic setting에 근거하여 최종 치료 계획을 반영한 진단 왁스업을 진행한다. Mechanical guide table의 조절은 전방 45°와 측방 30°를 평균으로 간주하여 설정한다. 적당한 구치부에서 이개를 얻기 위함임을 그리고 이개량을 줄여가는 과정이 늘려가는 것보다 쉽다는 사실을 기억해야 하며, 여기에 심미적 고려, 그리고 환자의 요구 등 참고해야 할 사항 등을 더해서 왁스업을 시행한다(그림 2-56).

전치부를 수복할 계획이 있지 않다면, 전치부 자체가 전방 한계선으로 작용하기 때문에 유도판은 수직 고경의 유지 이상의 의미는 갖지 않는다. 또한 mechanical guide table을 사용하여 왁스업을 시행하더라도 적절한 이개, 즉 적절한 전방 유도는 구강 내에서 확인되고, 수정되어야 한다(그림 2-57).

고려해야 하는 것들을 충분히 반영한 왁스업을 복제하여 provisional restoration을 제작한다(그림 2-58). 수직 고경이 달라져야 하는 경우나 교합평면의 변화가 있어야 하는 치료라면, 두 세트의 임시 치아가 필요할 가능성이 높다. 전악 수복 치료를 위한 임시 치아를 하루에 마무리 하기란 지나치게 소모적인 방법일 수 있으므로, 첫 번째 세트는 부분으로 나누어 현재의 고경과 평면에 맞게 제작하고, 두 번째 세트는 preparation이 끝난 상태에서 왁스업했던 occlusal scheme에 맞게 provisional restoration을 준비해 두고 구강 내에서 치주적 문제나 접착제의 문제가 생기지 않도록 relining한다. 환자는 이 임시 치아를 사용하면서 변화된 고경이나 교합면에 적응해 가고, 교합 조절이 필요하기도 하며, 모든 기능에 있어서 환자와 치과의사 모두가 받아들일 만한 상태를 찾아 가게 된다. 만족스러운 임시 치아를 그대로 복제해서 최종보철물을 만들기만 하면 우리의 긴 여정이 끝나게 된다. 이 만족스러운 provisional restoration의 복제가 치료의 결과를 좌·우하게 된다.

⑥ Customized guide table

노력을 기울여 임시 치아를 만족스럽게 제작하고도 최종보철물은 전혀 다르게 제작되거나 심지어 아무 연관성도 없이 제작될 수도 있다. 구강 내에서 성공적으로 기능하고 있는 임시 치아 상태의 인상을 채득해서 비닐 인덱스(vinyl index)를 제작하거나 vacuum shell을 사용하여 우리가 제작할 최종보철물의 절단연의 위치를 의도한 대로 확인할 수는 있다. 하지만 이러한 방법으로는 바람직하게 형성된 anterior 또는 절치 유도를 최종보철물에 옮길 수는 없다. Customized guide table은 실제 환자의 전방 유도를 교합기에 기록하는 과정이다. 이 과정이 전치부를 치료하게 되는 경우, 즉 전방 유도가 달라지는 상황에만 필요하다는 사실의 설명은 필요 없을 것이다(그림 2-59).

2

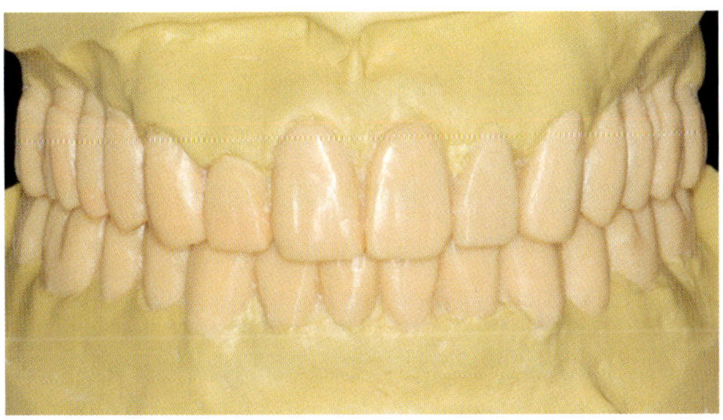

그림 2-57. 진단 왁스업의 예.

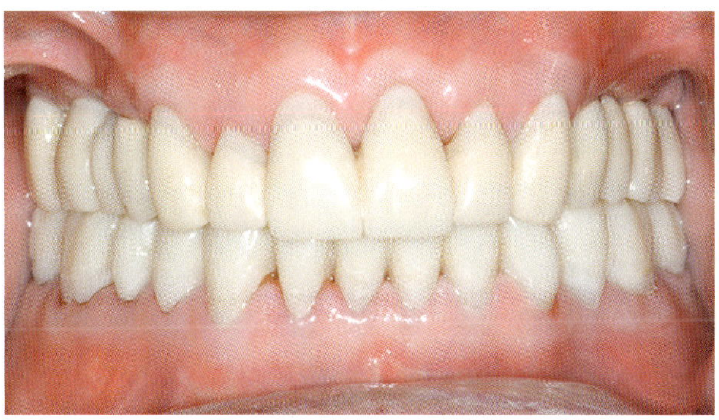

그림 2-58. 진단 왁스업을 복제한 provisional restoration.

Customized guide table을 만드는 부품은 편평하거나 오목한 그릇 모양으로 무언가를 올려놓을 수 있는 형태이다. 끝이 둥근 incisal pin의 움직임을 인기할 수 있는 재료, 주로 silicone putty나 아크릴 레진 등의 재료를 table 위에 dough 상태로 올리게 된다. 상악 및 하악 provisional restoration 상태의 모형이 마운팅된 상태에서, (교합기가 의도하는 therapeutic setting, 예: 과두 경사 20°, Bennett angle 15°, 그리고 immediate side shift 1mm) 교합기의 고정을 풀고 편평한 혹은 오목한 판에 working time이 적절한 silicone putty나 아크릴 레진을 올리고 border movement를 재현한다. 이 움직임은 putty나 레진 위에 기록되고 setting이 된 후에는 교합기가 그 기록된 border movement의 한계선을 따라 움직일 수 있게 된다.

전악 수복치료의 상악 최종 인상을 우선 채득했다면 수직 교합 고경을 유지시킬 수 있도록 interocclusal record를 만들어야 하는데, provisional restoration의 좌측 혹은 우측 한 쪽이 VD를 유지하도록 위치에 남겨두고 나머지 부위에서 record를 채득한 다음 같은 과정을 반대편에서 반복하여 모형의 마운팅을 완성한다. 마찬가지 방법으로 하악의 최종 작업 모형이 상악 최종 작업 모형에 대합되어 마운팅되면 최종 보철물 제작을 위한 준비가 완료된다.

절대적 기준은 아니지만, 교합기의 arbitrary programming은 다음과 같다.

- Condylar inclination 25°
- Bennett angle 15°(또는 immediate side shift 1mm)
- Intercondylar distance 110mm
- Incisal guidance 45°
- Lateral wing 30°

3 최종보철물로의 이행

교합이 불안정하여 교합을 재형성해 주는 경우 진단 납형을 통해 올바른 전치와 구치 관계를 설정해 주어야 하며 납형이 형성된 후 추후 구강 내에서 재조정되고 2개월간의 교합조정 기간을 거쳐서 모든 교합관계가 최종보철물로 전해지게 된다.

안궁 이전을 통해 교합기상에 상·하악 진단 모형을 장착하고 모든 치아 간의 간섭을 제거한 후 술자가 정한 수직 고경으로 상·하악 모형을 위치시킨다. 모든 교합의 재형성의 기준 출발점은 하악 전치의 높이 및 협설 간의 위치가 된다. 하악 전치의 노출도는 환자의 나이에 따라 상이하게 나타나지만 기준이 되는 높이는 교합평면보다 2~3mm 정도 상방으로 위치시켜서 하악 전치의 높이를 설정해 주고 이에 맞게

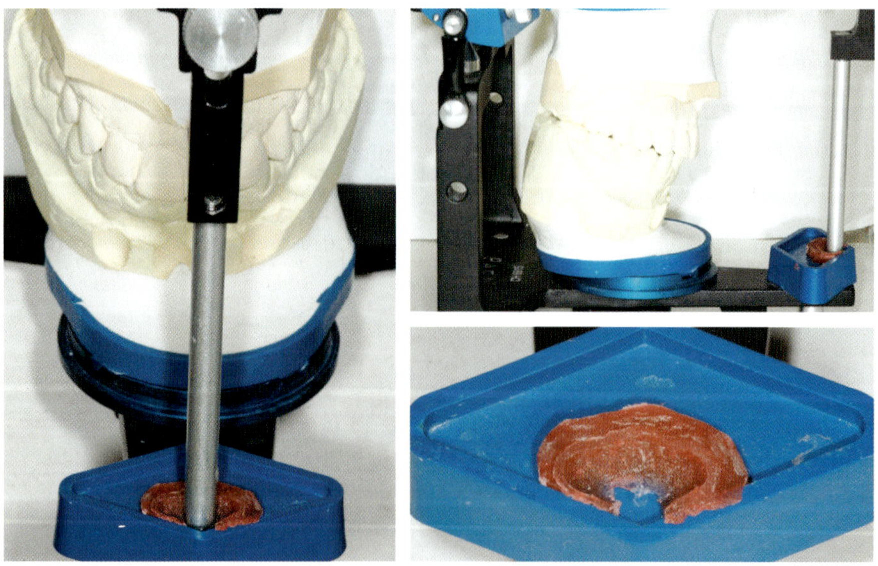

그림 2-59. Customized guide table. 임시보철물을 활용하여 제작.

다시 2~3mm 정도의 수직 피개를 갖는 상악 전치를 납형으로 제작한다. 납형을 모형으로 하여 임시보철물을 제작하여야 하는데 기존의 치아의 위치와 중립대를 고려하면서 임시보철물을 적절히 구강 내에 전달하여야 한다. 이와 같은 순서와 원칙을 통해 제작된 임시보철물은 교합기에 옮겨진 환자의 과두의 경사에 따라 구치부를 약 3mm 정도의 이개시킬 수 있도록 상악 전치부의 설면을 최종적으로 다듬는다. 상악 전치 설면의 형태는 어떤 경우에도 볼록한(convex) 형태일 수 없으며 반드시 오목한(concave) 형태를 띠어야 한다. 볼록하거나 직선인 경우에는 환자의 저작 사이클과 일치하기 힘들며 많은 경우 조기 접촉이나 심한 마모를 야기시킬 수 있다.

임시 치아를 통해서 환자 구강 내에서 확인된 여러 교합점들은 교합기에 올려진 두 모형에서 절단연 위치를 위한 참고로 하여 맞춤 전방 유도판을 제작하고 최종적으로 최종보철물로 전달될 수 있다. 이러한 과정을 통하여 최종보철물을 장착할 때 최종보철물 상에서의 교합조정을 최소화할 수 있으며 환자가 장기간 안정되고 편안한 교합을 제공할 수 있다(그림 2-60).

임시보철물을 제작하는 과정에서 과거에는 적절한 물리적 특성을 지닌 직접법을 위한 재료가 없었기 때문에 많은 치과의사들은 복잡하고 긴 치료 기간이 필요한 경우에 간접법을 선호했다. 그러나 오늘날의 기술과 재료의 발달을 통해 직접법이 갖는 이점을 살린 치료가 가능해 졌다.

간접법은 주로 사전 진단 모형 또는 왁스업을 기반으로 하는 기공실에서 제작 된 임시수복물을 이용하는 방법인데 최근의 CAD/CAM 등의 발달로 인해 체어 사이드에서 당일 제작이 가능한 임시수복물의 제작이 용이해졌다. 그러나 교합을 재형성하는 큰 증례의 경우에는 이러한 방법 역시 매우 숙련된 술자가 아니면 치료 시작 당일에 교합을 재형성하는 것보다는 모든 데이터를 분석하고 숙고하고 제작하는 방법이 추천된다고 말할 수 있겠다.

전악수복에 있어 임시치아 상태로 2~3개월 정도의 적응기간을 거쳐 환자의 적응도를 평가해 보아야 한다. 특히 수직 고경을 변화시키는 경우에 있어서는 이러한 적응 과정을 보는 것이 필수적이다. 저작근 통증과 구강운동, 연하, 저작, 발음, 안모 등의 사항을 면밀히 검사하여 환자로부터의 확인을 받아야 한다. 악관절 검사를 위해 TMJ 방사선 사진을 찍을 수도 있다.

1) 기계적인 전치부 유도판(Mechanical guide table)

전치부의 관계를 새로 설정해 주어야 하는 경우 하악 전치의 높이 및 위치를 결정한 후 2~3mm 정도의 적절한 수직 및 수평 피개를 형성해 주면서 환자의 과두 경사로와 조화를 이루어 2~3mm의 구치부 이개를 형성해 주는 전치부 관계를 형성해 주어야 한다. 이때 기계적 전치부 유도판을 적절히 이용할 수 있다. 전방 경사는 과두 경사로보다 대개 5~10° 정도 가파르게 설정하여야 구치부의 적절한 이개를 형성할 수 있게 되는데, PMS의 이론에 따르면 전방 경사는 최대 40°로 설정해야 하고 측방 경사는 처음에는 30°로 설정할 수

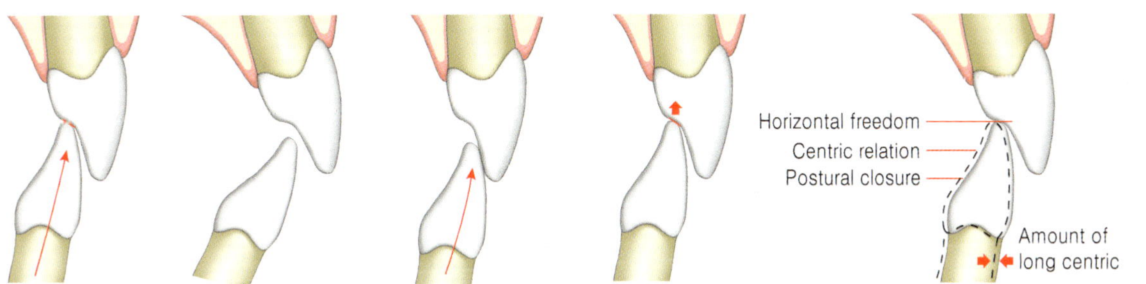

그림 2-60. 임시보철물을 통해서 전치부 최종보철물의 설면 형태를 결정한다.

2

있다. 이보다 가파른 전방 경사로를 설정해 주면 하악의 전방 및 측방 운동이 제한될 수 있다. 그리고 측방 경사도가 높게 설정될수록 더 큰 구치부 이개를 가져올 수 있기 때문에 무리하게 가파른 경사각을 형성하지 않도록 유의하는 것이 좋겠다. 따라서 안정적 교합 재형성을 위한 진단 왁스업을 위해 기계적 전치부 유도판(mechanical guide table)은 유용하게 사용될 수 있다.

2) Customized anterior guidance table

교합 재형성을 동반한 전악 수복을 위해선 2~3개월간 교합조정을 거쳐 환자가 적응한 임시치아 상태에서의 전방 및 측방유도를 우선 customized anterior guidance table로 이전해 놓아야 한다. 임시 치아 상태에서의 인상 채득 및 안궁 이전을 통하여 교합기에서 재현한 전방 및 측방 유도를 customized anterior guidance table로 기록할 수 있다. 이러한 customized anterior guidance table은 임시 치아의 상악 전치 설면, 하악 전치 절단면과의 관계를 옮기는 의미가 있다. 또한 이때 임시 치아 상태를 putty index로 기록해 놓고 추후 coping 제작 시 균일한 porcelain 공간을 위해 참고사항으로 사용할 수도 있다(그림 2-61).

3) 비닐 인덱스(Vinyl putty index)

전치부 치아가 적절한 길이와 적당한 절단면을 가지고 있다고 판단되면, 비닐 인덱스로 절단면 위치를 보존해야 한다. 이것은 여러 번의 교합조정을 거친 최종 임시치아로부터 만들어진다. 인덱스는 치아 삭제량 확인과 하부 구조물 확인, 그리고 적당한 도재층 축성 공간 등을 확인하기 위하여 사용된다(그림 2-62).

4) Final impression 및 bite registration

최종 인상 채득 및 상·하악 관계의 채득을 할 때 기존 적응된 임시 치아 상태에서의 상·하악 관계가 올바르게 유지되게 채득하여야 한다. 임시 보철을 3등분 하여 전방 및 후방을 나누어서 채득할 수 있으며, 좌·우를 나누어서 순차적으로 bite를 채득할 수 있다. 이렇게 채득된 작업 모형을 bite를 채득한 것과 앞서 만들어둔 customized anterior guidance table과 함께 마운팅하고 보철물을 제작할 수 있다. 이때 흔히 할 수 있는 실수는 임시보철물을 통해 환자가 잘 적응한 악간 관계를 획득하고도 이를 이용하지 않고 임시보철물을 전체적으로 제거하고 다시 중심위를 채득하는 경우이다. 이럴 경우 최종보철물에서 다시 대대적인 교합조정

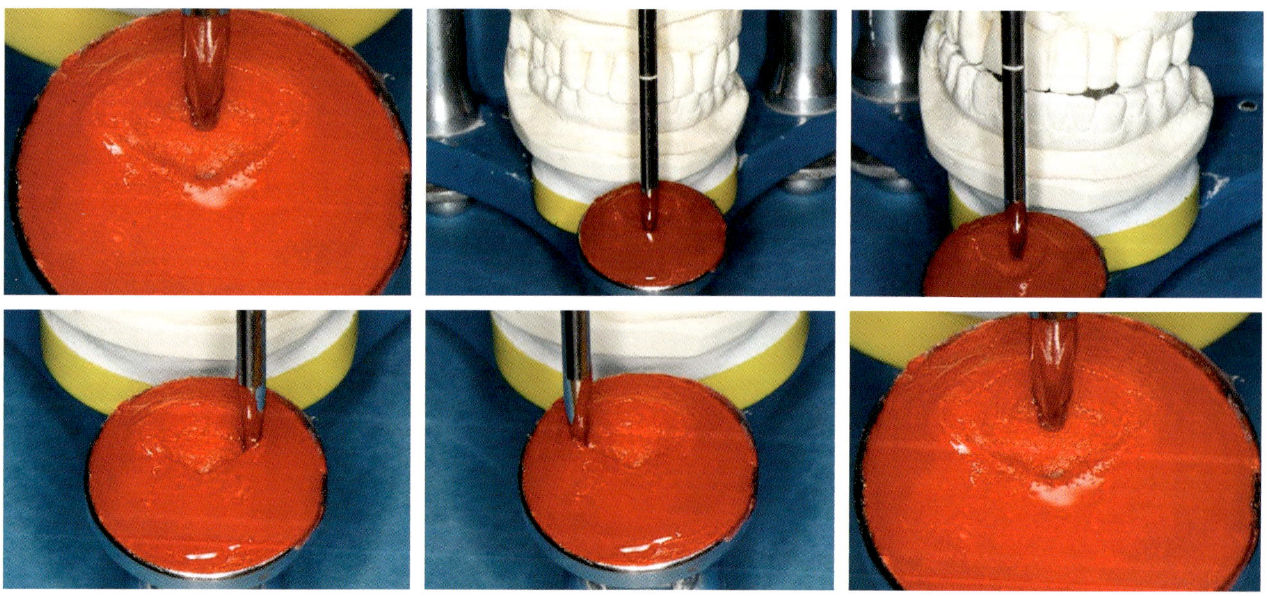

그림 2-61. 임시보철물의 모형을 교합기에 장착하여 customized anterior guidance table을 제작하는 과정.

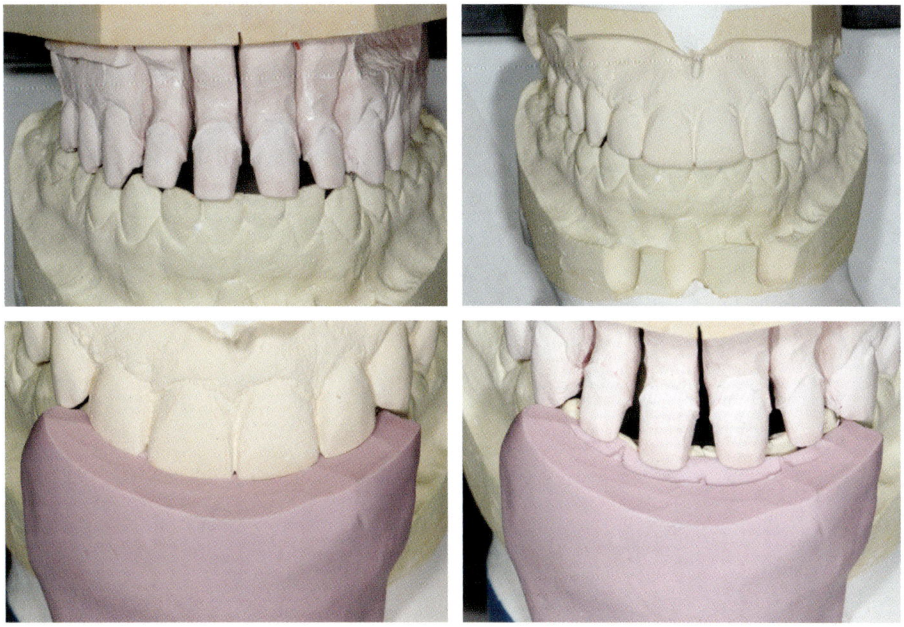

그림 2-62. 전치부 위치 및 길이 결정을 위한 비닐 인덱스. 환자 구강 내의 임시수복물의 위치와 길이를 최종보철물로 이행.

을 해야 하는 오류를 범하게 된다.

5) 시적(Try in)

전악 수복에 있어 중간에 개입되는 오차는 중간 과정에서 계속적인 수정이 필요하다. 앞서 과정으로 채득된 최종 작업 모형 및 교합기에 마운팅된 상태에서 제작된 왁스 패턴은 필요한 경우 구강 내에 시적해 볼 수 있다. 이후 금속 코핑 시적 과정을 거쳐서 약간의 오차를 수정할 수 있고, 이러한 과정을 거친 최종 수복물 시적 과정은 시간적으로나 기술적으로 매우 효율적일 수 있다.

4 교합조정

교합조정은 저작계의 기능을 완성시켜 주기 위한 마무리 단계라 할 수 있으며, 외상성 교합의 치료나 TMD의 치료를 위해서 실시하는 교합치료의 하나이기도 하다. 교합조정은 인공치나 자연치에 실시하게 되지만, 자연치에서의 교합조정술은 특히 비가역적인 술식이므로 반드시 신중을 기해야 한다. 교합조정술이 시행되는 범위는 가장 흔히 실시되는 고정성 또는 국소의치를 해줄 때, 특정치아의 외상성 교합이 있을 때 그 부위에서만 실시되는 경우, 전악 수복술을 할 때나 TMD 등의 교합치료를 위한 전악 교합조정술이 있다. 어떠한 경우든 일반적인 교합조정의 원칙은 반드시 지켜져야만 하고, 특히 TMD를 치료함에 있어서 교합조정은 비가역적인 술식임을 명심해야 한다. 예를 들면, 확실한 TMD의 원인이 교합이상에 있다고 판단하여 이 원인의 제거목적으로 영구적인 교합치료(교합조정술, 보철치료에 의한 교합조정, 교정 및 외과적 치료에 의한 교합조정 등)를 시행하여 기능장애와 증상을 해소시켜 주었다면 이것은 아주 성공적이고 만족할 만한 치료라 할 수 있다. 그러나 스플린트로 증상을 완화시켜 주었다는 사실만으로 비가역적인 교합치료를 결정하여 시행한다면 큰 오류를 범할 수가 있다. 흔히 교합상은 여러 가지 방법으로 증상을 완화시켜 준다. 이러한 교합상 치료의 다양한 효과를 무시하고 비가역적 술식을 시행해서는 안 된다.

교합조정을 통해 우리가 포괄적으로 기대하는 것은 다음과 같다.

① 구조적, 기능적으로 치열의 안정화와 그 능력을 향상
② 치주조직이 감당할 수 있는 범위로 교합력을 제한
③ 과두-원판 복합체가 정상적 역치 범위 안에서 기능할

수 있도록 함

④ 근신경계가 환자의 적응 능력 내에서 작동할 수 있도록 함

⑤ 하악의 비기능적인 활동, 예를 들면 이갈이 등이 발생할 수 있는 환경을 경감하고 그에 의한 영향을 감소

⑥ 환자의 심미적 요구에 부응

1) 교합지 및 기구의 선택

교합조정을 하기 전에 먼저 교합지를 선택해야 하는데, 교합지는 그 두께와 성질에 따라 매우 다른 결과를 보여준다. 교합지가 얇을수록 교합접촉점이 점에 가깝게 표시되어 가장 세게 접촉되는 높은 부위만을 정확히 보여주고, 교합지가 두꺼울수록 교합접촉점이 면으로 표시되어 가장 높은 부위를 포함한 전체적인 높고 낮음을 보여준다. 따라서 처음에는 좀 두터운 적색 교합지(40μm)를 사용하여 전체적인 교합상태를 확인하여 광범위한 부위를 조정하고, 차츰 얇은 검정색 교합지(8~10μm)를 사용하여 미세한 교합조정을 시행한다.

교합지의 색을 구분하여 사용하는 것은 술식의 편의를 위한 것인데, 하악을 편심측 운동시켜 slides를 찍어낼 때에는 다소 밝은색 교합지를 사용하고 그 위에 어두운 색의 교합지로 centric contacts를 찍어내면 쉽게 구분이 되지만 그 반대로 교합지의 색을 사용하면 잘 구분이 되지 않는 경우를 임상에서 쉽게 경험하게 된다. 따라서 저자의 경우는 적색과 검정색을 사용하는데, 이것은 술자의 기호에 맞추어 선택하면 될 것이다.

(1) 교합력에 의한 치아와 임플란트의 수직, 수평 운동량과 교합간섭의 인식

임플란트와 자연치아는 저작력에 따른 수직·수평 운동량이 다르다(그림 2-63, 표 2-4, 2-5). 수직·수평 저작력에 대해 자연치아는 일정한 움직임이 있어서 가해지는 교합력에 완충작용을 한다. 그에 비해 골유착 상태인 임플란트는 수직·수평 운동량이 거의 없어서 교합력에 다른 완충능력이 없다.

교합간섭에 따른 환자의 인식능력인 고유감각수용체를 통안 감각 역시 임플란트는 현저히 떨어진다. 임플란트와 임플란트의 교합이라면 약 64μm 정도에도 교합간섭을 못 느낀다는 것인데, 이 정도라면 대단히 큰 수치가 아닐 수 없다. 그래서 특히 임플란트의 교합조정은 보다 더 세심하게 교합조정을 해야 하며, 반드시 다음 날이나 1주일 등 적절한 기간을 정해 재점검을 해주어야 한다. 또 움직임이나 인식능력에 따라 적절한 교합지를 선택해야 한다(표 2-6, 그림 2-64, 2-65).

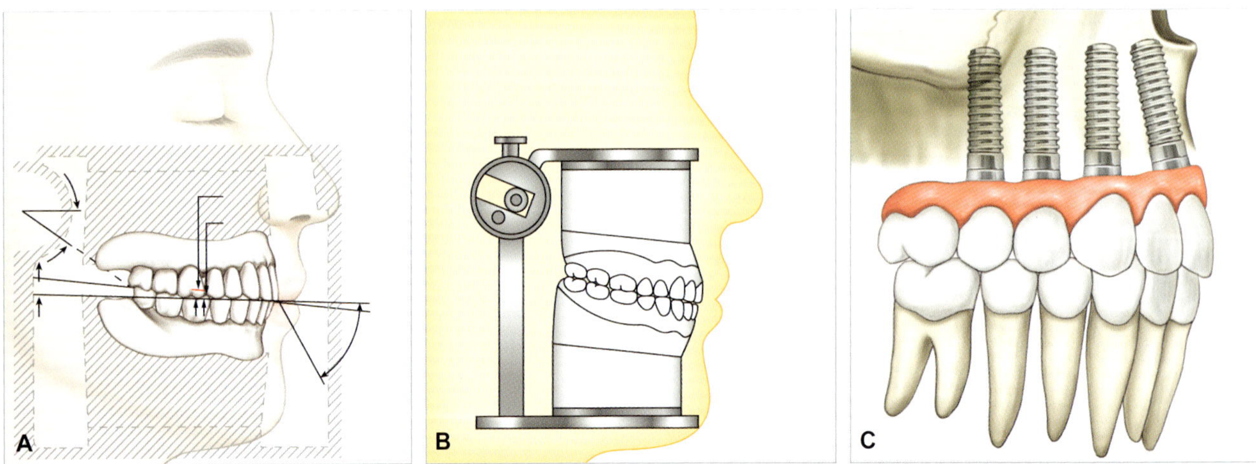

그림 2-63. 교합학의 역사는 초기 의치의 탈락을 최소화하려는 고려에서부터 출발하여(A), 의치를 모델로 삼아 발달한 균형교합(balanced occlusion) 등이 자연치열의 수복에 적용이 가능할 것인가 하는 논쟁의 역사를 거쳐(B), 약 10여년 전까지 화두가 되었던 임플란트에 부하를 덜 주는 교합의 형태(C)에까지 이르고 있다. 이 과정을 통해 모두 확인되는 바는 교합양식(occlusal scheme)이나 교합조정의 목적은 구강 내의 약한 곳을 먼저 고려하여 이에 대한 보상을 하려는 시도(의치의 탈락방지를 위해 양측성 균형교합을 택하는 것처럼)였다는 것이다.

표 2-4. 약 3~5 lb 저작압에 대한 수직, 수평운동량과 교합지들의 두께

	자연치아	임플란트
수직운동량	8~28μm	초기운동량 0
수평운동량	56~108μm	초기운동량 0

표 2-5. 약 3~5 lb 저작압에 교합지의 두께

	자연치아	임플란트	Shimstock®	Accufilm II®
수직운동량	8~28μm	초기운동량 0		
수평운동량	56~108μm	초기운동량 0		
두께			8μm	20μm

표 2-6. 자연치와 임플란트의 교합간섭 인식 범위

자연치아와 자연치아의 교합	자연치아와 임플란트의 교합	임플란트와 임플란트의교합
20μm	48μm	64μm

2

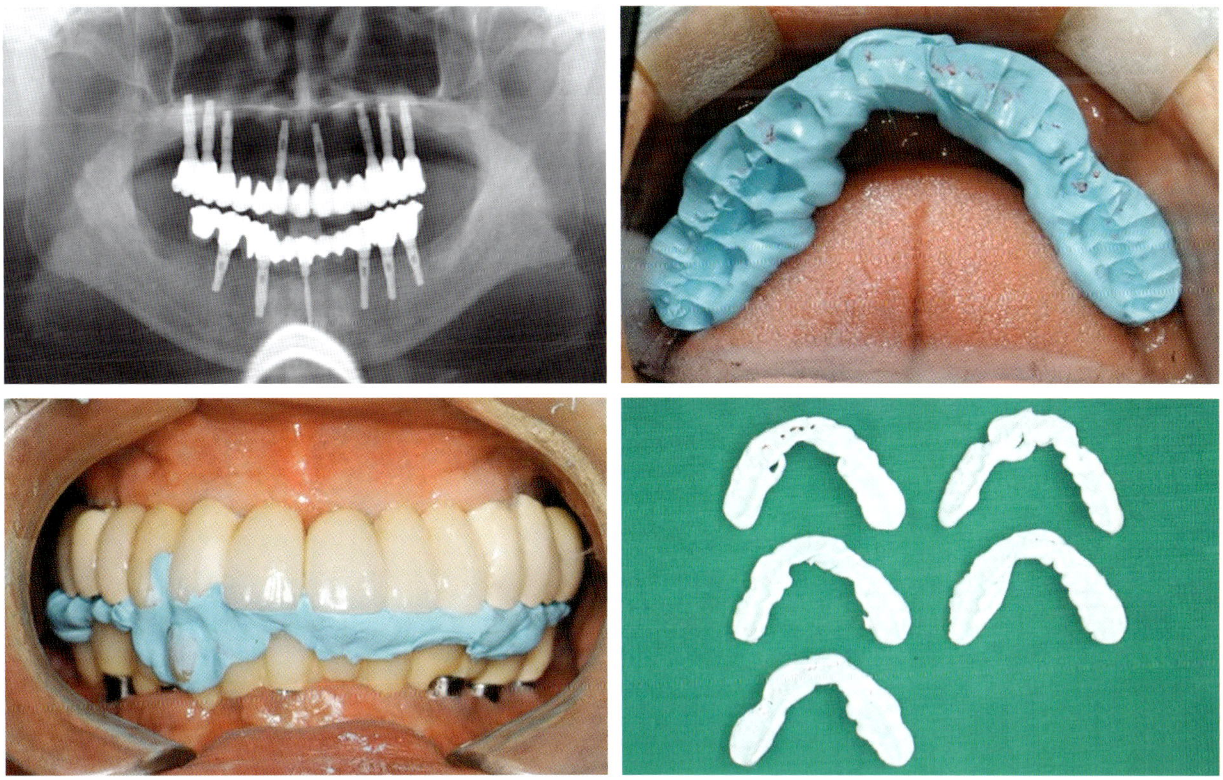

그림 2-64. 임플란트를 이용한 상·하악 완전수복. 전악수복 시에는 quick set rubber material을 이용하여 전체적인 교합접촉을 먼저 검사하는 것이 시간을 단축할 수 있다. 이 증례는 1주일 follow up check 상태였는데, 환자는 전혀 불편함을 느끼지 못하는 상태였다. 하지만 Blu-mousse를 이용하여 교합조정을 하는 동안 많은 교합간섭을 확인할 수 있었다. 임플란트-임플란트 교합의 경우 환자는 교합간섭을 인식할 수 있는 능력이 감소하기 때문에 보다 세심한 주의와 정기적인 follow up이 필요하다.

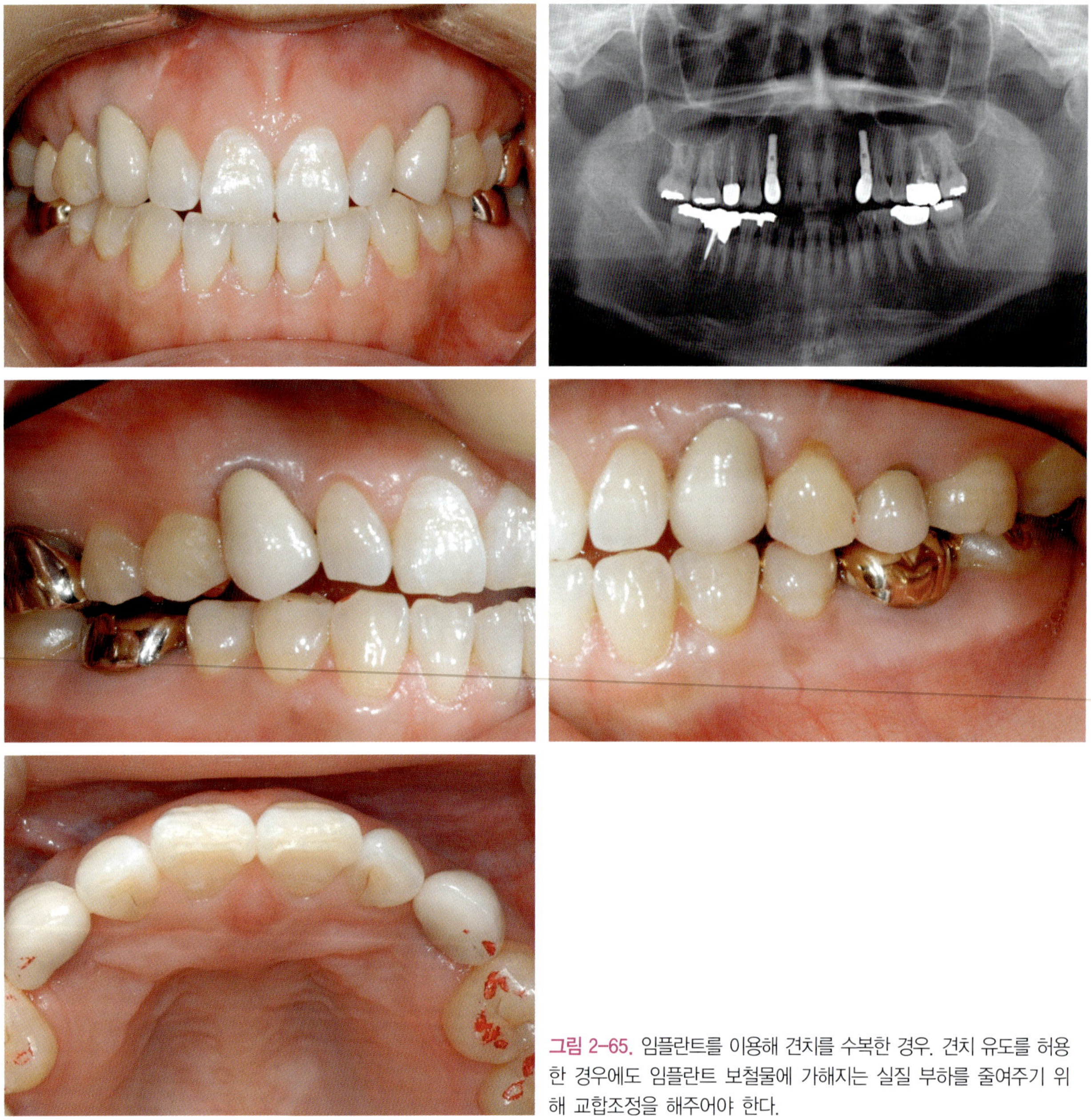

그림 2-65. 임플란트를 이용해 견치를 수복한 경우. 견치 유도를 허용한 경우에도 임플란트 보철물에 가해지는 실질 부하를 줄여주기 위해 교합조정을 해주어야 한다.

(2) 교합지의 선택

교합지는 그 두께와 성질에 따라 매우 다른 결과를 보여준다. 필자의 경우 교합지는 3가지를 사용하는데, Hanel 교합지(80μm), Accu-flim Ⅱ(20μm), Shimstock(8μm) 등이 그것이다(그림 2-66, 표 2-7). 또 전체적인 교합의 인기가 필요할 때는 30초, 1분의 setting time을 갖는 quick-set rubber material(Blu-Mousse™)을 사용한다. 교합지는 필요에 따라 두께의 차이를 이용할 수 있는데 교합지가 상대적으로 두꺼우면, 교합 접촉점이 전체적인 높고 낮음을 보여준다. 교합지가 얇을수록 교합점은 점에 가깝게 표시되고 가장 세게 접촉되는 높은 부위만을 보여준다.

전악수복처럼 광범한 보철물의 교합조정 때는 위 3가지를 모두 사용해서, 처음에는 Blu-Mousse나 Hanel articulating paper를 사용하여 전체적인 교합상태를 확인하여 광범위한 부위를 조정하고, 차츰 얇은 교합지(20μm)를 사용하여 미세한 교합조정을 시행하는 것이 좋다.

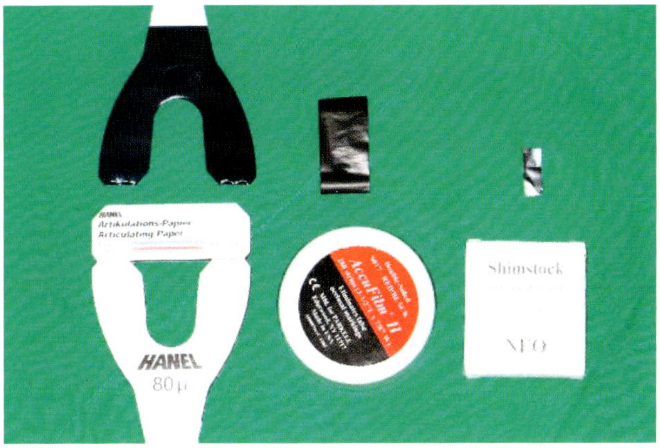

그림 2-66. 각종 교합지와 Shimstock.

표 2-7. 교합지와 Shimstock의 두께

	Shimstock	Accu-film Ⅱ	Hanel Articulating paper
두께	8㎛	20㎛	80㎛

임플란트의 교합조정 시에는 Accu-flim Ⅱ(20㎛)를 2장 겹쳐서 사용한다. 그러면 40㎛ 정도의 두께가 되는데, 임플란트의 수직·수평운동량을 감안할 때 더 적절한 듯하다.

일반적인 자연치의 단금관, 혹은 부분적 고정성 보철물을 사용할 때는 Accu-flim Ⅱ(20㎛) 한 장을 사용하여 교합조정하고, 마지막에 Shimstock(8㎛)이 최대감합위 상태에서 잘 물리는지를 확인한다.

어떤 교합지는 양면의 색이 다른데, 이것은 술식의 편의를 위한 것이다. 필자의 경우 중심위에서는 밝은 붉은색을 좋아하고, 하악을 운동시켜 가이드되는 선을 체크할 때는 어두운 검정색 등을 사용한다.

(3) Bur(그림 2-67)

2) 교합조정술의 과정

교합조정의 대원칙은 약한 곳을 먼저 고려하는 것이다. 역사적으로 교합적 고려의 목적은 의치의 탈락을 방지하고, 교합력을 보다 고르게 분산시키고, 유해한 저작기능으로부터 치아를 보호하려는 것이었다. 이를 위해 교합조정이나 교합양식(occlusal scheme)은 구강 내의 약한 곳을 먼저 고려한다. 예를 들어, 상악이 의치이고 하악이 고정성 보철물이라면 약한 곳인 상악이 먼저 고려대상이고 그래서 교합양식은 균형교합(lines in back, dots in front)이 되도록 교합을 설정하고 조정해 주어야 한다. 교합조정의 일반적 원칙은 다음과 같다.

① 교합조정이 가장 최선의 방법인지를 평가한다.

② 각각의 치아에서 교합 접촉점이 어떻게 나타나는지를 먼저 잘 알고 있어야 한다.

③ 조화로운 최대감합위(intercuspal contact position; ICP)을 만들어 준다.

④ 교합조정 시에 occlusal table이 넓어지지 않도록 주의해야 한다. 만일 교합조정이 교두정(cusp tip)에 실시될 때는 본래의 외형을 그대로 유지하는 형태로 삭제해서 편평해지지 않도록 한다.

⑤ Centric holding cusp를 변형시킬 때는 최대감합위로 접촉되던 것이 접촉되지 않는 결과가 초래될 수 있으므로 특히 조심해야 한다. 즉, centric cusp는 가능한 한 건드리지 않는 것을 원칙으로 하고, 만일 최대감합위에

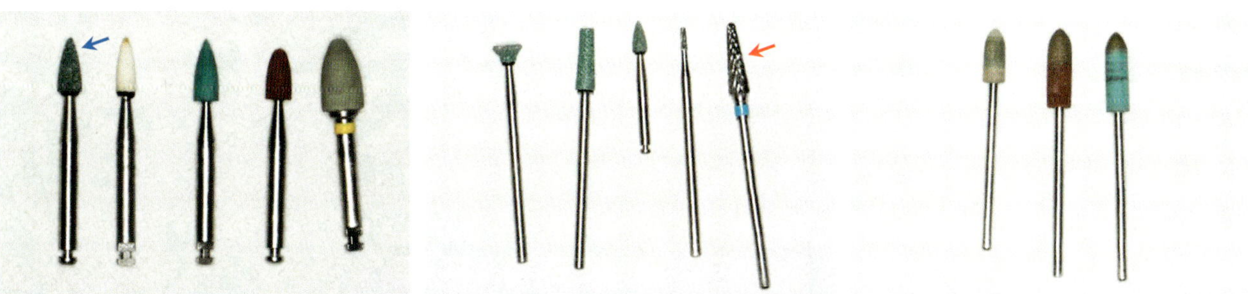

그림 2-67. 교합조정에 필요한 기구 1: Bur. 이 중에서 파란색 화살표로 된 것이 필자가 자주 사용하는 bur이다. 교합조정을 할 때 가장 많이 사용하는 그린스톤 버는 straight handpiece에 끼워 쓰는 작은 휠 버다. 컨트라앵글용 작은 버는 속도나 절삭효율성 면에서 떨어진다. 너무 빨리 닳아 없어진다. 의치를 교합조정 할 때는 acrylic bur(빨간색 화살표)를 사용한다.

서 centric stop의 높이보다 높게 정출된 경우에만 삭제한다.

⑥ Centric adjustment로 일단 최대감합위으로 접촉상태를 만들어 주었으면 eccentric adjustment를 할 때 이 접촉상태가 제거되지 않도록 주의해야 한다.

⑦ Eccentric adjustment의 목표는 개개 치아에 손상이 발생되지 않도록 편심 운동 시의 교합간섭을 제거해주는 것이다.

⑧ Eccentric adjustment를 할 때 삭제 방향을 정확하게 준수한다. 즉, 측방 운동 시에 대합치의 교두정(cusp tip)이 지나가는 궁형(arc)의 경로(latertrusive pathway나 mediotrusive pathway)에 맞추어 치아를 삭제한다.

⑨ 교합조정이 진행되면서 수시로 접촉상태를 평가하고, 교합 고경을 교합조정 전, 중, 후에 각각 비교하여 교합조정으로 교합 고경이 감소되는 일이 일어나지 않도록 한다.

⑩ 교합지는 가능한 한 얇은 것을 사용한다(8~10μm). 그러나 술식의 편의를 위해 먼저 40μm의 다소 두꺼운 적색 교합지로 편심측 운동을 시켜 보아 모든 교합간섭을 확인한 뒤 8~10μm의 검정색 교합지를 물리어 centric contact points를 찍어낸다. 그런 다음, 검정색 점은 건드리지 말고 적색부분의 교합간섭만을 제거한다.

이상의 원칙을 숙지하고 있다면, 다음의 사항을 확인하도록 한다.

먼저 환자에게 충분히 설명하고 환자의 동의를 얻도록 한다. 대부분의 환자들은 자연치를 삭제하는 것을 싫어한다. 따라서 교합조정 전에 교합조정의 필요성, 과정, 결과, 그리고 교합조정 후 수복치료 가능 여부 등에 대하여 반드시 납득할만한 충분한 설명을 하여 환자의 동의를 얻어야 한다.

또한 교합조정술을 시행해야 하는 치과의사 자신이 교합조정술에 대한 지식을 충분히 습득하고 있어야 하며, 교합조정술의 적응증을 분명하게 확인한 뒤 조심스럽고 정확하게 시술을 시행해야 한다. 즉, 잘못된 교합조정으로 오히려 교합간섭을 야기할 수도 있음을 명심해야 한다.

마지막으로 환자를 조용하고 편안하게 위치시키고 환자를 이완시킬 수 있어야 하며, 하악의 조작은 부드럽게 실시할 뿐만 아니라 근신경계 반사에 대해서도 잘 이해하고 있어야 한다. 예를 들면, 수조작을 할 때 너무 빠르게 하면 근신경계의 보호반사작용으로 원하고자 하는 하악의 위치로 유도되지 않을 수 있다.

(1) Recontouring adjustment

이 술식은 오랫동안 결손된 치아를 수복해 줄 때 대부분 적용되는 술식이다. (1) 대합치가 결손된 부위로 정출된 것을 수정하고, (2) 변연융선의 관계, 회전된 치아나 경사진 치아 등에 대해서 올바른 관계로 향상시켜 주고, (3) 돌출된 교두(cusp)를 삭제해 주며, (4) 심미적으로 향상시켜 주는 것 등이 이 술식의 목적으로 들 수 있다. 이 술식을 시행하기 전에 치질의 삭제량 등을 결정하기 위해서 진단용 모델을 사용하면 큰 도움이 된다. 치질을 삭제하는 동안 정상적인 외형과 occlusal table의 폭을 그대로 유지시켜 주는 것이 매우 중요하다. 최종적으로 형태를 부여한 후에는 연마를 반드시 실시한다. Recontouring adjustment는 centric adjustment와 함께 시행할 수도 있다.

하악에 고정성 가공의치를 제작하기 전에 심하게 정출된 상악 구치를 먼저 삭제 조정한다든지, 합입을 시키다든지(그림 2-68), 심미성 개선을 위해 상악 절치 절단면을 조정하는 것이 이에 해당한다.

① 교합평면을 관찰하여 정출된 치아를 짧게 삭제한다.

② 심미적인 면을 향상시킨다.

③ 돌출된 교두를 삭제한다.

④ 변연융선 관계를 수정한다.

⑤ 회전된 치아, 비정상적 위치에 있는 치아 또는 경사된 치아를 수정한다.

⑥ 마모면이나 마모된 치아를 수정한다.

⑦ 필요에 따라 치아의 예리한 부분은 둥글게 해준다.

⑧ 필요에 따라 협설폭으로 좁게 해준다.

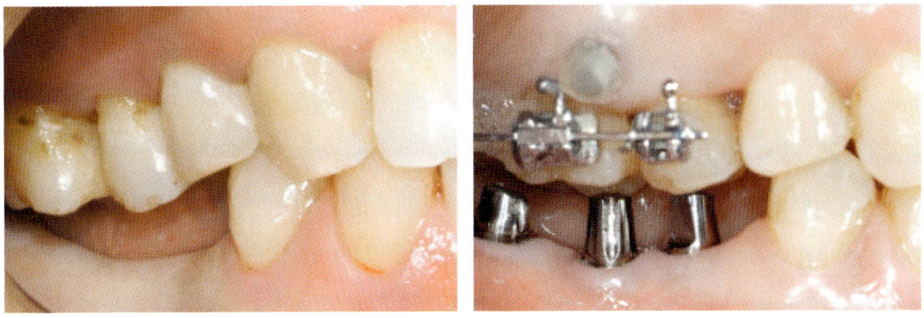

그림 2-68. 임플란트 식립 전·후. 상악 치아의 정출을 교정적 함입을 통해 해결하였다.

(2) Contact의 확인

접촉면이 과도하게 tight해서는 보철물이 적절히 시적되기 어렵고 그러면 교합조정의 의미가 없어진다. 교합조정 전에 인접면의 확인과 조절이 되어야 한다.

(3) 내면 확인

Fit-checker 등을 보철물 내면에 넣어 보철물이 지대치(혹은 임플란트의 지대주)에 잘 적합되는지를 확인해야 한다.

(4) Centric adjustment

이 술식은 정상적인 교합을 가지고 있는 환자를 대상으로 한다기보다는 환자만의 고유의 최대감합위를 잃어버리고 중심위 채득을 통해 임시보철물상에서 최대감합위를 찾아 주는 과정이라고 이해하는 것이 좋을 것이다. 교합조정을 시행할 때는 먼저 현재 환자의 intercuspal contacts을 표시하고, 이 표시에 근거해서 어떻게 해야 가장 안정되고 균일하게 구치부가 접촉될 수 있을 것인가를 결정한다. Dawson과 Ramfjord가 중심위와 최대감합위 사이에 0.2mm의 차이가 있는 것은 생리적인 것으로 주장한 것을 고려한다면 교합조정 시에 어느 정도의 freedom은 환자가 적응할 수 있다고 보는 것이 맞겠다. 따라서 centric adjustments 동안에 이 점을 염두하여 중심위와 최대감합위 사이에 존재하는 전후방 및 좌·우 측방의 모든 slides를 제거한다.

① 전후방 slides를 제거한다. 대부분 상악 치아의 근심 경사면(mesial incline)과 하악 치아의 원심 경사면(distal incline) 사이에 조기접촉이 존재하므로 vertical stop 또는 supporting cusp는 건드리지 말고 이들 경사면을 조정한다(MUDL rule).

② 좌·우 측방 slides를 제거한다. 가능한 한 교두정(cusp tip)이나 와(fossa)의 깊이 변화는 피하고 와의 주변 경사면을 삭제하여 와를 넓게 조정해준다. 즉, 최대감합위에서 centric stop이 와의 기저부에 있지 않고 교두의 협설측 경사면 위에 있으면 centric stop의 가장 깊은 부위의 높이에서부터 와를 넓혀 주고, 대합되는 교두가 최대감합위에서 centric stop의 높이보다 깊게 정출된 경우에만 이 대합 교두정을 약간 삭제해준다.

중심위나 최대감합위에서 조기접촉이 있거나 중심위와 최대감합위 사이에 부드럽게 미끄러지는 slides가 있을 경우, 이 부위를 제거할 때는 Schuyler(1935)의 '교합조정 시의 기능적 원리'에 준한다. 즉, 중심위에서 조기접촉이 있으나 측방 운동 시에는 조기접촉이 발생하지 않으면 높은 교두와 대합되는 와를 선택적으로 삭제한다. 교두가 중심위에서와 측방 운동 시에 모두 조기접촉이 일어나면 이때에는 교두를 삭제해야 한다. Centric adjustments가 완료된 다음에는, 중심위와 최대감합위에서 각각 접촉되는 접촉점 사이에 0.2mm 정도의 생리적인 범위로 오차가 있으면서 두 점을 잇는 직선은 같은 교합 고경을 갖고 정중시상면에 대해 평행해야 한다. 한편, 전치부의 접촉은 구치부보다 다소 가볍게 이루어지도록 하고, 모두 균일하게 찍히도록 해준다.

교합조정을 크게 두 부분으로 나누어 생각할 수 있는데, 먼저 측면 성분으로 상악 치아의 근심 경사면과 하악 치아의 원심 경사면 사이에 간섭이 발생하여 하악을 전방으로 변위시키는 것으로, Dawson은 이를 폐구곡선상의 교합장애로 표현하고 있다. Slide in centric의 전방 성분을 제거하며, 교두정을 삭제하지 않도록 주의하고 특히 기능교두에서는 각별히 조심한다(MUDL rule). 이는 Mohl, Shillingburg, Neff 등이 서로 다르지 않게 기술하고 있다.

두 번째로는 slide in centric의 측방성분으로서 Dawson은 이를 전방에서 보았을 때 기준 폐구선에 대해 하악을 좌·우측으로 편위시키는 폐구직선상의 교합장애로 표현하고 있다. Mohl, Neff 등은 A, B, C 접촉점을 모두 언급하며 삭제할 것을 추천하지만, Smukler 등은 A와 B 접촉점만을 확인하고 조정할 것을 권유하였다.

(5) Eccentric adjustments

이 술식은 centric adjustments를 통해서 지속적이고 안정된 intercuspal position contacts가 얻어진 뒤에 실시한다. 구치부에 적색 교합지를 놓고 측방 운동과 전방 운동을 시켜 본 뒤 검정색 교합지를 놓고 centric contacts를 하게 하여 교합간섭과 centric contact points를 찾아낸다. 그런 다음 적색 부위만 삭제해서 교합조정을 하고 검정색 부분은 절대 건드려서는 안 된다.

비작업측 간섭을 보통 먼저 제거하는데, 상악 설측교두의 협측 경사면과 하악 협측교두의 내측 경사면이 관련된 경우가 대부분이므로 이들의 교두정을 조정하여 불안정한 교합이 되게 해서는 안 되고, 가능한 한 교두의 경사면을 조정하도록 한다. 그러나 만일 교두정을 조정해야만 되는 경우는 상악의 설측교두나 하악의 협측교두 중 하나에만 조정해야 한다. 2개의 교두정에 조정을 하게 되면 최대감합위에서 치아가 접촉되지 않는 결과를 초래하여 대합치가 결국 정출되어 다시 교합간섭이 발생된다.

다음으로 작업측 간섭을 평가해서 조정한다. 이때 centric holding cusp의 조정은 피하도록 하고, 상악은 협측교두, 하악은 설측교두(BULL rule)에 보통 조정을 실시한다.

전방 운동 시의 교합간섭을 제거한다. 이 과정 중에 구치부의 centric holding cusps를 삭제해서는 안 되며, 전치부에서는 좌·우 양측으로 균일한 접촉이 되도록 해준다. 먼저, 적색 교합지를 물리고 하악을 전방 운동시킨 다음, 중심교합 상태로 검정색 교합지를 물리어 centric contact points를 찍어낸다. 여기서 검정색 점을 건드리지 말고 적색 부분만 삭제를 하는데 전치부의 centric holding cusps를 삭제해서는 안 된다.

전통적으로 비작업측 교합간섭은 가장 유해한 것으로 반드시 제거되어야 할 장애요소로 분류되어 왔으며, 흔히 B 접촉점, 즉 상악 설측교두의 협측 경사면과 하악 협측 교두의 설측 경사면 사이에서 나타나는 것으로 Mohl 등은 설명하고 있다. 교두정을 낮추지 않는 범위에서 양쪽 경사면을 삭제할 수 있지만, 교두정을 낮추어 주어야 할 경우라면 상악이나 하악 중 한쪽은 보존하는 범위에서 조정할 것을 권유한다.

작업측 교합간섭은 보통 A 혹은 C 접촉점에서 발생하며, 교합의 안정성 저하를 막기 위해 Mohl 등은 상악 협측교두의 내면이나 하악 설측교두의 내면을 삭제할 것을 추천하고 있다(BULL rule). 상황에 따라 견치 유도교합이나 군기능교합, 혹은 양자가 공존할 수도 있으며, 조정 후에 비작업측 간섭을 다시 확인하다.

비작업측 교합간섭이 B 접촉점에서 일어난다는 것은 대체로 일치되지만 작업측 간섭에 대해서는 다소 간의 이견이 있다. Neff 등은 작업측 교합간섭이 A와 C 접촉점에서 일어날 수 있다고 기술하고 있는 반면에, Shillingburg 등은 C 접촉점에서, Smukler 등은 A 접촉점에서 작업측 간섭이 있다고 설명하고 있다. 이는 아마도 채택하고 있는 교합양식에 의한 차이와 저자의 주관적인 판단에 기인한 것으로 생각된다.

(6) Protrusive interference 제거

① 구치부의 centric holding cusp는 삭제하지 않는다.
② 전치부에서는 양측성으로 균일한 접촉을 가능한 한 얻도록 한다.
③ 분명한 적응증이 될 경우에만 절치 유도를 변화시킨다.
④ 전치부의 centric holding cusp는 삭제하지 않는다.

지금까지의 조정을 통해 확립된 전치부 및 구치부의 중심

2

Appliance-determined adjustment

- 교합 간 장치물로 오랫동안 치료받고 있는 환자는 때로 이 장치물에 의해서 결정된 위치로 교합조정술을 받을 필요가 있는 경우가 있다. 안정 교합상(stabilization splint)은 하악의 위치를 일부러 변화시켜 주도록 고안된 장치물이 아니기 때문에 설혹 교합조정이 필요하다 해도 극히 적은 양만 시행될 뿐이고, 반면 하악 재위치 교합상(repositioning splint)은 하악을 therapeutic jaw position까지 상당히 큰 변화를 야기하는 장치물이어서 많은 양의 교합조정이 필요하다.
- 하악 과두를 전방위치로 하기 위해 영구적으로 교합을 변화시켜 주는 술식에 대해서는 현재까지 논란의 대상이 되고 있기는 하다. 악관절의 원판장애가 있던 환자가 하악을 전방 위치로 해서 치료를 받고 증상이 사라진 경우를 볼 수 있지만 장기간에 걸친 치료결과에 대해서는 확실하지가 않다. 젊은 환자들에게 하악을 전방으로 위치시켜 관찰했을 때 과두가 안정된 방향, 즉 본래의 위치로 과두성장이 이루어져 과두가 더 이상 전방위치로 된 모습이 아닌 것을 볼 수 있었다는 보고가 있다(Mongini와 Schmid, 1982). 만일 이런 현상이 성인에게도 비슷하게 존재하여 과두의 재형성(remodeling)이 일어난다면, 영구적인 하악의 전방위치로의 교합치료는 당연히 받아들여질 수 있는 것이고, 반면 관절의 안정성을 위한 재형성이 일어나지 않는다면 이러한 치료에는 강한 의문성이 제기될 수 있다. 또, 이런 하악의 전방위치가 근활성을 증가시켜 또 다른 두개하악장애를 야기할 수도 있다고 주장하는 사람도 있다(Ranfjord 등, 1961; Randow 등, 1966; Krough-Poulsen과 Olsson, 1968). 따라서 하악의 전방 위치로의 비가역적 교합치료는 조심스럽게 실시하고, ARS(anterior repositioning splint)로 치료가 성공적으로 이루어진 원판장애 환자에게만 시행해야 한다. Appliance-determined adjustment는 보통 여러 번 약속하여 시행해 준다. 이렇게 함으로써 교합조정을 하는 동안에 장치물에 의해서 결정된 폐구형태를 지속적으로 유지하게 할 수 있다. 만일 장치물을 빼놓고 있으면 proprioceptive system에 의해서 다시 이전의 최대감합위로 하악이 되돌아가게 된다.

  Appliance-determined adjustment의 적응증을 보면
  ① 장치물로 오랫동안 증상이 사라졌을 경우
  ② 장치물을 장착하지 않고 폐구했을 때 반복적으로 외상성 교합접촉이 일어나거나 편측 교합접촉, 또는 편향적인 접촉이 일어날 때
  ③ 장치물을 계속해서 장착할 때는 증상이 없으나 교합조정을 하지 않은 상태에서 장치물의 장착시간을 줄여 장착하게 했을 때 증상이 재발하는 경우 등이다.

위를 위한 유지 및 지지부분(centric holding area)을 훼손하지 않으면서 가능한 한 양측성 전방 유도를 얻을 수 있도록 조정한다. Dawson은 이 단계쯤에서 확립되어야 할 이상적인 교합양상을 'Dots in back··· lines in front'라는 간단한 용어로 정의하고 있다.

전방 교합간섭은 흔히 상악 구치의 원심 경사면과 하악 구치의 근심 경사면 사이에서 발견되고, 접촉부위를 삭제해 주게 되는데(DUML rule), Shillingburg 등이 제시한 것처럼 단순하게 생각할 수도 있고, Smuklur나 Neff 등이 제시한 것처럼 구치부와 전치부를 나누어 생각할 수도 있겠다. 어느 쪽이든지 이미 확보된 안정적인 교합상태를 흐트러뜨리지 않으면서 양측성 전방 유도를 확보하는 데 그 목적이 있다고 하겠다.

똑바로 앉은 자세에서 교합지로 다시 한 번 확인해 본 뒤 환자 스스로 centric movement와 편심측 운동을 하게 하여 편안감이 드는지 확인해 본다.

이상의 순서로 교합조정이 끝나면 균형 잡힌 전방 유도가 확립되고, 중심위로 하악을 다물었을 때 측방이개가 나타나지 않아야 한다. 비작업측 교합간섭이 없어야 되는데 특히 제2대구치 부위를 다시 한 번 점검하여 제거할 것을 권한다. 측방이나 전방 운동이 자유로워야 하며, 똑바로 앉은 상태에서 교합할 때 fremitus가 없는지 확인한다.

(7) Polishing 실시

• 참고문헌

1. Anusha CV, Singh AA, Sam G, Sangwan B, Shilpa M, Kamath AG. Evaluation of Two Facebow/Semi-adjustable Articulator Systems for Orienting Maxillary Cast on Articulators: A Pilot Study. J Contemp Dent Pract 2016;17:327-330.
2. Aull AE. Cidylar determinants of occlusal patterns. J Prosthet Dent 1965;15:826-849.
3. Bennett NG. A Contribution to the Study of the Movements of the Mandible. Proc R Soc Med 1908;1(Odontol Sect):79-98.
4. Bergstrom G. On the reproduction of dental articulation by means of articulators: A kinematic investigation. Acta Odontol Scand 1950;9(Suppl 4).
5. Carlo E, et al. Face-bow record without a third point of reference: Theoretical considerations and an alternative technique. Journal of Prosthetic Dentistry 1999;82(2):237-241.
6. Carlsson GE. Critical review of some dogmas in prosthodontics.

J Prosthodont Res 2009;53(1):3-10.
7. Celeza FV. An analysis of articulators. Dent Clin North Am 1979;23(2):305-326.
8. Dawson PE. Centric relation. Its effect on occluso-muscle harmony. Dental Clinics of North America 1979;23(2):169-180.
9. Gysi A. Problem of articulation. Dent Cosmos; 1910.
10. Hanau RL. Articulation defined, analyzed and formulated. J Am Dent Assoc 1926;8:1694-1709.
11. Herbert T. Shillingburg. Fundamentals of Fixed Prosthodontics. 2nd ed. Chicago: Quintessence Publishing; 1981.
12. Jain AR. Articulators through the years revisited: from 1700 to 1900-Part I. World J Dent 2015;6:22-25.
13. Krough-Paulsen WG, Olsson A. Management of the occlusion of teeth. In: Schwartz L, Chayes CM, editors. Facial Pain and Mandibular Dysfunction. Philadelphia: W.B. Saunders Co.; 1968. p.36-280.
14. Lundeen HC, Wirth CG. Condylar movement patterns engraved in plastic blocks. J Prosthet Dent 1973;30:866-875.
15. Mann AW. Oral rehabilitation ; Part I. Use of P-M instrument in treatment planning and in restoring the lower posterior teeth. J Prosthet Dent 1960;10(1):135-150.
16. Mann AW. Oral rehabilitation ; Part II. Reconstraction of the upper teeth using a fuctionally generated path technique . J Prosthet Dent 1960;10(1):151-162.
17. Mongini F, Schmid W. Assessment of the therapeutic position for orthodontic diagnosis and treatment. American Journal of Orthodontics 1982;82(6):513-518.
18. Okeson JP. Management of TM disorders and occlusion 5th edition.
19. Ramfjord S, Ash M Jr. Occlusion. Philadelphia: W. B. Saunders Co.; 1966.
20. Ramfjord SP. Bruxism, a clinical and electromyographic study. The Journal of the American Dental Association 1961;62(1):21-44.
21. Randow K, Carlsson K, Edlund J, Oberg T. The effect of an occlusal interference on the masticatory system. An experimental investigation. Odontologisk Revy 1976;27(4):245-256.
22. Schuyler CH. An evaluation of incisal guidance and its influence in restorative dentistry. J Prosthet Dent 1959.
23. Schuyler CH. Factors contributing to traumatic occlusion. The Journal of Prosthetic Dentistry 1961;11(4):708-715.
24. Schuyler CH. Fundamental Principles in the Correction of Occlusal Disharmony, Natural and Artificial. The Journal of the American Dental Association 1935;22(7):1193-1202.
25. Schuyler CH. The function and importance of incisal guidance in oral rehabilitation. J Prosthet Dent 1963;13:1011-1029.
26. Simpson JW, Hesby RA, Pfeifer DL, Pelleu GB Jr. Arbitrary mandibular hinge axis locations. J Prosthet Dent 1984;51(6):819-822.
27. Stuart CE. Use of the Stuart articulator in obtaining optimal occlusion. Dent Clin North Am 1979;23(2):259-270.
28. The Academy of Prosthodontics. The Glossary of Prosthodontic Terms. J Prosthet Dent 2017;117(5):e12.
29. The glossary of prosthodontic terms. The Academy of Prosthodontics. J Prosthet Dent 1994;71(1):41-112.
30. Turner KA. Restoration of the extremely worn dentition. The Journal of Prosthetic Dentistry 1984;52(4).
31. Weinberg LA. An evaluation of basic articulators and their concepts. Part IV: Fully adjustable articulators. J Prosthet Dent 1963;13:1038-1054.
32. Weinberg LA. An evaluation of the face-bow mounting. Journal of Prosthetic Dentistry 1961;11(1):32-42.
33. Weinberg LA. Physiologic objectives of reconstruction techniques. J Pros Dent 1960;10(4):711-723.
34. Wolford LM, Galiano A. A simple and accurate method for mounting models in orthognathic surgery. J Oral Maxillofac Surg 2007;65(7):1406-1409.

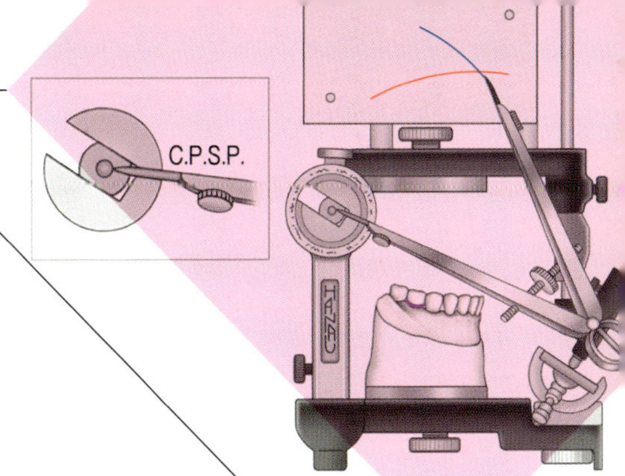

Chapter 3

교합의 결정 요소

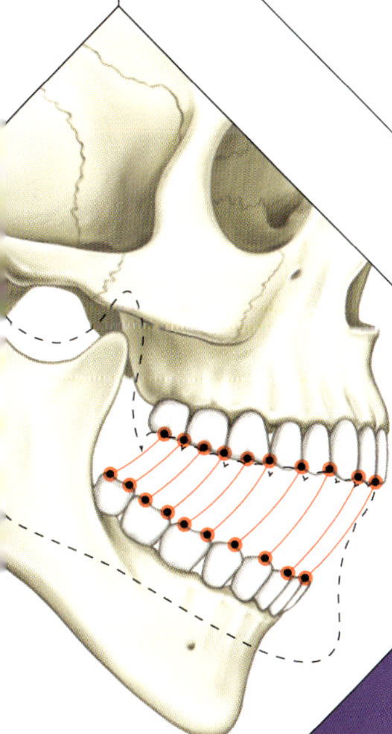

1. 중심위
2. 교합평면
3. 전방 유도: 교합 결정 요소
4. 수직 교합 고경
5. 2급 및 3급 부정교합 환자의 교합
6. FMA의 임상적 의의

1 중심위

중심위는 적절히 배열된 과두-관절 원판 복합체가 관절융기의 상방 내측위에 닿아 있을 때 상악과 하악의 관계로 정의되며 교합 고경이나 치아 위치와는 관계가 없는 것으로 많이 이야기된다. 이는 보철 수복 등을 위해 중심위가 참고점으로 사용될 때 해부학적 위치를 논하는 것이지 몇몇 저자들에 의해 주장되고 있는 것 같이 임상적으로 확인이 가능한 정확한 근육과 관절와에서의 과두의 위치는 근거가 부족하다고 말할 수 있다. 환자마다 해부학적인 구조의 차이가 있고 술자마다 중심위 채득방법에 차이가 있으므로 중심위를 절대적인 위치로 정의하는 것은 중심위의 초기개념이 설정되는 시점에서 중심위에 대한 잘못된 이해가 있었던 것과 같은 오류를 범하게 된다. 다시 말해 중심위는 병리적인 증상을 해결해 주는 특정 위치가 아닌 술자의 특정 방법에 의해 위치의 채득이 반복 가능하고 추후 임시보철물 등을 통해 안정된 교합으로 찾아갈 수 있는 생리적으로 안정된 위치에 있는 상태로 정의될 수 있겠다. 혹자가 이야기하는 과두-관절원판 복합체의 내측극이 골에 감싸여 있고 하부 외측 익돌근이 이완되어 있으며, 이때 외측 익돌근이 100% 수동적이어야 한다는 정의는 그 근거가 부족하기 때문에 쉽게 받아들여질 수 없다. 1970년대에 중심위를 찾기 위해서 근육의 이완 정도를 전기적으로 측정하여 그 반복성을 측정하였으나 측정 시마다 값의 차이가 크고 부정확해서 증명되지 못하였을 뿐 아니라 임상적으로 받아들일 수 없는 수준임이 판명되었다. 따라서 이러한 근육의 수동성들을 이야기하는 부하검사와 같은 방법은 이론적으로는 가능할지 모르나 실제적으로 임상가들에 의해 받아들여지고 일반적으로 사용되기에는 여러 가지 문제점이 존재한다.

1) 중심위 개념의 변천 과정

McCollum은 1939년 중심위는 재현 가능한 최후방에 존재하는 포인트, 즉 한 점이고, 보철 수복을 위한 유일한 재현 가능한 점으로 보았다. 그리고 중심위로부터 벗어난 차이는 병적(pathologic)인 상태인 것이라고 주장하였다. Gnathology의 중심위 개념은 간단하게 point centric이라고 지칭할 수 있다. 그러나 Posselt's diagram의 등장은 point centric의 개념을 주장했던 Gnathology의 견해를 정면으로 반박하는 계기가 되었다. Posselt가 발표한 것은 하악을 인위적으로 최후방에 위치시켰을 때 hinge axis를 축으로 폐구하는 경로와 사람들이 습관적으로 폐구하는 경로(habitualaxis of closure: 최대감합위)는 다르다는 것이었다. 이는 이전까지 생각했던 다소 기계적이고 비생리적인 하악 운동 개념에 획기적인 영향을 끼치게 되었다. Posselt는 중심위와 중심교합 사이의 일정한 자유공간(freedom)을 제안하였다. 중심위와 중심교합 사이에 존재하는 약 1mm가량의 이러한 자유공간은 결과적으로 당시까지 의문 없이 받아들여지던 hinge axis가 습관적으로 가장 환자가 편안하게 폐구하는 위치가 정확한 point centric여야 함을 표방했던 Gnathology의 주장을 정면으로 반박하게 된 것이다. 이러한 point centric 이론은 아직도 Dawson 및 몇몇 교정과 의사들에 의해 주장되고 있다. Posselt의 보고는 Schuyler에 의해 수용되어 2개의 centric(중심위, 중심교합)과 두 centric 사이의 일정한 자유공간을 정상적인 것으로 허용하는 long centric 개념으로 발전하게 된다.

3

앞서 언급한 것처럼 Schuyler는 2개 이상의 많은 centric position이 존재한다고 주장하였으며(중심위, 중심교합), 그 두 점을 이은 선상에 존재하는 많은 centric position을 long centric이라고 일컬었다. 이러한 long centric은 실제로 자세의 영향, 머리의 기울기 등에 의해 중심위의 위치가 다양하게 측정된다는 점과 중심위-중심교합 사이의 일정 자유공간(freedom)을 허용하는 것에 기초를 두고 있다. 또한 Gnathology의 주장에 반박하는 다른 주장으로 Celenza의 연구를 들 수 있다. Celenza는 전통적인 Gnathology의 방법에 따라 32명의 환자들을 전악수복한 후 2년에서 13년간 추적 관찰한 결과, 단 2명의 환자에서만 중심위와 중심교합(MIP)이 일치함을 발견하였고, 이는 중심위가 가장 이상적인 위치라고 주장하는 Gnathology의 견해가 옳지 않음을 보여주었다. PMS의 중심위에 관하여 다시 정리해보면 몇 가지로 요약된다. 하악와(glenoid fossa)의 최전상방에 과두가 존재한다. 중심위는 모든 하악 운동의 시작점도 생리적으로 가장 안정된 위치도 아니다. 중심위와 중심교합 간에 존재하는 차이를 long centric이라고 명명한다.

다음으로 Dawson이 주장하는 중심위의 개념에 대해 알아보도록 하겠다. Dawson은 Gnathology의 관점에 좀 더 치우쳐 있으면서도 PMS의 개념들을 수용한 것으로 볼 수 있으며, 몇 가지 개념에 대해서는 양측 모두와 차이를 보인다. Dawson의 저서인 "Functional Occlusion-From TMJ to Smile Design"에서 그는 중심위의 진위에 대한 가장 중요한 기준으로 먼저 하부 외측 익돌근의 완전한 이완을 들었으며 하부 외측 익돌근이 이완된 상태에서 과두-관절 원판 복합체가 3개의 강한 거상근(교근, 측두근, 내측 익돌근)에 의해 관절융기에 의해 닿을 때까지 들어올려진 최상방위에서 적절하게 배열되는 것이라고 주장하였다. Dawson의 책에 저술된 내용들을 보면 그가 point centric의 개념에 치우쳐있음을 확실히 알 수 있다. '중심위는 관절와에 적절하고 완전하게 안착된 과두의 위치를 일컫는다. (…) 중심위는 단순히 재현 가능한 편리한 위치이기 때문에 사용되는 것이 아니다. 생리학적, 생역학적으로 정확하고 간섭 없는 교합을 허락하는 유일한 악골 위치이기 때문에 보편적으로 널리 받아들여지고 있는 악골 위치이다'.

그러나 Dawson은 point centric을 주장하면서도 long centric의 개념을 언급한다. Dawson은 long centric을 전치에서의 교합 고경의 변화가 없는 상태에서 중심위 혹은 약간 전방으로 하악골을 폐구할 수 있는 약간의 자유로 정의하였다. 그러면서 2가지 점에 대해 더 언급한다.

첫째, long centric은 기본적으로 전치와 관계가 있다. 치아가 완전히 닫히기 전에 하악 전치가 상악 치아 경사에 닿아서는 안 되며 이것이 편안함과 안정성을 얻기 위한 기본 법칙이다.

둘째, long centric이라는 것은 중심위에서 자유롭게 움직인다는 것이 아닌 중심위로부터의 자유를 의미한다. Dawson이 주장하는 long centric의 개념은 PMS의 long centric과는 차이는 보인다. PMS는 중심위, 중심교합 2개의 centric이 존재하며 그 둘 간의 차이를 long centric이라고 명명하였고, Dawson은 기본적으로 중심위는 단 하나, point centric에 기초하면서 habitual closing path에서 중심위로부터의 자유를 long centric이라고 주장한 것이다. 이와 같이 Gnathology, PMS, Dawson에 이르기까지 중심위의 개념은 지속적으로 논의의 대상이 되어 왔고, 하나의 정의로 통일되지 못한 채로 약간씩의 변화가 이어져 오고 있다. 다음 파트에서는 GPT에서 정의한 중심위의 변천사를 기본으로 하여 중심위의 정의에 대해 알아보도록 하겠다.

GPT 1판에서는 중심위에 관하여 과두가 가장 힘을 적게 받는 위치에서의 상·하악 간의 관계로 정의하였고, 하악의 위치는 최후방위로 되어 있다. 이 당시 중심위의 정의는 중심위가 생리적으로 생역학적으로 가장 이상적인 위치라는 개념에 기반해 있는 것으로 보인다. GPT 5판은 Dawson의 정의와 유사하게 최상방위로 정의가 바뀌었다. 이는 치아의 위치와는 상관이 없으며, 적절하게 배열된 과두-원판 복합체(condyle-disk assemblies)가 최상방위에 있을 때의 상·하악 간의 관계를 중심위로 정의하였다. GPT 7판에서는 좀 더 구체적인 해부학적 구조와 위치에 관하여 언급하고 있다.

이처럼 역사적으로 중심위의 정의는 다양하게 변화되어 왔고, 각각은 유사하지만 서로 다른 많은 개념으로 정의되고 있다. 이러한 중심위 정의의 다양성에 대해서는 2000년 Jasinevicius 등이 7개의 치과대학 교수진과 학생들이 중심위의 공통된 정의에 동의하지 않는다는 조사 결과를 발표하기도 했다.

또한 중심위와 MIC의 차이(discrepancy)는 연구하는 사람과 정의에 따라 서로 다른 결과를 보인다(Posselt 1.25mm, Schuyler 1.0mm, Ramfjord 0.5~0.8mm, Dawson 0.2mm). 또한 최근의 연구에서는 중심위와 MIC의 차이를 3차원적으로 측정하기도 하였다(Lavine 등, 2003). 이처럼 중심위의 정의는 끊임없이 변화해오고 있으며, 유사하면서도 다른 많은 정의가 존재한다.

3

2) 중심위와 최대감합위

중심위(centric relation)는 치아의 접촉과는 상관없이 상·하악의 위치관계를 가리키는 개념이다. 치아가 하나도 없는 총의치에서 wax rim을 가지고 악간 관계를 채득할 때의 장면, 전악 수복치료 시 교합접촉이 하나도 없는 상태에서의 악간 관계 채득을 생각해보자(그림 3-1). 왁스림을 이용하여 가상치아 높이를 설정하고 왁스 간 접촉이 없이 바이트를 채득한다.

Dawson은 2007년 저작에서, 중심위를 과두원판 복합체가 과두와의 최상방에, 또 최근심(midmost)에 위치했을 때의 상·하악 관계라고 한다. 중심위일 때 하악 과두가 과두와의 전상방 혹은 최상방에 위치한다는 개념은 최근 들어 일반적으로 많이 받아들여지고 있다(그림 3-2).

중심교합(centric occlusion)이나 최대감합위(maximum intercuspation; MIP), 혹은 MI 등은 비슷한 개념으로 상·하악의 치아가 최대감합이 된다는 의미로 받아들인다면 될 것이다.

(1) 교합이 안정적으로 유지되고 있는 증례

① 최대감합위와 중심위의 유용성

중심위와 MIP에 대한 가장 유용하고 간단한 안내는 교합평면을 바꿀 만큼 광범위한 보철에서는 중심위를 이용하고, 그렇지 않은 간단한 보철에서는 MIP를 이용한다는 것이다(표 3-1).

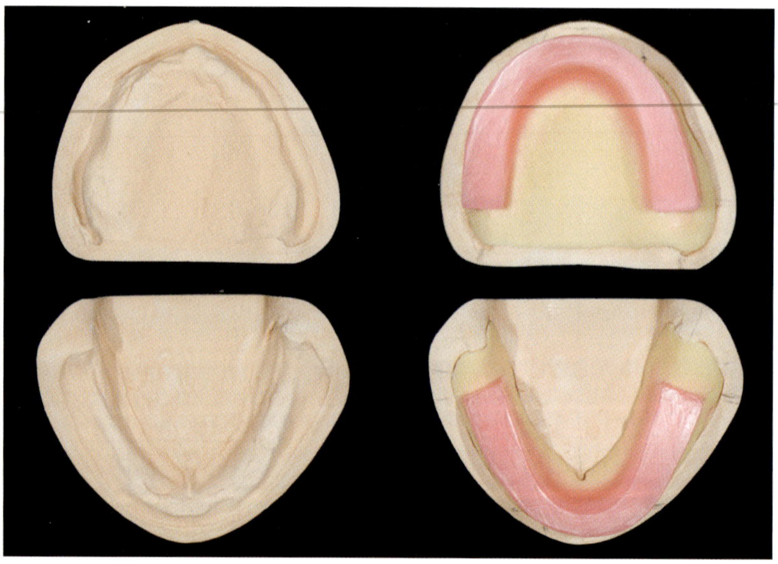

그림 3-1. 무치악 환자의 악간관계 기록을 위한 wax rim.

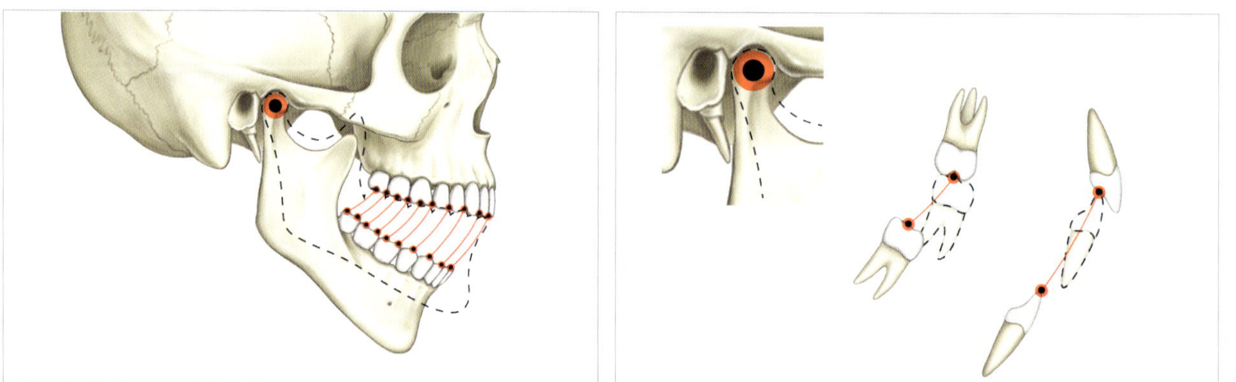

그림 3-2. 중심위는 악간관계, 최대감합위는 치아 사이의 관계이다. 중심위에서 과두는 관절와의 최상방에 위치한다. 이 둘이 일치하면 좋을 것이다. 하지만 그런 경우가 많지는 않고 더욱이 임상에서 눈으로 확인하기가 어렵다. 만약 중심위와 MIP가 일치하지 않거나 일치하는 것을 확인하기가 어렵다면 무엇을 더 신뢰해야 할까?

표 3-1. 중심위(CR)와 MIP의 활용

MIP	CR
Single crown 등 교합평면을 유지하는 간단한 보철	총의치나 전악수복 등 교합평면을 포함하는 광범위한 보철 혹은 교합을 재형성시켜줄 때

환자의 현재 상태의 보철물이 큰 문제가 없고 환자 스스로 큰 불편함을 느끼지 않는다면 그 상태(MIP 상태. 물론 그것이 중심위와 일치할 수도 있지만)를 유지한다는 것이다. 임상가들의 일상진료처럼. 이는 상식적인 얘기다. MIP는 환자가 현재 가지고 있는, 불편함이 없다면 오랫동안 생리적으로 적응되고 안정되어 검증된 위치이다. 중심위는 MIP를 잃어버린 환자들의 보철을 수복해 주기 위해 치과의사들이 '임의로' 찾아가는 '생리적으로 안정된' 위치이다. 검증된 것과 임의로 정해진 것 중 무엇이 더 존중되어야 할까? 당연히 MIP다.

간단한 보철물, single crown이나 inlay 수복 시 뜨는 '바이트'는 MIP를 채득하는 것이다. 심지어 광범위한 수복에서도 환자의 참고점들이 잘 보존되어 있고 크게 교합을 재형성시키지 않는다면 필자는 가능하다면 MIP를 사용하려고 한다. 환자 구강 내, 나아가 악구강계 전체에서 '검증된' 위치이기 때문이다.

(2) 교합이 불안정하여 MIP를 쓸 수 없는 증례

미국 "보철학 용어집"에서는 중심위에 대해 어떤 특별한 정의를 내리기보다는 그간 있었던 중심위에 대한 정의들을 그대로 기술하고 있다. 중심위와 관련해 있었던 논쟁과 혼란을 그대로 반영하고 있는 셈이다. 그러면 중심위에 대한 유용함이 없어진 걸까? 그렇지 않다. 중심위는 교합 고경을 상실하고, 의치의 제작이나 전악수복, 교합의 진단 및 조정이 필요한 교합을 재형성시켜야 하는 경우에는 필수불가결한 참고점이다. 치아가 하나도 없는 상태를 연상해 보라. 어떤 기준으로 악간관계를 맞출 것인가? 그 기준을 찾고자 하는 것이 중심위에 대한 토의였다. 오랜 논쟁에도 불구하고 중심위는 광범위한 교합치료에서 불가피한 참고점이다.

3) 중심위 채득방법

(1) 중심위 채득방법

MIP는 환자가 스스로 유도하기 때문에 어떻게 채득할까를 고민할 필요가 없다. 환자 스스로 유도하기 때문이다. 그에 반해 중심위는 어렵다. 보이지도 않고 중심위로 교합관계를 채득했어도 이게 과두를 전상방으로 잘 유도한 것인지 확신이 서지 않을 때가 대부분이다. 그래서 여러 가지 방법이 제안되어 왔다. 중심위를 채득하는 것은 과학적 측면이라기보다는 예술적 측면에 가까울 것이고 그래서 아무래도 술자 개개인의 경험과 숙련도가 중요할 수밖에 없다.

중심위 채득을 위해 사용되는 몇 가지 방법을 서술한다. 이 중에 가장 유용한 방법은 Dawson이 소개한 bimanual method로 알려져 있지만, 이 방법이 절대적일 수는 없고 술자 나름대로 trial & error를 통해 여러 가지 방법을 스스로 채득하는 것이 중요해 보인다.

또한 오랫동안 반복된 저작으로 인해 근육이 한 가지 방향으로만 움직이고 술자에 의한 조작이 어려울 때 중심위 채득을 쉽게 하고자 하는 목적으로 deprogramming을 할 수 있다.

Cotton roll을 몇 분간 구치부에 물려서 주위근육을 풀어주고 난 후에 '가볍게 입을 닫아 주세요', '깨물어 주세요', '딱딱 씹으세요' 등 환자 스스로 하도록 유도한다. 이때 손가락이나 발목의 힘을 빼도록 지시하면 효과적이다.

하루 정도의 많은 시간이 소요되지만 좀 더 효과적인 방법으로 deprogram을 시킬 수 있는 장치들은 다음과 같다.

① 전방교합 장치(anterior bite stops)
② Direct fabricated anterior deprogramming device
③ Pankey jig
④ Best-bite appliance
⑤ Lucia jig
⑥ Niciceptive trigeminal inhibition
⑦ Leaf gauge

(2) Chin-point guidance method: One hand technique

Symphysis에 하방의 힘(폐구근 운동 방향과 반대 방향으로)을 가해 chin point에 대한 거상근의 수축이 과두를 위쪽으로 위치되도록 할 수 있게 한다. 임상적으로 쉽게 응용이 가능하다.

(3) Conventional jaw jiggling technique

술자의 왼손으로 중심위 recorder를 잡고 오른손으로 환자의 턱을 잡는다. 엄지를 하악 전치부에 위치하고 나머지 손가락은 턱을 견고히 잡고 terminal hinge position으로 유도하여 개폐를 반복한다.

(4) Bimanual manipulation(그림 3-3)

① Step 1: 환자를 앙와위로 눕힌다. 턱을 위로 향하게 하면 손가락을 위치시키기 쉽고, 환자가 턱을 내미는 경향을 방지할 수가 있다.

② Step 2: 환자 뒤에 술자가 앉아서 머리를 단단히 고정한다. 하악을 조작할 때 머리가 움직이지 않도록 확실히 고정한다(그림 3-4).

③ Step 3: 양손의 네 손가락을 하악 하연에 위치시킨다. 새끼손가락은 하악각에 위치하거나 약간 뒤에 위치, 머리를 들어올리는 느낌으로 나머지 손가락을 위치한다.

④ Step 4: 양손의 엄지를 모아 C형태를 만든다. 엄지를 symphysis 상방 notch에 맞춰야 한다. 압력은 주지 않는다.

⑤ Step 5: 매우 조심스런 조작을 통해 턱이 부드럽고 느리게 개폐되도록 한다. 입을 크게 벌릴 필요가 없다. 5~8mm의 원을 그리는 정도. 섬세하고, 힘을 주지 않는다. 흔들지도 마라.

⑥ Step 6: 중심위 확인. 엄지는 하방으로 힘을 주어 치아를 이개시키게 하고 네 손가락은 상방, 그리고 약간 전방으로 힘을 가해 과두가 관절융기 후벽에 위치하도록 한다.

⑦ 양손조작법은 위치의 정확성, 과두-관절 원판 복합체의 정렬, 관절면의 상태를 빠르게 확인할 수 있어 가장 많이 사용되는 방법이다.

⑧ 주의사항: 환자는 급작스런 운동, 빠른 흔들림, 간결한 명령에 저항한다. 따라서 근육수축을 deprogramming 하는 것이 필수적이다.

(5) 필자가 개발한 방법

Step 3까지는 bimanual method와 똑같다. 그러나 이후 환자에게 입을 크게 벌리게 한 후 턱을 바닥 방향으로 누르며 환자에게 폐구를 유도한다. 폐구 중 하악은 중심위 위치로 밀려 들어가게 되며 입을 작게 벌린 정도로 이 위치에서 개·폐구가 가능하며 부드러운 손길로 턱을 천천히 여닫는 경첩 운동을 시행한다. 하악이 자유롭게 경첩 운동을 하는 것처럼 느낀 후 과두가 완전히 관절와에 자리한 것처럼 보일 때, 중심위로 유도되었다고 할 수 있다.

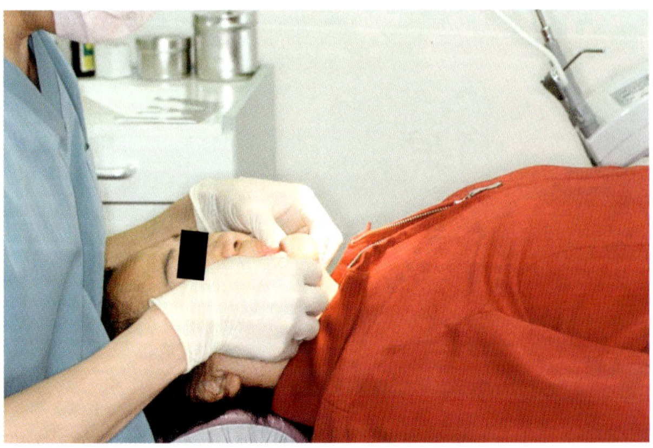

그림 3-3. Bimanual manipulation.

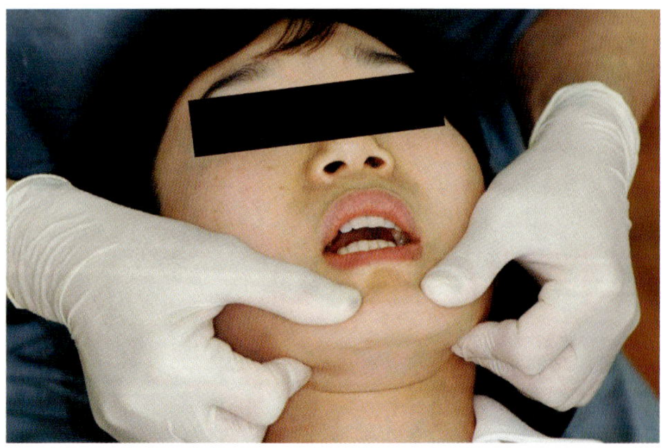

그림 3-4. Bimanual manipulation.

(6) 중심위 유도의 정확성

우리는 위와 같은 방법을 통해 중심위를 얼마나 정확히 한 곳으로 유도할 수 있을까?

애당초 중심위의 출발은 1920년대와 1930년대 Gnathologist의 대부격인 McCollum이 제안한 hinge axis였고, 당시 가장 큰 관심은 '재현 가능한 한 포인트'였다. 그래서 McCollum이 최후방으로 중심위의 포인트를 제안한 이유다. 이것은 최근 발간된 Dawson의 저서에서까지 과두면의 해부학적 형태를 근거로 한 포인트임을 주장하고 있다(그림 3-5).

4) 교합관계 채득

(1) 교합 채득을 정확하게 하기 위한 기준

① 교합 채득은 어떠한 종류의 치아 이동이나 연조직의 변위를 야기시키지 않아야 한다.

② 교합 채득의 정확성을 구강 내에서 평가할 수 있어야 한다.

③ 교합 채득 결과물은 구강 내에서와 마찬가지로 모형에서도 정확하게 맞아야 한다.

④ 모형상에서 교합채득의 정확성을 평가할 수 있어야 한다.

⑤ 교합채득 재료는 보관 시 또는 기공소로 이동 시 변형되지 않아야 한다.

① 왁스 교합기록(Wax bite record)

열을 가하면 연화되나 상온에서 부러질 정도의 강도를 가진 왁스로 교합을 채득한 후 교합제를 굳힌다. 하악이 접번 운동을 하여 교합 재료에 최대 접촉을 하는 동안 과두는 중심위 위치에서 고정되어 있어야 한다. 단단해진 왁스에 조기 접촉이나 이상 없이 양쪽이 동시에 접촉되는지 확인한다. 완전히 폐구했을 때 치아와 왁스 사이 어떠한 공간도 없음을 확인한다.

② 전치부 장치 이용법(Anterior stop technique)

전치부만 접촉하고 폐구 시 최초의 구치 접촉이 이루어지기 직전의 두께로 충분히 얇은 anterior stop을 이용하는 방법이다. 외측 익돌근을 재설정시켜 과두-원판 복합체는 구치의 방해 없이 상방으로 안착될 수 있다(그림 3-6).

(2) 교합 채득과 중심위

중심위 교합 채득 시 상·하악 치아가 떨어져 있는 상태에서 채득된다. 그러므로 교합기에서는 수직 고경을 낮추어 최대감합위가 되는 지점까지 맞춰야 한다. 정확한 하악 회전축은 수직 고경에 변화를 주어도 중심위에서 벗어나지 않는다. 만약 치료 목적이 중심위와 MICP를 일치하게 만드는 것이

3

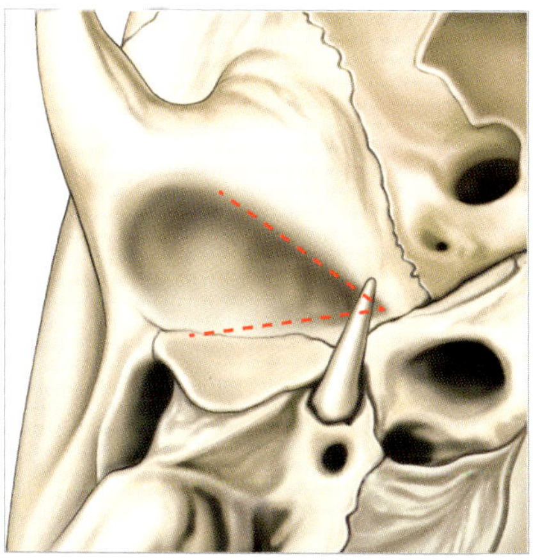

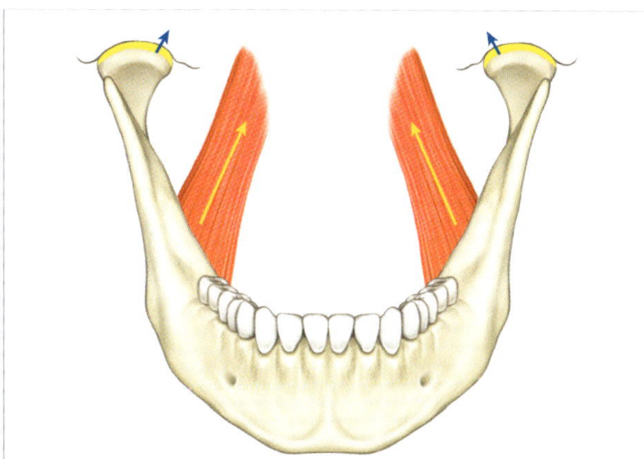

그림 3-5. Dawson은 하악 과두와 관절을 이루는 관절와의 내측이 하나의 포인트처럼 형성되어 있고, 저작근의 방향이 그 내측 포인트를 향해 있다는 점을 근거로 중심위를 하나의 포인트로 보는 것이 적절하다고 한다. 하지만 실제 해부학적 모습은 골과 골만의 접촉이 아닌 그 사이의 여러 근육, 인대, 실제의 공간, 디스크 등과 같은 일정한 탄력을 갖는 조직이 개입되어 있다. Dawson의 주장은 중심위를 가능한 정확한 방향으로 유도해 채득하라는 충고 정도로 받아들이면 될 듯하다. 하지만 중심위는 하나의 point가 아니라 일정한 area로 보는 것이 더 적절해 보인다. Latta 등은 무치악 환자에서 하루 중 측정 시간에 따라 최고 2.63mm의 차이를 보고하였다. 유도방법 면에서는 Hobo 등이 bimanual manipulation을 사용하여 0.04mm의 차이만을 보고하여 여러 방법들 중 가장 반복성(reproducibility)이 높은 것으로 보고하였다.

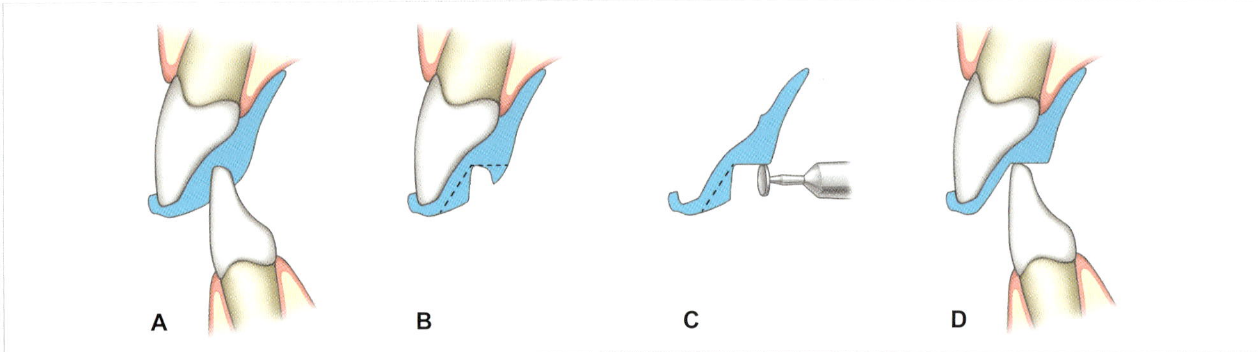

그림 3-6. 아크릴릭 레진이나 컴파운드 등을 이용하여 anterior stop을 만든다. 중심위로 편안하게 유도하여 anterior stop을 만든다(A). 하악 전치가 anterior stop에 닿으면 B와 같이 indentation이 생기는데, 여기서 중요한 것은 하악이 indentation된 상태로 중심위 bite를 채득하면 안 된다는 것이다. Indentation을 반드시 flat하게 갈아주어야 한다(C). 그렇지 않으면 재료의 수축, 변형 등으로 생긴 오차에 의해 부정확한 중심위가 채득된다(C). D와 같이 하악 전치가 접촉되는 지점에서 flat하여 미끄러짐이 없도록 trimming한 후에 중심위를 채득해야 한다. Flat하지 않고 경사지게 trimming한 경우, 하악 전치가 후상방으로 미끄러지면서 후방 변위된 중심위가 채득될 수 있으므로 이 점에 유의한다.

라면 정확한 과두 회전축과 관련된 개구-폐구의 호 없이는 교합을 분석할 수 없다. 따라서 facebow를 이용해야 한다.

① 협설 배열에 미치는 폐구로의 영향(Effect of arc of closure on bucco-lingual alignment)

하악이 중심위로 폐구하는 동안 하악 치아들은 하악궁의 넓은 부위가 상악궁의 앞부분인 좁은 부위로 전진해가는 호를 따른다. 만약 중심위에서 하악 치아 교두정이 상악 치아 중심구보다 설측에 위치한다면 이것을 통해 협설관계가 개선될 수 있다.

② 모형을 옳은 회전축으로 고정하기

안궁은 상악궁을 과두축에 연관시킨다. 안궁을 사용하여 이 관계를 교합기로 옮기면 상악 모형과 회전축의 관계가 유지된다. 하악 모형은 중심위 교합채득으로 교합기에 고정하므로 이것도 정확한 회전축에 따른다.

(3) Facebow

과두 함요의 중심부가 회전축에서 1.5mm 이상 벗어나는 경우는 드물다. 따라서 어떤 안궁을 그 축에 위치시켜도 임상적으로 정확성은 잃지 않는다.

귀에 삽입하는 안궁 종류(earbow)는 과두축보다는 외이도에 위치하는데 이러한 안궁은 특별한 jig를 사용해서 귓구멍과 과두축의 차이를 보상해준다.

중심위 채득 시 환자의 올바른 자세

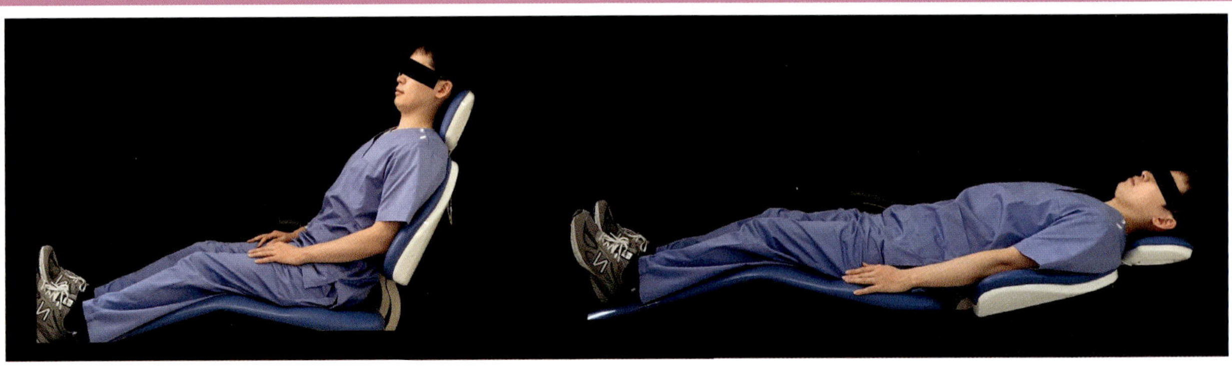

자세를 수평으로 하면 과두는 후방으로 0.9±0.3mm 편위된다.

(계속)

3

중심위 채득 시 환자의 올바른 자세

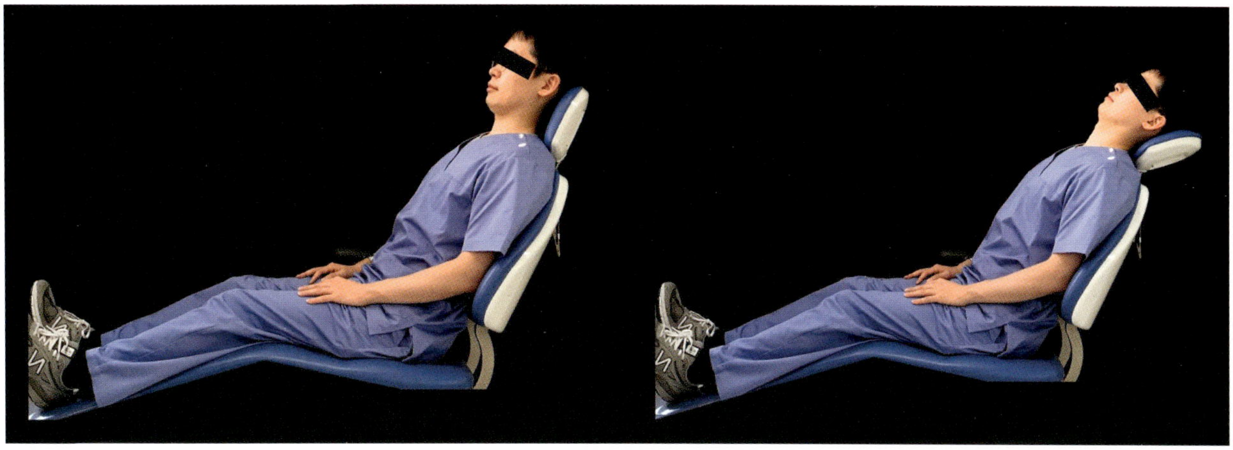

Head rest를 30°뒤로 젖히면 수직 교합 고경은 평균 약 3.2mm 증가한다. 머리를 30° 뒤로 젖히면 과두는 후방으로 약 0.4±0.15mm 편위를 보인다.

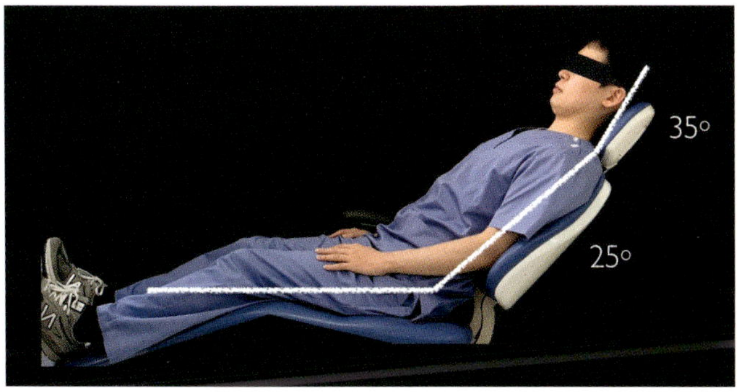

등받이는 25°, headrest는 35°로 설정하면, 과두의 후방 변위를 최소화할 수 있다.

3

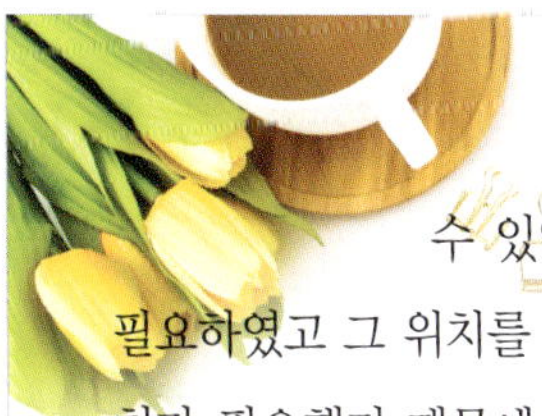

중심위는 처음에 그 단어가 사용되기 시작할 때부터 보는 각도에 따라서 전혀 다른 정의를 내릴 수 있었다. 치주를 전공한 치주과 전문의들에게는 교합외상을 피하기 위해서 이상적인 하악의 위치가 필요하였고 그 위치를 중심위라고 명명하고 사용하였다. 교정과 전문의들에게도 교정이 마무리되는 이상적인 하악의 위치가 필요했기 때문에 이러한 개념으로 중심위에 접근하였다. 그러나 보철과 전문의들에게 중심위는 보철 수복을 위해 사용할 수밖에 없는 교합기에 환자의 정보를 옮기기 위한 기계적인 개념의 하악 위치였다. 즉, 생리적 범주 안에 있고 반복재현이 가능하면 그 조건을 충족시키는 것이었다. 추후 Stuart는 각각의 전문의들이 중심위에 대한 정의를 내리는 것을 보고 중심위는 마치 유령(ghost) 같다고 이야기했다. 그것은 유령을 본 사람은 많으나 본 것을 이야기하라고 하면 각각 다른 모습의 유령을 이야기하는 것과 같아서라고 풍자적으로 이야기했다. 이렇듯 중심위는 본서에서 이야기 나눈 것처럼 필요이상으로 확대 해석 및 사용되는 것은 바람직하지 않다고 생각된다.

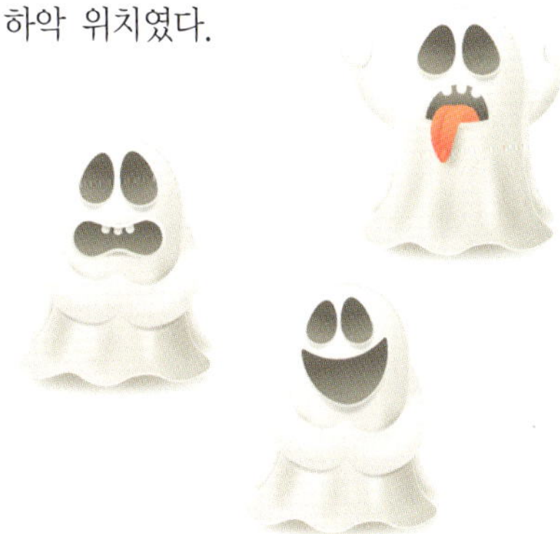

2 교합평면(Occlusal plane)

우리에게 비교적 많이 알려진 Bonwill, Spee, Wilson, Monson이나 이들과 동시대에 살며 나름의 성과를 발표한 Walker, Gysi, Christensen 등이 자신들의 제안이나 스스로 고안한 기구들을 가지고 얻으려고 했던 최종 목표는 무엇이었을까? 1925년의 종설 논문에서 Washburn은 Bonwill과 Monson을 설명하면서 이들이 목표했던 바를 다음과 같이 설명하였다.

> Setting up artificial teeth to this spherical triangle resulted in a great improvement over anything tried up to that time. In other words, this plan of a set-up conforming to a sphere gave a more balanced occlusion.

총의치의 안정성을 높이기 위해 어떤 방향의 하악의 움직임에서도 상·하악 치아 간의 최대 접촉이 가능한 균형교합(balanced occlusion)을 얻기 위해서였다. 이것은 이상적인 교합평면에 적절한 만곡과 적절한 위치의 인공치 배열을 통해 성취될 수 있다고 믿었다.

따라서 이들의 제안을 일반적인 이상적 교합으로 생각한다거나, 더욱이 균형교합을 자연치아의 수복에도 그대로 적용할 수 있다고 섣불리 동의하는 것은, 일단은 한 번쯤 멈춰서 숙고해봐야 할 또 하나의 과제였다. 왜냐하면 이들의 추론 과정은 자연 치아에 대비하기에는 결정적인 맹점이 있기 때문인데, 그것은 균형교합을 성립시키는 데 결정적인 공헌을 한 이 세 사람이 두개골을 관찰할 때 각각의 자연치아 교두에 대해서는 전혀 고려하지 않았기 때문이다.

총의치는 그 자체로 한 덩어리의 큰 치아로서, 총의치에 심어진 개개 인공치 교두들의 중요성보다는 총의치 전체의 전방과 후방, 혹은 측방이 서로 접촉되며 탈락을 방지하는 것이 훨씬 중요하기 때문이다. 하지만 개개의 모든 치아들이 독립된 개체인 자연치아의 교합을 생각할 때는 전혀 얘기가 달라진다. Spee가 생략해 버렸던 개개 치아의 (교모되지 않은) 교두들이, 실은 교합수복의 수단이자 목표이기 때문이다.

어찌되었든, Bonwill, Spee, Monson의 이론들은 교합평면에 대한 초기의 제안들이자 총의치의 교합(balanced occlusion)을 위해 생긴 개념들이고, 이들 개념의 적용 역시 총의치에 한정되어야 한다(그림 3-7).

임상적으로 교합평면을 결정하는 데 위와 같은 방법을 사

3

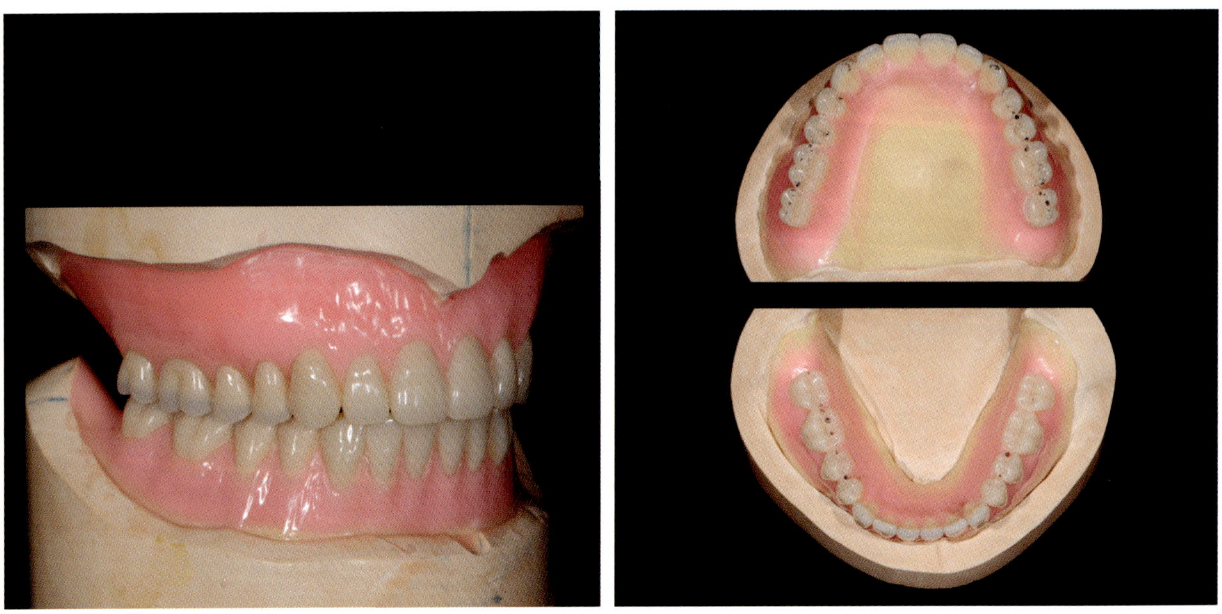

그림 3-7. 의치에서 조절된 교합평면. Wax rim에 도치를 대체 어떤 기준으로 배열할 것인가? 이에 대한 해답 찾기가 교합학 전체, 교합평면에 대한 출발이었다.

용하기에는 다소 무리가 있다. 기술적으로도, Monson이 4인치 구면론을 내세우면서 만들었던 교합기는 구할 수가 없다. Dawson은 자신의 저술에서 Monson의 구면론의 연장으로 simplified occlusal plane analyzer(SOPA)와 같은 방법을 소개하고 있으나, 이것 역시 얼마나 실용적일까 하는 점에서는 의문이 크다.

① 교합평면은 하악 견치의 절단 양측과 하악 2대구치 원심협측 교두정을 연결한 가상적인 평면을 말한다. 교합평면은 발육, 성장 과정에서 치아, 악골 및 두개, 두개저, 안면 근육을 포함한 연조직의 다양한 영향에 의하여 결정된다(그림 3-8).

② Camper's plane: 외과의사였던 Camper는 양측 외이도 상연(external auditory meatus)과 비익하점(ala of nose)을 연결한 가상선이 인체의 교합평면과 거의 평행을 이룬다고 주장하였다. 이는 치과계에 일반적으로 받아들여지고 있다.

③ FH plane(Frankfort horizontal plane): 안와하연(orbitale)과 외이도 상연(porion)을 연결하는 포함한 평면.

가. 1882년 독일 Frankfurt에서 개최된 인류학회에서 사람이 편하게 수평선을 바라볼 때 머리의 위치를 NHP(natural head position)라고 표현하면서 이름 붙여졌다.

나. 흔히 하악의 위치나 운동을 측정할 때의 기준면으로 사용되고, 비슷한 이유로 교합기에서도 기준으로 채택되기도 한다.

다. Camper's plane은 F-H와는 15° 정도 기울어져 있다.

④ 최근 Misch는 교합평면이 꼭 Camper's line과 일치하지는 않는다고 하였다. 실제 조사에서 약 46%의 사람은 교합평면이 Camper's line과 비슷했지만, 또 다른 46%에서는 Camper's line보다는 후방이 더 내려오고(혹은 전방이 더 올라가고), 4%에서는 Camper's line보다 전방이 더 내려오는(혹은 후방이 더 올라가는) 경우였다. 평균적으로는 교합평면은 Camper's line과 비슷하되 전방이 더 올라가거나 후방이 더 내려온 경우도 많음을 기억해서 환자들의 개별적 상황을 살펴야 할 것이다(그림 3-9).

⑤ 교합평면은 wax rim의 조절을 통해 의치의 교합평면을 결정할 때나 전악수복을 할 때 교합평면을 결정해야 하는 경우 기준선이 된다. 이때, 만약 Camper's line과 일치하거나 혹은 전방이 더 내려온 경우라면 웃을 때 상악 전치부 너무 많이 보이게 되는 gummy smile 경향이 있을 수 있다. 물론 그 반대도 있을 수 있다(그림 3-10, 3-11).

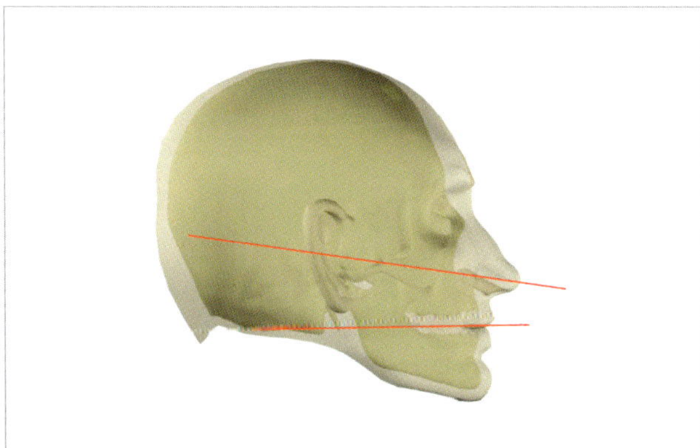

그림 3-8. 교합평면과 reference line. 교합평면은 하악 견치절단연과 제2대구치의 협측 교두정을 연결한 선이다. Camper's plane이 교합평면과 유사하게 주행한다고 알려져 있다. 이와 약 15°를 이루는 Frankfort plane도 reference line으로 사용된다.

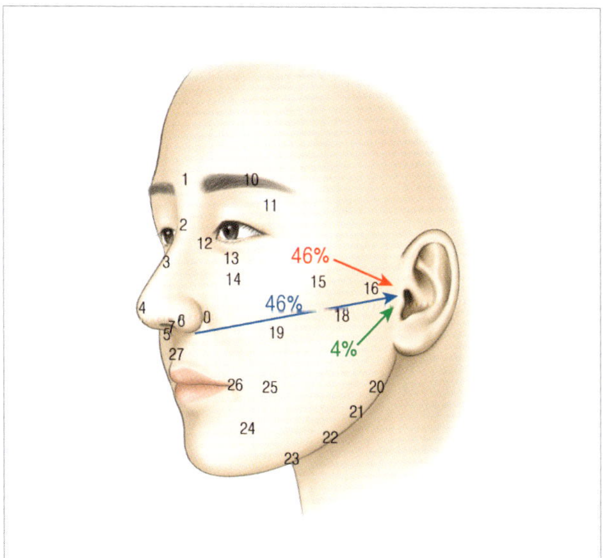

그림 3-9. Camper's line 도해.

3

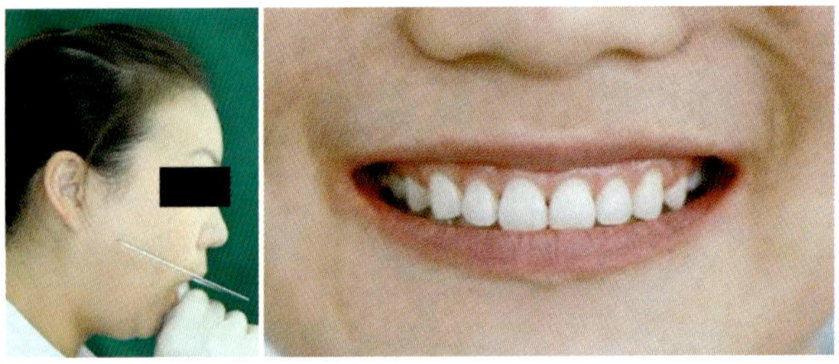

그림 3-10. 교합평면이 Camper's line과 거의 일치하는 경우. 상악 전치부가 약간 내려온 경우라서 gummy smile 경향이 있을 수 있다.

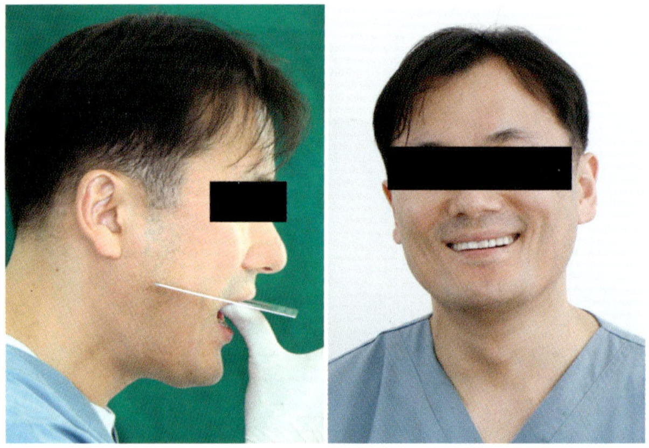

그림 3-11. 위와 반대로 교합평면에서 상악 전치부가 너무 위로 올라갔거나 구치부가 내려온 경우. 웃을 때 상악 전치부가 많이 보이지 않아 웃음이 답답한 느낌을 줄 수 있다.

1) 총의치나 전악수복 시 교합평면의 결정순서

임상적으로 주로 사용하는 방법은 상악을 통해 교합평면을 결정하는 것이다. 교합평면의 원래 정의는 하악 견치부터 제2대구치의 협측 교두를 연결하는 선으로 하악을 기준으로 한 개념이지만, 임상적으로는 상악을 통해 결정하고 이 상악에 따르는 하악을 만드는 것이 훨씬 간편하다. 순서는 다음과 같다(그림 3-12).

① 구순 지지의 확인(심미적으로): wax rim의 조절을 통해 적절히 상순을 지지함으로써 심미적으로 안정된 위치를 찾는다.

② 상악 전치의 절단연의 위치 확인: 편안히 긴장하지 않은 상태에서 상순의 하연이 절단연과 ±1mm에 위치하는 것이 좋다. Wax rim의 하연이 상순의 하연과 수직적으로 비슷한 위치에 오도록 조절한다.

③ Fox occlusal plane을 wax rim에 대고 전방에서 보아 양쪽 안구를 연결한 선과 평행한지, 즉 wax rim의 좌·우가 수직적으로 동일한 위치에 있는지를 확인한다.

④ Fox occlusal plane을 wax rim에 대고 측면에서 보고 Camper's line(코의 ala와 귀의 tragus를 연결한 선)과 평행한지 확인한다. Camper's line이 가장 교합평면과 평행하다고 알려져 있기 때문이다. 평행하지 않다면 전치부는 이미 확정되어 있기 때문에 구치부위의 wax rim을 조절하여야 한다.

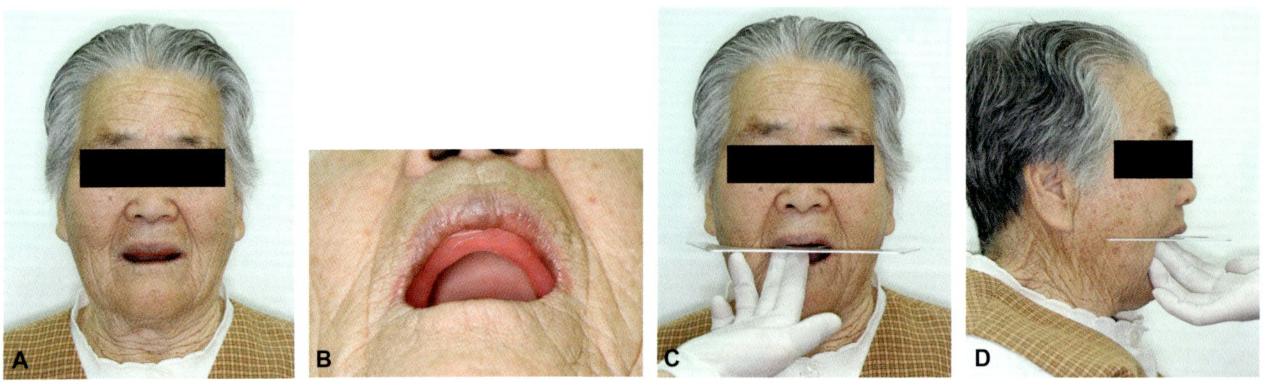

그림 3-12. 임상적으로 유용한 교합평면의 결정 순서: 개념적으로는 교합평면은 하악을 기준으로 하지만, 임상적으로는 상악을 기준으로 하는 것이 좋다. A, 구순 지지의 확인. B, 상악 전치부의 위치. C, 전방에서 봤을 때의 평행. D, 측방에서 봤을 때 ala-tragus line과 평행할 것.

2) 교합평면에 커브를 줄 것인가? 말 것인가?: Curve of Spee, Curve of Wilson

1800년대 말과 1900년대 초에 Spee와 Wilson은 각각 wax rim에 도치를 배열할 때 그냥 평면에 배열할 것이 아니라, 만곡(curve)을 주면 좋다고 제안하였다. 스피 만곡을 주면 구치부의 협측 교두정이 뒤로 갈수록 약간씩 높아진다. 만약 curve of Wilson을 주게 되면 협측 교두가 설측 교두에 비해 약간씩 높게 된다. 이렇게 하면 양측성 균형교합을 얻기가 용이해 의치의 안정에 도움이 된다고 하였다(그림 3-13).

교합평면에 만곡을 줄 것인가? 의치라면 당연히 주는 것이 좋다. 그렇게 하는 것이 균형교합을 얻기 쉬워서 의치의 안정에 도움이 되기 때문이다.

하지만 임플란트나 자연치를 이용한 고정성 보철물에서는 만곡을 부여할 필요가 없다. 균형교합이 목적이 아니기 때문이다. 교정을 통해 치열을 재배열할 때도 최종 목표에서 만곡을 줄 필요는 없다. 교정치료 후의 치아배열은 균형교합이 아니기 때문이다.

다시 확인할 것은 curve of Spee, curve of Wilson, 혹은 이 둘의 종합판인 Monson's sphere는 임플란트나 자연치의 고정성 보철물, 교정치료와 같은 자연치아의 배열에서의 문제가 아닌 '총의치'에 대한 이론이라는 것이다. 자연치아에도 뭔가 그런 면들을 고려해야 할 듯한 혼돈은 총의치부터 시작한 교합학의 출발, 혹은 총의치의 방법론을 자연치아의 수복으로 그대로 가져온 Gnathologist들의 이론적 혼돈의 잔영일 수 있다(그림 3-14).

현대 임상에서 교합평면의 설정을 용이하게 해주는 방법으로 종종 제시되는 것으로 Broadrick occlusal plane analyzer를 들 수 있다.

① 상악 모형은 안궁 이전하여 마운팅하고, 하악 모형은 중심위로 교합기에 장착한다.

② 분석 준비(analyzer preparation)(그림 3-15)

가. Card index를 고정한다.

나. 대부분의 경우에 4" 반경이 이용된다. 변이는 curve of Spee가 큰 경우에 3~3/4" 반경 혹은 curve of Spee가 편평한 경우에 5" 반경을 이용한다(그림 3-16).

다. 교합기 상에서 상악의 모형을 제거하고, Bow Compass

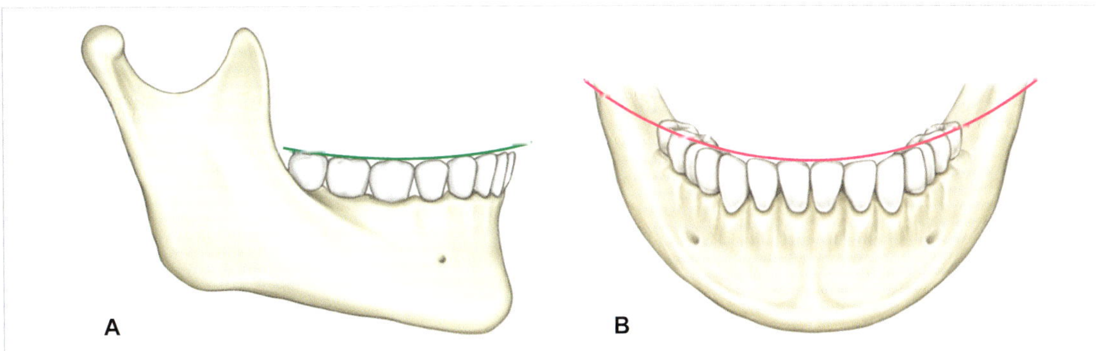

그림 3-13. Curve of Spee(A)와 curve of Wilson(B).

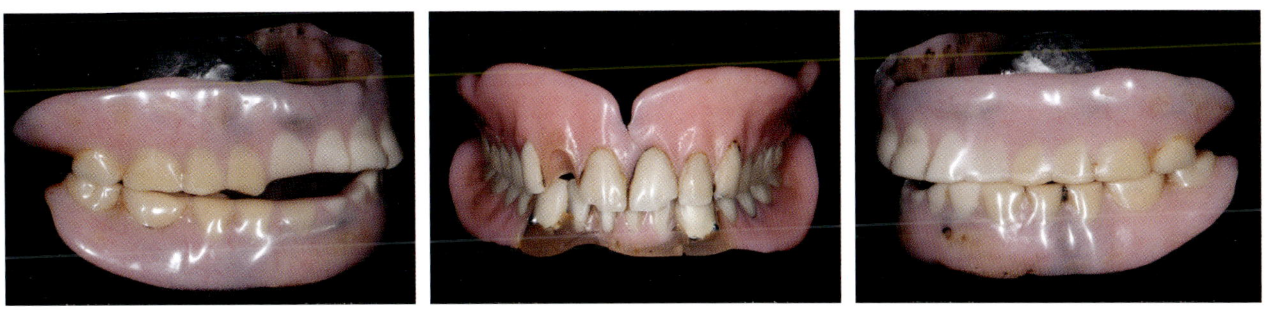

그림 3-14. 불량한 교합평면(기존의치).

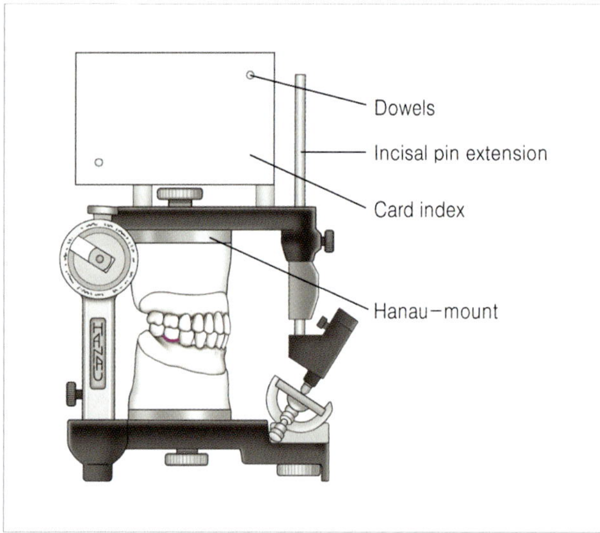

그림 3-15. Broadrick plane analyzer.

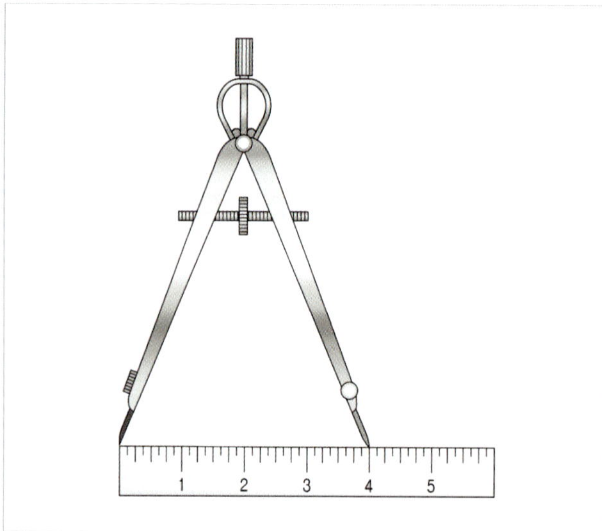

그림 3-16. 4인치 compass를 이용.

끝에 흑연 막대 삽입한다. 결정한 반경대로 컴퍼스를 조정한다(그림 3-16).

③ Survey

가. Bow compass의 중심점을 전방 참조점에 위치시키며 이는 대개 견치의 원심 절단 교두가 이용된다(그림 3-17). 만약 교두가 마모되어 편평하다면 전방 참조점은 절단연이 이용될 수 있다. 어떤 경우에도 전방 참조점은 교합평면을 그리기 적절한 지점으로 선정되어야 하며, 일단 결정되면 교두상에 표시하여 변경되어서는 안 된다. 전방 참조점에 compass의 중심에 놓고 plastic record card에 호를 그린다.

나. 후방참조점을 하악 최후방 구치의 원심 협측 교두에 설정한다(그림 3-18). 만약 대구치가 존재하지 않는다면 상악 모형을 위치시키고 하악의 치조제에 연화된 modeling compound를 위치시키고 incisal pin이 incisal guide에 닿을 때까지 교합기를 닫는다. Compound를 식히고 과잉의 compound는 제거하고, 상악의 와에 접촉하는 부위만 남겨서 하악의

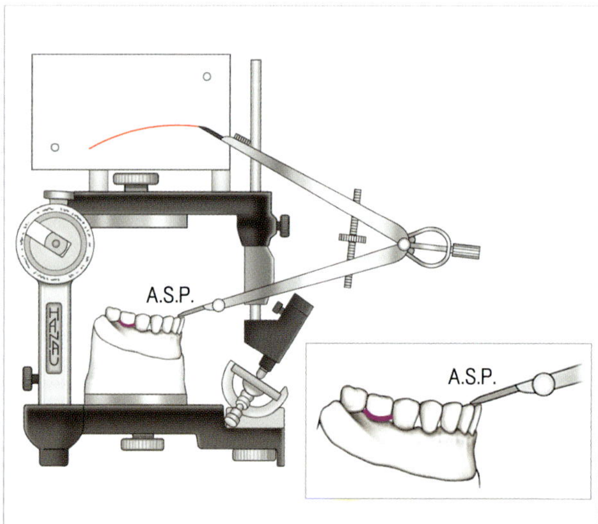

그림 3-17. 하악 견치의 원심 절단 교두 이용.

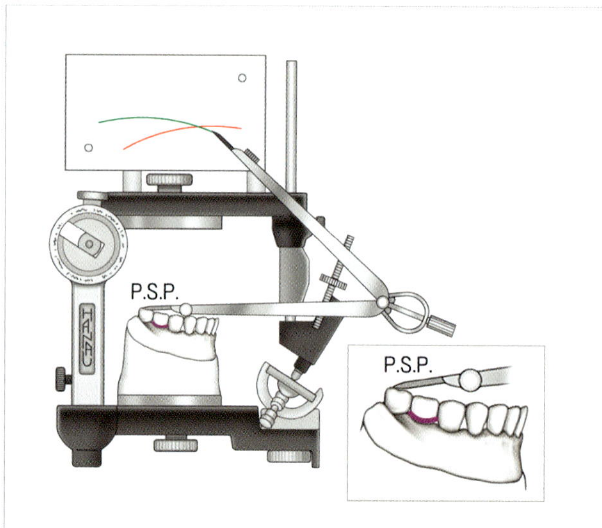

그림 3-18. 하악 최후방 구치의 원심 협측 교두를 이용.

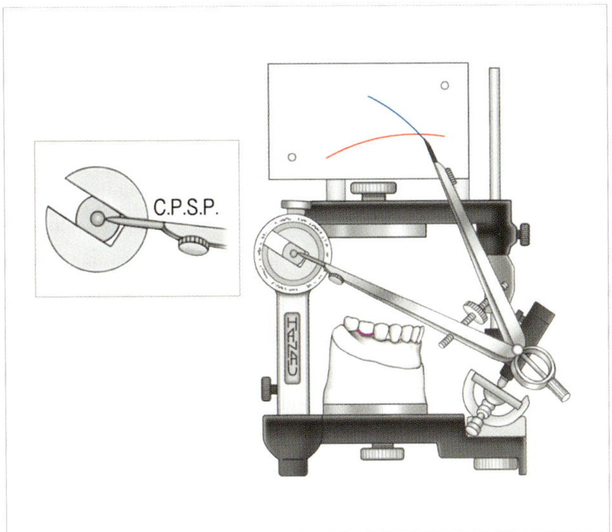

그림 3-19. 후방 참조점으로 교합기의 condylar element를 사용.

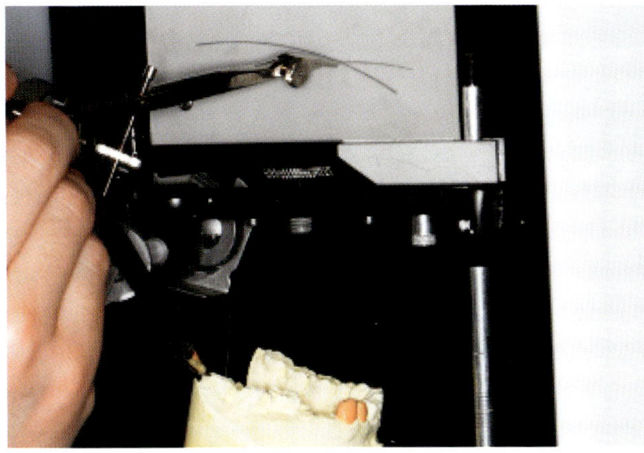

그림 3-20. Broadrick plane analyzer.

협측 교두를 나타내도록 한다. 상악 모형을 제거하고, modeling compound상에서 같은 방식으로 후방 참조점을 결정한다. Bow compass의 중심을 후방 참조점에 위치시키고, A.S.P로부터 그려진 arc와 교차하는 arc를 그린다.

다. 후방참조점를 대체하는 부위는 교합기상의 condylar element이다(그림 3-19).

라. 그림 3-18 또는 그림 3-19에서 그려진 두 arc의 교차점에 bow compass의 중심을 두고 반경 4인치의 arc를 그린다. 만약 교합평면을 높이려면 교차점의 위치를 전방으로 이동시키고, 교합평면을 낮추려면 교차점을 후방으로 이동시킨다. Survey center가 이상적으로 위치되면 교합평면이 가장 적절하게 형성된다(그림 3-20).

마. Plastic record card를 card index 좌측의 dowel에 고정시키고 같은 과정을 반복한다.

3 전방 유도(Anterior guidance): 교합 결정 요소(Occlusal determinant)

전방 유도는 하악이 MIP나 중심위에서 움직임을 시작해 저작기능을 할 때, 전치부가 하악 운동을 유도하도록 교합 설정을 해야 한다는 개념이다. 그림 3-21로 볼 때 Dawson (2007)이 이상적 교합의 공식이라고 얘기한 Dots in Back, Lines in Front의 front에 해당된다.

1) 전방 유도의 중요성

중심위 다음으로 전방 유도는 교합을 수복할 때 가장 중요한 결정사항이다.

전치는 심미적으로 중요한 요소일 뿐만 아니라 구치부를 보호하는 역할을 하는 중심요소이기 때문이다. 전방 유도가 유리

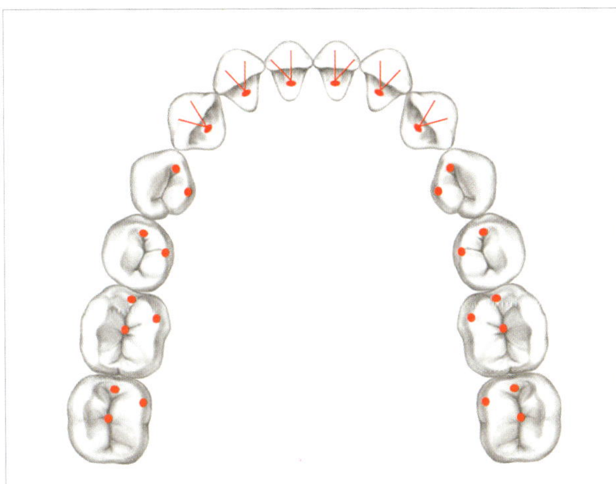

그림 3-21. 전방 유도. 전방 운동은 6전치에 의해 유도되는 것을 달리 말하면 소구치와 대구치는 전방 운동 시 이개되는 것이 치아와 저작계에 유리하다는 것이다.

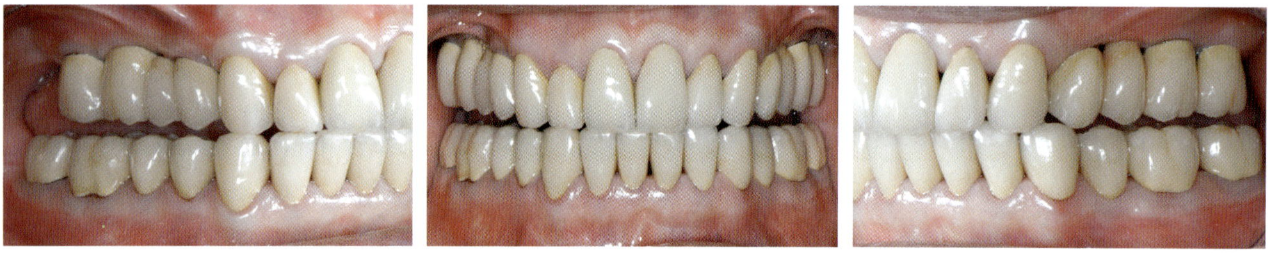

그림 3-22. 전방 운동 시의 구치부 이개.

하다는 증거로 가장 자주 인용되는 사람은 Williamson이다(서론 참조). 1983년에 Williamson은 'Anterior guidance: its effect on electromyographic activity of the temporal and masseter muscle'이라는 논문을 통해 전방 유도가 형성되면 저작근의 긴장도가 확연히 떨어짐을 연구를 통해 보여주었다. 임상가들 스스로 전방 유도된 상태에서 (1급 교합이라면 edge-to-edge 상태로 전방 유도시킨 다음) 저작근에 힘을 줘보면, 생각만큼 힘이 들어가지 않는다는 것을 알게 될 것이다. 전방 운동을 할 때 전치부로 유도하면 저작근의 힘이 떨어지기 때문에 구치부나 전치부의 보호에 유리하다는 것이다.

3

전방 운동 시에나 측방 운동 시에도 구치부가 접촉되는 양측성 균형교합이 자연 치아에도 적용될 수 있는 이상적 교합이라는 생각이 주류를 이루었을 때, 그에 대한 오류와 대안을 고민하던 1960~1980년대에는 전방 유도의 의미가 더 커졌다. 총의치의 균형교합과는 달리 자연 치아나 고정성 보철물에서는 중심위를 떠나면 구치부는 이개되어야 저작계에 유리하다는 점을 부각시켰기 때문이다. 이러한 생각의 전환 시대를 지나 전방 운동이나 측방 운동을 견치를 포함한 전치부가 감당하는 것이 좋다는 mutually protected occlusion(혹은 견치 유도)가 일반적으로 받아들여지고 있는 근래에는 중심위나 MIP에서는 전치부와 구치부가 모두 접촉하고, 측방 운동은 견치가 유도하며 전방 운동은 전치부가 감당한다는 교합양식이 일반적으로 받아들여지고 있다. 그래서 교합의 구성은, 특히 임플란트나 보철을 통해 새로운 교합형성을 해주는 경우 보철물의 교합구성을 전방 유도로 설정함으로써 잠재적 교합간섭의 문제를 없애주는 방향으로 권고되고 있다. 다시 말해 구치부에 위해할 수 있는 측방력을 낮출 수 있는 측방, 전방 운동 시 구치부들이 이개되도록 해주는 것이 권장된다(그림 3-22).

그러면 전방 유도는 모든 보철물에서 설정해 주어야 하는 현상일까? 그렇지 않다. 전치가 가철성 보철물이라면 전방 유도를 가능한 일어나지 않게 해야 한다. 보철물의 안정성에 문제가 생기기 때문이다. 다음과 같은 표로 기억하면 좋을 것이다(표 3-2).

표 3-2. **전방 유도 부여 여부**

상·하악 보철물 형태	전방 유도 여부
자연치아-자연치아	전방 유도
고정성 보철물-고정성 보철물(혹은 자연치아)	전방 유도
총의치-자연치아(혹은 고정성 보철물)	전방 유도 불가
총의치-총의치	전방 유도 불가
부분의치-부분의치	Case by case

2) 전방 유도의 시작점: 전치의 위치 선정

전체적인 새로운 교합을 설정할 때, 교합양식 결정 시 제일 중요한 시작점은 하악 전치이다. 새로운 교합형성을 위한 왁스업을 진행할 때 역시 상악 전치의 위치와 형태가 완성되기 전에 하악 절단연 위치를 먼저 결정해야 한다.

하악 절단의 높이를 절대적으로 구하는 것은 힘이 들지만 대화를 할 때 치열이 나이에 따라 보이는 노출도를 참고해서 정할 수 있다. 제일 믿을 수 있는 방법은 해부학적인 구조를 통해 얻은 하악의 교합평면의 높이보다 하악 치아의 절단연 높이가 2~3mm 정도 높은 것이 이상적이라고 할 수 있겠다. 높이가 결정되고 난 후 다른 해부학적 참고점들을 통해 이를 확인하는 과정을 거쳐야 한다.

- 다문 입술: 절단연 높이를 신속하게 분석하려면 제1대구치의 높이와 상순과 하순의 맞닿는 지점을 연결시켜 이를 절단연과 연관시킨다.
- 발음: 말할 때는 하악 전치의 절단연이 보인다. 순측 외형도 다양한 정도로 보인다.
- 미소: 미소를 지을 때 상악 전치만이 전형적으로 보인다. 하악 전치는 크게 미소 지을 때에는 항상 가려지게 된다.
- 살짝 떨어진 입술: 턱이 휴식 위치에 있고 입술을 반쯤 미소 지어서 살짝 떨어뜨렸을 때 모든 상악과 하악 순측면이 동일한 정도로 보이게 된다.

위에서 언급한 것처럼 이상적인 경우에 하악 치아의 절단연은 구치부 교합평면과 이어져 연속적이고 부드러운 커브를 만든다. 전치 절단연과 구치부 교두정은 급작스러운 높이의 차이가 없어야 하며 마모가 진행되면서 교합평면이 더 납작해지는 경향이 있지만 여전히 높이에 3mm 이상의 큰 변화는 없어야 한다. 만일 전치 절단면이 구치부 교합평면보다 훨씬 더 높다면 전치부를 안정적으로 붙잡아주는 교합 접촉이 없어 위로 정출된 것으로 볼 수 있다. 하악 전치들이 맹출할 때 치조골 밖으로 치아가 길어지는 맹출을 하는 것은 아니다. 오히려 치조돌기 그 자체가 길어지는 것이고 치아가 안정적인 접촉 지점에 이를 때까지 수직으로 이동한다.

치아의 순면의 외형의 위치가 바르고 형태가 이상적이라면, 치아의 절단연은 환자가 부드럽게 웃을 때 입술의 안쪽 윤곽선과 잘 맞을 것이다. 웃는 동안 치아의 절단연이 입술 바깥 표면을 누른다면 절단연이 너무 전방으로 위치한 것이다. 환자가 웃을 때 하순의 안쪽 입술 경계와 상악 치아의 절단연이 접촉하면 절단면이 정확한 수직적 및 수평적 위치에 있다고 판단할 수 있다. 절단연을 미소선과 일치시키는 이유에는 생리학적인 이유가 있는데, 저작계는 발음기관이기도 하다. F 발음을 만들기 위해서는 공기가 상악 절단연과 하순의 넓고 편평한 띠 영역 사이에서 압축되어야 하기 때문에, F 발음은 상악 절단연을 정확이 위치시키는 데 있어서 가장 유용한 기준이다. 환자가 말을 많이 할 때나 하루를 마치는 저녁 때 얼굴이 피곤하다면 아마도 입술과 치아 사이의 부조화가 있는 것이다.

3) 전방 유도의 설정

개개인에 있어서 전방 유도는 매우 다양하다는 것을 이해해야 한다. 절단연 위치에서의 작은 오차는 시간이 경과하면서 전치부의 안정에 큰 영향을 미치게 된다.

불안정한 전방 유도가 구치부의 교합간섭을 초래할 수 있기 때문에 전치부의 안정적이고 지속적인 접촉을 만드는 치아 외형은 매우 중요하며 하악 전치의 절단연(incisal edge)은 명확한 순-절단(labio-incisal)선 각을 갖도록 형성해야 한다. 둥글게 윤곽선을 형성하는 것은 전치부 접촉의 안정성을 감소시킨다. 상악 전치가 중심위 접촉 시 접촉면의 윤곽선은 항상 설측 결절(cingulum)에서 뚜렷한 정지점이 만들어지는 형태여야 한다.

상·하악 전치간의 불안정한 접촉은 교정치료 후의 교합에서 발견되는 흔한 실수이다. 뚜렷한 정지점이 없기 때문에 하악 치아는 계속해서 정출한다. 하악 전치가 모이면서 정출하기 때문에 궁극적으로 총생이 유발된다. 치아 외형이 부적절하게 형성된 상악 전치 보철물로 인해 자주 발생하는 문제이다. 기능로를 간섭하는 윤곽선과 안정되고 지속적인 접촉점의 결여는 하악 순측 절단 접촉부의 심각한 마모를 초래할 수 있다. 상악 전치 설면에 적절한 concavity를 부여해서 하악 전치와 안정적인 접촉점을 갖게 되면 아래 그림과 같이 전방 유도 시 그 힘의 벡터가 보다 치아 장축에 가깝게 가게 됨을 볼 수 있다. 이러한 전방 유도는 전치에서 발생할 수 있는 위해한 측방력을 낮추는 효과도 가질 수 있다(그림 3-23, 3-24).

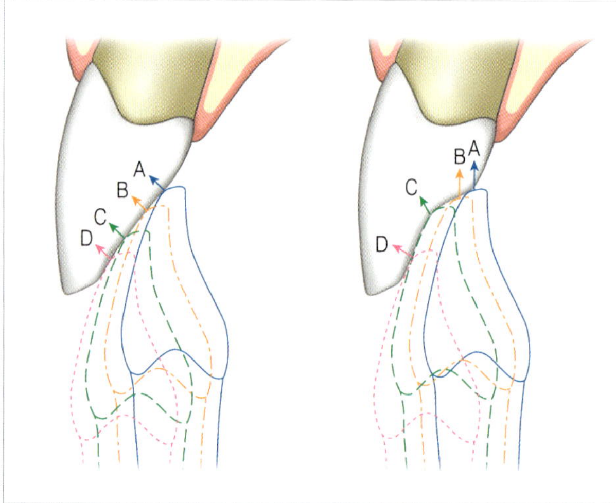

그림 3-23. 상악 전치의 concavity에 적절히 접촉을 이루고 있는 하악 전치의 접촉각을 보면 그 힘의 벡터가 치아장축과 보다 평행해지는 것을 볼 수 있다.

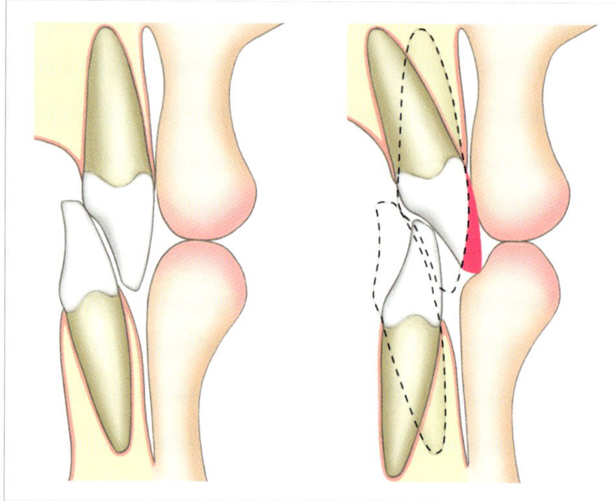

그림 3-24. 그림 상·하악 전치가 올바른 접촉을 통해 stop을 형성하지 못하면 계속적인 정출을 통해 안정적 교합의 형성이 불가능하게 된다.

4 수직 교합 고경

1) 수직 교합 고경(Vertical dimension of occlusion)

당신의 진료실에 심하게 마모된 치열을 가진 환자가 내원했다고 가정해보자. 당장 무엇을 해야 할지, 환자에게 뭐라고 설명을 할지, 궁극적인 치료 목표를 어느 방향으로 설정해야 하는지, 그에 따른 치료 계획을 어떻게 수립할지, 이러한 일련의 과정들이 바로 머릿속에 그려지는가? 우리가 수직 고경을 논하게 되는 가장 핵심적인 상황은 바로 심하게 마모된 치열을 가진 환자를 마주할 때라고 해도 과언이 아닐 것이다. 이러한 환자를 치료하는 것은 치과의사에게 도전이 될 것이고, 만족스러운 결과를 얻기 위해서는 환자의 주소를 바탕으로 한 문제점과 그 원인을 파악하고, 이를 근거로 정확하게 진단하는 과정이 선행되어야 한다.

한 개인이 일생 동안 점진적인 교합면 마모를 겪게 된다는 사실에 모든 치과의사는 동의할 것이다. 이것은 지극히 자연적이고 생리적인 현상이다. 하지만 과도한 교합면의 마모는 치수의 병적 상태를 야기할 수 있고, 교합의 부조화, 기능 및 심미성의 결여 등을 초래한다. 따라서 이러한 환자들은 때때로 광범위한 수복치료를 필요로 한다. 그렇다면, 이러한 과도한 교합면 마모를 일으키는 원인에는 어떤 것들이 있을까.

Congenital anomalies, parafunctional occlusal habits, abrasion, erosion, lack of posterior support(그림 3-25) 등이 과도한 마모의 대표적인 원인들이다.

과도한 교합면 마모가 화두가 되는 이유는 수직 교합 고경의 감소를 동반할 수 있다고 생각되기 때문이다. 그러나 앞서 언급한 바와 같이, 이것은 과거부터 현재까지 논란의 쟁점이 되고 있고, 무분별한 수직 고경의 증가는 여러 가지 문제점을 동반한다. 따라서 이를 수복하기에 앞서 수직 교합 고경에 대한 면밀한 평가가 필요하다.

(1) 수직 교합 고경의 개념

수직 교합 고경 혹은 안면고경이란, 상악과 하악의 수직적 악간관계를 측정하기 위한 개념으로, 안면에서 상·하 두 점을 임의적으로 정하여 수직적 관계를 측정한 것이다. 이때 두 점은 정중선상에서 구강보다 상부(대개는 코끝)와 하부(턱)에 설정한다.

두 가지 종류의 수직 고경이 측정될 수 있다.

- 안정 상태에서의 수직 고경(vertical dimension of rest): 환자가 직립위(upright position)에 있고 완전히 휴식 중일 때 측정되고, 이때 하악골의 위치는 저작근군, 후경

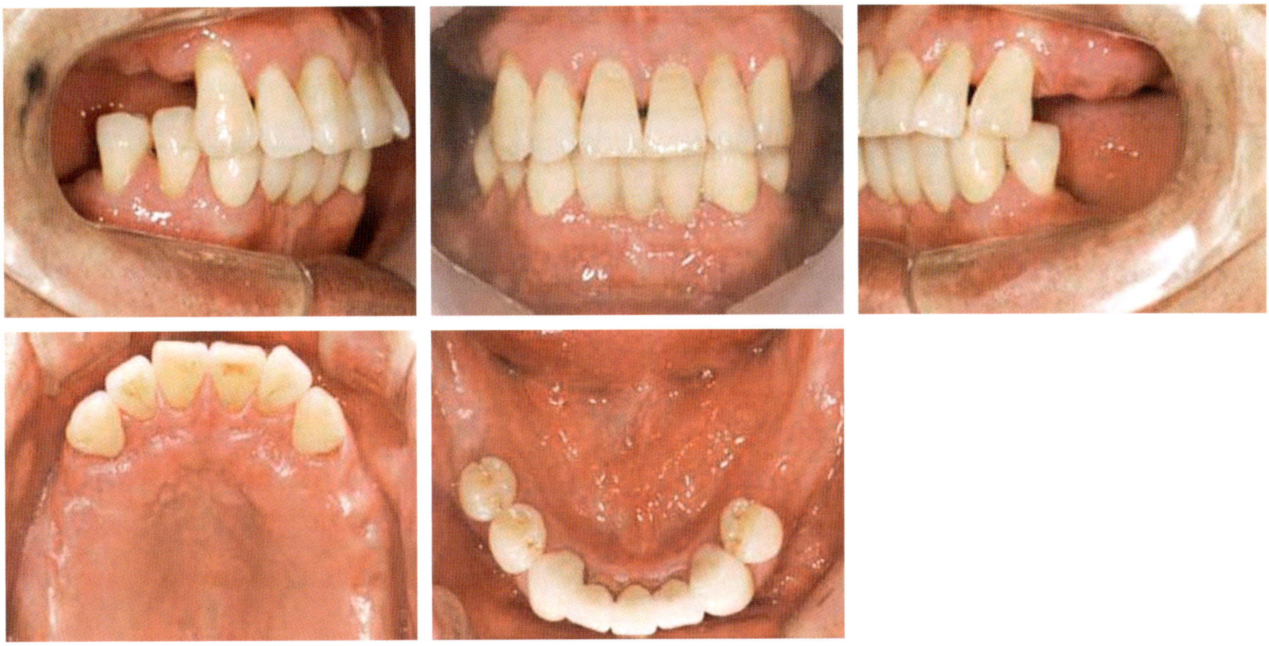

그림 3-25. 구치부 지지 상실(lack of posterior support).

근(postcervical muscle)군, 설하근 및 설상근군 사이의 조화에 의해 결정된다.

- 교합이 되었을 때의 수직 교합 고경(vertical dimension of occlusion).

대체적으로 안정수직 고경은 교합수직 고경보다 더 크게 되며, 이때 이 고경들 간의 차이는 2~4mm 정도이다. 이를 freeway space라고 한다. 하지만 대부분의 안정위는 일정치 않고 계속 변화할 수 있으며, freeway space 역시 상당한 변이가 있는 것으로 알려져 있다(그림 3-26).

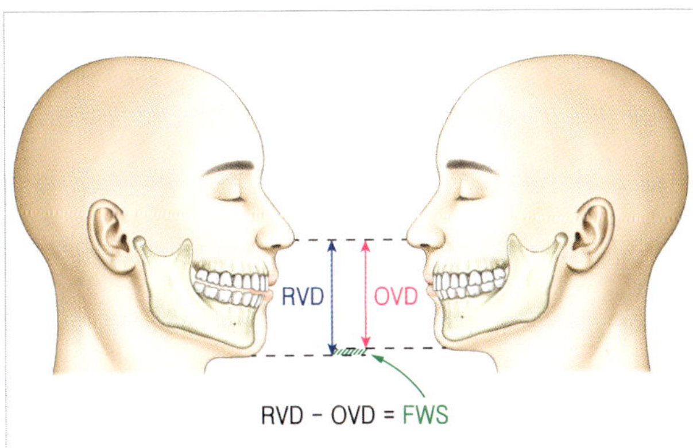

그림 3-26. Freeway space. Rest 상태에서의 수직 고경과 교합된 상태에서의 수직 고경의 차이.

상·하악 접촉이 유지되는 한 교합수직 고경은 평생 유지되며, 임플란트나 보철을 통한 수직 고경의 회복 시 기준이 된다. 따라서 함부로 수직 고경을 바꾸지 않는 것이 바람직하다. 장기간 수직 고경을 증가시킨 어른 원숭이에서 구치부 치아가 함입됨으로써 본래의 교합 고경으로 거의 되돌아감을 확인한 실험이 있다. 심지어 굉장히 마모가 심한 치아를 가지고 있는 환자들도 사실은 마모를 보상하려는 자연치아들의 수동적 정출에 의해서 수직 교합 고경(vertical dimension of occlusion)은 유지되고 있다는 점에 유의해야 한다. 치아가 닳아간다면 치아는 cementum을 하부에 축적하고, 치조제도 길어지면서 일생을 걸쳐 수동적 정출과 치조제의 신장이 지속하게 된다.

증례 1(그림 3-27)

이 환자의 수직 고경이 유지되고 있을까? 소실된 것일까?

절대적인 것은 아니지만 유지되고 있는 것으로 보아야 한다. 비록 전치부만에 의해서이긴 하지만 교합접촉이 계속 유지되고 있기 때문이다. 이런 환자의 경우 현재의 수직 고경에 맞추어 구치부를 수복해주면 된다(그림 3-27).

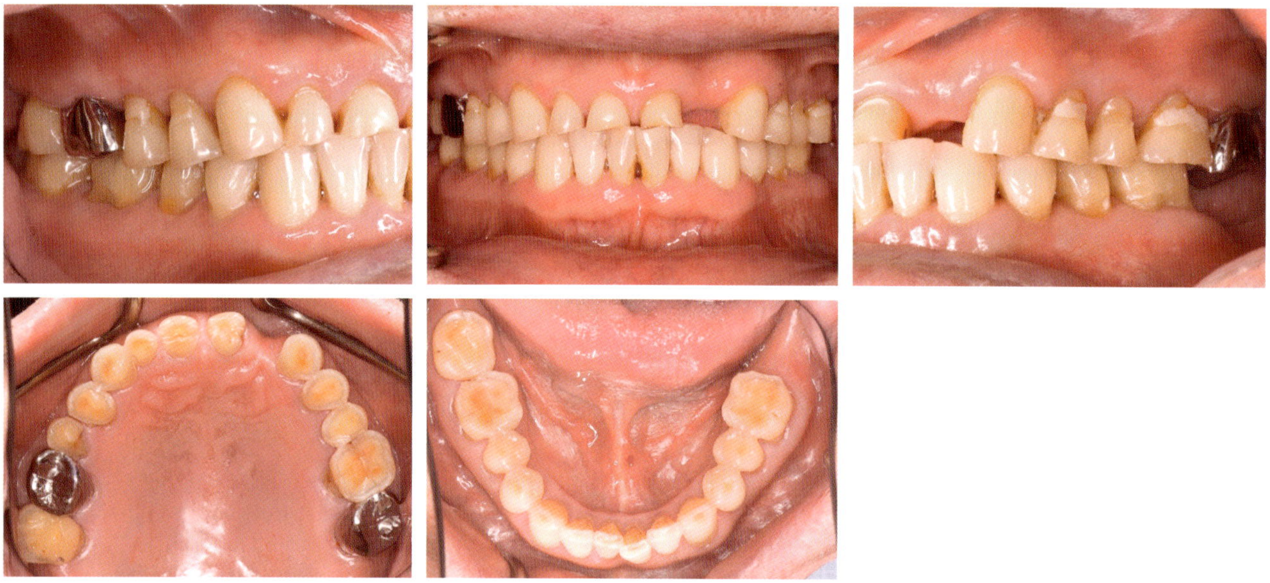

그림 3-27. 전치부의 심한 교모 양상을 보이는 이 환자의 수직 고경은 믿을 수 있을까? 유지되고 있는 것으로 보아야 한다.

(2) 수직 고경의 이해

수직 고경을 이해하기 위해서는 버려야 할 큰 4가지 오해가 있다.

첫째, 환자가 편안함을 느끼는가를 기준으로 수직 고경을 결정할 수 없다. 환자는 수직 고경이 증가하더라도 편안함을 느낄 수 있으며, 수직 고경이 감소된 상태에서나 현재의 수직 고경에서도 편안해할 수 있다. 환자는 넓은 범위의 수직 고경 변화에 잘 적응할 수 있으므로 편안함이 정확한 수직 고경의 결정요소가 될 수가 없는 것이다.

둘째, 자유로(freeway space)를 측정하여 수직 고경의 소실 여부를 판단하는 것은 올바른 방법이 아니다. 환자는 수직 고경의 변화에 쉽게 적응하며 빠르게 새로운 자유로 간격을 만든다. 자유로 간격은 사람에 따라 매우 다르며 같은 환자에서도 시간에 따라 다른 경향을 보인다.

셋째, 하악의 안정위(rest position)의 위치가 수직 고경을 결정하는 요소가 아니다. 자유로 간격의 측정으로 수직 고경을 결정 하기에는 안정위가 너무 다양해서 어떤 방법으로 측정하든지 간에 일정한 값을 얻을 수 없다.

넷째, 상실된 수직 고경이 TMD를 일으키는 것은 아니다. 수직 교합 고경은 관절의 수평축 회전에 의해 발생한다. 수직 고경이 변함에 따라 관절이 회전이 아닌 수직적으로 움직인다는 잘못된 생각으로 인해 수직 고경을 증가시켜줌으로써 악관절에 부하를 감소시키려는 헛된 시도가 시행되어 왔다.

일생동안 치아는 어떠한 저항을 만날 때까지 치조골과 함께 수직적으로 움직이는 맹출력(eruptive force)이 있다(그림 3-28~3-30). 맹출력에 저항하는 유일한 내부적인 힘은 거상근이다.

2) 하악의 수직위

우선 하악의 수직적인 위치에 대해 살펴보자. 하악의 수직위는 신전반사(stretch reflex)와 중력에 의해 결정되는데 이는 거상근 근방추(muscle spindle)의 자극에 의한 것이다. 하악의 수직위에는 2가지 개념이 존재한다. 하나는 상·하악 치아가 접촉할 때의 수직위(수직 교합 고경)이고, 또 다른 하나는 상·하악 치아가 닿지 않고 편안한 상태에서의 수직위(안정위)이다. 수직 교합 고경은 상·하악 치아가 닿을 때의 수직적인 거리이다. 수직 교합 고경에 비해 안정위(rest position)는 보통 1~3mm 입이 벌어져 있는 상태이고, 이 상태에서 과두는 관절와의 후방 경계를 따라 약간 전방으로 위치한다. 안정위에서의 측두근 활성도는 저작 시의 5% 이하이다.

안정위(freeway space, resting interocclusal distance)는 개인마다 다르고 한 개인에서도 시간이 지남에 따라 변한

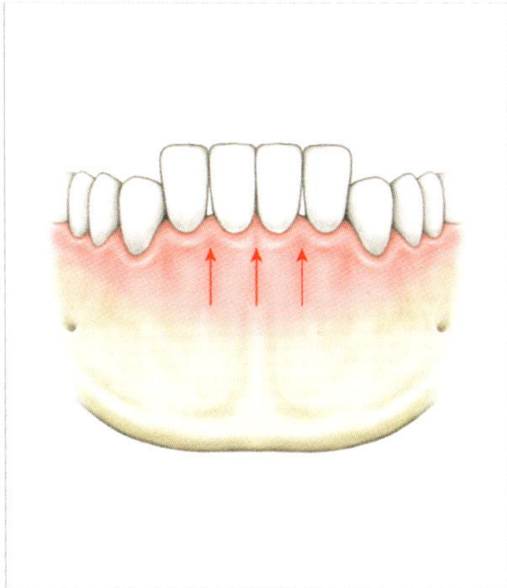

그림 3-28. 전치부에 교합 접촉이 없을 때 특징적으로 치아-치조골(dento-alveolar process)이 수직으로 신장되는 현상을 주시해야 한다.

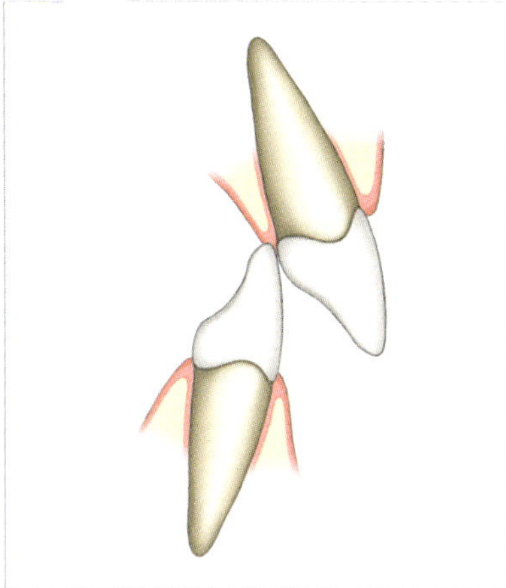

그림 3-29. 맹출 과정은 하악 전치가 구개부에 닿을 때까지 계속된다(혀가 맹출을 방해하지 않는다면).

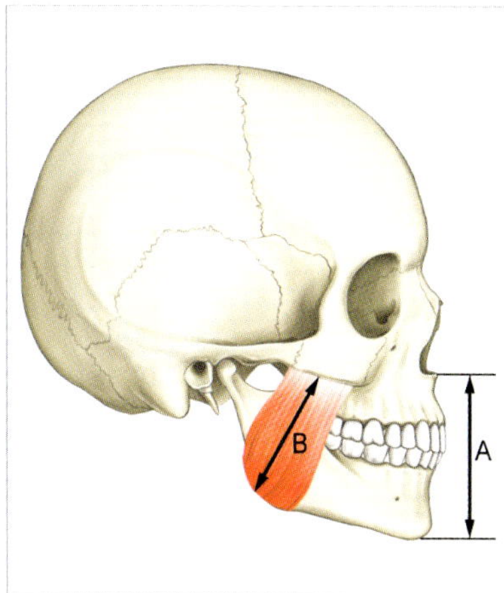

그림 3-30. 치아는 맹출력과 반대되는 같은 강도의 힘을 만날 때까지 계속 맹출된다. A: 하악 수직위에서의 거리, B: 하악이 수직위에 있을 때 거상근의 수축량.

다. 몸, 머리, 목의 위치, 발음, 나이, 스트레스, 통증, 의치 유무 등에 의해 안정위는 변하게 된다. 많은 연구에서 수직 교합 고경이 변할 수 있는지에 대해 보고되었다. 특별한 두부 안면 형태를 갖는 사람들을 제외하고는 대부분의 사람에서 수직 교합 고경은 저작근의 안정상태를 방해하지 않는 범위 내에서 바뀔 수 있다. 환자들이 수직 교합 고경의 변화에 특별한 임상적 합병증 없이 적응하는 것을 보면 이를 확인할 수 있다. 수직 교합 고경과 저작계의 관계를 보고한 많은 논문들을 보면 지나치지 않은 수직 교합 고경의 변화가 저작계에 위해하다는 가설은 없다고 결론 짓고 있다.

수직 교합 고경이 저작력의 분산(load distribution)에 어떠한 영향을 미칠까? 사실 교합 고경의 변화가 저작력의 분산에 영향을 미치지는 않는다. 저작력의 분산에는 수직 교합 고경이 바뀌는지 안 바뀌는지가 중요한 것이 아니라 교합의 올바른 설정이 더 중요하다(전방 유도, 구치부 지지). 즉, 하악 과두의 적절한 지지를 위한 구치부 접촉이 존재하고, 구치부 이개를 위한 전방 유도가 적절히 존재한다면 교합 고경의 변화가 저작력의 분산에 미치는 영향은 미비하다.

과두 유도각(angle of guidance)은 수직 교합 고경과 밀접한 관계를 갖는다. 즉, 수직 교합 고경이 증가하면 유도각은 작아지게 되고, 이는 더 편평한 이개각을 초래하고 감소한 근활성을 보인다. 이는 저작력의 분산에도 마찬가지로 작용한다. 수직 교합 고경이 증가하면 유도각이 줄어들고 이는 측방력의 눈에 띄는 감소로 이어진다. 수직 교합 고경과 근활성, 저작력의 분산과의 관계를 이해하는 것은 환자를 치료하는 데 있어 매우 중요하다. 이는 환자의 occlusal scheme을 바꿀지 말지를 결정하는 중요한 요소이기 때문이다.

3) 병적인 교합의 판단

(1) 수직 교합 고경 재설정의 적응증

수직 교합 고경을 상실하게 되는 경우 혹은 치과의사가 치료 계획 단계에서 환자가 가지고 있는 술전 수직 교합 고경을 의심해 보아야 하는 경우는 다음과 같다.

- 환자의 치아가 전혀 없거나 구치부의 vertical stop이 없을 때
- 환자가 가지고 있는 현재의 보철물의 교합면이 심하게 닳아 있을 때
- 구치부가 모두 불량 보철물로 되어 있는 경우
- 환자의 nasolabial fold나 안면부 근육의 모습이 자연스럽지 않거나 환자가 젊을 때 모습과 많이 다르다고 호소할 때
- 환자가 오랜 구각염을 가지고 있을 때

(2) 수직 교합 고경을 변화시켜야 하는 경우

- 매우 심하게 치아가 마모된 환자
- 어떤 경우에는 치관의 길이를 증가시키지 않고는 환자가 심미적으로 만족할 수 없어서 외과적인 치관 연장술이나 보철적 수직 교합 고경 증가 중에 하나를 치료법으로 선택해야만 할 때
- 전치부 개교교합과 같이 수직 교합 고경의 감소가 필요한 경우도 있다. 전치부가 너무 길거나 잇몸이 많이 보이는 미소를 보일 때도 수직 고경의 감소가 적당한 해결방법이다.
- 치아가 정확한 중심위에서 적절히 교합되면 교합관계를 개선하기 위해 수직 교합 고경을 변화시키는 것이 가능하다. 1년 이상 반복하여 교합조정을 해 주어야 한다.

흔히 임상에서 직면하는 문제가 있다. 환자가 내원하였을 때 현재의 교합을 바꾸어서 교과서적인 이상적인 교합을 설정해주어야 할지 말지에 대한 문제이다. 분명 대부분의 환자는 이상적인 교합을 가지고 있지 않다. 그러나 병적인 교합도 아니다. 이러한 경우 어떻게 해야 할까?

우선 현존하는 교합이 병적인지 아닌지에 대한 판단이 선행되어야 한다. 그러나 이상적이지 않다고 해서 이를 병적이라고 말할 수 있는 경우는 굉장히 드물다. 그럼 우선 병적인 교합(pathologic occlusion)이 무엇인지 살펴보자.

- TMJ: 관절 혹은 관절 원판 복합체의 통증 유무를 살펴보고 만약 통증이 있다면 이 통증이 치아의 교합에서 유래했는지를 알아보아야 한다. 만약 치아의 교합에서 유래한 관절의 통증이 있다면, 이는 교합이 관절에 병적인 영향을 미쳤다고 볼 수 있다. 이러한 경우 교합을 재형성해줘야 한다.
- 치주조직: 치주조직이 건강하지 않으면 치아의 병적인 이동이 일어나게 된다. 또 치아의 심한 동요도도 생기게 되고, 이러한 변화는 부적절한 교합 접촉을 야기할 수 있다. 이러한 변화로 인해 현존하는 교합을 조정해야 하면 이 또한 병적인 교합으로 간주할 수 있다.
- 치아의 교합면: 환자의 나이에 비해 과도한 마모가 있거나 파절된 수복물이 관찰되면 이는 병적인 교합으로 간주된다. 이러한 경우 치아의 교합면이나 치아 자체에 가해지는 힘을 최소화하기 위해 교합은 재설정되어야 한다.
- 저작근: 근육에 과도한 통증이 존재한다면, 이에 관련된 임상적 증상이 있는지 교합을 평가해보아야 한다. 이러한 근육의 증상을 조절하기 위한 진단적 처치가 필요하다(예: 스플린트 치료, 임시수복물, 교합조정 등). 이러한 진단적 처치 후 증상이 개선되었다면, 이와 같은 보철적 치료가 필요하다.

위에서 언급한 병적인 교합의 진단은 시간을 갖고 조심스럽고 철저하게 행하여야 한다. 이상적인 교합을 머릿속에 그려놓고, 그에 부합하지 않으면 병적인 교합이라는 섣부른 판단은 절대 해서는 안 된다. 대부분의 환자에서 몇 가지는 이상적인 교합에 부합하지 않지만 증상이 없는 경우가 많다. 이상적인 교합은 교합 재건 시 응용해야 할 개념이지, 현재의 교합을 진단하는 데 적용하는 개념이 아님을 명심해야 한다. 환자 개개인의 적응력이 다르고, 각기 다른 교합이라도 이러한 적응력 범위 안에만 들어오면 생리적인 교합이라고 간주된다.

(3) 두개하악장애의 치료 시 교합거상 치료의 오류

수직 고경을 거상시킴으로써 악관절에 부하를 감소시키려는 시도로 구치부 교합거상 장치가 많이 사용되고 있는 것이 현실이다. 이러한 수직 부하 감소에 대한 기대는 모든 거상근이 치아의 후방에 존재하기 때문에 발생되지 않을 수 있다. 증가된 수직 고경으로 거상근의 반복적 수축이 방해받기 때문에 더 큰 교합압이 발생되고, 교합장치에 의해 피개된 치아는 압하되고, 피개되지 않은 치아는 치조골과 함께 맹출되는 결과를 초래할 수도 있다(그림 3-31, 3-32).

수직 고경에 대해 이해해야 할 가장 중요한 점은 하악은 거상근의 수축에 의해 일정한 위치로 반복적으로 간다는 점이다. 상·하악 치아는 이때 서로 접촉할 때까지 맹출한다. 그러므로 거상근은 활동하는 동안 같은 길이로 반복적으로 수축하고, 이에 의해 악골 간의 관계가 결정되며 그 사이 공

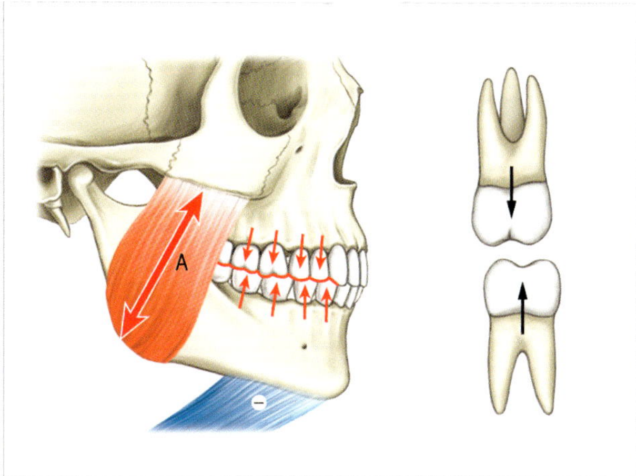

그림 3-31. 치아는 대합치와 접촉할 때까지 맹출하려는 지속적인 맹출력(ever-presenting eruptive force)이 있다. 접촉되는 점의 위치는 근육의 반복적 수축 길이와 직접적으로 연관된다(A). 그러므로 악골 간의 상대적 위치가 치아의 맹출 정도를 결정한다.

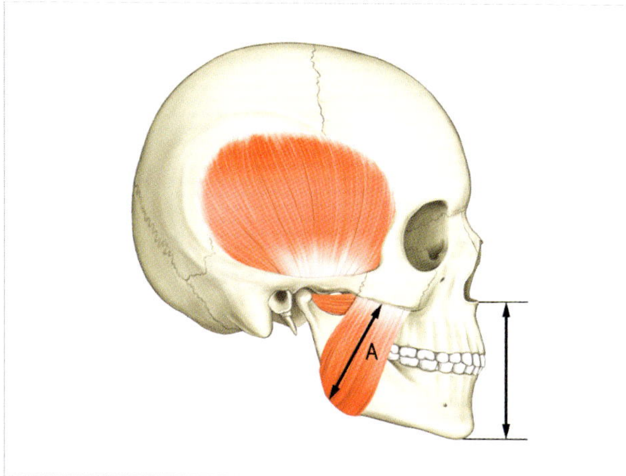

그림 3-32 상·하악골 간의 고경은 근육의 수축 길이가 일정하기 때문에 치아의 급속한 마모가 진행되어도 수직 고경(A)이 상실되지 않는다. 이 경우 치조골의 치조돌기가 치아의 마모 정도만큼 신장된다.

간으로 치아가 맹출하게 된다. 실제로 이 악골 관계에서 수직 고경은 심지어 심한 이갈이, 이악물기, 마모성 이상기능(abrading parafunction)이 있는 경우에도 변화 없이 일정하다. 치아의 정출 정도가 치아 마모와 보조를 같이 하는 것을 지속적으로 관찰해 보면 알 수 있다. 치조골의 치조돌기가 신장되므로 치아가 심하게 마모되어도 수직 고경은 변하지 않는다. 이런 현상에 대한 유일한 설명은 거상근의 수축이 끝나는 지점이 일정해서 상·하악 거리가 일정하다는 것으로 설명된다.

4) 적절한 수직 교합 고경이란

(1) 편안한 수직 교합 고경의 발견

증가된 수직 교합 고경에서 환자가 편안하다고 느끼는 것이 그 수직 고경이 정확하다는 것을 의미하는 것은 아니다. '편안함'이 정확한 수직 교합 고경의 기준이 되어서는 안 된다.

수직 교합 고경은 거상근의 반복적인 수축에 의해 만들어진 공간이다. 그리고 그 공간으로 치아는 맹출하게 된다. 즉, 근육이 수직적인 공간을 만들고, 치아는 단순히(simply) 그 공간을 채운다. 수직 교합 고경에 관련하여 임상에서 쉽게 접하는 2가지 경우가 있다. 첫 번째는 심한 마모로 인해 수직 교합 고경이 무너진 경우이다. 두 번째는 심한 마모 양상을 보이지만 보상성 맹출로 인해 수직 교합 고경이 유지된 경우이다. 이 2가지 상반되는 경우를 어떻게 이해해야 할까?

측면 두부규격방사선사진을 주기적으로 촬영하지 않고 수직 교합 고경을 평가하는 것은 사실상 불가능하다. 따라서 심한 마모를 보이는 환자에서 교합 고경이 무너진 것이라고 속단하면 안 되고, 교합 고경이 유지되었다고도 쉽게 단정 지으면 안 된다.

임상가는 '수직 교합 고경이 붕괴되었느냐, 유지되었느냐' 라는 질문에 대한 답을 얻느라 많은 스트레스를 받을 필요가 없다. 붕괴가 되었건 유지가 되었건 그것은 중요하지 않다. 중요한 것은 환자의 현재 수직 교합 고경이 괜찮은가(acceptable)를 판단하는 것이다. 치료 계획을 세우는 단계에서 중요한 것은 환자가 새로운 수직 교합 고경을 설정해 주었을 때, 적응할 수 있냐는 점이다. 새로운 교합에 적응 유무를 판단하는 것이 가장 중요하다고 할 수 있다.

(2) 수직 교합 고경의 안정성에 대한 증거(그림 3-33)

- 치아 길이 감소는 상응하는 치조골 높이 증가에 의해 보상된다.
- 증가된 치아 길이는 치아-치조 돌기가 재형성되어 짧아지거나 압하되어 보상된다.

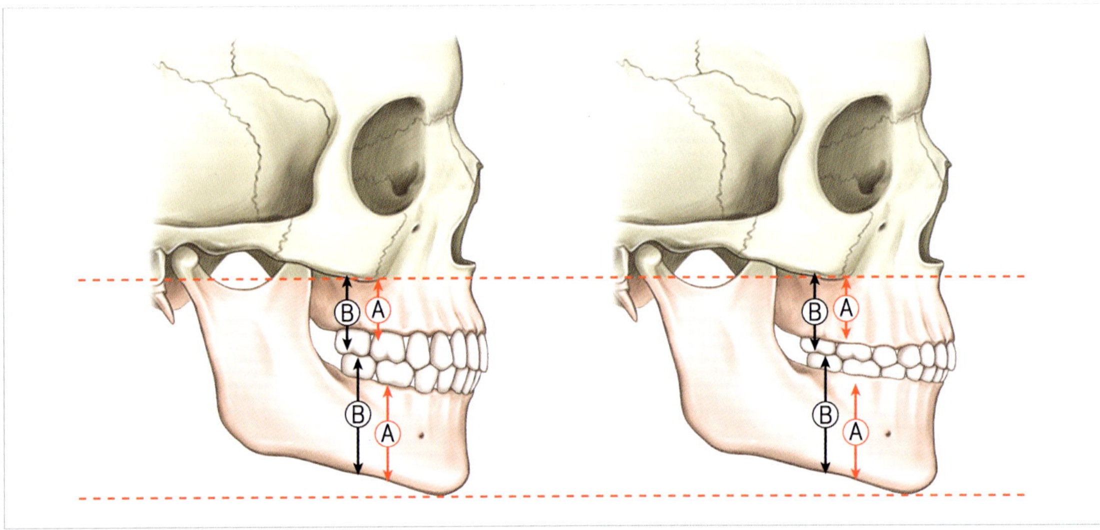

그림 3-33. 고정된 골격의 일정한 기준점으로부터 치아의 법랑 백악질 경계(A)까지 거리는 치아가 마모함에 따라 늘어난다. 골격의 기준점으로부터 교합면(B)까지의 거리는 심각한 마모가 일어나더라도 일정하게 유지된다.

(3) 안정위에서의 수직 교합 고경

안정위로 수직 고경을 정하는 것은 믿을 만한 방법이 아니다. Atwood에 따르면 특정한 환자의 자세에서 4mm 이상이 환자마다 차이가 있고, 환자의 자세가 달라지면 차이가 그보다 더 커질 수 있다고 하였다. 이처럼 안정위는 환자마다, 자세마다, 스트레스 등에 의해 달라진다. 거상근의 길이는 안정위에서 다양하나 힘의 순환 과정 동안 수축량은 일정하다. 악간관계에 따라서도 안정위에서의 수직 교합 고경은 다르게 나타난다. Class Ⅱ 환자에서는 5~6mm, Class Ⅲ 환자에서는 1~2mm로 안정공극이 관찰된다. 따라서 안정공극을 3~4mm로 일반화해서 생각하는 것은 바람직하지 않다. 또 자세의 구부정할 수록 안정공극은 크게 나타나고, 키가 작은 사람은 위를 올려다 보는 경우가 많아서 습관적으로 안정공극은 조금 크게 나타난다.

5) 현재의 수직 교합 고경을 평가하는 방법

수직 고경을 평가하는 가장 쉬운 방법은 구치부를 살펴보는 것이다. 상·하악의 구치에 마모 흔적이 없거나 정상적인 치축 경사를 가진다면 수직 고경이 변했을 가능성은 거의 없다. 반면에 구치의 심한 마모나 경사 혹은 이동이 있으면 수직 고경의 변화를 의심해 볼 수 있다. 또 구치가 상실된 경우에도 수직 고경의 변화를 의심해 볼 수 있다. 따라서 여러분의 진단 항목에 구치부 지지가 적절한지(adequate posterior support)를 확인하는 칸을 꼭 만들어 포함시키기를 바란다.

그럼 전치부에는 마모가 있는데 구치부는 정상 형태이면 어떠한 생각이 드는가? 우선 비정상적인 습관(예: protrusive bruxing habit)을 고려해 볼 수 있다. 또 과로각이 커서 구치가 전방, 측방 이동 시 닿지 않고 이개되어 있을 가능성을 생각해 볼 수 있다.

이러한 경우 전치부는 보상성 맹출을 하게 된다. 수직 교합 고경은 정상인데 전치부만 내려온 경우가 종종 있다. 즉, 정상 치열의 경우 중절치와 견치의 치은 레벨이 비슷해야 하는데, 유난히 중절치의 치은 레벨이 낮다면 이러한 것들을 의심해보아야 한다. 이러한 경우 수직 교합 고경은 유지하되 전치부에 심미적 치관연장술을 통해 구강 회복을 해주어야 한다. 간혹 gummy smile을 보이는 환자들 중 이러한 경우가 종종 있다(그림 3-34). Erosion 환자에서도 이러한 현상이 종종 나타난다.

6) 수직 교합 고경 결정 원리

(1) 유치악 환자에서 수직 교합 고경을 결정하는 법칙

• 심미, 기능적 목표를 만족하는 최소한의 수직 교합 고경

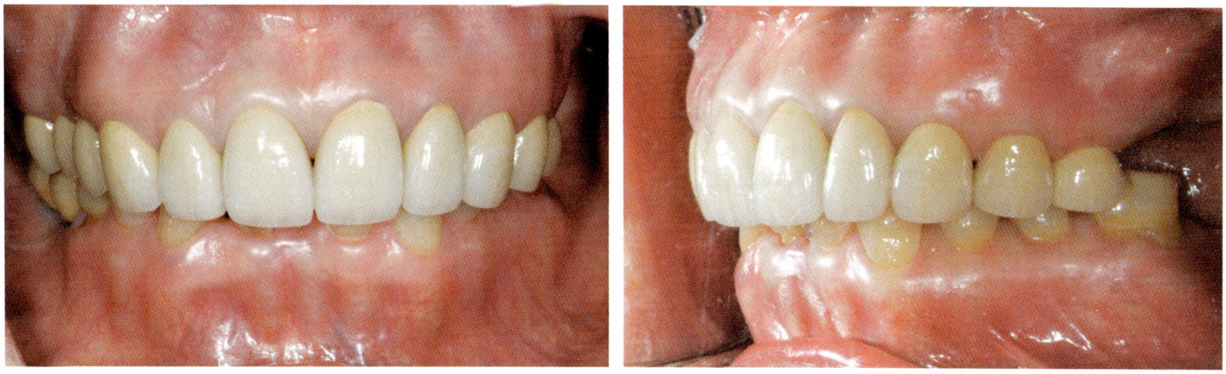

그림 3-34. 전치부 보상성 맹출에 의한 gummy smile.

- 구치부의 최대 교두 감합위가 현재의 수직 교합 고경
- 근육에 의해 결정되는 수직 교합 고경은 거상근의 기시점에서 종착점까지의 거리로 측정
- 수직 교합 고경 결정을 위해 최대 교두감합위에서 과두 위치 고려해야 한다.
- 수직 고경을 변화시키려면 전치부가 접촉할 때를 기준으로 해야 한다.
- 교합이 고르고 과두가 최대 교두감합위에서 중심위에 위치한다면 수직 교합 고경을 줄이거나 늘리는 변화를 환자가 잘 적응하며 치아나 그 주변조직이 해를 입지 않는다.
- 수직 고경을 변화시키면 그 길이는 영원하지 않다.

지난 몇 십 년 동안의 많은 연구에서 적절한 수직 교합 고경을 결정하는 다양한 방법들이 보고되었다. 가철성 보철학에서 추천되는 일반적인 방법 중 하나가 안정 시의 안면고경을 이용하는 방법과 적당한 자유공극(안정위치에서 두 절단연 사이의 공간)을 이용하는 방법이다. 이 방법에서 환자는 편안한 자세에서 머리를 꼿꼿이 세워야 한다. 그리고나서 입술은 떨어진 채로 전치부 사이의 공간의 양을 평가해야 한다. 보통 자유공극의 양은 3mm이다. 심하세 마모된 환자가 안정위에서 자유공극이 3mm로 측정된 경우 이것은 올바른 수직 고경으로 간주된다. 환자가 안정위에 있을 때 두 치아 사이에 공간이 없다면 수직 고경은 증가될 수 없다. 반면에 만약 안정위에서 환자의 자유공극이 6mm라면 3mm는 증가시킬 수 있는 수직 고경이고, 3mm는 정상적인 공극이 된다.

하지만 자유공극을 이용하는 것의 문제점은 문헌에 잘 나와 있다. 가설에서 2개의 근본적인 결함이 있다. (1) Freeway space 평가 자체는 매우 가변적이다. 한 환자에서 freeway space는 환자의 머리 위치와 시간대에 따라서 다르게 나타난다. (2) 수직 교합 고경이 변함에 따라 freeway space도 새로운 수직 고경에서 변하는 경향이 있다.

근육 기능을 모니터하는 전자장치를 사용하는 방법도 소개되었다. 그러나 현실적으로 이러한 전자장치를 일반 치과에 구비해 놓을 수는 없다. 또 오실로스코프의 수치값을 읽고 해석하는 과정에서 많은 오차가 생길 수 있다. 수직위를 결정하는 데 있어 전사적인 방법을 사용하는지 또는 자유공극을 이용하든지 간에, 이러한 방법들은 환자들은 연속적이고 지속적인 수직위를 보는 것이 아니고 특정 날의 어떤 한 순간의 수직위만을 평가하는 것이 가장 큰 단점이다. 앞서 언급한데로, 수직위는 날마다 조금씩 변할 수 있고, 아침에 측정할 때와 저녁에 측정할 때도 다르게 나타날 수 있는 가변적인 개념이다. 따라서 이러한 방법들을 이용하여 특정한 한 순간의 수직위를 파악하는 것은 정확치 않다.

환자의 안모를 분석하여 수지 교합 고경을 설성하는 Willis 방법도 정확한 방법이 아니다. 환자가 촬영 시 편안한 상태를 유지했는지, 사진 촬영 각도는 어떠했는지 등에 의하여 오차가 많이 생기기 때문이다. 대부분의 환자는 촬영 시 긴장하기 때문에 실제 편안한 안정위보다 입을 더 다무는 경우가 많다. 따라서 이러한 방법으로 분석한 수직 교합 고경은 낮아진 것으

3

로 잘못 판단할 가능성이 많다. 수직 교합 고경 분석은 1~2mm의 차이를 알아내는 매우 섬세한 진단이므로 안모 분석은 참고자료일 뿐, 전적으로 맹신해서는 안 된다(그림 3-35).

발음, 특히 치찰음인 's' 발음은 수직 교합 고경을 결정하는 매우 효과적인 방법이다. 환자가 치아 사이에 있는 작은 공간으로 치찰음을 만들어 낼 때를 참고하여 교합의 수직 교합 고경을 결정할 수 있다. 만약 환자가 발음할 때 치아끼리 서로 부딪힌다면 수직 고경이 과도한 것이다. 수직 교합 고경을 평가하기 위해 발음을 사용하기 위해서 환자는 일정 기간 동안 의치나 임시보철물을 끼고 있어야 한다. 이것은 환자가 새로운 수직 교합 고경에 적응할 수 있는지를 보기 위함이다. 의치나 수복물의 생소함 때문에 보철물이 끼워진 날 발음을 하는 것이 어려울 수 있다. 그러므로 하루에서 1주일 정도 시간을 두어 발음이 개선되는지를 판단해 보아야 한다.

수직 교합 고경을 결정하는 방법 중 정확하고 절대적인 방법은 없다. 그러나 발음을 이용하면 과도한 수직 교합 고경을 잡아낼 수 있다. 만약 환자가 새로운 수직위에 4주 동안 발음에 어려움을 겪는다면, 즉 치찰음을 평가할 때 치아끼리 계속해서 부딪힌다면, 이는 최대 수직 교합 고경을 초과한 것이라고 볼 수 있다. 이 경우 환자의 전치를 짧게 하거나 수직 교합 고경을 줄여줘야 한다.

3

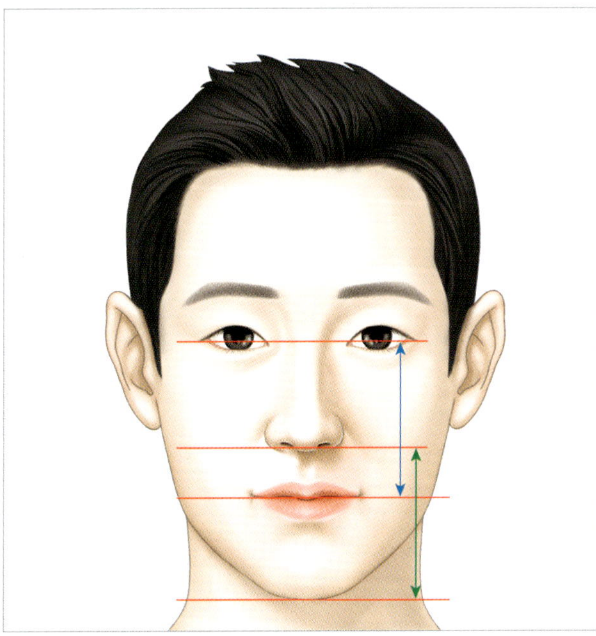

그림 3-35. Willis 방법.

수직 고경의 받아들일 수 있는 범위가 과도한지 아닌지를 결정하기 위한 가이드로서 치찰음을 사용하기 위해서 이 발음이 어떻게 만들어지는지 이해하는 것이 중요하다. Earl Pound 등은 다양한 자세에서 환자들이 어떻게 's' 발음을 하는지 설명하였다. 몇몇 환자들은 후퇴된 위치에 하악을 남겨두고 하악 전치의 절단면과 상악 전치의 설측면 사이에서 's' 발음을 만든다. 이 환자들에게서 상악의 절단 위치는 치찰음을 만들어 내는 데 거의 영향을 주지 않는다. 다른 환자들은 하악 절단면이 상악의 절단면과 닿게 하게 위해서 하악을 전진시킨다. 이 환자들에서는 상악과 하악의 절단연 위치가 's' 발음을 만들어 내는 데 매우 중요하다. 그러므로 먼저 환자가 어떻게 치찰음을 만들어 내는지 평가해야 한다. Class Ⅱ 환자의 대부분은 's' 발음 시 하악이 더 후퇴한 위치에 머물고, Class Ⅲ 환자는 전진한 위치에 머문다. 그리고 Class Ⅰ 환자의 대부분은 's' 발음을 하기 위해서 하악이 전진한 위치에 머문다(그림 3-36).

환자가 어떻게 's' 발음을 만들어 내는지 평가하면서 의사는 상악 또는 하악 치아 길이를 얼마 많이 증가시켜야 하는지, 상악 치아의 설측면의 부피를 증가시켜야 하는지를 평가해야 한다. 이 시점에서 환자가 계획된 수직 고경에서 변화를 견뎌낼 수 있는지를 결정하기 위해서 임시보철물을 제작

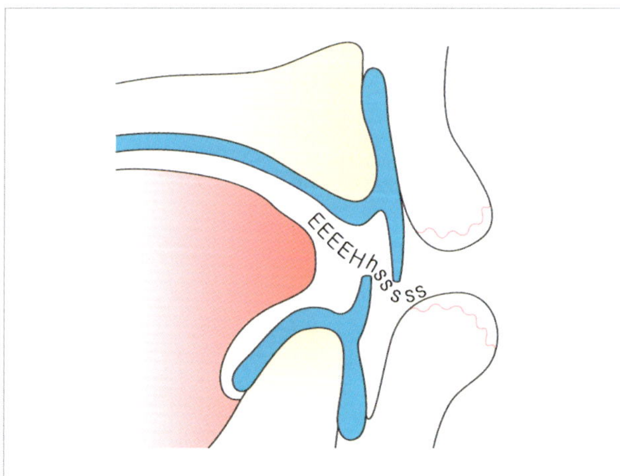

그림 3-36. 상악 절단연 위치를 하악 교합제에 기록함으로써 근접 발음 위치(closest speaking position)가 결정된다. 중심 교합기록은 이 근접 발음 높이에서 1mm 다물어 얻는다. 그 높이가 정확한 수직 교합 고경이 된다.

하고 이를 통해 환자의 적응 여부를 관찰해야 한다. 임시보철물을 위치시킨 후 일주일 동안 발음하는 데 어려움이 있을 것이라고 환자에게 설명하고, 만약 이 기간 이후에도 계속 발음에 어려움이 있다면 몇 가지 조정을 해야 한다. 그러나 적어도 한 달 동안 환자가 임시 형태에서 변경된 수복물을 사용하려고 시도하는 것이 가장 좋다. 만약 한 달 후에도 환자가 여전히 발음하는 데 어려움이 있다면 혀 짧은 발음을 없애기 위해서 치아 형태를 수정해야 한다.

혀 짧은 소리를 없애기 위한 치아 형태 수정의 최선책은 얇은 교합지를 사용하는 것이다. 상악 전치부에 대하여 교합지를 고정시키고 환자로 하여금 'sixty-six'를 말하게 한다. 전치부에서 치아의 접촉을 찾은 후, 상악 치아든 하악 치아든지 치아 접촉점을 조정하는데, 이 과정을 'sixty-six'를 발음할 때 더 이상의 치아 접촉이 나타나지 않을 때까지 반복한다. 99%가량에서 이러한 발음 조정을 통해 혀 짧은 소리는 없어질 것이다. 일단 혀 짧은 소리가 없어지면 이렇게 선택된 수직 고경과 관련하여 발음의 문제가 더 이상 없다는 것을 확인하기 위해서 부가적으로 2~4개월의 잠정 기간이 추천된다. 영어권에서는 'sixty-six', 'Mississippi'와 같은 발음으로 's' 발음을 평가하지만 한국에서도 이 발음을 이용하기는 어렵다. 필자는 'ㅅ' 소리가 많은 단어들을 발음시킨다: '새색시 시집가네', '사십사(44)'.

새로운 수직 교합 고경에서 실제로 수복물을 만들기에 앞서 스플린트를 이용하여 새로운 수직 교합 고경을 시험해보는 방법도 추천되나, 근육 수축과 힘의 분배에 관한 앞선 논의에 기초하여 수직 고경의 변화를 평가하는 데에 효율적인 방법이 아니다. 스플린트가 환자의 구강에 장착될 때 수직 교합 고경은 이 장치가 바꾸는 많은 변수들 중 하나일 뿐이다. 변수에는 최대 감합위에서의 접촉점이나 치아접촉각, 빗나간 접촉점, 환자가 그 장기적인 기간 동안 구강 내에 큰 아크릴 조각을 견뎌낼 수 있는지 등이 있다. 그러므로 많은 변수들을 최소화할 수 있는 치아에 접착하는 복합레진이나 임시보철물을 사용하는 것이 수직 교합 고경과 발음을 통해 교합 변화를 평가하는 더 좋은 방법이다.

7) 기타 수직 교합 고경 평가 방법

수직 고경을 평가하는 방법에는 posterior support, history of wear, phonetic evaluation, interocclusal distance, facial appearance, necessity to restore occlusal vertical dimension 등이 있다. 그 밖의 선학들의 방법으로는 다음과 같은 방법이 있다.

- Wright(1939): 교합 시 수직 고경 확립에 발치 전 기록을 활용. 모형 부재 시 환자의 과거 사진을 이용한 안면 계측치 참고할 것을 추천(동공 간-눈썹-턱끝 간)
- Willis(1935): 교합 시 비하점-하악하연 거리가 동공-구각 거리 또는 상·하순 결합선 길이와 일치한다고 보고
- Boos(1940): 최대 교합력 측정을 이용한 교합 수직 고경 결정
- Pleasure(1951): 코와 턱끝에 참고점을 표시한 후, 머리 받침 없이 앉히고 relax시켜 생리적 안정위를 유도하여 안정위 수직 고경 측정. 약 3mm의 free-way space
- McGee(1947): 환자의 판단을 이용한 수직 고경 결정 시, 편하기 때문에 환자들이 약간 감소된 수직 고경을 기록하는 경향을 보고
- Shanahan(1956): 교합 수직 고경 결정과 중심위 결정 시 생리학적 방법을 기술. 적정 고경을 찾기 위해 연하를 시켜 연화된 교합제의 왁스가 적절히 낮아지도록 함. 전치위치 결정 시 발음에 의한 악위 사용(F, V 등)
- Silverman(1953): Closest speaking space 이용. 'S' 발음 시 하악 절치 절단연은 상악 절치 절단연의 약간 설측에 1~2mm의 공간을 가지며 위치함
- Pyott(1954): 비골과 전두골의 경계, 하악 symphysis 최전방점을 참고하고 연하를 이용하여 안정위를 유도. 안정위와 교합위의 수직 고경 차이는 3mm

(1) 과두의 수직 변위를 측정하는 방법: 결정인자 지표(determinant index)

Denart Combi 교합기의 결정인자 지표 장치는 최대교두감합위 시 각 교두의 수직변위량을 측정하는 데 사용할 수

수직 교합 고경은 안 변한다 vs 변한다

교합의 수직 고경(vertical dimension)에는 2가지가 있습니다. 치아끼리 접촉하고 있을 때, 그리고 하악이 중심위에 있을 때의 안면 고경(length of the face)을 '수직 교합 고경(occlusal vertical dimension)'이라고 합니다. 반면에 치아가 분리되어 있고 하악이 생리적 안정위에 있을 때의 안면 고경은 수직 고경 of rest라고 부릅니다. 이러한 수직 고경의 유지 혹은 회복에 관한 논란은 많은 연구가 시행되었음에도 불구하고, 여전히 뜨거운 감자로 남아있습니다.

1930년대, Niswonger는 하악의 안정위가 평생 일정하게 유지된다고 주장하였습니다. 이러한 이론은 안면 고경의 일정함, 즉 constancy of facial height이라는 개념의 시초가 되었습니다. Gillis, Mershon, Tench, Schlosser, Brodie, Thompson, Sicher 등이 이 의견에 동조한 사람들이었습니다. 이들을 '불변파'로 표기하겠습니다. 반면, Harris, Hight, Leof, Olsen, Atwood, Tallgren, Williams, Swerdlow, Coccaro, Lloyd 등은 '수직 고경이 일정하다고 공식화하는 것은 불가능하다'는 주장을 내세우며, 그 이론에 반대하는 입장을 표명하였습니다. 이들은 이하 '가변파'로 표기하고, 이들의 논쟁을 정리해보겠습니다.

- **불변파**: 하악의 안정위(rest position)는 저작근과 개구 시 관여하는 근육의 상호 보완적인 작용에 의해 불수의적으로 부유하는 위치로, 잠재적으로 항상 일정하게 유지됩니다. 중심위 역시 해부학적, 생리학적 위치이기 때문에 임의로 기계적인 설정이 불가능합니다. 그 연장선상에서 상악 또는 하악, 또는 상·하악의 모든 치아를 발거한 후에도 중심 교합위의 촉각이나 근육 감각이 남아 있다고 하는 것이지요.
- **가변파**: 그렇지 않습니다. 교합 접촉(occlusal contact)이 소실되면, 기계적 정지점(mechanical stop)뿐만 아니라 반사 수용체 같은 근신경학적 정지점(neuromuscular stop)이 제거된다고 합니다. 치주막에 그와 같은 수용체가 많이 존재하기 때문이죠. 그런데 수직 고경은 하악의 폐구 운동 시 교합 접촉에 의존한다고 볼 수 있어요. 따라서 구치부 소실, 치아의 마모, 의치 하방의 치조제 흡수 등에 의해 수직 고경이 감소하게 됩니다. 따라서 무치악 환자에게 있어서 정확한 수직 고경은 논쟁의 여지가 있지요.
- **불변파**: 근육이 골을 지배한다는 것을 모르십니까? 근육은 골의 크기에 맞게 증가할 수 없어요. 즉, 근육의 길이에 골이 적응하는 것이지요. 따라서 안정위는 치아의 유무와는 관계가 없습니다. 근본적인 상·하악 관계는 치아 맹출 전에 확립되어 모든 치아가 다 탈락한 후에도 유지되고, 이것은 환자가 무치악이든, 영아든, 성인이든, 노인이든 항상 똑같습니다. 과도한 수직 고경에 의해 실패한 보철물을 본적이 있을 것입니다. 이것이 바로 근육의 길이가 길어지면 안 된다는 것을 보여주는 명백한 예입니다.
- **가변파**: 안정위를 조절하는 것은 근육의 길이보다는 근육의 긴장도라고 할 수 있습니다. 이러한 근육의 긴장은 다양하게 나타날 수 있고요. 저작근의 과도한 긴장은 일정한 안정위의 유지를 방해하는 이 악물기, 이갈이 등과 같은 습관에 의해 생길 수 있고, 이러한 경우 정상적인 교합면간 공극의 감소를 초래하게 됩니다.
- **불변파**: 그래서 제가 안정위와 중심 교합위 간의 거리를 측정하여 교합면간 공극을 확인하는 실험을 해보았습니다. 대부분의 사람들에서 교합면 간 공극이 4/32인치(+3mm)로 비교적 동일한 크기를 보였습니다.
- **가변파**: 그렇다면 대부분의 사람들이 평균적인 교합면 간 공극을 갖는다는 말씀이신가요?
- **불변파**: 네, 그렇습니다. 대부분의 사람들의 안정위는 일정하고, 평균적인 크기의 교합면 간 공극을 갖기 때문에, 만일 심한 치아의 마모가 나타난다고 할지라도 평균적인 교합면 간 공극을 유지하고자 보상적인 기전이 일어나게 됩니다. 이를 테면, 치아의 정출, 치조돌기의 증식 등이지요.
- **가변파**: 안정위와 중심 교합은 어떻게 설정하셨습니까? 그리고 그 거리의 측정은 어떤 방법으로 하셨죠?
- **불변파**: 안정위는 환자가 가장 편안하게 느끼는 위치에서 연하를 시켰을 때의 턱의 위치로 정하였고, 코와 인중의 접합부와 턱의 중심에 기준점을 설정하여 그 두 지점 간의 거리를 측정하였습니다. 중심교합은 환자에게 구치가 닿도록 폐구 시킨 후 같은 방식으로 거리를 측정하였습니다.
- **가변파**: 하지만 그러한 방법으로 안정위를 설정하는 것이 과연 정확하다고 할 수 있을까요? 그 측정 횟수나 시간, 환자의 컨디션, 혹은 임상가의 능력에 따라서 다양하게 나타날 수 있다고 생각되는데요. 그리고 기준점이 연조직에 있기 때문에, 조직이 변위될 가능성이 있고, 반복적으로 측정할 때마다, 그 기준점의 위치가 늘 똑같다고 확신할 수 없지 않습니까?
- **불변파**: 측정 시 연조직의 변위 가능성은 저 또한 염두에 두고 있었던 부분입니다. 그래서 연조직을 계측하여 측정한 것 외에도 측방 두부규격 방사선 사진을 분석한 결과 유사한 결론을 얻을 수 있었습니다. 안정 시 정상 치열의 교합면간 공극이 2~3mm였고, 안정위는 절대 바뀌지 않았습니다. 하지만, 안정위의 설정 방법이 결과에 영향을 미칠 수 있다는 것은 무엇을 근거로 하시는 말씀입니까?
- **가변파**: 저는 측방 두부규격방사선 사진을 분석하여 발음을 이용한 것과 연하를 이용한 것의 안정 시 수직 고경을 측정해보았습니다. 그 결과 발음을 이용하여 안정위를 정하였을 때, 수직 고경이 더 큰 값을 보였습니다. 또한, 그로 인한 교합면 간 공극은 스스로 변화된 수직 고경에 적응하기 위해 조절 된다고 생각했고요. 하악의 하중 변화가 안정위에 영향을 미친다는 사실 또한 간과해서는 안 되는 문제라고 봅니다.
- **불변파**: 안정위를 정하는 방법에 따라 차이가 있을 수 있다고 하셨는데, 그렇다면 다른 연구를 시행하는 동안 어떻게 안정위를 결정하셨나요?
- **가변파**: 말씀하신 것처럼 저는 안정위를 찾기 위해 사용되는 방법에 의해 결과의 차이가 존재한다고 생각하기 때문에 다양한 방법을 복합적으로 사용하기로 했습니다. "Wet your lips, swallow, say 'm', and relax"라고 지시하고, 몇 초간 기다린 후 얼굴 표정과 입술의 위치를 관찰하였습니다. 이러한 방법으로 발치 전후의 안정위 상태의 수직 고경을 평가한 결과 대부분이 변화하였습니다. 저는 이러한 연구를 통해 각각의 개인 간, 심지어는 한 개인에게서도 시간에 따른 다양성이 존재한다는 것을 깨달았습니다. 어떠한 실험 결과가 비교적 일정하다고 하더라도, 인간의 다양성과 복잡성 때문에, 그 값을 모든 환자에게 적용할 수 있는 마법의 수 혹은 어떠한 법칙처럼 해석되면 안 된다고 생각합니다. 따라서 제 연구에서 교합 접촉이 제거되었을 때 약 3mm의 수직 고경이 감소된다고 결론 지을 수 있었으나, 이를 다시 회복해주는 것이 옳은 것인지에 대해서는 아직도 명확하게 답을 할 수가 없습니다.

3

있다. 중심위에서 과두경로표지기(condylar path insert)를 위치시키고 모형을 교합기에 고정한다. 과두경로표지기를 제거하고 결정인자 지표 장치로 교체한다. 과두는 장치의 천장과 후방벽에 닿아야 한다. 이후 모형을 최대교두감합위로 하였을 때 과두의 정점과 이 지표 장치의 천장 사이의 거리를 측정한다.

8) 새로운 수직 고경의 안정성

새로운 수직 고경의 안정성은 보철 재건의 예후를 판단하는 매우 중요한 요소이다. 수직 교합 고경은 치아의 맹출력과 거상근의 수축력 사이의 평형이기 때문에 거상근의 수축된 길이가 길어지게 하는 변화가 있으면 예후는 불안정할 것이다. 이러한 수직 교합 고경의 안정성에 대해 말하기 위해서는 하악의 기하학을 검사해야 하며, 3가지의 다른 수직 고경이 다음과 같이 존재함을 숙지해야 한다.

- 전치부의 고경(대부분의 임상가들이 수직 고경의 변화를 측정할 때에 검사하는 부분)
- 교근의 길이
- 측두하악관절의 고경

수직적 변화의 안정성을 이해하는 데에 있어 중요한 것은 그 변화가 수축된 근육의 길이를 증가시키는지 파악하는 것이다. 근육이 길어지는지 그렇지 않은지는 하악의 기하학과 관련이 있다. 만약 측두하악관절 공간이 고정된 수준에 남아 있고, 전치부가 3mm 벌어진다면, 이는 대략 1mm의 교근 신장을 야기할 것이다. 하지만 만약 환자의 교합이 과두를 중심위보다 전방 위치시킨다면, 과두는 상방으로 이동할 것이며 과두가 중심위에 안착되었을 때 교근은 짧아질 것이다.

관절과 근육은 매우 긴밀하기 때문에 과두를 1mm 안착시키는 것은 수축근의 길이를 거의 1mm 감소시킬 것이다. 이것은 만약 환자가 중심위에서 최대감합위로의 slide가 있다면, 중심위에 위치하였을 때 과두가 상방으로 얼마나 이동할지를 결정함으로써, 수축근의 길이 변화 없이 전치부가 얼마나 개방될 수 있는지 계산할 수 있음을 의미한다. 과두 안착의 양을 결정하는 것은 간단하다.

① 모형을 중심위로 마운팅한다.

② 교합기를 풀면 모형은 최대 교두 감합위로 이동한다.

③ Condylar housing을 유심히 보고 중심위에서 최대감합위까지 과두가 수직적으로 얼마나 이동하는지를 알아내서, 근육 길이의 대체 없이 전치부가 얼마나 열릴 수 있는지 계산할 수 있다.

계산을 위해서 저자는 1 : 2의 비를 사용했다. 예를 들어, 과두가 1mm씩 안착될 때마다, 전치부는 2mm씩 개방하는 것이 가능하다. 중심위-최대감합위 차이를 가진 평균적인 환자들의 대부분에서 중심위에 위치하였을 때 대략 1mm의 과두 안착을 경험하였다. 전치부 수직 고경이 수복을 이유로 증가하였으나, 근육의 길이는 변하지 않았을 때 그 결과는 매우 안정적이며 예측 가능한 수직 고경이다. 's' 소리에 대한 발음의 고려가 여전히 평가되어야 하지만 문제가 존재하는 경우는 드물다.

중심위-최대감합위 차이가 존재하지 않고 수복적으로 수직 고경을 증가시키는 것이 필수적일 때 거상근의 수축 길이는 증가하게 될 것이다. 이것은 변화가 달성될 수 없다는 것을 의미하지는 않지만 발음의 평가와 새로운 수직 교합 고경에 대한 환자의 적응 능력의 주의 깊은 관찰은 매우 중요하다. 또 이러한 수직적 변화는 그 자체가 인정성에 위해할 수 있으며 시간을 두고 환자의 교합조정이 필요할 수도 있다. 앞서 논의된 방법들(자유공극, 전기, 시험적 스플린트 또는 발음) 중 수직 고경의 변화가 수축 근육의 길이를 변화시킬 것인지를 평가하는 것도 예후 판단에 도움이 된다.

(1) 수직 고경을 올렸을 때의 check point와 이점

① Check point

- 발음이 잘 되는지, 특히 '사십사(44)', 'sixty six' 등 혀와 입천장이 마찰되어야 하는 발음이 잘 되는지
- TMJ나 안면, 목, 등에서의 근육통은 없는지
- Free way space 등이 2~4mm 나오는지
- 저작하는 데 불편은 없는지, 특히 치아가 딱딱 부딪히는 느낌이 없는지

② 이점

수직 고경을 올리는 것은 환자들의 양해와 협조가 없으면 매우 어려운 일이다. 하지만 다행인 것은 노령인구가 증가하고 노년층의 사회활동이 증대하면서, 잃어버렸던 수직 고경을 회복하는 것은 환자들로서는 상당히 기대가 되는 일인 듯 보인다. 저작력이 증가하는 것뿐만 아니고 안모의 뚜렷한 개선이 되기 때문이다. 특히 nasolabial fold가 펴지면서 입주위의 근육에 긴장도가 생기고 그러면서 전체적으로 젊어 보이게 된다.

9) 수직 교합 고경의 생물학적 고려사항

무치악 환자에서 수직 교합 고경은 시간이 지남에 따라 감소한다. 치조제의 흡수, 인공치 마모 등이 그 원인이다. 이는 비심미적인 안모를 초래하게 되고 이를 회복하기 위해 수직 고경의 증가는 불가피하다. 현재에도 수직 교합 고경을 증가시켜도 되는지에 대해 많은 치과의사들 사이에서 논쟁이 오고 가고 있다. 감소된 수직 교합 고경을 다시 증가시키면 안 된다는 학파의 주장은 수직 교합 고경의 증가가 저작계의 장애를 유발할 수 있다는 것이다. 무치악 환자에서는 치조골 흡수를 가속화시키고 의치 soreness를 증가시킨다. 왜냐하면 의치 지지 조직에 가해지는 압력이 증가하기 때문이다. 하지만 이들의 주장은 입증되지 않은, 경험에 의한 것들이다.

치열을 갖는 대상이나 원숭이를 이용한 수직 고경 증가 실험 대부분에서 증가된 수직 교합 고경이 원래대로 감소하려는 성향이 관찰은 되지만 절대로 초기값으로 돌아가지는 않음을 보였다. 게다가 재귀 성향은 수직 고경 증가량과 관련이 없었으며, 조정 후 첫 한 달 이내에 가장 두드러지게 나타났다. 본 연구 및 다른 연구들에서 치열을 갖는 대상에 대해 다음의 사항들을 입증하였다.

① 수직 교합 고경의 증가 후 어느 정도의 재귀는 불가피하다.

② 수직 고경이 수 mm 정도 갑자기 증가된 경우에 교합 고경은 초기 값으로 돌아가지 않는다.

③ 치아의 함입이나 골개조를 통한 재귀는 조정 후 첫 한 달 이내에 가장 두드러지게 나타난다.

④ 수직 고경의 증가가 저작을 저해하지는 않는다.

(1) 악간 공간으로의 압하(Intrusion into the interocclusal space)

만일 수직 고경을 상·하악의 관계만이라고 생각한다면 상·하악 사이의 공간은 단지 치아를 수용하기에는 너무 크다. 충분한 시간동안 상·하악 치아 사이에 어떤 물체가 놓여있다면, 그 물체의 두께 만큼 치아는 압하되어서 상·하악 사이의 높이는 동일하게 유지될 것이다.

압하시키는 물체가 교합상이나 높은 교합의 금관 혹은 혀라도 상관없이 결과는 마찬가지이다. 근육은 하악을 원래의 수직 고경으로 결국은 이동시키고 그 치아는 정도의 차이는 있지만 압하될 것이다. 수축된 근육의 길이에 치아는 저작계의 가장 유동적 부위이기에 적응하게 된다.

(2) 전치와 수직 고경의 관계

수직 고경이 감소되면 하악 전치는 자동적으로 감소된 수직 고경 상태에서 전방으로 이동한다. 만약 수직 고경을 줄인 상태에서 전치부가 교합이 높다면, 구치부를 정확한 수직 고경으로 보철수복하여 되돌리거나, 전치부 교합장치를 사용하여 구치부 맹출을 유도하지 않고는 전치부에 생기는 수평적 스트레스를 감소시키기 불가능할 수도 있다.

(3) 과두의 위치가 수직 고경에 끼치는 영향

하악 폐구 시 하악의 반복적인 정지점은 거상근이 결정하는데, 거상근은 반복적인 수축 과정마다 일정한 길이로 수축하여, 수직 고경을 결정하는 역할을 한다. 즉, 맹출하는 치아가 접촉하고, 맹출하려는 힘이 중립화되는 점에서 정지점을 결정한다.

(4) 교합 거상(Bite raising)

수직 교합 고경을 증가시키는 데는 타당한 이유가 있지만,

대부분의 교합거상 치료는 다음 중의 어느 한 가지 이유로 인해 시행한다.

① 두개하악장애 증상을 완화하기 위해
② 악관절 부위의 부하를 줄이기 위해
③ 심하게 치아가 마모된 경우 상실된 수직 교합 고경을 회복시켜주기 위해
④ 안면의 주름을 없애기 위해

이 중 어느 이유도 타당하지 않다. 각 경우에서 보면 수직 고경을 높여주는 것이 잘못된 개념에 근거를 두고 있으며, 실제로도 해로울 수 있다.

① 두개하악장애를 치료하기 위한 교합 거상

수직 교합 고경의 변화는 그 자체로는 두개하악장애와 관련이 없다. 병적 소견으로 인해 통증이 생기는 경우 수직 고경을 변경시키면 근육성 부하만 증가시키게 된다. 교합 근육 불균형으로 인한 동통과 기능장애는 과두 변위(condylar translation) 지점까지 고경을 높이거나 과두 충돌(coronoid impingement) 지점까지 고경을 낮추더라도 상관없이 해결된다.

② 악관절 부위의 부하를 줄이기 위해

수직 고경을 높인다고 악관절의 부하가 감소되지는 않는다. 이것은 흔히 과두가 치아 교합에 의해 지지된다는 또 다른 잘못된 개념에 근거한 오류이다. 과두는 치아에 의해 지지되지 않으며 또한 치아에 의해 과두 주위 공간의 중심에 과두가 위치하는 것도 아니다. 그 과두가 위치하는 '공간'은 치아와 과두 사이에 존재하는 거상근의 부하를 받는다.

③ 상실된 수직 고경의 회복

많은 임상 증거들에 의하면 심하게 치아가 마모된 경우에도 수직 고경은 상실되지 않는다. 치아 마모로 인해 상실된 수직 고경을 회복시켜 준다는 것은 치아 마모는 정상적인 경우에는 수직 고경 상실을 일으키지 않기 때문에 실제로는 교합을 거상시키는 것과 같다.

④ 안면 주름의 제거를 위한 교합 거상

주름살을 당겨주는 정도까지 수직 고경을 증가시켜 주는 것은 근육이 부자연스러워져 실제로 주름을 더 심하게 만들 수 있다. 치아의 수직 길이를 증가시키는 것은 근육의 정상 수축과 안정 상태의 근육 길이에 지속적인 장애를 줄 수 있다. 그러한 지속적으로 근육을 늘리는 자극은 근육의 수축 반사를 일으켜서 치아와 지지조직에 손상을 줄 수도 있다. 치아에 가해진 스트레스는 임상적 치관의 길이가 길어져서 초래된 불리한 치관/치근 비율에 의해 더욱 증가된다. 게다가 근육이 지속적으로 신장되면 근육이 더 빨리 노화되고 주름이 더 깊어지게 된다.

(5) 수직 고경을 증가시키지 않는 이유

수직 고경의 항상성을 확실히 알고 있다면 수직 고경을 함부로 수정하는 것은 피해야만 할 것이다. 환자의 주어진 고경에서 합리적인 계획에 의해 원하는 결과를 얻을 수 있다면 수직 고경을 변화시킬 이유가 없다. 수직 고경을 변화시켜야 한다면 가능한 한 적응필요성이 최소가 되게 해야 한다. 대개의 경우 증가된 수직 고경은 서서히 원래의 높이로 돌아가게 된다.

(6) 환자들이 교합 거상을 요구하는 이유

어떤 환자들은 교합을 높여주면 아주 편안하다고 수직 고경의 증가를 요구한다. 그들은 현재의 교합이 얼마나 불편한가를 설명하면서 그러한 요구를 정당화한다. 이 경우 대개 붕괴된 교합이나 '할머니 같은 외모'에 대한 심미적 불만이 있는데, 치아를 수복해 이 과정을 회복하지 않으면 코와 턱 사이의 길이가 계속 짧아질 것이라는 두려움을 갖고 있다. 치아는 안면 고경을 지지하지도 않고 지지해서도 안 된다. 하악이 안정위에 있을 때 상·하악 치아는 떨어져 있어야 한다. 근육이 하악의 위치를 결정해서 얼굴 하관부 외형의 특성을 만든다. 이상적인 안모에서 하악 치아의 접촉은 필요하지도 않으며, 바람직하지도 않다.

(7) 수직 고경의 감소

상악 전치에 순측 방향의 스트레스가 있지 않다면 자연치에서 고경의 감소에 따른 문제점은 나타나지 않는다. 수직 고경이 감소된다고 근육의 길이에 영향을 주지 않기 때문에 스트레스가 유발되지 않는다.

수직 고경을 심하게 감소시키면 협골(zygoma)에 관상돌기가 충돌할 수 있다. 그러나 실제 그 정도로 많이 감소시켜야 할 경우는 거의 없다. 협골 부위를 촉진할 때 통증을 느끼게 되면 이 경우를 의심해보아야 한다.

5 2급 및 3급 부정교합 환자의 교합

1) 2급 부정교합

(1) 개요

작은 턱을 가진 2급 부정교합의 환자들은 1급 교합관계에서 정상으로 여기는 여러 교합 요소들과 구분되는 특징을 갖는다. 대표적으로 이들은 특징적인 전방치아의 수평 및 수직피개 양상을 가지므로 전방 구조물로부터의 보호와 유도 기능이 적절치 못하여 구치부에 대부분의 힘이 집중된다. 따라서 2급 관계의 주된 운동으로서 전방 운동이 이루어질 때에 역시 구치부를 중심으로 하는 중심위로부터의 전진이 이루어져야 하며, 말하기 등 기능을 하는 데에는 다른 교합양식들에 비해 충분한 freeway space가 요구된다. 이처럼 까다로운 2급 양식의 교합치료를 위해 일반적인 1급 환자에 적용되는 원칙을 사용해서는 안 된다. 대신에, 후방 치아의 교합 요소를 조절 인자로 삼는다는 전제 아래서 각각의 악골 크기에 따른 개별적인 치료 방법 수립이 필요할 것이다. 이러한 개별적 접근에는 일반적 교합의 요소들을 먼저 이해하고 그 차이를 관찰하며 접근해 나가는 방법이 용이하다. 변수 각각을 이해하다 보면 보다 정확한 측정과 설계가 가능할 것이다.

(2) 중심교합

2급 교합에서의 중심교합은 구치부에서 나타난다. 1급 관계에서 볼 수 있는 교두-소와 내지는 치아 대 치아 관계는 나타나지 않는다. 1급 양식에 비해 하악의 구치들은 상악의 구치들과 후방에서 교합되며, 그 정도는 각자의 악골 크기 차이에 따라 달라진다. 작은 턱으로 인해 중심교합을 얻는 과정에서 기능 사면의 접촉(working side contact)이 관찰되기도 한다. 일반적으로 상악의 구개측 교두와 하악의 협측 교두가 대부분의 교합을 담당하게 되는데, 몇몇 교두에서는 이차접촉이 나타날 수도 있다. 기능교두에서의 단일접촉(stamp cusp contact), 교두 사면으로부터 중심으로의 대합, 그리고 전방치아로부터 얻어지기 어려운 구치부 이개 등으로 인해 이들의 교합은 불안정한 측면을 보인다.

(3) 작업측 운동

이들에게는 작업측 운동 과정에서 견치 유도 혹은 군기능 교합양식에 따른 구치부의 이개가 나타나지 않는 것이 일반적이다. 때문에 작업측 경로에서 구치부의 교합접촉이 발생하게 되는데, 특히 처음부터 접촉하여 가장 오랜 시간 접촉을 유지하는 하악 소구치에서의 접촉점이 가장 많이 생겨난다. 이처럼 2급 교합에서의 작업측 운동은 1급 교합의 군기능 양식과는 달리 균형교합의 일부 요소만을 포함하는데, 이때 상·하악 치아의 접촉 구간은 악골 크기 차이에 따라 다양하게 나타날 수 있으며 치아 대 치아의 관계 역시 변이가 많다는 사실에 유의해야 한다. 작업측 운동보다는 전방 운동이 강조되는 2급 교합의 특성상 작업측 운동에는 전방 운동을 보조하는 역할이 강조된다.

(4) 균형측 운동

구치부는 대체로 균형측에서도 교합접촉을 갖는다. 이는 특히 후방부로 갈수록 그 가능성이 높다. 균형측 접촉은 보통 최대감합위에서의 악골 움직임과 동시에 시작되고, 접촉이 지속되는 기간은 다양하게 나타날 수 있다. 이를 균형측 교합간섭과 혼동하기 쉬운데, 균형측 교합접촉의 경우보다 조기에 발생하고 가벼운 접촉에 해당한다는 점을 기억해야 한다. 또한 균형측 교합접촉은 반대 악궁의 작업측 교합접촉과 비교하면 교합간섭 혹은 접촉이 지속되는 구간이 더 짧다는 특징을 가진다. 이러한 측면에서 볼 때, 2급 교합 환자의 교합면을 새로이 형성하거나 교합조정을 시행할 때에 떠올릴 수 있는 가장 생리적인 교합 양식은 균형교합이라 할 수 있겠다. 균형교합을 부여함으로써 전방 치아들을 이용하지 않고도 유도 및 지지 기능을 제공할 수 있기 때문이다.

(5) 전방 운동

작은 턱을 갖는 환자들은 말하거나 씹거나 삼킬 때에 습관적으로 턱을 내밀어 하악의 결핍이 쉽게 관찰되지 않는 경우가 많다. 즉, 하악의 전방 운동을 2급 교합에서의 주된 운동이라 할 수 있겠는데, 치아들은 접번축의 종말로부터 전치부의 절단관계에 이르기까지 넓은 범위로 기능할 수 있어야 한다. 전치부가 수평으로 피개된 긴 구간의 전방 운동이 시작되어 전치부 접촉이 나타날 때 까지 구치부는 간섭 없는 유도기능을 담당하게 되며, 이러한 움직임은 각자의 수평피개량에 따라 다양하게 나타난다. 2급 교합의 환자들은 이러한 전방으로의 주된 운동 과정을 통해 저작기능을 획득하기 때문에 이들의 전방 운동은 다른 교합 양식에 비해 더 길고 넓게 나타날 수 있다.

일반적으로 중심교합에서 접촉을 갖지 않는 치아는 정출하는 것으로 여겨지지만, 2급 교합에서 그런 일은 흔치 않다. 전방 운동 시 반복되는 전치부의 접촉이 치아의 정출을 방지할 수 있기 때문이다. 따라서 전방치아는 중심교합 시 접촉을 가지지 않더라도 일반적으로 어느 정도는 절단연의 마모를 지닌다.

(6) 기능로

Posselt's envelope of movement 로 잘 알려져 있는 기능로를 추적해 보면, 1급 교합과 2급 교합의 차이를 더욱 분명히 알아볼 수 있다. 우선 2급 교합에서는 작은 하악으로 인해 최대개구량이 더 적게 나타나는 한편 전방 운동량은 더욱 크게 나타나는데, 이는 수평 및 수직피개의 정도에 따라 달라진다. 이들의 접번축에 따른 개구로는 작은 턱에 의해 짧게 나타나며, freeway space는 증가한다. 또한 중심위에서부터 중심교합에 이르는 곡선이 나타나는 경우가 많다. 그림 3-37에서도 확인되는 1급 교합 양식과의 명백한 차이는 보다 큰 전방 운동량과 악간공간, 그리고 최대개구량의 감소라 정리할 수 있다(그림 3-37).

(7) 수직 고경(안정위)

주된 운동으로서 전방 운동의 영향은 교합 수직 고경에서 보다 명확하다. 하악골의 전방 운동 거리 증가에 따라 하악과두의 하방 및 전방이동 거리 역시 증가한다. 이때 과두는 기능을 만족시키는 위치에서 점차 하방으로 이동하게 되므로, 수직 개방의 허용량이 더 커져야만 치아 간의 충돌이 일어나지 않는다. 따라서 1급 교합에서 교합 간 안정공극이 2~2.5mm 정도라 여겨진다면 2급 교합에서는 이보다 증가된 3~5mm가 확보되어야만 말하기 등 기능에 지장을 주지 않는다. 즉, 보다 긴 전방 운동량은 보다 많은 수직 악간 공간을 필요로 한다.

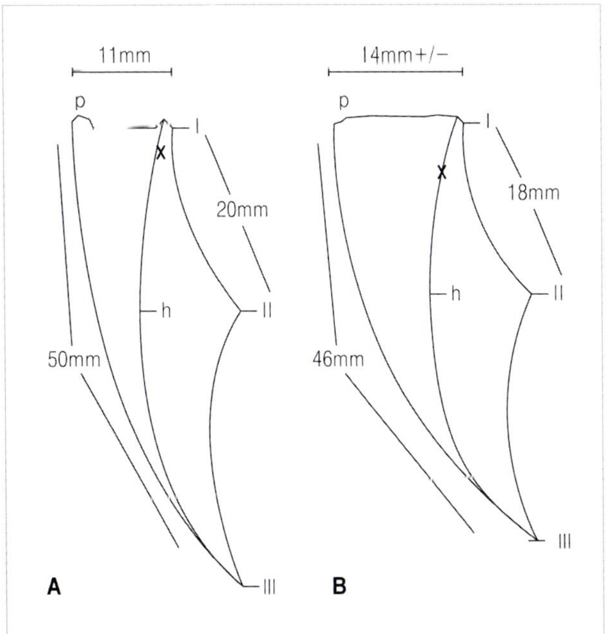

그림 3-37. 1급 교합의 기능로(A)와 2급 교합의 기능로(B). 2급 교합의 기능로에서 최대 개구량의 감소, 전방 운동량 및 freeway space의 증가를 관찰할 수 있다.

(8) 구치부의 교합면 형태

교합 양식의 다양성은 구치부 교합면 형태에 영향을 미친다. 특히 2급 교합에서는 전방부 유도기능의 부재가 교합면 형태에 많은 영향을 미치게 된다. 구체적으로 교합면의 형태는 다음과 같이 반영된다.

① 전방과로의 양상이 교합면 형태에 명백히 반영된다.

② 기능교두의 높이는 전방과로각에 의해 결정되는데, 전치부 유도기능의 부재로 인해 교두의 높이가 낮아지는 것이 일반적이다.

③ 최대감합위에서 상·하악의 치아는 반드시 서로 교합되어야만 한다. 이때 하악 제1대구치는 상악 제2대구치와 교합할 수 있고, 소구치가 대구치과 교합하는 것도 가능하다.

④ 하악이 측방 운동함에 따라 과두에서 절치에 이르는 길이가 만드는 궤도는 짧아진다. 이는 하악 크기의 감소가 과두, 이탈열구(음식물의 이탈을 위한 열구, escaping groove), 중심접촉 등 여러 요소에 직접적인 영향을 미치기 때문이다. 하악 치아의 이탈열구는 궤도가 짧을수록 원심으로 위치해야 한다.

⑤ 과두의 immediate side shift를 비롯한 상·하·전·후방의 이동과 회전은 구치부의 형태를 결정짓는다. 1급 교합에서는 전방부의 유도기능에 의해 이러한 결정력이 감소되는데 반해, 2급에서는 그 영향이 부각된다.

⑥ 비기능 교두 사면 및 높이, 이탈열구 등 요소는 균형교합을 만족해야 한다. 이때 비기능 교두는 반드시 반대측의 기능교두와 대합하며 교합의 조화를 이루어야 한다. 또한 비기능 교두의 높이나 형태는 기능교두에 대한 균형측 간섭을 일으키지 않도록 유의하여 형성한다. 즉, 교합의 주된 역할은 기능 교두의 요소들이 담당해야 하며 비기능 교두에서는 균형 및 유도의 기능을 돕는 것이다. 따라서 비기능 교두의 접촉은 기능 교두의 접촉과 독립적으로 나타나서는 안 된다.

⑦ 후방 치아의 전방 운동은 기능적이어야 함과 동시에 방해 요소가 없어야 한다. 즉, 중심교합 시 하악 전치가 상악의 전치의 구개측에 닿을 때까지 자유로이 운동할 수 있어야 한다.

(9) 요약

McCollum과 Stuart는 교합에 대해 다음과 같이 설명하곤 했다.

"인간의 교합은 단순한 것이 아니다. 이는 어떠한 한 가지 요소만으로 결정될 수 없고, 서로 연관된 여러 요소들이 교합면에 표현되는 것이다. 따라서 이들 가운데 한 요소라도 놓치게 된다면 그 결과는 실패로 이어지고 만다."

작은 하악을 가진 2급 교합자들을 위한 균형교합은 후방 치아의 결정요소들이 교합을 결정하는 까다로운 양식에 해당한다. 이들의 주된 운동인 전방 운동에 맞추어 교합이 형성되어야 하는데, 이때 전방 유도가 존재하지 않으므로 하악의 움직임을 정확히 기록하는 것이 관절융기 및 과두가 교합면 형태에 미치는 영향을 파악하는 데에 중요하다. 또한 측방 운동은 관절융기에 대한 과두의 기능으로 결정된다는 사실을 기억해야 한다. 발음, 심미 등 기능을 위해서는 수직고경에 대한 고민도 중요히 다뤄져야 할 것이다.

2) 3급 부정교합

(1) 개요

3급 교합 양식을 갖는 환자들의 교합면 형태는 여러 특이점을 갖는다. Freeway space, 기능로의 형태, 저작 등을 위한 결정 요소들이 1급 및 2급 교합의 양식과는 다르기 때문이다. 이들이 지닌 하악의 증가된 크기 및 이로 인한 전방 유도의 부재로 인해 교합면의 형태가 크게 달라질 수 있는데, 이는 과두의 움직임에 의해서도 결정될 수 있다. 이때 교합면의 비기능 교두는 저작 주기에 대한 자기수용적 유도기능이 가능해야만 한다. 말하기 등 기능을 위해 0.5~1mm의 교합 간 안정간격이 적절한 것으로 여겨지며, 3급 교합자 한 명의 치열로부터 여러 가지의 안정된 교합이 부분적으로 나타날 수도 있다. 이처럼 큰 하악을 갖는 환자들에게는 1급 교합의 규칙을 적용하는 대신에, 각각의 상황에 맞는 별개의 교합이 부여되어야 한다.

(2) 중심교합(최대감합위)

큰 하악을 갖는 환자들에서 중심교합접촉은 대개 일관성을 보이지 않는다. 즉 각자의 하악골 크기에 차이에 따라 서로 다른 중심교합접촉을 나타낸다. 다만 어느 정도 보편성을 보이는 점은 이들 대부분이 전치부와 구치부에서 동시에 중심접촉을 이룬다는 것이다. 한편 다양성에 관해서는, 교두-소와에서부터 교두정-교두정 접촉에 이르기까지의 변이가 후방 치아에서 나타날 수 있고, 간혹 완전한 반대교합 양상을 띄기도 한다. 3급 교합에서는 이러한 다양한 관계가 단 하나의 치열에서 모두 나타날 수 있기에 매우 독특한 교합양식을 형성하게 된다. 뿐만 아니라, 하악 제1대구치는 상악 소구치와 대합할 수 있으며 하악의 길이로 인해 상악의 전치부가 하악 전치부로 덮인 전치부 반대교합도 나타낼 수 있다.

(3) 작업측 운동

이들의 전치부는 최소한 절단관계를 이루고 있기에 작업측에서 접촉을 나타내는 일이 거의 없고, 간혹 접촉을 나타내더라도 운동의 초기에 매우 짧은 구간에서만 접촉이 이루어지는 것이 대부분이다. 따라서 견치 혹은 전치의 이개능력이 존재하지 않으며, 대신 관절융기, 턱의 크기, 후방 치아 등의 교합요소들이 유도기능을 담당하게 된다.

가장 주된 작업측 접촉은 구치부에서 나타나는데, 그 유형이 매우 다양하기에 설명을 위해 일반적인 개념을 적용하기 적절치 못하다. 다만 전방 유도가 부재하므로 이러한 유형을 견치 혹은 전치로부터의 이개가 존재하지 않는 군기능교합이라 할 수 있으며, 따라서 이는 양측성 균형교합의 일종으로 볼 수 있다.

3급 교합 환자들의 작업측 사면은 명확하여 관찰 및 측정이 가능하다. 이들의 기능 범위를 확인하여 교합조정 및 수복 시 반영해 주어야 한다.

(4) 균형측 운동

후방치아 가운데 특히 제2, 3대구치에서는 균형측 사면의 마모를 관찰할 수 있다. 치열궁 길이가 길어짐에 따라 균형접촉의 구간은 길어지고 강해지는데, 이는 후방으로 갈수록 그러하다. 각각의 후방 사분면에서 이같은 균형접촉이 발견된다.

교합양식은 전방 유도기능의 개입 없이 TMJ, 악골의 상대적 크기 및 치아 간 관계에 의해 결정된다. 이처럼 악관절의 요소만으로 유도기능을 대체하는 경우 스피 만곡의 평탄화가 나타남과 동시에 군기능교합에서의 이개를 제공하지 못하여 측방 운동 시 균형측 접촉을 유지하는 등의 양상이 나타난다. 이러한 교합접촉은 중심교합으로부터 시작하여 모든 균형측 운동을 하는 동안 강하게 유지된다. 3급 관계에서의 균형측 운동은 2급 관계에서의 운동과 달리 비기능교두에 대해 높은 위치에서, 강하고 넓게 작용한다는 차이를 보인다.

큰 턱을 가진 환자들에서는 종종 균형교합이 자연적으로 형성되기도 한다. 이러한 유형에서 균형접촉은 생리적인 것이므로 교합조정 및 수복 과정에서 이를 저해해서는 안 된다. 만약 일반적으로 이상적이라 여겨지는 교합공식을 만족시키기 위해 이러한 균형접촉을 임의대로 저해시킨다면 환자는 회전압을 받거나 지수조직에 과도한 부하를 느끼는 등 불편을 호소하게 될 것이다.

(5) 전방 운동

일반적으로 3급 교합의 환자들은 기능적인 전방 운동을 갖지 않는다. 전방 운동 시 전치부의 개입이 거의 없기 때문에 이들은 단순 개·폐구 운동을 비롯한 씹기와 이갈이를 이용해 절단기능을 해내게 된다. 구치부의 전방사면은 거의 모든 3급 교합에서 관찰되는데, 간혹 마모된 면의 길이가 그리 길지는 않더라도 분명 그 면이 존재하여 후방으로 갈수록 명확한 사면을 이룬다. 종합하자면, 큰 턱을 가진 환자에 대해 짧은 전방마찰을 보이는 구치부를 적절히 수복하면 교합의 증진을 도모할 수 있다.

(6) 기능로

그림 3-38에서 관찰할 수 있듯, 3급 교합의 기능로는 1급 및 2급 교합에서의 기능로와는 차이를 나타낸다. 이들의 전방 운동량이 적은 데 반해, 하악의 길이가 증가함으로 인해 최대개구량은 크게 관찰되기 때문이다. 즉, 증가된 턱의 크기로 접번축에 따른 개구로는 더 길어지고 freeway space는 작아지는 것이다. 또한 중심위로부터 최대감합위까지의 경로에도 다양한 변위가 존재할 수 있다. 결론적으로 기능로는 짧은 전방 운동량, 증가된 최대 개구량, 감소된 freeway space라 정리할 수 있다(그림 3-38).

(7) 수직 고경

만약 전치부 관계가 절단관계를 이룬다면, 말하기 및 절단의 기능을 위해 하악이 전방으로 움직일 필요는 없다. 따라서 과두는 기능함에 따라 관절융기 하방으로의 제한된 움직임을 보이며, 교합접촉을 피하기 위한 공간 역시 과도할 필요가 없다. 3급 교합에서의 freeway space는 0.5~1mm 정도가 적절한 것으로 여겨지는데, 이는 1급 교합관계에서의 2.5mm와 2급 교합관계에서의 3~5mm에 대해 비교되는 양이다.

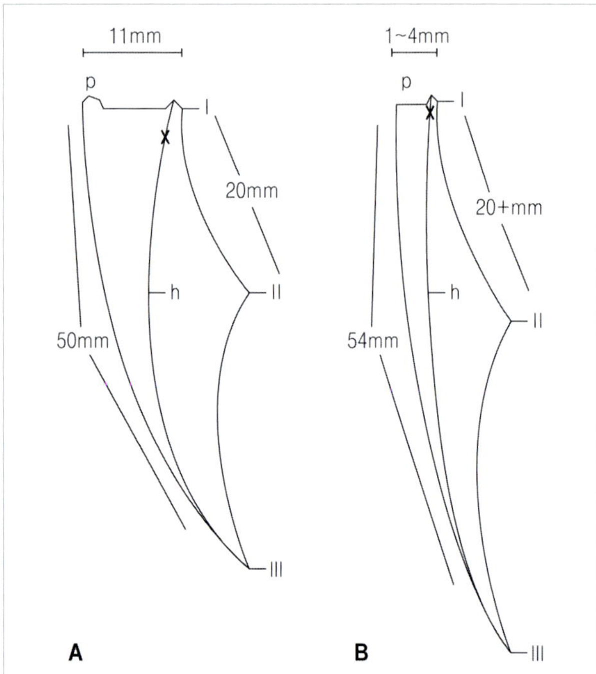

그림 3-38. 1급 교합의 기능로(A)와 3급 교합의 기능로(B). 3급 교합의 기능로에서 최대 개구량의 증가, 전방 운동량 및 freeway space의 감소를 관찰할 수 있다.

(8) 구치부의 교합면 형태

하악의 증가된 너비 및 길이와 더불어 전방 유도의 부재는 교합면 형태에 큰 영향을 미친다. 그 구체적 예는 다음과 같다.

① 중심교합과 측방 운동(혹은 궤도 운동)은 교합을 형성해 나감에 따라 더욱 명확해진다.

② 궤도운동은 비기능 교두의 높이, 소와의 폭, 이탈구의 위치 등을 결정한다.

③ 중심교합에서 치아 대 치아 접촉은 1급 교합의 경우보다 전방에서 이루어지며 이는 악골의 크기에 따라 다양하다.

④ 운동로는 더 길고 하악의 이탈구는 근심으로 치우쳐 위치한다.

⑤ 전방치아에 의한 제한은 존재하지 않는다. 따라서 악골의 움직임이 정확히 기록되어 교합면 형태에 반영되어야 한다.

⑥ 얕은 균형교합과 동시에 긴 구간의 구치부 균형접촉을 가진다. 이것은 명백한 균형교합이며 반대교합에 있어서도 유도 등의 기능을 위해 균형교합의 양식이 적용되어야 한다.

(9) 요약

3급 교합은 안정적인 교합관계를 보인다. 교두-소와, 교두-변연융선, 교두정-교두정, 그리고 반대교합의 관계가 하나의 치열에서 모두 나타날 수 있지만 각각은 안정된 상태를 유지하고 있거나 약간의 변형으로 안정되게 만들 수 있다. 다만 이들 교합관계에서는 전방 유도가 존재하지 않으므로 전치부의 후방 치아에 대한 보호기능 역시 존재하지 않는다. 따라서 교합면의 형태는 과두의 움직임과 하악의 크기에 의해 결정되며, 정확한 악골의 움직임이 기록되어야만 과두의 움직임에 적절히 반영될 수 있다. 균형교합 역시 전방결정인자들의 부재가 반영된 결과인데, 이때 비기능 교두는 씹는 기능뿐만 아니라 자기수용적인 유도기능을 제공해야만 환자의 편의를 도모할 수 있다. 이러한 기능을 안정적으로 부여하기 위해 0.5~1mm의 freeway space가 적절하다.

6 FMA(Frankfort-mandibular plane angle)의 임상적 의의

1) Frankfort-mandibular plane angle(FMA)

FMA는 lateral cephalogram 사진상에서 Frankfort horizontal plane과 mandibular plane의 교차점에 의해 형성된 각도다. 이 각도는 진단 중첩을 통해 추적 및 측정할 수 있다(그림 3-39).

임상 연구를 통해 FMA는 평균 24.57°(16~35°)라고 결론지었다. 인종, 연령, 성별 등에 따라서 변할 수 있다. 25±5°의 FMA가 정상 범위 내로 판단할 수 있다. 'High angle' 환자는 30° 이상의 FMA를 가진 환자인 반면, 'low angle' 환자는 20° 이하의 FMA를 가진 환자이다(그림 3-40).

수직 안면 형태와 관련하여 높은 FMA는 개방교합 골격 패턴으로 특징지어지며, 낮은 FMA는 closed-bite 골 패턴에 의해 특징지어진다.

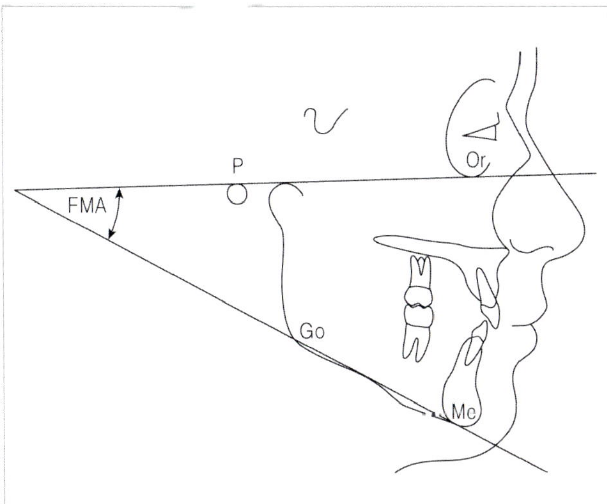

그림 3-39. Frankfort horizontal plane. 우측 및 좌측 poria과 orbitale를 교차하는 평면과 menton을 통해 그려지고 하악 후부의 아래쪽 테두리에 접하는 하악면 선을 연결했을 때 형성되는 각도가 Frankfort-mandibular plane angle(FMA)이다.

치과의사가 결정하는 FMA(vertical facial types)는 성장과 발달, 안면 및 뼈의 특징, 기타 임상적 징후 등에 대한 방대한 정보가 현재 진료의 필수 요소로 사용되고 있다. 만약 치조골과 안면봉합의 부가적 성장이 하악과두의 수직적 성장을 넘어서게 된다면, 하악은 후방으로 회전하며 높은 FMA를 유발하게 된다. 반대로 하악과두의 수직적 성장이 안면봉합과 치조골의 수직성장의 합을 넘어서게 되는 경우라면 하악은 전방으로 회전하며 낮은 FMA를 유발한다.

2) FMA와 교합력의 임상적 관련성

FMA와 관련된 임상적 요인에서 high FMA(open-bite skeletal type)는 감소된 교합력과 연관되며 low FMA(deep-bite skeletal type)는 증가된 교합력과 관련 있다.

(1) 교합력

Paolini는 다른 수직 얼굴형을 가진 환자들은 근육의 잠재력에 차이가 있다는 것을 보여주었다. 그는 한 연구에서 '극도의 개방교합 환자에 대한 평균 교합력은 142.8파운드인 반면 극도의 deep-bite 환자에 대한 평균은 229.4파운드였다'고 밝혔다.

이 현상은 하악의 주요 거상근의 형태와 위치에 근거한다. Deep-bite 골격형에서 근육의 후방 수직 사슬(교근, 내측 pterygoid, 측두근)은 하악에 전방으로 부착되어 거의 수직으로 뻗어 있다. 대구치는 바로 이 사슬의 저작력 영향 아래에 있게 된다(그림 3-41A). 또 deep-bite 타입은 비대한 저작 근육을 보인다. 특정 골에 부과되는 기능 요건의 증가나 감소는 골을 구성하는 osseous tissue의 양을 증가시키거나 감소시키는 원인이 된다.

(2) 보철적 고려

① 자연치

Low angle 환자에서 치아들은 덜 맹출하거나 함입되어

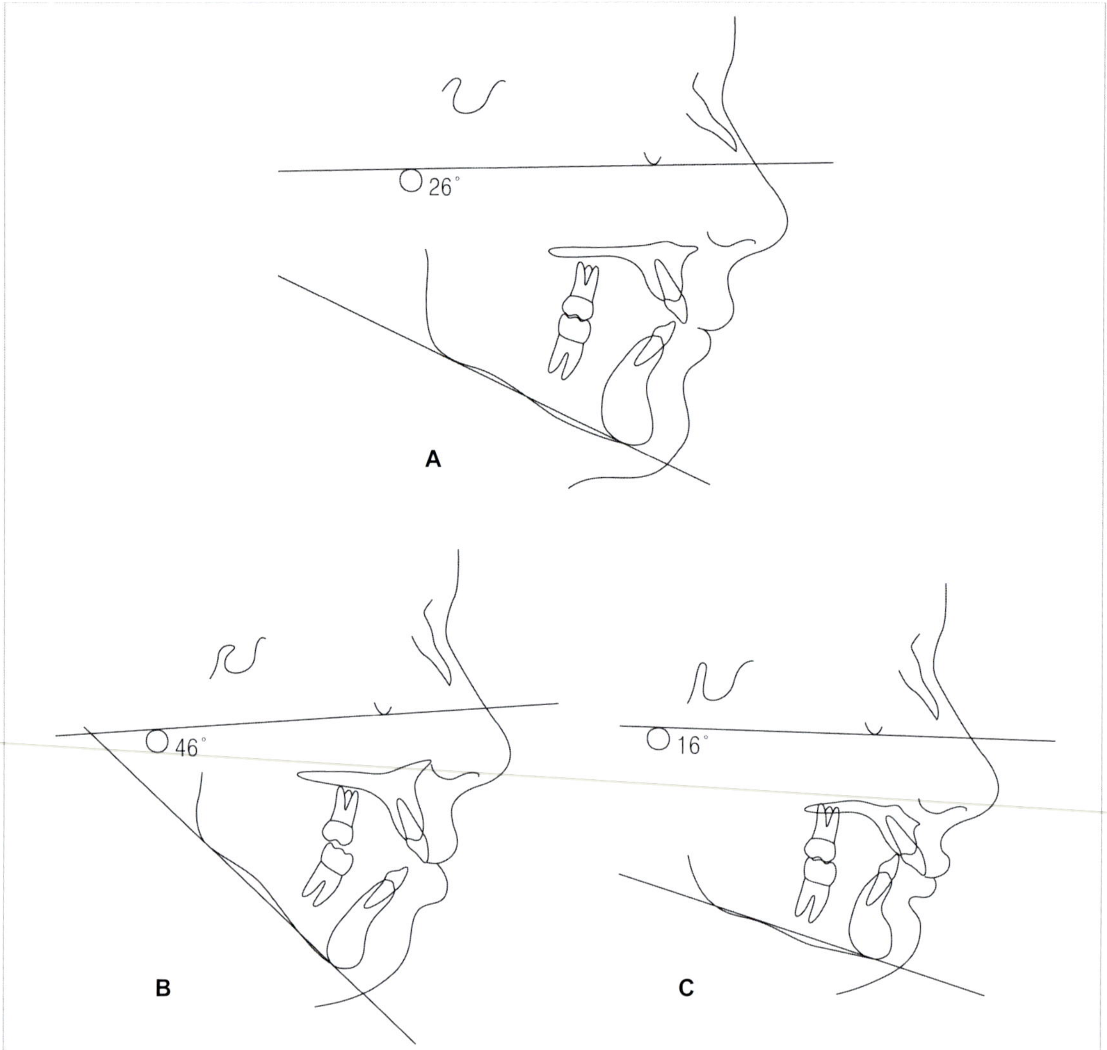

그림 3-40. 환자 기록에서 FMA 결정 예시. **A,** 정상 범위 내 FMA, 26°. **B,** High angle 환자(skeletal open-bite), 46°. **C,** Low angle 환자(skeletal closed-bite), 16°.

있는데, 이는 증가된 저작력과 저작력의 직접적인 영향하에 놓여진 대구치의 위치 때문이다. 또한, 이런 치아들은 마모에 더 취약하고, 이러한 치열은 작은 치아가 특징이다. 이 요소들로 인해 low angle 환자들은 감소된 수직 교합 고경을 갖게 된다.

② 고정성 보철물

Low angle 환자는 치료 중 수직 교합 고경이 증가되면 이전의 교합으로 되돌아가는 경향을 더 갖는 반면 high angle 환자는 그렇지 않다. Low FMA 환자에서 증가된 저작력은 long-span, 그리고 cantilever 고정성 국소의치의 예후를 좋지 않게 만든다. 따라서 더 견고한 보철물이 요구된다. 작은 치아와 임상적으로 짧은 치관(infraeruption)들은 크라운의 충분한 유지력을 얻는 데에 문제를 일으킬 수 있고, 추가적인 내부 유지력, double abutting 또는 full coverage가 필요하다. Occlusogingival space의 부족은 solder joint 형태와 견고함뿐만 아니라 가공치의 모양과 구조에 어려움을 야기할 수 있다. 고정성 보철물의 교합면 마모의 증가가 예상된다.

③ 의치

Low-FMA 환자에서의 증가된 교합력은 잔존 치조제로의

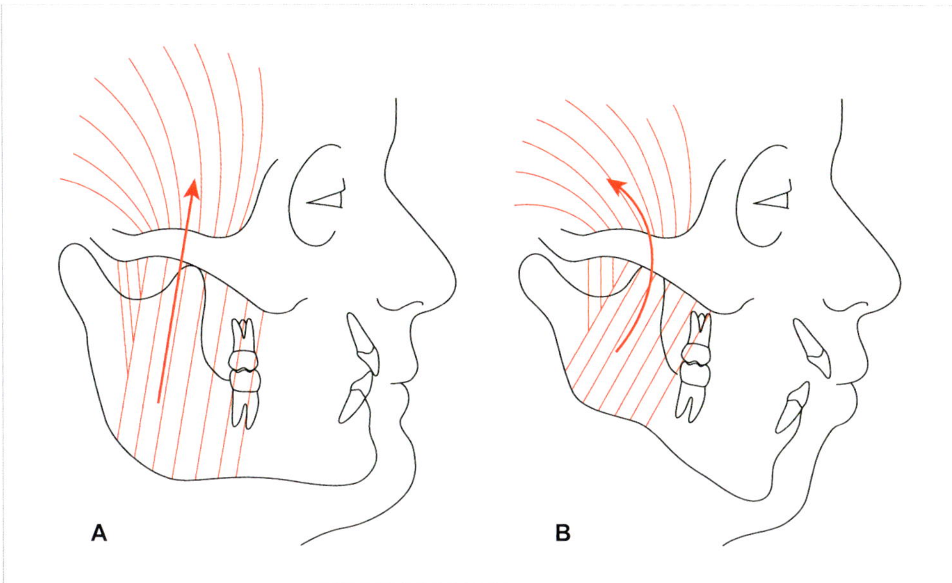

그림 3-41. 과개교합 환자의 골격. A, 대구치들이 저작력의 직접적인 영향하에 있다. B, 개방교합 환자의 골격. 후방 수직 근육들이 아치형을 이루고, 교근은 소구치와 대구치들의 후방에 있다.

더 많은 응력 전달과 스트레스를 야기한다. 그러므로 root coping 등 지지를 위한 자연치 유지를 고려해야 한다. 추가적으로, 의치상의 파절 가능성이 증가하고, 교합력의 증가로 인해 의치 교합면이 더 빨리 마모된다. 맹출이 덜 된 치아들로 인해 가철성 국소의치의 치관 내 또는 치관 외 유지를 얻기 더 어려워질 수 있다. 수직 교합 고경 설정이 매우 중요하다. Low FMA 환자에서는 치조제 간 공간이 특징적으로 감소하고, 이 환자들은 수직 교합 고경의 증가를 못 받아들이는 경우가 많다. 반면에 high FMA 환자들은 반대의 특징을 나타낸다.

3) FMA와 중심위, 교합점과의 임상적 관련성

골격성 2급 환자들, 특히 높은 FMA를 가진 환자를 대상으로 중심위를 기록하는 것은 어려운 일이다. 중심위 기록 시에 환자에게 혀를 후방으로 위치시키는 것을 교육하는 것은 더욱 후퇴된 하악의 위치를 기록할 수 있게 한다.

상악 후방 의치에 구개-설측 경사로 치아색의 아크릴릭을 덧붙여야 하는 경우도 있다. 교합 테이블을 구개측으로 증가시키거나 적절한 입술 지지를 얻기 위해 순측에 비니어를 추가시키는 것도 고려해야 한다.

여러 개의 교합점을 확보하는 것은 2급 환자들에 있어서 중요한 목표이다. 휴식 시, 대부분의 골격성 2급 환자들은 심미적인 이유로 전방 위치된 하악의 자세를 많이 취할 것이다. 만약 환자가 무치악이고 치아 유도가 없어졌다면 중심위 이외의 위치는 일반적으로 반복할 수 없다. 따라서 여러 개의 교합점을 얻는 것은 보철물의 안정과 편안함을 위해서 중심위와 편심위 모두에서 필수적이다. 이것은 특히 낮은 FMA를 가진 2급 환자들에게 중요하다. 편안한 보철물보다 강력한 폐구에 대한 잠재성과 관련이 있고, 한정된 공간 때문에 문제가 될 수 있다.

설측화된 교합은 FMA가 높은 환자들에게 제안되어 왔다. 전통적인 인공치아의 배열은 하악 인공치 협측 교두가 반대쪽 상악 인공치의 와와 교합한다. 상악 구개 교두는 반대편 하악의 와와 교합한다. 설측화된 교합에서는 하악 협측 교두가 마모되어 상악 구개 교두에만 교합점이 형성된다. 이 원리는 구치부의 교두를 유지하는 것과 함께 무교두치아보다 균형교합을 얻기 쉽게 한다.

4) FMA와 치조골 성장의 임상적 관련성

높은 FMA는 증가된 치조골의 성장과 연관되어 있고, 낮

3

은 FMA는 감소된 치조골 성장과 연관되어 있다.

(1) 치조골 성장

High FMA 환자들은 low FMA 환자들보다 유의미하게 큰 전치부 순면 높이(nasion에서 gnathion까지)를 갖는다(그림 3-42). FMA가 증가함에 따라 상안면 높이(비근점에서 anterior nasal spine까지)가 약간 증가하고, 하안면 높이(anterior nasal spine에서 gnathion까지)는 눈에 띄게 증가한다. Frankfort-mandibular plane angle의 증가에 따른 하안면 높이의 뚜렷하고 일관된 증가는 주로 하악과 상악 치조돌기의 수직 성장에 의해 결정된다. 치열궁의 중요한 변화는 수직 방향으로 일어나고 주로 치조골의 성장 결과에 의함이다. 치아의 결핍에서는 치조골이 성장하는 데 실패하는 반면, 치조골이 치아의 맹출 경향에 비례하여 성장한다.

Low FMA 환자들에서 증가된 교합력이 치아 맹출의 감소와 관련이 있어서 결과적으로 치조골의 감소된 성장으로 이어지는 반면에 high FMA 환자들에서 감소된 교합력이 치아의 증가된 맹출과 관련이 있어서 결과적으로 치조돌기의 증가된 성장으로 이어진다. Low FMA 환자들에서 얕은 치조돌기와 high FMA 환자들에서 높은 치조돌기는 임상적인 특징이다. 동시에, low angle 환자들은 평평하고 넓은 palatal

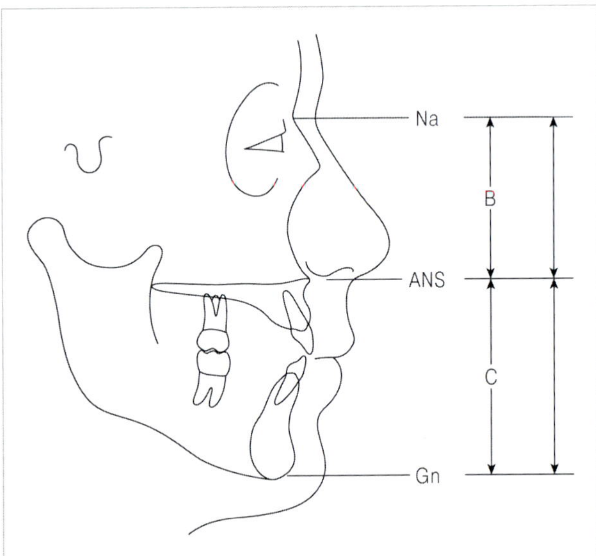

그림 3-42. 골격성 개방교합에서 하안면 높이는 상안면 높이보다 크다.

vaults와 얕은 협측 전정, 그리고 치조정 근방에 부착된 근육을 갖는 경향이 있다. 반면, high angle 환자들은 높고 좁은 palatal vaults와 깊은 협측 전정, 그리고 치조제의 기저 근방에 높게 부착된 근육을 갖는다.

이와 더불어, low angle 환자들이 상대적으로 좁은 부착 치은의 밴드를 갖는 반면, high angle 환자들이 넓은 밴드를 갖는다. Bowers는 부착치은의 너비에 관한 연구에서 '부착 치은의 좁은 너비는 보통 높은 소대와 근육 부착과 관련이 있다'라고 하였다.

3

(2) 보철적 고려

무치악 환자에게 의치를 만들 때 술자는 FMA를 고려해야 한다. 안정과 유지는 low FMA 환자에서 심한 문제가 될 것이다. 또한, 증가된 저작력으로 인한 low angle 환자에서 지지는 매우 중요하다. 그리고 무치악 치조제에 치조골이 거의 없기 때문에 치조골의 흡수는 상황을 더 복잡하게 만든다.

심한 closed bite를 갖는 무치악 환자에서는 얇은 치조제, 넓고 평평한 구개, 무거운 근육계, 그리고 증가된 교합력이 레진 총의치의 파절을 야기하기 때문에 금속 베이스의 총의치가 요구된다.

Low angle 환자들에서 보이는 부착치은의 감소는 고정성 보철물의 유지와 제작에 문제가 될 것이다.

5) FMA와 얼굴 평면의 임상적 관련성

FMA와 관련된 다른 임상적 요인은 얼굴의 평면이다. 높은 FMA에서는 얼굴 평면이 hyperdivergent하고, low FMA에서는 얼굴 평면이 hypodivergent하다. 얼굴의 높이를 연구하던 Scudy는 'hyperdivergent(개방교합)'와 'hypodivergent(과개교합)' 얼굴 비율이라는 용어를 소개했다(그림 3-43). 볼록한 얼굴형은 개방교합 골격의 특징(높은 FMA)이고, 오목한 얼굴형은 과개교합 골격의 특징(low FMA)이다.

FMA가 높은 환자의 경우에는, 상순이 짧고 미소선이 높음과 동시에 절치와 치은 조직의 상당한 노출을 동반한다. 입술 봉쇄를 얻기가 어렵고, 하순은 높은 이근 활성을 종종

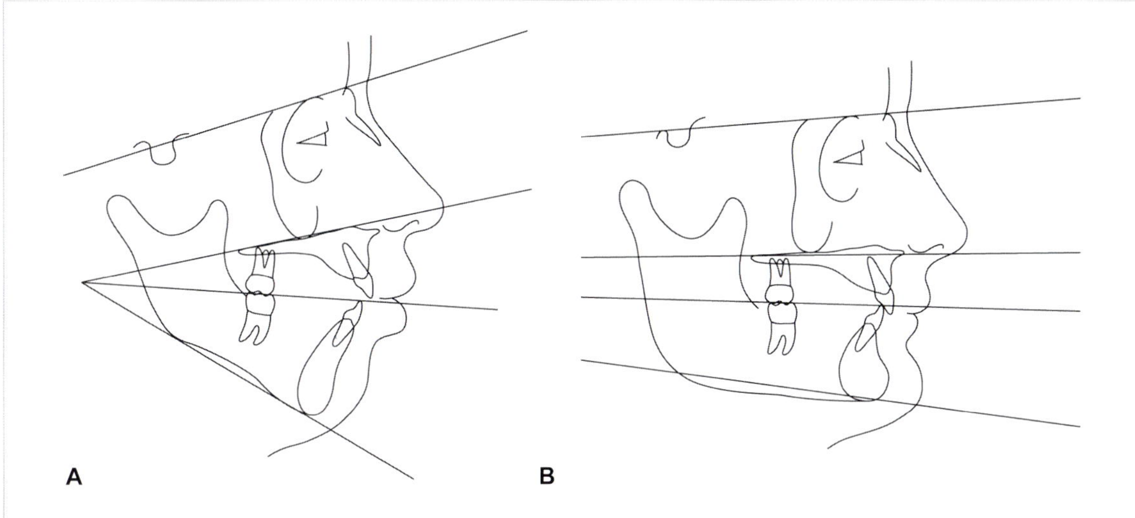

그림 3-43. A, Hyperdivergent한 안면비율. 안면골의 평면은 상대적으로 서로 가파르다. B, Hypodivergent한 안면비율. 안면골의 평면은 거의 평행하다.

보인다. 이런 환자들은 장안모이며, 'long face syndrome'을 가지고 오목한 얼굴형을 동반한다. 더 나아가 이러한 환자들은 저긴장의 근육으로 교합력의 저하를 보인다. 낮은 FMA 환자들의 경우에는 단안모 경향이며 골격성 deep bite와 좀 더 덜 오목한 얼굴형을 가진다. 하악 과개교합은 averted 하순과 입술 턱끝 고랑을 가진다. 긴 상순으로 절치와 잇몸의 노출은 제한된다. 스피 만곡이 강조되는 경향이 있는데, 이는 과맹출의 결과를 낳는 절치 접촉의 부족과 전치부의 overlap 때문이다.

Sassouni에 따르면, 과개교합 골격에서, '측방 뢴트겐조영사진에서 보이는 4개의 얼굴평면(supra-orbital, palatal, oclusal, and mandibular)들은 서로 간에 수평적이고 거의 평행하다.' 개방교합 골격 환자에서, 이 네 평면은 서로 간에 가파른 관계에 있다. 그는 급격한 구개, 그리고 하악평면 사이에서, 치열은 전방으로 쥐어짜는 힘(근심 이동)과 같은 힘의 전방부분 요소에 영향 받기 쉽다고 믿었다. 과개교합 골격 환자에서, 이 평면들은 서로 간에 거의 평행하고, 안정은 수직력과 저항력 간의 조화에 의해 달성되었다.

(1) 보철적 고려

Low angle 환자는 자연치열상에서 극도로 적은 mesial drift를 갖는다. 반대로, high-angle 환자는 mesial drift 경향을 더 갖는 후방 구치를 갖는다(그림 3-44). 이 같은 힘의 전방 요소는 고정성 보철물과 가철성 국소의치를 갖는 high angle 환자에서 활성화되고, 얼굴이 hyperdivergent하다면 하악 잔존치조제의 설면과 상악 전방 잔존치조제의 구개면이 완전틀니 교합의 스트레스 타겟 영역이 될 수 있다.

대부분의 경우, 후방 잔존 치조제가 서로 평행할 때 교합에 대한 정확한 수직적 힘의 방향이 설정될 수 있다고 생각한다. 하지만 high angle 환자에서는 이 방법이 무의미하다.

윌리스 분석법과 같은 안면 측정법의 수직 교합 고경 치수와 생리학적 안정위를 결정하기 위한 안면비율의 개념을 high 또는 low angle 환자에게 사용해서는 안 된다. High angle 소아는 비례적으로 큰 하안면 높이(아래에서 윗면 안면고경까지)를 가지며, low angle 환자는 비례적으로 작다.

6) FMA와 혀의 위치 간의 임상적 관련성

대부분의 높은 FMA를 가진 환자들은 혀 상태가 좋지 않고, 낮은 FMA를 가진 환자들은 혀 상태가 좋다.

(1) 혀의 위치

개교합을 가진 환자는 하악지가 짧고 구개면이 후방으로

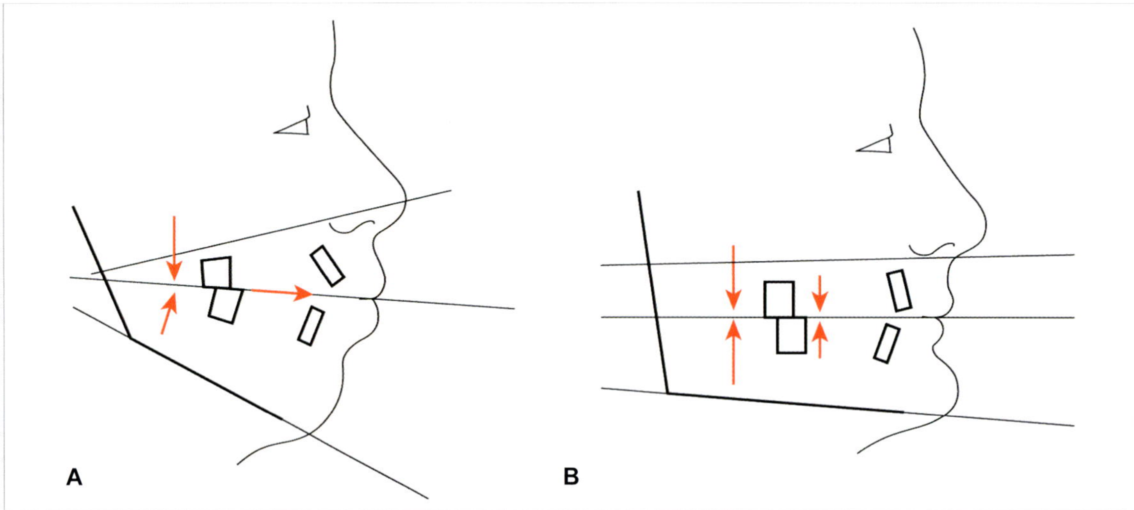

그림 3-44. A, 가파른 구개와 하악평면의 사이에서 치열은 전방력에 큰 영향을 받는다. B, 안정은 수직력과 저항력의 조화에 의해 이루어진다.

기울어져 있기 때문에 인두 공간이 제한된다. 숨쉬기 위해서 그들은 혀를 앞으로 내미는 경향은 치성 개교합에 의해서 강화된다. 게다가 좁은 구개천장은 필요한 공간을 줄이고 혀를 돌출시키는 경향이 있다. FMA가 큰 환자들은 혀의 비대를 보이는 경향이 있다.

과교합을 가진 환자는 긴 하악지 때문에 대부분 인두 공간이 넓고, 혀의 후방 위치가 숨쉬기를 방해하지 않기 때문에 혀 내밀기 습관이 거의 없다. 또한 상대적으로 얼굴 길이에 비해 비율이 긴 입술을 가지고 있고 개교합을 가진 환자는 그들의 골격적 지지에 비해 수직적으로 짧은 입술을 가지고 있다. 이런 높은 FMA를 가진 환자들은 폐쇄를 얻기 위해 tongue extension 습관을 가진다.

(2) 보철적 고려

혀의 위치는 하악 의치 제작에 매우 중요하다. 의치의 유지에 큰 영향을 미치기 때문이다. 혀 내밀기 습관을 갖는 환자는 혀가 발휘하는 힘이 크기 때문에 치아나 잔존치조제에 손상을 줄 수도 있다. 따라서 이 상태에 대한 환자의 조기식별 및 전처리는 고정성 보철물 및 가철성 보철물의 장기적 예후에 매우 중요할 수 있다.

7) FMA와 하악와의 임상적 관련성

높은 FMA를 가지면 관절와는 후상방에 위치한다. 낮은 FMA를 가지면 관절와는 전하방에 위치한다.

(1) 하악와의 위치

Johnson은 FMA값과 FH면에 대한 관절와의 수직적 위치에 대한 명확한 관계를 보였다. 그의 연구는 FMA의 크기가 증가할 때 관절와가 두개골에서 더 상위에 있다는 것을 보여준다. Sassouni는 관절와의 전후방위치와 FMA를 연관시킨다. 그는 골격적 deep-bite 환자에게서 관절와의 위치가 (그리고 결과적으로 과두의 위치가) 더 전방에 있다고 믿는다. 이러한 제한된 연구로부터 높은 FMA를 가진 환자의 관절와가 낮은 FMA를 가진 환자의 관절와보다 더 후상방에 위치한다고 잠정적으로 가정할 수 있다.

(2) 보철적 고려

추가 연구를 통해 관절와의 위치와 FMA의 관계가 확인되는 경우, 이 정보는 facebow 마운팅에 대한 특정 임의 회전중심(예: Beyron, Bergstrom, Gysi)의 위치를 보정하는 데 사용될 수 있다. 예를 들어, Bergstrom점을 기준으로 사용하면, 이 임의중심부의 위치는 높은 FMA의 경우 후상방으로, 낮은 FMA의 경우 전하방으로 보정될 수 있다. 또한, ear

표 3-3. FMA의 임상적 의의

임상적 특징	큰 FMA	작은 FMA
1. 교합력	감소	증가
2. 근육의 힘의 방향	곡선	직선
3. 거상근과 관련한 구치부의 위치	전방	저작압의 위치와 동일
4. 저작근의 크기	저활성	과활성
5. 하악의 골융기	저발달	과발달
6. 치아의 상대적 크기	큼	작음
7. 치경부 마모 가능성	감소	증가
8. 치과 맹출	충분히 맹출	저맹출
9. 수직 교합 고경	중요성 떨어짐	중요
10. 길게 연결된 보철물 혹은 cantilever 보철물	큰 FMA에서 더 양호	
11. 치조제에 총의치의 압력	감소	증가
12. 총의치의 파절	감소	증가
13. 치조골의 높이	증가	감소
14. 구개궁의 높이	좁고 높음	넓고 낮음
15. 협측전정	깊음	얕음
16. 근부착	치조제 하방	치조제 상방
17. 부착치은의 영역	증가	감소
18. 안모평면	넓어짐	좁아짐
19. 얼굴 프로필	볼록	오목
20. 치열의 안정성	전방 이동	상대적으로 안정적
21. 보철물에 가해지는 힘의 방향	전방	수직
22. 상·하 치조제의 관계	넓어짐	수평
23. 혀내밀기 습관	경향성 보임	상관없음
24. 두개저와 입술의 관계	짧음	길
25. 하악와의 위치	후상방	전하방

rod와 해부학적 평균을 사용한 facebow 유형은 FMA가 결정한 과두의 위치변화를 반영하면서 보정될 수 있다.

• 참고문헌

1. Atwood DA. A cephalometric study of the clinical rest position of the mandible: Part I. The variability of the clinical rest position following the removal of occlusal contacts. Journal of Prosthetic Dentistry 1956;6(4):504-519.
2. Atwood DA. A cephalometric study of the clinical rest position of the mandible: Part II. The variability in the rate of bone loss following the removal of occlusal contacts. Journal of Prosthetic Dentistry 1957;7(4):544-552.
3. Atwood DA. A cephalometric study of the clinical rest position of the mandible: Part III: Clinical factors related to variability of the clinical rest position following the removal of occlusal contacts. Journal of Prosthetic Dentistry 1958;8(4):698-708.
4. Atwood DA. A critique of research of the rest position of the mandible. J Prosthet Dent 1966;16(5):848-854.
5. Brodie AG. On the growth pattern of the human head. From the third month to the eighth year of life. American Journal of Anatomy 1941;68(2):209-262.
6. Camper P. Biographical sketch. Edinburgh Medical and Surgical Journal 1807;3:257.
7. Celenza FV, Nasedkin JN. Occlusion: the state of the art. IL: Quintessence Publishing; 1978.
8. Chokalingam S, Gururaj R. Broadrick's Occlusal Plane Analyzer. IOSR-JDMS 2014: 54-58.
9. Coccaro PJ, Lloyd R. Cephalometric analysis of morphologic

face height. J Prosthet Dent 1965;15:35-44.
10. Dawson PE. Functional Occlusion: From TMJ to Smile Design. 2006:.
11. Duncan ET, Williams ST. Evaluation of rest position as a guide in prosthetic treatment. The Journal of Prosthetic Dentistry 1960;10(4):643-650.
12. Gillis RR. Establishing vertical dimension in full denture construction. The Journal of the American Dental Association 1941;28(3):430-436.
13. Harris H. Effect of loss of vertical dimension on anatomic structures of the head and neck. The Journal of the American Dental Association and The Dental Cosmos 1938;25(2):175-193.
14. Hight FM. Taking of registrations for securing centric jaw relation. The Journal of the American Dental Association (1922) 1936;23(8):1447-1450.
15. Lavine D, Kulbersh R, Bonner P, Pink FE. Reproducibility of the condylar position indicator. Seminars in Orthodontics 2003;9(2):96-101.
16. Leof M. Revision of accepted dicta on mandibular position. The New York Journal of Dentistry 1950;20(1):8.
17. Mershon JV. Bite-opening dangers. The Journal of the American Dental Association 1939;26(12):1972-1979.
18. Misch CE. Dental Implant Prosthetics, 2nd edition. 2015, p.949.
19. Nayar S, Bhuminathan S, Bhat WM, Mahadevan R. Relationship between occlusal plane and ala-tragus line in dentate individuals: a clinical pilot study. J Pharm Bioallied Sci 2015;7(Suppl 1):S95-S97.
20. Niswonger M. Obtaining the vertical relation in edentulous cases that existed prior to extraction. The Journal of the American Dental Association and The Dental Cosmos 1938;25(11):1842-1847.
21. Niswonger M. The rest position of the mandible and the centric relation. The Journal of the American Dental Association (1922) 1934;21(9):1572-1582.
22. Olsen E. A radiographic study of variations in the physiological rest position of the mandible in 70 edentulous individuals. Journal of Dental Research 1951.
23. Pound E. Let's be your guide. J Prosthet Dent 1977;38(5):482-489.
24. Schlosser RO. Methods of securing centric relation and other positional relation records in complete denture prosthesis. The Journal of the American Dental Association 1941;28(1):17-25.
25. Sicher H. Positions and movements of the mandible. The Journal of the American Dental Association 1954;48(6):620-625.
26. Spee FG. Die verschiebungsbahn des unterkiefers am schadel. Arch Anat Physiol 1890;16:285-294.
27. Swerdlow H. Roentgencephalometric study of vertical dimension changes in immediate denture patients. The Journal of Prosthetic Dentistry 1964;14(4):635-650.
28. Tallgren A. Changes in adult face height due to ageing, wear and loss of teeth and prosthetic treatment. Acta Odontol Scand 1957;15(24):1-122.
29. Tench RW. Dangers in dental reconstruction in-volving increase of the vertical dimension of the lower third of the human face. The Journal of the American Dental Association and The Dental Cosmos 1938;25(4):566-570.
30. Thompson JR. A cephalometric study of the movements of the mandible. The Journal of the American Dental Association 1941;28(5):750-761.
31. Thompson JR. Concepts regarding function of the stomatognathic system. The Journal of the American Dental Association 1954;48(6):626-637.
32. Thompson JR. The constancy of the position of the mandible and its influence on prosthetic restorations. Illinois DJ 1943;12:242-247.
33. Thompson JR. The rest position of the mandible and its significance to dental science. The Journal of the American Dental Association 1946;33(3):151-180.
34. Thompson JR, Brodie AG. Factors in the position of the mandible. The Journal of the American Dental Association 1942;29(7):925-941.
35. Washburn HB. History and evolution of the study of occlusion. The dental cosmos 1925;LXVII223-37.
36. Williamson EH, Lundquist DO. Anterior guidance: its effect on electromyographic activity of the temporal and masseter muscles. J Prosthet Dent 1983;49:816-823.
37. Willis FM. Features of the face involved in full denture prosthesis. Dent Cosmos 1935;77:851-854.
38. Wilson GH. A Manual of Dental Prosthesis. 4th edition. Philadelphia: Lea & Febiger; 1920.

Chapter 4

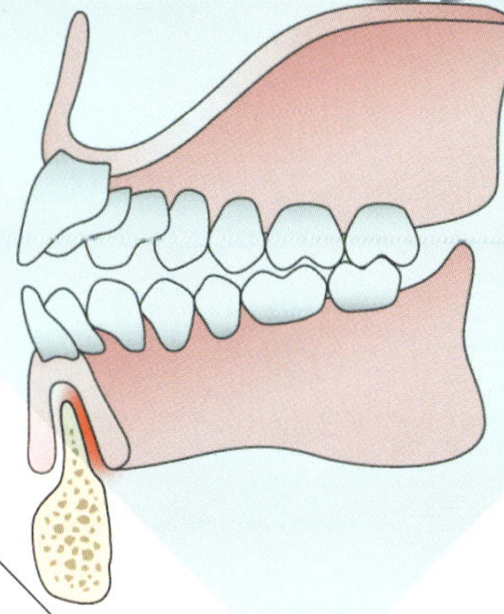

실전 교합

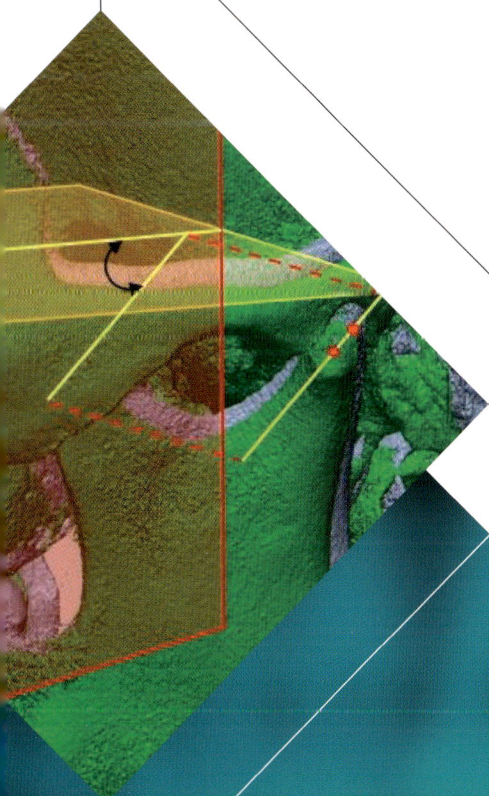

1. 총의치 교합
2. 임플란트 교합
3. Functionally generated path
4. CAD-CAM(double scan, transfer)
5. Digital articulator
6. 디지털치의학과 교합
7. CT scan과 intraoral scan을 이용한 사상과로각 측정

1 총의치 교합

총의치 제작이 어려운 많은 이유 중 양측성 균형교합을 부여해야 한다는 압박감은 성공적인 총의치 치료를 더욱 어렵게 만든다. 총의치 교합은 많은 임상가들이 수없이 고민하는 문제임에 틀림없다. 총의치는 하나의 unit으로 되어있기 때문에 한쪽의 과도한 접촉으로 인하여 반대쪽이 탈락할 수 있다. 이를 방지하기 위하여 양측성 균형교합의 중요성이 1920년대부터 강조되어 왔다. 하지만 비교적 최근에 발표되는 논문들에 따르면 양측성 균형교합보다는 견치 유도 교합 형태가 총의치에 적절하다는 주장이 제기되면서 이러한 믿음에 의문이 제기되고 있다. 이 장에서는 어떻게 해야 양측성 균형교합을 부여할 수 있는지, 어떤 인공치를 선택해야 하는지, 설측교합의 개념과 적응증은 무엇인지, 양측성 균형교합이 꼭 필요한지 등을 중점적으로 살펴보고자 한다.

1) 구치부 치아 형태 및 배열

- 해부학적 인공치를 배열할 것인가?
- 설측교합 양식을 부여해야 할 것인가?
- 무교두 인공치를 배열할 것인가?

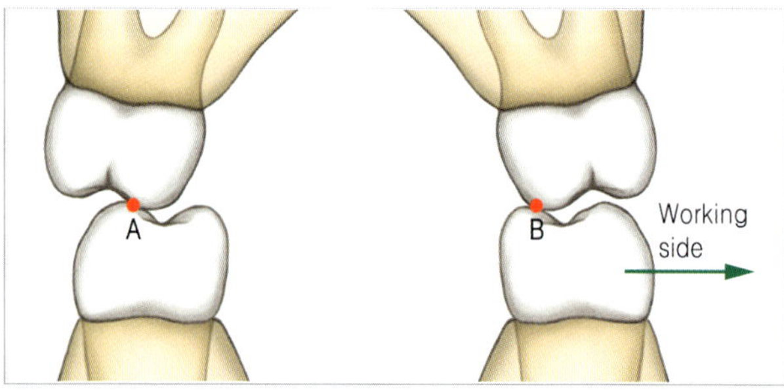

그림 4-1. 양측성 균형교합의 모식도.

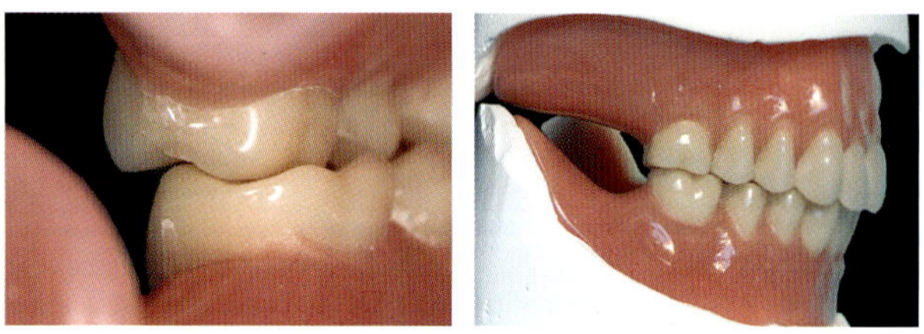

그림 4-2. 양측성 균형교합의로 배열된 인공치.

총의치에 가장 일반적으로 적용되는 교합 양식에는 양측성 균형교합, 설측교합, 무교두 치아 교합이 있다.

(1) 양측성 균형교합

Gysi에 의해 개발되고 정립된 양측성 균형교합은 하악의 기능 운동 시 상·하악 의치의 작업측 및 균형측 모든 치아들이 접촉함으로써 의치의 유지력에 도움을 주고 가능한 한 넓은 면적에 교합력을 분산시키는 교합 양식이다(그림 4-1). 해부학적 인공치는 교두의 기울기가 자연치를 닮은 형태이다. 33°의 기울기를 보이는 치아이며 주로 양측성 균형교합으로 배열한다(그림 4-2).

(2) 설측교합

설측교합은 상악의 설측 교두가 하악의 교합면에 대합되는 형태이다(그림 4-3). 상악 구치부를 기울여서 협측 교두가 닿는 것을 막고 하악 구치부 치아를 선택 삭제하여 교합평면에 concavity를 형성해 주는 교합 양식이다(그림 4-4).

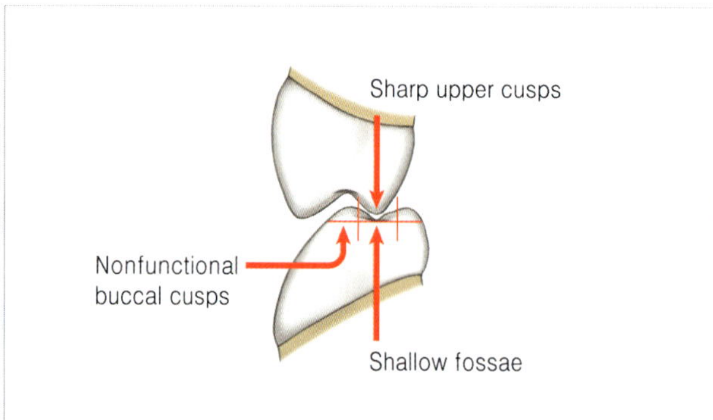

그림 4-3. 설측교합의 모식도.

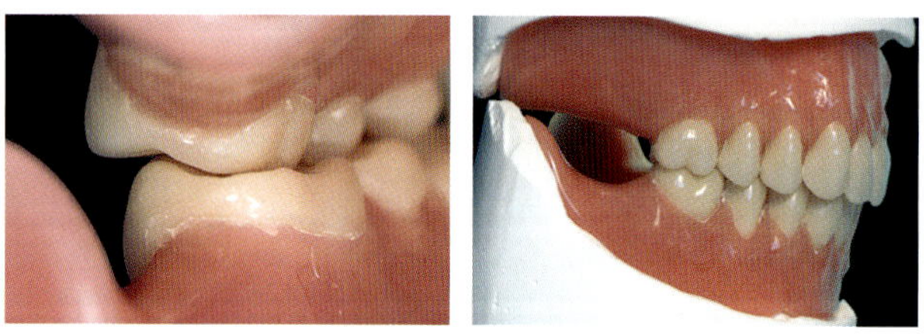

그림 4-4. 설측교합으로 배열된 인공치.

(3) 무교두 치아 교합

무교두 치아 교합은 상·하악 구치부 치아 모두 편평한 형태로 중심위에서 균형이 맞도록 하는 치아 형태 및 배열을 의미한다. 무치악 치조제의 흡수가 심하여 의치에 가해지는 측방력을 최소화해야 하는 경우 무교두 인공치가 선택될 수 있고, 장기간 엇갈린 교합을 가졌던 환자나 매번 다른 방향과 경로로 폐구하는 습관을 가진 환자에게도 무교두 인공치를 사용하는 것이 바람직하다. 무교두 치아 교합은 균형교합이거나 비균형교합일 수 있으며 교합 접촉이 점이 아니라 면 형태로 나타난다(그림 4-5).

(4) 인공치 각도 선택의 기준

어떤 각도의 인공치를 선택하여야 하는지는 잔존치조제의 양과 밀접한 관련이 있다. 잔존치조제의 양이 충분한 경우에는 해부학적 형태의 인공치를 선택하여야 하고, 잔존치조제의 양이 불충분한 경우에는 반해부학적, 무교두 인공치의 선택이 고려되어야 한다(그림 4-6).

구치부 치아의 형태와 배열에 대한 연구는 다음과 같다. 1984년 Shetty는 해부학적 치아의 양측성 균형교합과 무교두 치아 교합을 비교한 결과 환자가 해부학적 치아를 더 선호하는 것을 보고하였다. 구치 배열에 관해서는 1967년 Brewer가 환자는 양측성 균형교합보다 무교두 치아 교합을 더 선호한다는 발표한 것을 제외하고는 무교두 치아 교합 대신 양측성 균형교합이나 설측교합이 더 선호된다고 보고되었다. 구치부 치아의 형태는 해부학적 치아가 선호되었다. 이는 보기에도 좋을 뿐 아니라 환자의 저작 능력도 향상시켜 주고, 볼이 씹히는 현상도 줄여주며 발음이 개선된다는 등의 장점 등이 보고되었다.

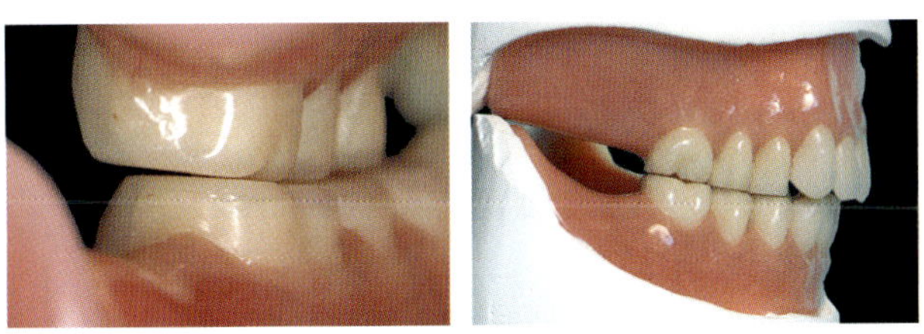

그림 4-5. 무교두 치아 교합으로 배열된 인공치.

추가적으로 양측성 균형교합과 설측교합을 비교한 2006년의 Kimoto 등은 이 둘 사이에 환자가 느끼는 차이점은 적었다고 보고하였다. 최근에 조사된 연구에 의하면 구치부에 상당한 치아 마모의 여부와 상관 없이 음식물을 분쇄하는 데 차이점은 없다고 보고되고 있다.

Matsumaru 등은 2010년 논문에서 치조골 흡수 양상과 관련되어 적절한 총의치 배열 양식을 제시하였다. 심한 치조골 흡수를 보이는 환자의 경우에서는 설측교합이 더 유용하다는 발표를 하였다. 서론에서 먼저 설측교합과 양측성 균형교합을 비교 설명하였다. 설측교합은 1940년대 Pound에 의해 제시된 양식으로 배열이 양측성 균형교합보다 쉬울 뿐 아니라 저작력을 설측으로 분배시켜서 하악 의치를 안정시키는 장점이 있다고 하였다. 따라서 심한 치조골 흡수를 보이는 환자에서 의치의 안정이 향상되는 데 도움을 준다고 제시하였다.

이를 증명해 보이기 위해 Matsumaru는 22명의 환자에게 설측 또는 양측성 균형교합이 부여된 의치를 무작위로 장착하였다. 그리고 3개월과 6개월 후에 최대 교합력, 저작 양식, 하악의 기능운동을 측정하였다(그림 4-7).

실험군의 치조골 흡수 정도는 ACP 분류법에 따라 Class Ⅰ부터 Ⅳ까지 4단계로 분류하였다. 심한 치조골 흡수를 보이는 환자(Class Ⅳ)에 설측성 교합을 부여한 경우 중등도의 골흡수를 보이는 환자(Class Ⅱ, Ⅲ)에게 양측성 균형교합을 부여한 것과 차이점이 없다는 점은 심한 치조골 흡수를 보이는 환자에게 설측교합 양식이 좋을 수 있다는 것을 시사한다. 양측성 균형교합을 부여한 환자가 설측교합에 비해 교두

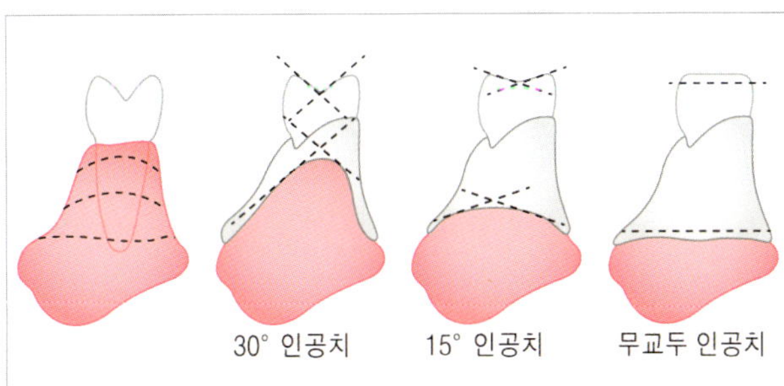

그림 4-6. 구치부 인공치 선택.

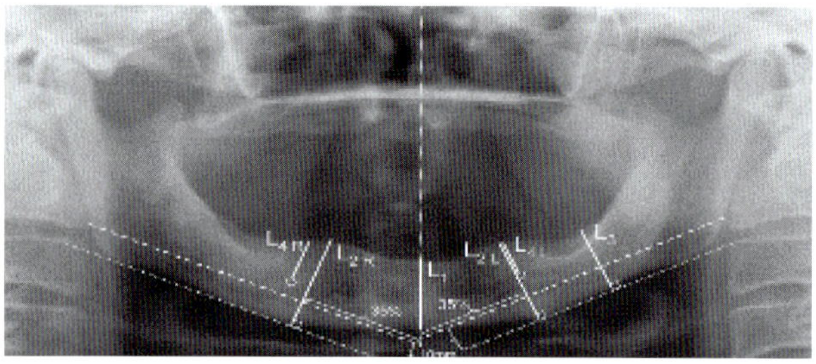

그림 4-7. 무치악 치조제 흡수 정도를 측정하는 방법.

감합위가 후하방으로 변위하였는데, 이는 심한 치조골 흡수를 보이는 환자에서 양측성 균형교합을 부여하면 최대 감합위 이전에 저작 싸이클 활동이 중단된다는 것을 암시한다. 아마도 환자의 통증이나 의치의 불안정성 때문에 저작활동이 방해를 받는 것은 아닌가 하는 추측을 해 볼 수 있다. 이와는 반대로 설측교합을 부여한 의치는 저작 시 더욱 안정되었다. 결론적으로 심한 치조골 흡수를 보이는 환자에게 설측성 교합이 더욱 적절하다는 주장이었다.

구치 형태와 배열을 아울러 Sutton 등은 2007년 설측교합이나 양측성 균형교합으로 배열된 해부학적 치아가 무교두치아 교합으로 배열된 무교두 치아보다 더 우월하다고 주장하였다. 특이한 것은 설측교합과 무교두 치아 교합을 비교한 결과 설측교합인 경우 무교두 치아 교합에 비해 구강 내 통증, 압통점의 수가 적게 나타났고 음식 섭취 능력도 향상되었다. 또한 해부학적 치아로 구성된 교합은 무교두 치아 교합에 비해 저작 기능이 상당히 나아진 모습을 보였다. 하지만 설측교합과 해부학적 교합 사이에 유의할 만한 차이점은 나타나지 않았다.

4

2) 총의치의 측방 교합 유도 형태의 비교

(1) 양측성 균형교합 vs 견치 유도 교합

총의치에서는 의치의 안정을 위하여 상·하악이 어떠한 위치에서 교합을 하더라도 균등한 교합 접촉이 이루어지도록 양측성 균형교합을 부여해야 한다고 알려져 있다. 균형교합 옹호론자들은 균형교합 양식이 총의치를 안정시키며 치조능선에 힘을 중심화시켜 치조골을 흡수로부터 보호한다고 주장하였다. 하지만 이를 뒷받침하는 임상 연구 데이터는 미비하다. 장기간에 걸쳐 교합 양식이 치조골 흡수에 미치는 영향을 증명하기는 불가능하다. 치조골 흡수에는 교합 양식뿐 아니라 환자의 나이, 선호하는 음식물, 저작 습관 등 많은 요인들이 복합적으로 작용하기 때문이다.

또한 음식물이 상·하악 인공치 사이에 개재되면 음식물이 개재되지 않은 쪽은 이개하게 된다: 'Enter bolus, exit balance'. 그렇다면 양측성 균형교합은 음식물이 개재되지 않은 상태에서만 가능하다는 결론이 나온다. 즉, 가장 중요한 저작 운동 시에는 균형은 얻어지지 않게 된다. 그러나 양측성 균형교합을 부여한 경우 이갈이, 이악물기 등의 parafunction 시라든가, 저작 기간 동안이라도 음식물이 잘게 분쇄된 시기에서는 틀림없이 의치의 전복은 억제된다. 따라서 이 교합양식이 전혀 의미가 없는 것이라고는 할 수 없다. 단, 저작하는 동안의 대부분은 상·하 치열이 이개되어 있기 때문에 저작 기능을 회복시킨다는 의미만으로는 가장 중요한 사항이라고는 할 수 없다. 이러한 이유로 균형교합의 효과에 대한 의문이 점점 제기되었고 재현하기 힘든 양측성 균형교합보다 견치 유도 교합이 배열도 쉬우며 임상에서도, 특히 거상근의 근육 활동을 감소시킨다는 점에서 그 유용성이 대두되었다.

이러한 다양한 교합양식을 환자들은 어떻게 느낄까? 많은 논문에서 양측성 균형교합과 전치유도 교합을 비교하였다. 이때의 전치유도는 견치를 의미하거나 견치와 제1소구치 둘을 의미한다고 하였다. 기본적인 원리에 입각하면 견치의 유도면은 후방 치아에 비해 그 경사가 가파르기 때문에 구치 이개가 달성될 수 있다. 전치부가 교합 접촉이 없도록 배열되면 구치부는 결국 정중면에서 교합면이 anteroposterior curve를 그리도록 배열된다. Gutowski(1996)와 Peroz에 따르면 견치 유도 교합의 장점엔 균형교합의 재현이 복잡함에 비해 이 방식은 간단하다는 점, 보다 심미적이며 측방 운동 시 안정성이 더 좋다는 점, 그리고 이상기능의 발생 빈도가 감소한다는 점 등이 있다. Grubwieser의 논문에 따르면 이 교합양식의 총의치를 장착한 환자의 경우 근육 활성도가 감소하여 TMD가 감소한다고 밝혀져 있다.

Peroz는 2003년 논문에서 환자는 심미, 하악 의치의 유지,

저작 능력면에서 양측성 균형교합보다 전방 유도 교합을 선호한다는 사실을 발표하였다. Peroz는 평균 67세인 22명의 무치악 환자에 총의치를 장착한 후 주관적, 객관적 평가를 하였다. 절반의 환자에게 균형교합 혹은 견치 유도 교합이 부여된 총의치를 각각 부여하여 장착하였다. 8일, 4주, 8주, 그리고 3개월의 관찰 기간을 가진 이후엔 의치의 교합 양식을 서로 바꾸어 주었다. 균형교합의 경우 견치 유도로 바꾸기 위해 기존 의치에서 견치를 아예 새로 교체해주었으며, 견치 유도에서 균형교합으로 바꿀 경우엔 특히 견치 또는 제1소구치를 갈아서 측방 운동 시 양측성 균형을 설정해주었다. 바꾼 이후에도 8일, 4주, 8주, 3개월 동안 관찰하였다(표 4-1).

(2) 주관적 척도

두 의치를 착용하였을 때 말하는 능력은 차이가 없었고, 심미적인 만족도는 견치 유도 교합 의치가 더 높았다. 저작 능력면에서도 균형교합에서 견치 유도로 변경하는 경우 그 차이가 유의성 있게 나타났고, 저작능력이 향상된다는 결과가 보고되었다. 하지만 상악 의치의 유지력은 양쪽 교합 양식 모두 변경 시 유의할 만한 차이점을 보이지 않았다. 이와는 반대로 하악 의치의 유지력을 살펴보면 균형교합에서 견치 유도교합으로 바뀌는 경우 유의할 만하게 유지력이 개선된다는 것이 보고되었다.

씹는 능력은 견치 유도일 경우 더욱 개선되었으며 이는 아

표 4-1. 의치 사용에 대한 주관적 객관적 평가

	Assessment	Time examination
Subjective data		
Esthetic appearance of dentures Maxillary denture retention Mandibular denture retention Chewing ability Faculty of speech	VAS 0~100	Before treatment and at all follow-up examinations*
Objective date		
Atrophy of the alveolar ridge	Low, medium, extreme atrophy	Before treatment
Resiliency of alveolar ridge in the maxillary and mandibular jaws		
Maxillary jaw	Mucusal folds in the frontal area; floating tubera maxillae; existing torus palatini	Before treatment
Mandibular jaw	Mucusal folds in the frontal area; floating retromolar tissue; existing tori mandibulae	Before treatment
Salivary flow	Normal, reduced	Before treatment
Denture ulcer	Number	At all follow-up* examinations
Consultations	Number	At all follow-up* examinations
Occlusal contacts in centric relation	Number	At all follow-up* examinations
Denture retention during right laterotrusion	Denture stability†	At all follow-up* examinations
Denture retention during left laterotrusion	Denture stability†	At all follow-up* examinations
Denture retention during protrusive movement	Denture stability†	At all follow-up* examinations

* Follow-up examinations were conducted after 1 week, 4 weeks, 8 weeks, and 3 months.

† Denture stability was indicated by whether both dentures were stable; the mandibular denture was unstable; the maxillary denture was unstable; or both dentures were unstable.

마도 하악 의치의 유지가 견치 유도의 경우 더욱 좋았기 때문에 나타난 결과라고 저자는 분석하였다. 이는 견치 유도 상악 의치는 측방 운동 시 견치의 지렛대 원리에 의해 변위되는데 비해서 하악은 안정화되기 때문인 것으로 판단된다.

(3) 객관적인 지표

교합 접촉 횟수에 관해선 양쪽에 차이가 없었다. 견치 유도 의치의 경우에 균형교합 의치에서보다 ulcer가 상당히 많이 나타났지만, 8주 후엔 양쪽 방법 모두 ulcer는 나타나지 않았다. 견치의 지렛대 작용으로 견치 유도 의치에 변위되는 힘이 작용하여 균형교합 의치보다 많은 ulcer가 나타난 것으로 보여진다. 균형교합양식은 의치를 장착한 직후에는 보다 이득이 많지만, 환자가 빠르게 교합 양식에 적응하면서 나은 저작 능력, 하악 의치 유지력의 증가, 증가한 심미로 인한 개선된 만족도를 나타내었다.

Farias는 2010년도에 저작 효율 테스트 결과 두 교합 양식 간에 차이가 적었다고 하였고, Heydecke는 질긴 음식을 씹을 때엔 환자가 전치유도 교합을 선호한다고 발표하였다. 또 2008년에 Rehmann은 초기 2주 동안의 만족도를 보면 의치 장착 직후엔 환자가 양측성 균형교합을 선호했다고 보고하였으나 두 교합 양식 간의 차이는 시간이 지날수록 점차 감소했다고 밝혔다.

이러한 연구들을 토대로 종합해보면 양측성 균형교합이 꼭 필요한지에 대해서 한 번쯤은 고민을 해 볼 필요가 있다고 생각된다. 의치의 안정을 위해서는 당연히 양측성 균형교합이 유리하다. 다만 임상적으로 양측성 균형교합의 부여가 쉽지 않기 때문에 어느 정도에서 만족할지는 임상가들의 판단이 필요할 것이다. 잔존치조제의 양이 충분하여 의치의 유지가 크게 문제될 것 같지 않은 증례에서는 견치 유도를 부여한 의치의 적용도 충분히 가능하다고 판단된다.

(4) 요약 및 결론

구치부 치아 형태는 해부학적 치아가 선호되며 배열은 양측성 균형교합과 설측교합 사이에 환자가 받아들이는 데 큰 차이점은 없었다. 하지만 치조제의 흡수가 심한 경우에는 설측성 균형교합이 더욱 유리하였다. 여러 가지 이유로 균형교합보다는 전치유도 교합에 대한 환자의 선호도가 높다는 결과를 접하게 되지만 아직은 이에 관한 임상적, 기술적 가이드라인이 부족한 실정이다. 총의치의 교합은 양측성 균형교합을 부여하는 것을 기본 원칙으로 하되, 잔존 치조제의 양이 충분하여 의치의 유지에 큰 문제가 없을 경우 견치 유도 교합의 부여도 충분히 가능하다고 판단된다.

3) 무치악 환자의 교합과 하악위

총의치 장착 환자가 불편함을 호소하는 이유는 대부분의 경우 내면 적합의 문제이기 보다 교합의 문제이다. 그림 4-8에서 볼 수 있듯이, 교합이 불안정하면 치조제가 압박을 받아 sore spot을 만들 수 있다. 구치부 교합이 높으면 하악 의치의 전방부 설측이 자극을 받게 된다. 또 협설로의 조기 접촉이 있으면, 하악 치조제에 sore spot이 생긴다. 교합에 대한 세심한 관찰과 분석 없이, sore spot을 의치 내면을 삭제함으로써 해결하려 한다면, 이는 환자의 불편감을 절대로 해결해 주지 못할 것이다(그림 4-8).

(1) 무치악 환자의 악간 관계 채득

올바른 교합의 설정은 정확한 악간 관계 채득에서 시작한다. 실제 임상에서 우리는 어떻게 악간 관계를 채득하는지 되돌아 볼 필요가 있다. 대부분의 경우, 그림 4-9에서처럼 상·하악 무치악 모형 상에서 왁스림을 제작하고, 그림 4-10과 같이 환자의 구강 내에서 악간 관계를 채득하게 된다.

하지만 이 방법은 숙련되지 않은 술자가 사용하기 어려운 방법이다. 왁스림의 제작이 정확하게 되어 그림 4-11A처럼 상·하악 왁스림 사이의 공간이 균일하게 부여되고 바이트 재료가 그 사이를 채운다면 정확한 악간 관계가 채득되지만, 그림 4-11B처럼 좌·우의 바이트 재료의 공간이 다르다면, 그 공간을 채우는 악간 관계 채득 과정에서 오차가 생기게 된다. 즉, 바이트 재료의 두께가 균일하지 않아 오차를 만들 수 있는 것이다. 또, 왁스림의 좌·우 높이가 같으면 문제가

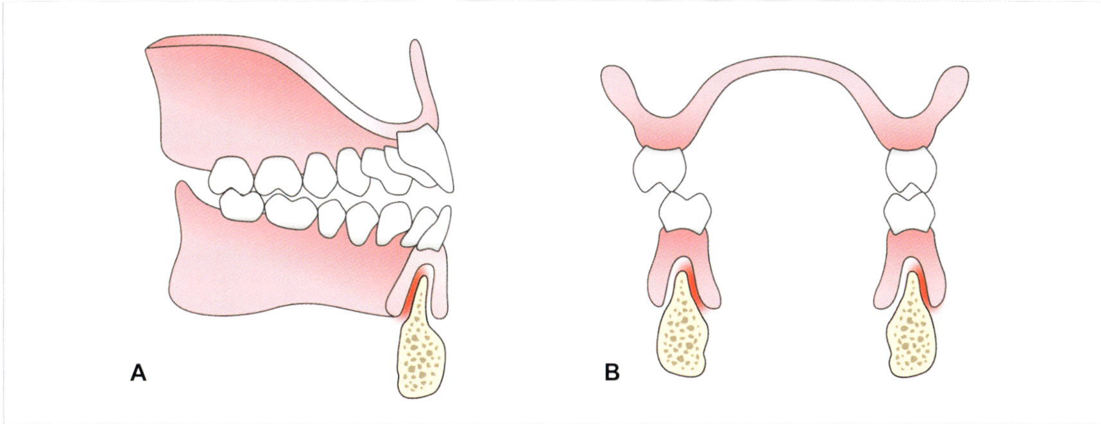

그림 4-8. 의치의 교합 부조화는 내면의 soreness를 유발한다. A, 구치부에 교합간섭이 있다면 이는 하악 전치부 설측의 soreness를 유발할 수 있다. B, 교합 부조화는 치조제 점막의 soreness를 유발한다.

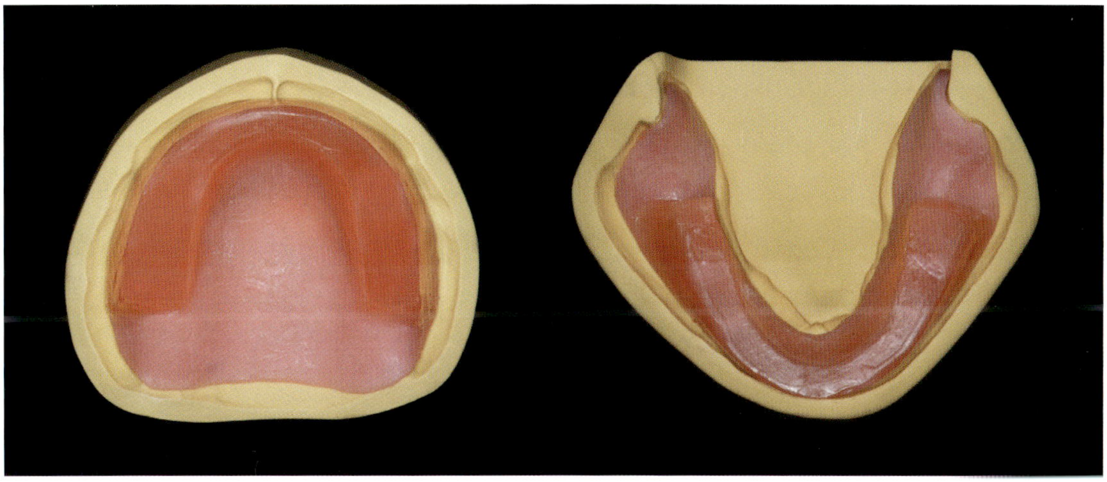

그림 4-9. 상·하악 무치악 모형에서 제작한 왁스림.

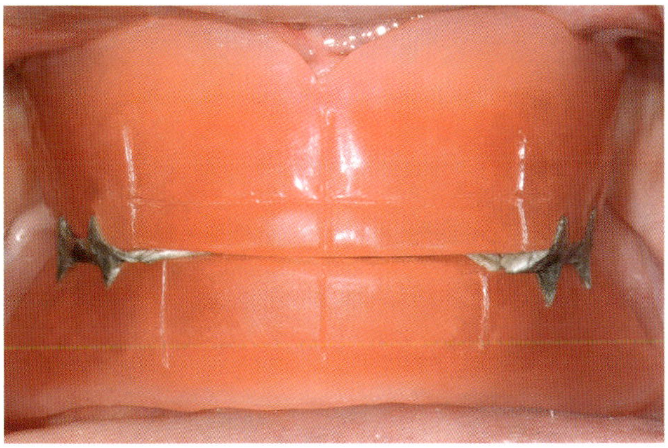

그림 4-10. 왁스림을 이용하여 환자의 구강 내에서 중심위 채득.

없겠지만, 그림 4-11B처럼 좌·우의 높이가 다른 경우, 왁스림이 이동하거나 좌·우 점막이 눌리는 정도가 달라질 수 있다. 악간 관계를 채득하는 과정에서 환자가 "hit and slide"를 일으켜 부정확한 악간 관계가 형성될 수도 있다.

문제점

1. 알루 왁스의 연화 정도, 연화하고 경과한 시간에 따라 교합 채득 시 왁스바이트의 경도가 전후, 좌·우가 크게 다르다.
2. 왁스 바이트의 좌·우 높이가 다르면 점막의 피압 변위량 범위에서 교합상의 위치가 변한다.
3. 면과 면이 접촉하는 왁스 바이트는 환자의 저작 습관을 유발할 수 있다. 결정한 환자의 수평적 악위를 시각적으로 확인할 수 없다.
4. 환자의 다무는 힘이 강해진다면, 이는 과두를 상방으로 편위시키는 힘을 발생시킨다. 0.4mm 정도의 편위를 일으킨다고 보고되고 있다.

4

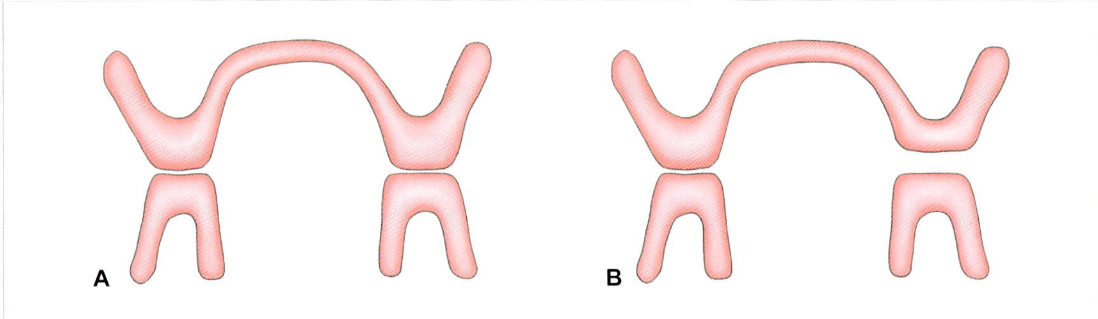

그림 4-11. 상·하악 왁스림과 그 사이의 바이트 재료가 들어갈 공간. A, 상·하악 왁스림 사이의 공간이 균일하게 제작되어 바이트 재료가 균일하게 들어갈 수 있다. B, 상·하악 왁스림 사이의 공간이 균일치 않아 바이트 재료의 두께가 달라지고, 이는 오차를 야기할 수 있다.

왁스림 평면의 기울기도 악간 관계 채득의 정확성에 영향을 미친다. 그림 4-12A와 같이 왁스림 평면이 정확하게 형성되었다면 악간 관계 채득도 정확하겠지만, 그림 4-12B, C와 같이 왁스림의 평면이 기울어진 경우, 악간 관계 채득 과정에서 화살표의 방향대로 왁스림이 미끄러지는 오차가 발생할 수 있다. 왁스림의 적합이 좋고, 환자의 하악 움직임이 안정적인 경우에는 문제가 없지만, 왁스림이 정확하게 제작되지 않은 경우나 잔존치조제의 흡수가 심하여 왁스림이 안정적이지 않을 때에는 우리가 통상적으로 채득하는 중심위 채득은 정확하지 않다.

(2) 무치악 환자 악관절의 특징

무치악 환자의 정확한 중심위 채득은 무치악 환자의 악관절을 이해하는 것에서부터 시작되어야 한다. 무치악 환자의 악간 관계는 건강한 유치악자와는 상당히 다르다. 먼저 과두의 위치를 살펴보자.

① 과두의 위치

불량한 기존 의치, 불안정한 교합 등으로 인해 무치악 환자의 악관절은 많은 변화를 겪었을 것이다. 구치부 상실로 인하여 전치부로 저작하는 습관이 생겼을 것이고, 이로 인해

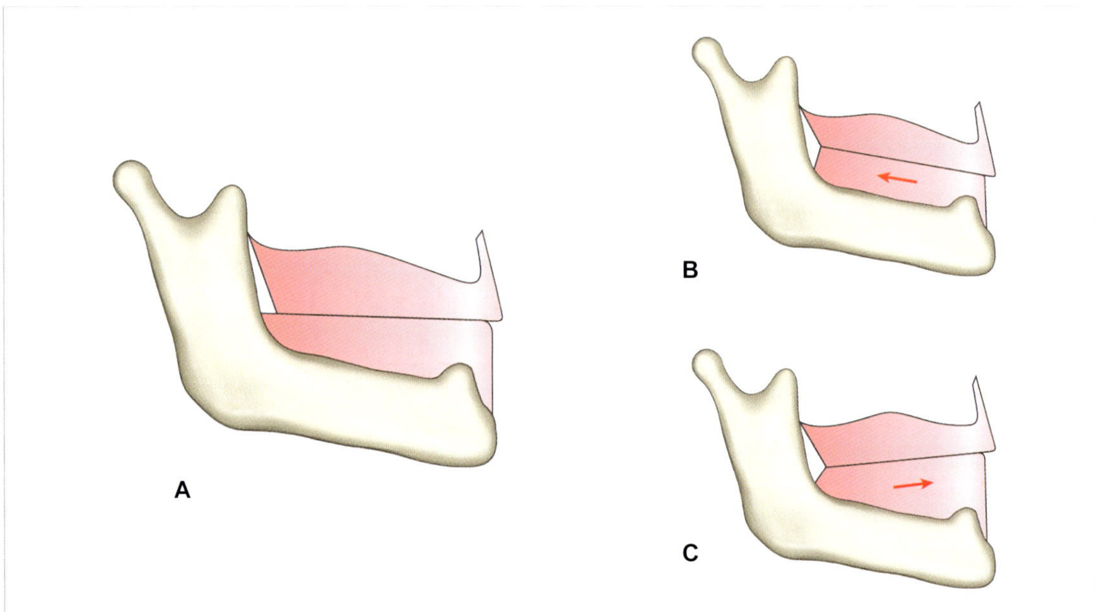

그림 4-12. 왁스림 평면의 기울기. A, 적절한 기울기를 가지는 왁스림 평면. B, 왁스림의 전방 경사가 심하면 악간관계 채득 시 하악 왁스림이 후방으로 미끌어질 수 있다. C, 왁스림의 후방 경사가 심하면 악간관계 채득 시 하악 왁스림이 전방으로 미끌어질 수 있다.

4

하악 과두는 전방으로 위치될 것이다. 또 수직 교합 고경이 상실된 경우에도 하악 과두는 전방으로 변위되었을 것이다. 의치 미장착에 의하여 습관성으로 하악이 전방 변위되었을 가능성도 배제할 수 없다.

② 과두의 형태

과두의 형태가 변형되었을 가능성도 배제할 수 없다. 소아의 과두 형태와 성인의 과두 형태, 그리고 무치악자의 과두 형태는 다르다(그림 4-13~4-15). 오랜 시간 기능과 부하에

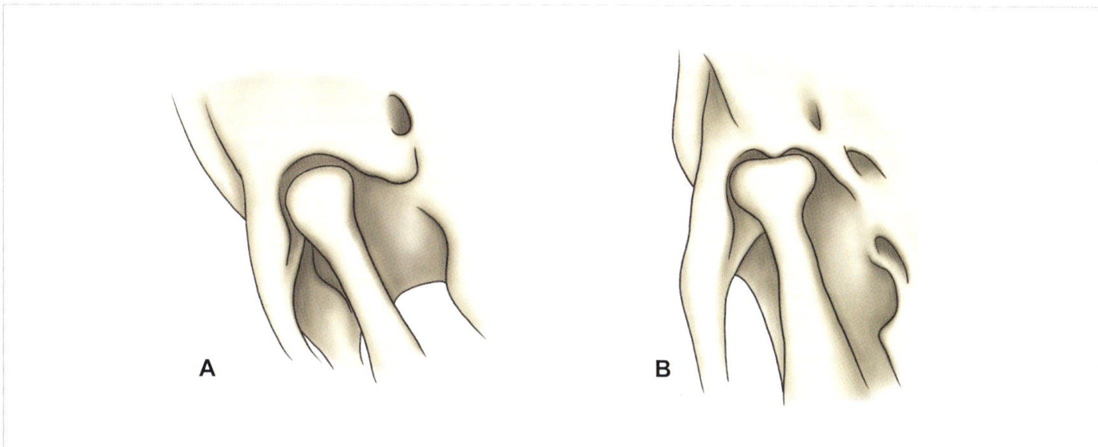

그림 4-13. 소아의 과두 형태와 성인의 과두 형태의 차이. 기능과 부하에 의하여 과두는 리모델링되어 다른 형태를 보인다. A, 소아의 악관절. B, 성인의 악관절.

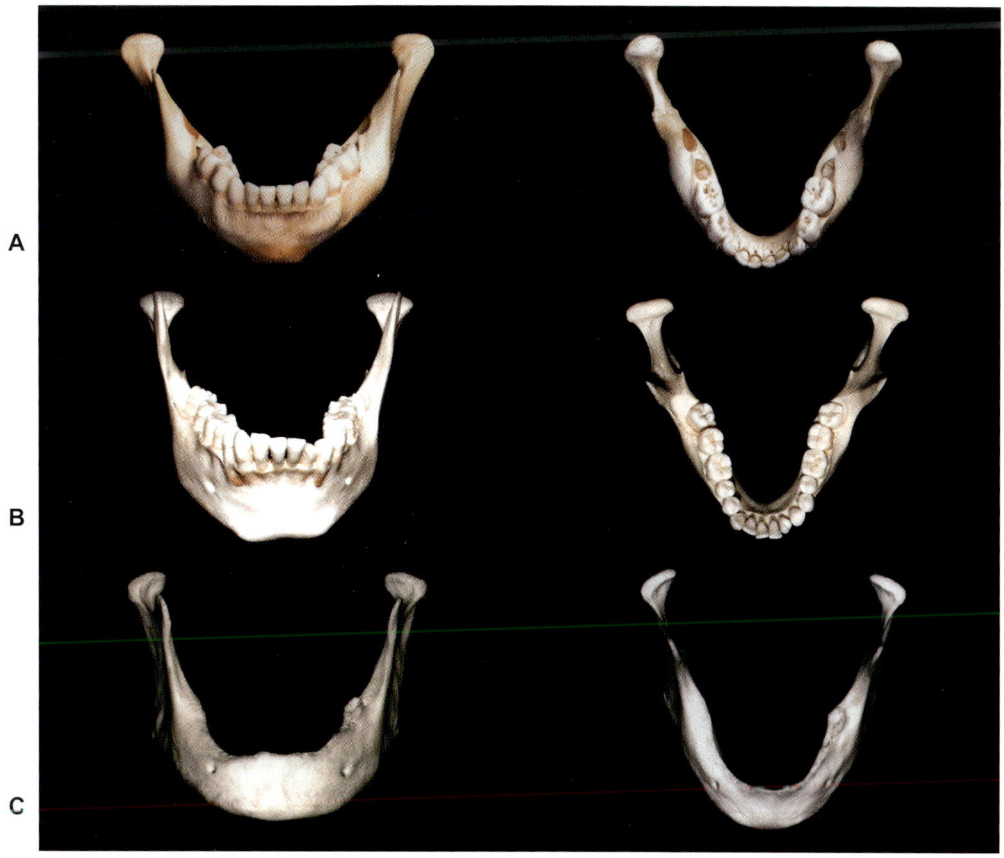

그림 4-14. A, 유치열의 과두. B, 영구치열의 과두. C, 무치열의 과두. 오랜 시간의 리모델링을 통하여 형태가 달라진 것을 확인할 수 있다.

4

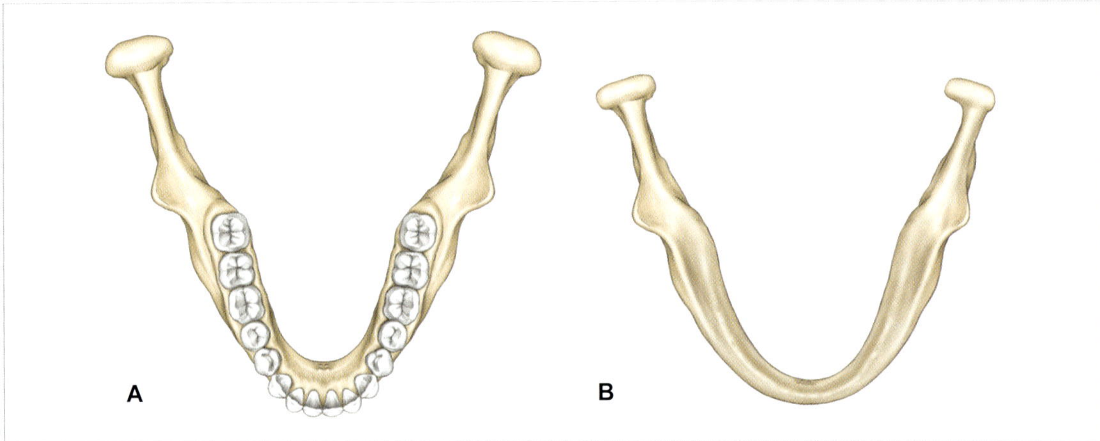

그림 4-15. 유치악의 악관절과 무치악의 악관절 비교. 무치악의 과두는 유치악의 과두에 비하여 마모되고 편평한 모습을 볼 수 있다. 좌·우 대칭이 맞지 않는 경우도 많다. A, 유치악의 악관절. B, 무치악의 악관절.

의하여 과두의 형태가 리모델링 되었기 때문이다.

③ 과두와 하악와의 피질골

과두의 위치와 형태 뿐만 아니라, 주위 피질골의 양도 유치악자와 무치악자는 다르다. 방사선학적 분석을 한 결과, 연령 증가와 치아 유무에 따른 과두와 하악와의 피질골 양은 차이를 보였다. 젊은 유치악일수록 두꺼운 피질골이 보였고, 노년의 무치악일수록 얇은 피질골을 관찰할 수 있었다. 이는 치아 상실의 결과로 줄어든 기능과 부하에 의하여 악관절의 리모델링이 줄어든 결과라 추측해볼 수 있다(그림 4-16, 4-17).

(3) 무치악 환자의 중심위 채득

앞서 제3장에서 중심위 채득 방법에 관하여 자세히 설명하였다. 양손조작법의 정확성과 우수성을 설명하였는데, 이는 유치악 환자에 국한된 것이다. 무치악 환자의 경우, 양손조작법을 사용할 수 없다. 오른손 잡이의 경우, 불안정한 왁스림을 보통 왼손으로 고정하고, 오른손으로만 중심위를 유도할 수 있기 때문이다. 양손을 둘다 중심위 유도에 사용할 수 없기 때문에, 무치악 환자의 중심위 유도는 대부분 chin-point manipulation을 사용하게 된다. 하지만 이러한 chin-point manipulation은 매우 숙련된 기술을 요하는 것

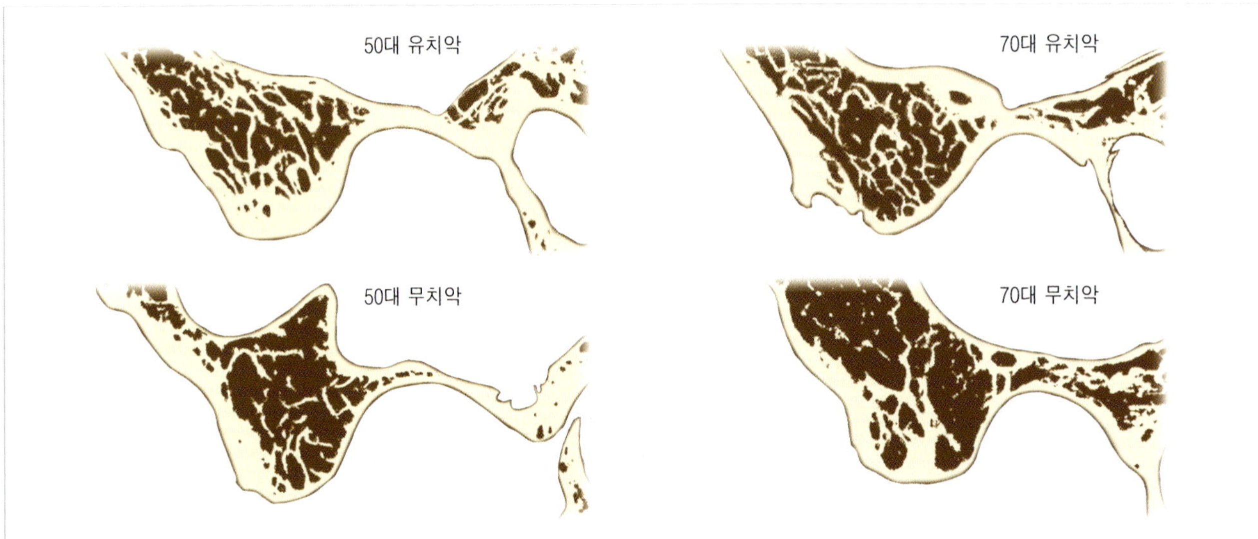

그림 4-16. 연령이 증가하고 무치악이 될수록 하악와의 피질골 두께는 감소한다.

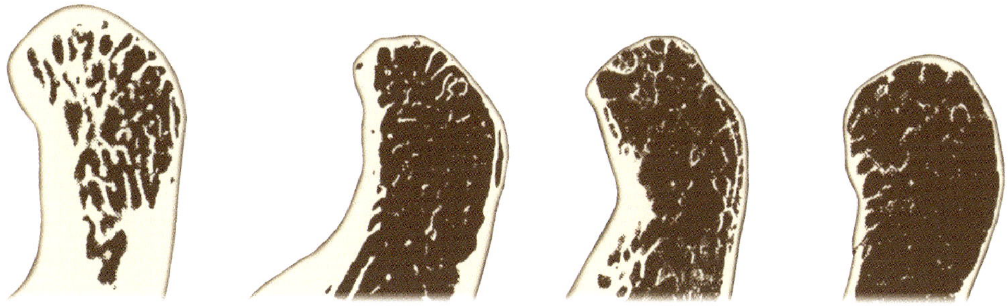

그림 4-17. 연령이 증가하고 무치악이 될수록 과두의 피질골 두께는 감소한다.

으로 실제 임상에서는 부정확한 중심위 채득으로 이어지는 경우가 많다. 무치악자의 경우, 전방으로 과두가 변위되어 있는 경우가 많고, 턱관절 인대가 약해져 있기 때문에 chin-point manipulation으로 중심위를 유도할 경우, 과두가 후방으로 밀리는 경우가 많다.

무치악 환자의 TMJ는 과두의 위치뿐 아니라, 과두 컴플렉스를 구성하는 근육이나 인대, 그리고 디스크도 건강한 젊은 유치악자의 TMJ와는 다르다. 턱관절 인대가 늘어나 있거나, 턱관절 주위 근육의 위축이 있어서 하악위가 불안정한 경우가 많다. 근육이나 인대의 변화가 있는 경우, 매우 신중하게 접근해야 한다. 이는 chin-point manipulation으로 중심위를 채득할 경우, 환자가 편안하게 느끼는 위치보나 후방으로 중심위가 설정되는 오류를 범할 수 있다. 늘어난 인대와 위축된 근육으로 인해 중심위 유도 시, 과두가 최전상방으로 위치되는 것이 어렵고 후방과 좌·우로 밀리게 되는 것이다. 따라서 악관절의 변형이 많아 중심위가 불안정한 경우에는 chin-point manipulation보다는 gothic arch tracing 방법이 더 추천된다(그림 4-18). 더 정확한 중심위를 찾아주는 것보다는 환자가 편안하게 기능할 수 있는 생리적인 중심위를 찾아야 한다.

32명의 환자를 대상으로 chin-point manipulation과 gothic arch tracing의 결과를 비교한 경희대 보철과의 연구에 의하면, 중심위 유도 방법에 따라 서로 다른 중심위가 채득된 것을 확인할 수 있다(그림 4-19). Gothic arch tracing으로 중심위를 설정한 결과와 chin-point manipulation으로 중심위를 설정한 결과를 비교하였는데, 전후적으로는 1.31±0.22mm, 좌·우로는 1.72±0.31mm의 차이를 보였다. 이는 무치악 환자의 불안정한 악관절 관계에서 기인한 것으

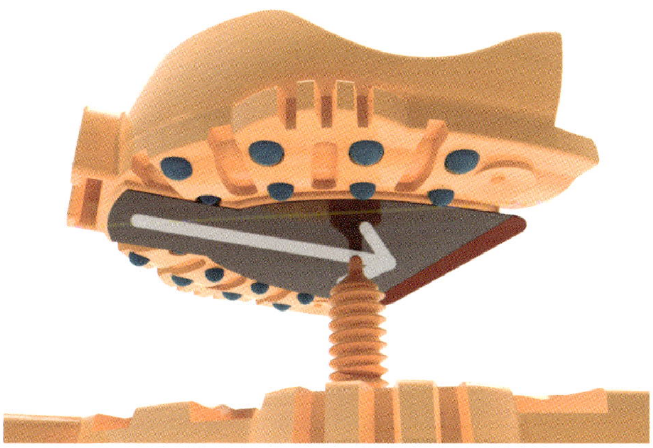

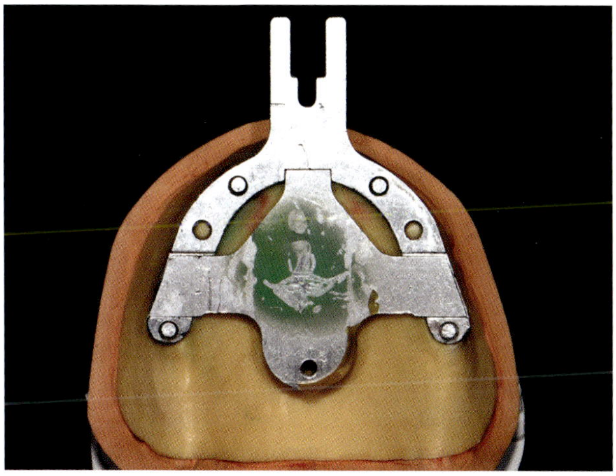

그림 4-18. Gothic arch tracing.

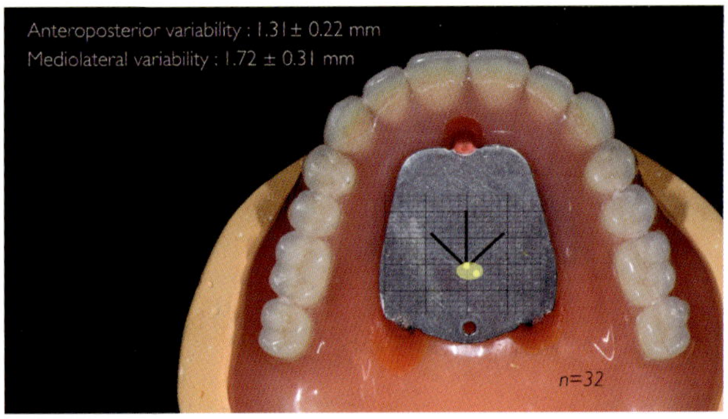

그림 4-19. Chin-point manipulation과 gothic arch tracing의 차이에 관한 연구.

로 보인다. 술자가 주도하는 chin-point manipulation 시에 과두가 후방으로 밀리거나 좌·우로 변위된 것으로 생각되고, 환자가 주도한 gothic arch tracing과는 다른 위치가 확인된다. Gothic arch tracing의 결과가 더 정확하다고 말할 수는 없으나, 이는 환자가 주도한 하악의 위치이기 때문에 더 생리적인 위치라 생각된다. 이처럼 불안정한 악관절을 가진 무치악 환자의 경우, 정확한 중심위로 하악의 위치를 설정해줘도 환자가 그 위치로 저작하지 못하는 경우가 많다. 따라서 정확한 중심위의 채득보다는 생리적인 중심위를 찾아주는 것이 더 중요하다.

(4) Customized gothic arch tracing

최근 치과계에 널리 보급되고 있는 CAD/CAM 기술을 활용하면, 개별 맞춤 제작 gothic arch tracer도 얼마든지 제작이 가능하다. 환자의 하악 움직임에 제한을 주지 않는 맞춤 제작형 tracer는 환자의 tracing을 보다 쉽고 수월하게 한다(그림 4-20).

(5) 요약 및 결론

총의치의 성패는 정확한 악간관계의 설정에 의해 결정된다. 정확한 악간관계의 설정을 위하여 무치악 노년 악관절의 변화를 숙지해야 한다. 노년 무치악 악관절의 변화를 요약하면 다음과 같다.

① 하악 과두나 관절와의 형태 변화
② 구치부 상실 후 전치부로 저작하는 습관에 의한 하악 과두 전방 변위
③ 수직 교합 고경 상실에 의한 하악 과두 전방 변위
④ 의치 미장착에 의한 습관성 하악 전방 변위
⑤ 과두의 전방 변위로 인한 과두와 하악와의 마모 (그림 4-21)

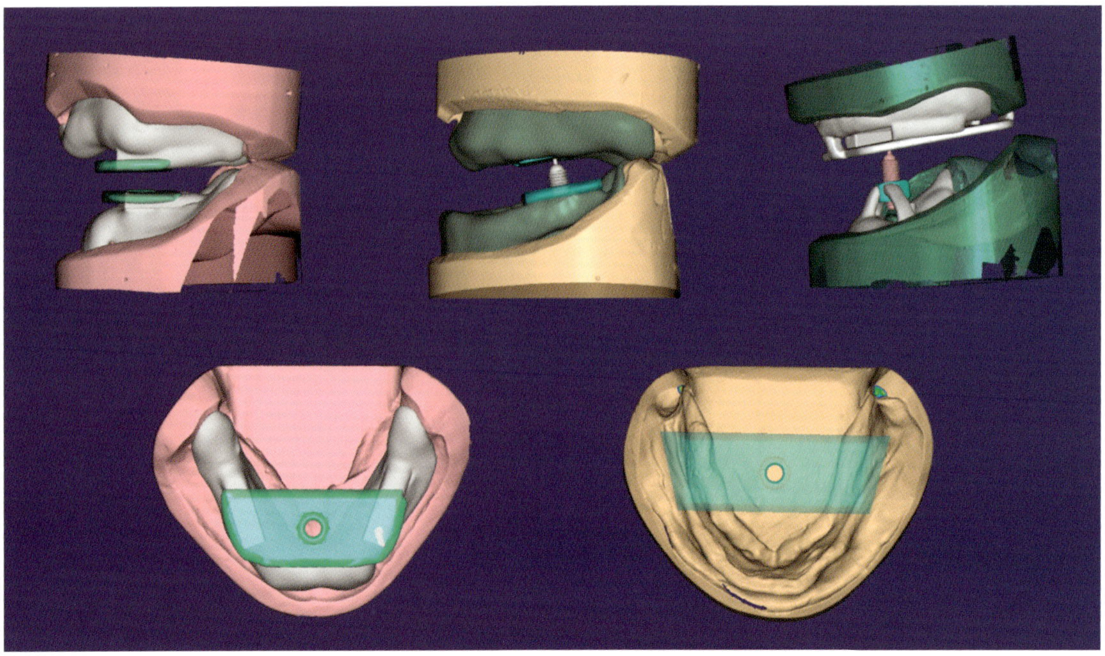

그림 4-20. 맞춤 제작형 customized gothic arch tracer.

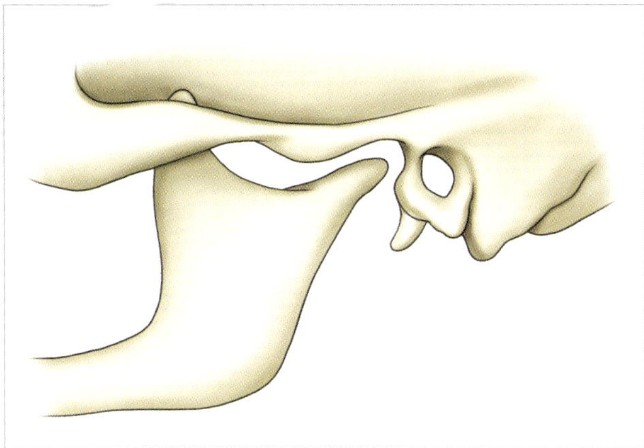

그림 4-21. 무치악 과두와 하악와의 마모. 노년 무치악의 악관절이다.

⑥ 악관절 인대의 신전

⑦ 악관절 근육의 수축

이러한 무치악 악관절의 변화 때문에 무치악 환자의 하악위는 불안정할 것이고, 술자는 이러한 불안정한 하악위를 정확하고 올바른 중심위로 유도하기 보다는 환자가 주도할 수 있는 gothic arch tracing을 통하여 보다 생리적이고 기능적인 하악위를 설정하여 주는 것이 중요하다(그림 4-22). Gothic arch tracing의 결과가 명확하거나 반복적이지 않을 경우, 치료의치의 사용을 통하여 올바른 하악위를 재설정하는 것이 추천된다.

2 임플란트 교합

임플란트를 이용하여 교합을 재형성할 때 가장 고려해야 할 부분은 자연치와 비교했을 때 임플란트에는 교합압을 인지하고 완충해 주는 치주 인대가 없는 사실이다. 치주인대는 충격을 완충할 뿐 아니라 고유감각 기능을 가지고 있어서 치아가 치아 혹은 음식물과 접촉을 했을 때 신경계에 턱의 위치와 음식물의 경도를 알려 주게 되어 저작 시 턱 근육의 움직임의 방향과 세기를 조절하는 기능을 부가 하게 된다. 그러나 이러한 기능이 상실된 임플란트에서는 교합압을 치조골에서 느끼는 것이 아니라 저작근을 포함한 신경근 계통에서 주로 감지·제어한다. 따라서 이렇게 변화된 형태로 적응이 된 저작압에 대한 신호 역시 자연치의 치주막에서 느끼는 압력 수용 감각과 많이 다르다. 때로 이러한 이유로 인해 저작 시 저작력의 조절이 적절치 못해서 보철물의 파절과 같은 합병증이 발생하기도 한다. 교합압의 감지 능력을 조금 더 자세히 알아보면 임플란트는 자연치에 비해 수평력(horizontal force)을 감지하기 어려우나 적응된 근신경계를 통해 수직력(vertical force)에 대하여서는 50g 이하의 가벼운 압력 정도를 감지한다(그림 4-23).

임플란트가 개발된 초기에는 임플란트로 수복 후 그 예후에 대해 확실히 밝혀진 것들이 많이 없었다. 특히 임플란트가 측방력에 취약할 것이라는 우려로 임플란트를 보호하는 개념에서 시작된 임플란트 보호 교합이라는 이론과 명칭까지 생겼었다. 그러나 임플란트 고정체표면의 개질과 함께 성공률은 초기에 비해 비약적으로 개선되었고 임플란트 개개의 성공률이 증가됨에 따라 이제는 자연치 교합과 거의 같은 형태의 교합 이론의 적용이 가능해졌다. 임플란트를 보호하는 교합양식의 일환으로 임플란트가 개발된 초기에는 infra-occlusion이

4

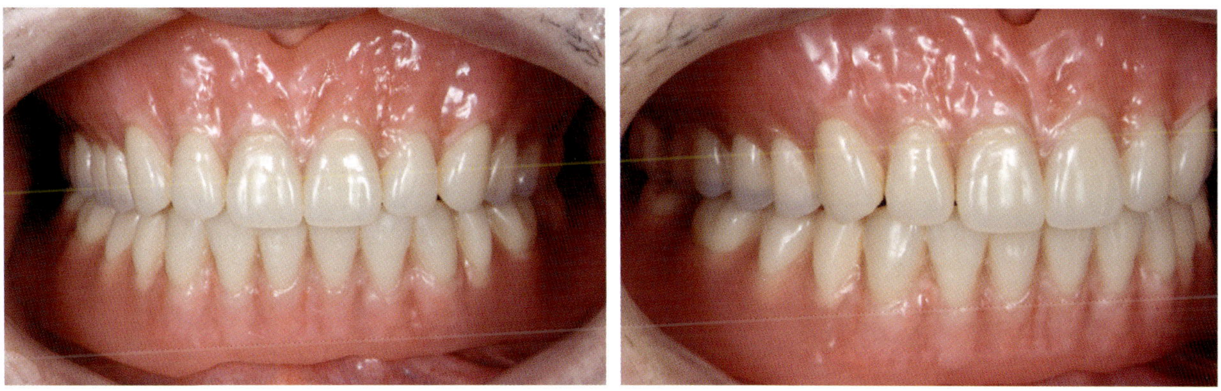

그림 4-22. 완성된 총의치.

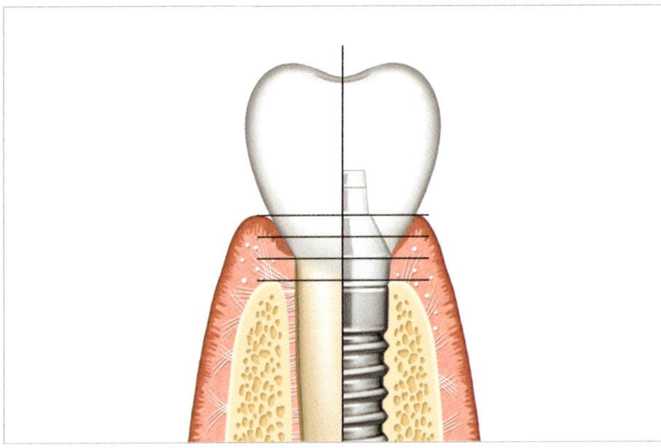

그림 4-23. 자연치와 임플란트의 치주인대의 유무를 알려주는 단면도.

라는 개념으로 상·하악을 꽉 깨물었을 때 Shimstock이 가볍게 빠져 나오는 정도의 교합설정을 추천하였다. 또한 가능한 교합면의 면적(occlusal table)을 최소로 하는 것을 추천하였으며 임플란트의 축을 교합압에 수직적으로만 심을 것을 추천하였다. 이러한 개념들은 임플란트의 발전과 함께 더 이상 통용되지 않는 오래된 개념이 되었다. 다만 오랜 기간의 좋은 예후를 위해서 가능한 한 임플란트의 축은 교합압의 방향에 수직적으로 배열되는 것이 바람직하다고 하겠다.

만약에 그림 4-24와 같은 형태로 임플란트가 심어지고 임플란트 장축에서 벗어난 교합압에 계속해서 노출이 된다면 임플란트 지대주의 나사가 풀리거나 고정체 자체가 파절될 수 있는 위험에 보다 많이 노출되었다고 할 수 있겠다(그림 4-24).

4

1) 임플란트의 선택 기준(dimension)

(1) 직경(Diameter)

상·하악 치조제의 해부학적 구조와 치아의 크기를 고려하여 약 3~7mm 직경의 임플란트가 대부분 사용되고 있다. 임플란트가 치조골 안에 매립될 때에 가장 이상적인 직경은 순측과 협측에 있는 피질골에 모두 결합하는 정도로 위치하는 것이 높은 초기 고정력을 얻기에 좋다. 그리고 가능한 한 큰 직경을 쓰는 것이 저작력에서 오는 교합력을 치조제에 분산시키는 데 유리하며 지대주 나사를 보다 큰 힘으로 체결이 가능하므로 큰 기능전 부하(preloading)가 가능하다. 또한 보다 많은 임플란트와 골 간의 접촉면적을 얻을 수 있으며 큰 직경의 임플란트가 실패한 부위에 재식립 시 적절히 사용될 수 있다. 그리고 이론적으로는 큰 직경의 임플란트에 큰 직경의 어버트먼트 나사가 가능하여 나사 풀림, 나사 파절 등의 보철적 합병증을 예방할 수 있다.

(2) 길이(Length)

임플란트의 길이는 플랫폼에서 최하단부까지의 길이를 말한다. 여러 실험을 통해 길이의 증가는 초기 고정력의 향상과는 관계가 없는 것으로 조사되었다. 짧은 임플란트는 응력 분산에 불리하며 쉽게 부러질 수 있다는 단점이 있으나 최근 새로운 소재의 개발로 인해 이러한 파절에 대한 저항력은 많이 증진되었다.

(3) 모양(Shape)

최근까지 개발된 임플란트의 형태는 solid, hollow or cylinder 형태이며 치아의 뿌리와 유사하게 만들고자 하는 노력이 있어 왔다. 나사형태의 임플란트는 그 중 가장 높은 초기 고정력을 제공하며 치조골과의 넓은 면에서의 접촉을 가능하게 한다. 나사선의 모양, 깊이, 숫자 등은 임플란트의 생역학과 아주 밀접한 관계가 있는 것으로 조사되었다.

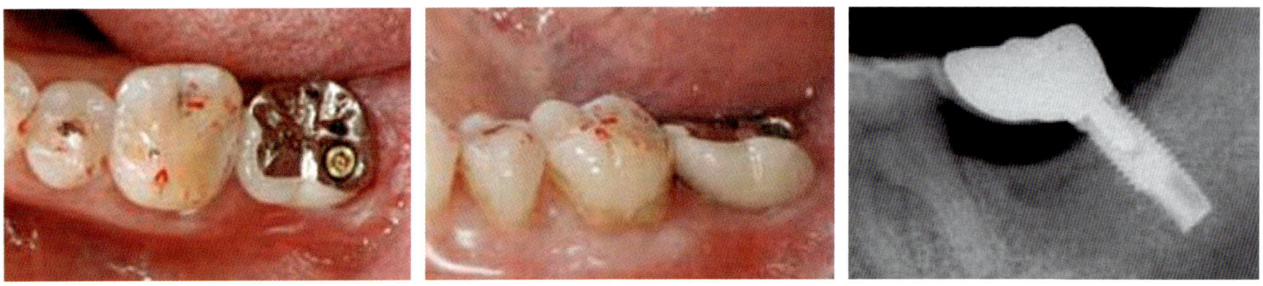

그림 4-24. 교합력 방향에 수직이 아니고 중심에서 벗어난 형태로 심어진 임플란트 단일 전장관.

2) 임플란트 보철물의 재료에 따른 생역학

임플란트가 개발된 초기에 보철물 재료를 선택하고 설계함에 있어서 임플란트 보철물의 재질을 충격 흡수가 가능한 레진과 같은 재료로 선택하여 임플란트가 교합압을 완충하지 못하는 단점을 극복하고자 하는 노력이 있었다. 그러나 보다 경도가 높은 재질의 보철물과 비교할 때 생역학적으로 큰 차이가 없었으며 보철물에 사용되는 재료에 따른 최대 교합력, 저작 효율, 환자의 만족도에서도 차이가 없는 것으로 조사되었다.

3) 임플란트 보철물의 교합조정

자연치는 20N 정도의 교합압을 받았을 때 약 50μm 정도 함입되지만 임플란트는 약 2μm 정도의 함입밖에 일어나지 않는다. 따라서 교합조정 시 약하게 물렸을 때와 강하게 물렸을 때 자연치와 임플란트 보철물 간에는 차이가 발생하게 되므로 보철물을 시적하는 과정에서 교합조정을 실시할 때는 약하게, 그리고 강하게 교합을 두 번 시키면서 자연치와 조화를 이루는 교합조정을 시행하여야 한다.

4) 캔틸레버 보철의 적용 범위

그림 4-25와 같이 해부학적 구조상 임플란트를 전방에 식립하고 후방부를 캔틸레버로 수복하는 경우가 있다. 캔틸레버의 연장에 대한 연구는 많은 학자들에 의해 진행되어 왔으며 그 결과는 각각 상이하다.

- Brånemark: 2 to 3 premolars
- Zarb & Schmitt: 20mm
- Taylor & Bergman: 20mm(5~6 abut) / 15mm(4 abut)
- Rangert et al.: 15~20mm(Mand) / 10mm(Maxilla)
- English: 1.5×A-P Spread

대략적으로 받아들여지고 있는 정설은 전방부의 길이가 2일 때 후방 캔틸레버로 연장된 길이가 1을 넘지 않는 것이다. Lindquist도 한두 개의 소구치 정도의 연장은 큰 문제가 없다고 이야기하였지만 Falk는 특별히 상악에서의 캔틸레버 연장은 매우 조심스러우며 특별히 캔틸레버 부위의 조기 접촉의 제거가 중요하며 측방 운동 시에 반드시 이개가 동반되어야 함을 강조하였다. 하지만 모든 경우에 있어서 각각 환자에 대한 적절한 진단과 그에 따르는 적합한 치료 계획이 요구된다고 하겠다.

5) 짧은 악궁 수복(Short dental arch)

소구치 부위까지만 수복하는 개념인 SDA 개념은 일반적으로 서양인의 식단에 맞는 저작을 위해서는 대부분의 저작에 필요한 조건을 갖추고 있다고 여러 문헌에서 보고하고 있다. 그러나 질긴 섬유질이 가미된 김치와 같은 채소와 질긴 고기를 칼로 썰지 않은 상태로 저작하는 한국인의 식단에 맞추기에는 여러 가지로 부족하다는 연구가 보고되고 있다. 따라서 SDA 역시 환자의 교합과 저작력, 그리고 식단에 대한 적절한 분석을 통해서만 적용 여부를 결정할 수 있을 것이다(그림 4-26).

6) 교합 위험 요소

치아 장축에 빗겨서 심어진 임플란트에 대해 빗나간 정도에 따른 실패율 증가는 아직까지 정량적인 보고는 많지 않으

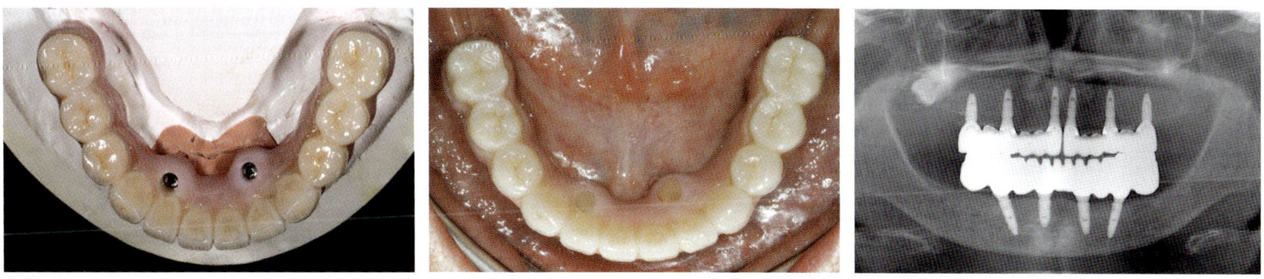

그림 4-25. 캔틸레버로 후방까지 연장된 임플란트 보철물.

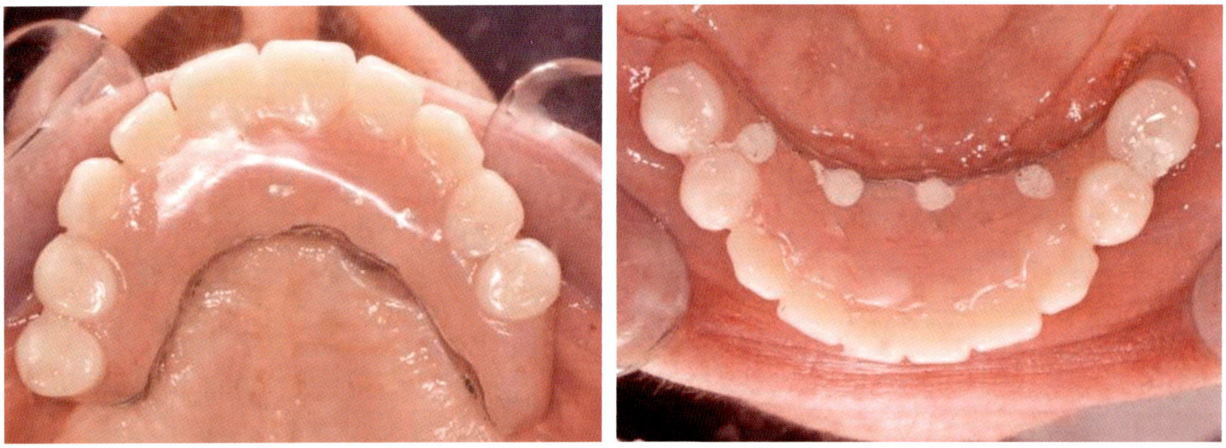

그림 4-26. SDA 개념을 적용해서 임플란트로 전악수복한 증례.

나 나사 풀림 등의 보철적 합병증의 위험이 증가될 것으로 생각된다. 또한 임플란트 식립체와 임플란트 크라운 간의 길이 비율 역시 크라운의 비율이 증가할 때 자연치에서와 같은 합병증 위험의 증가가 드러나지는 않았다. 하지만 이 역시 지나치게 불량한 임플란트 식립체와 임플란트 크라운 간의 비율은 장기적으로 좋지 않은 예후를 기대할 수 있겠다(그림 4-27).

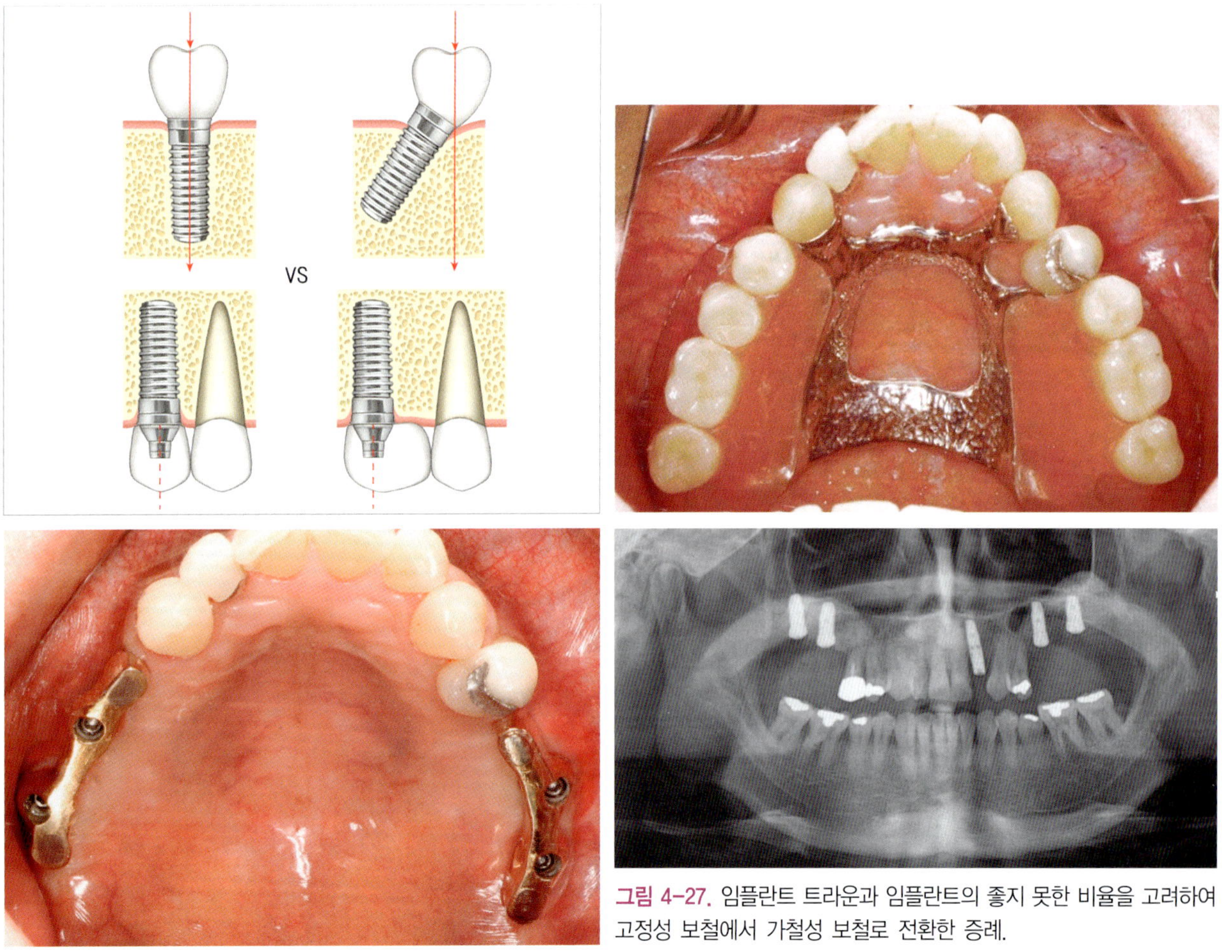

그림 4-27. 임플란트 트라운과 임플란트의 좋지 못한 비율을 고려하여 고정성 보철에서 가철성 보철로 전환한 증례.

7) 부하(Loading) 시점

임플란트 식립 시 40N 이상의 충분한 초기 고정력이 확보되면 임플란트에 조기 부하와 즉시 부하가 가능하며 부하를 늦게 한 것과 차이가 없는 것으로 연구되었다. 또한 부하의 시기는 주변골과 연조직의 재형성 및 파괴에 영향을 미치지 않는 것으로 조사되었다.

3 Functionally generated path

2009년 Odontology를 통해 Carlsson은 초기 문헌들이 유행처럼 정교한 술식이 보다 나은 보철물을 약속할 수 있는 것으로 조언했음에도 불구하고, 그러한 사실이 증명된 바는 없었다고 말하고 있다. 그가 너무나 현실적인 교합에 대한 가이드라인을 제시한 것을 표 4-1로 정리했다.

이러한 가이드라인에 부합한다면 교과서적인 수복 방법이 아니더라도 충분히 훌륭한 결과를 얻을 수 있을 것이다. 그 한 예가 FGP(functionally generated path) technique이 될 수 있다. FGP technique은 1930년대 Meyer에 의해 소개되었고, PMS 학파에 의해 발전되었다고 한다. 수복하고자 하는 지대치상에 위치시킨 왁스 위에 모든 하악의 border movement를 기록하게 되는데, 연화된 왁스를 얹고 하악을 모든 방향으로 운동하도록 하면 대합치의 교두가 왁스에 3차원적인 기록을 남기게 된다. 단일 치아의 수복 정도에 국한되어야 하는 술식으로 이해될 수 있으나 광범위한 보철치료에 충분히 응용이 가능할 뿐 아니라, 술자의 의도와 술식에 대한 이해가 명확하다면 논리적으로는 이보다 더 정확한 술식이 있을 수 없다. 그러나 몇 가지 전제되어야 할 것들이 있으며, 이에 대한 충분한 고려가 필수이다.

특정 상황이 아닌 일반적인 경우로 설명하자면, 수복하려는 치아의 대합되는 치열은 안정적이고 정상교합 상태여야 한다. 대합되는 치아들의 움직임을 인기하는 것이므로 대합치열이 정상적이지 않으면 결과적으로 정상적이지 않은 보철물이 만들어지게 된다. 대합 치아 교합면의 동적 궤적의 음형이 수복될 치아 교합면의 전부 혹은 일부가 될 것이므로, 대합 치아의 배열뿐 아니라 교합면의 형태 역시 신중히 관찰되어야 한다.

지대치에 위치시킨 왁스에 형성되는 pathway는 전후방 결정인자(anterior-posterior determinant), 즉 전방 유도와 과두 운동 경로의 결과물이다. 따라서 과두는 건강한 상태로 하악 운동의 제약이 없어야 하며, 앞서 기술되었듯 전방 유도는 적절한 구치부를 이개시킴으로써 전치부와 구치부 간 상호보호 교합(mutual protection)이 가능해야 한다.

많은 치과의사들은 FGP technique을 활용한 보철치료를 위한 기구를 얘기하자면, twin stage occluder를 떠올릴 것이다(그림 4-28). Twin stage occluder는 2개의 대합부 중 하나는 anatomic core, 그리고 다른 하나는 functional core로 이루어지며, 이 둘 모두와 소화로운 보철물을 만드는 것이 FGP technique의 목적이다. Anatomic core는 통상적인 방법으로 대합 치아의 인상을 채득하여 제작된 석고모형에 해당하는 반면, FGP technique의 핵심이라 할 수 있는 functional core는 다양한 방법으로 제작이 가능하다(그림 4-29).

지대치의 수와 무관하게 base는 견고하게 구강 내에서 안

표 4-1. Carlsson의 치료 개념의 교합(therapeutic occlusion)을 위한 가이드라인

- 임상적으로 받아들일 수 있는 수준의 치료 후 안면 수직 고경
- 임상적으로 받아들일 수 있는 수준의 안정 상태 악간 거리
- 하악의 최후방 위치에서의 폐구(retruded closure)와 이 위치에서 최대 감압위로의 전방 운동이 가능한 긴장이 없는 폐구(relaxed closure)가 가능한 악간 관계
- 치아의 장축 방향으로 교합력이 가해지도록 형성된 최대 감압위에서의 잘 분산된 교합점이 있을 것
- 최대 감압위로부터 방사 형태로 이루어지는 다양한 상·하악 치아 간 접촉에 있어서 어떠한 방향으로의 운동에서도 교합간섭이 없을 것
- 측방과 전방 운동에서 위해한 악간 교합이 존재하지 않을 것
- 교합 접촉 시에 어떠한 연조직 침해 현상도 없을 것

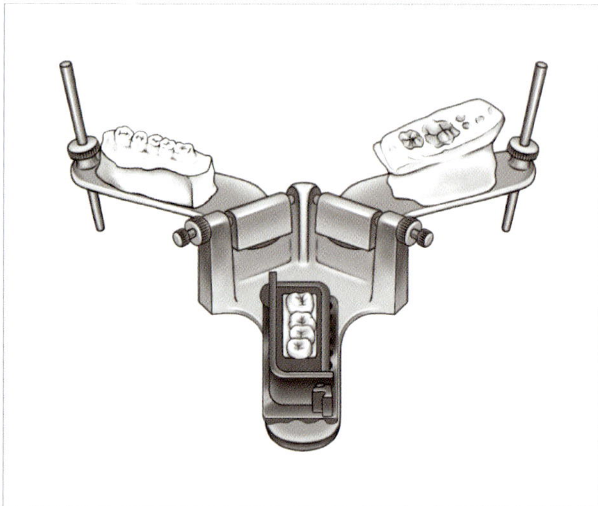

그림 4-28. Twin stage occluder.

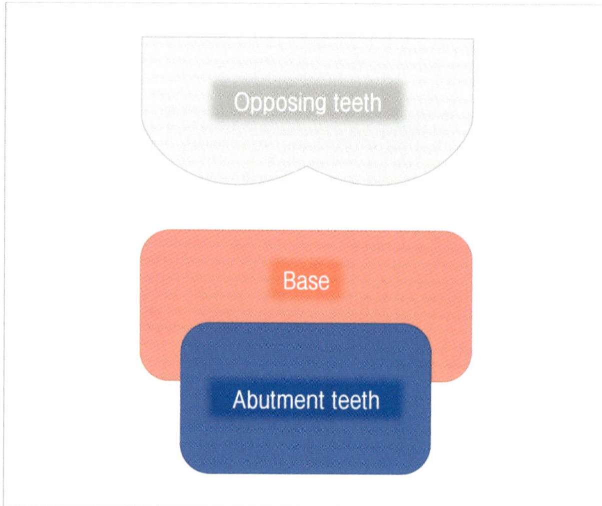

그림 4-29. FGP technique을 활용한 수복의 준비 단계 모식도.

정적이어야 한다. 좌·우 양측에서 동시에 작업을 하는 경우, cross-arch stabilization 을 얻는 것이 중요하다. Base가 견고하지 못하거나 안정적이지 못하면 이후의 모든 과정이 무의미해지기 때문이다. 따라서 base는 석고모형상에서 hard wax, 레진 혹은 cast metal 등을 이용하여 제작한다. Base를 구강 내에 장착하면서 그 안정성의 확인과 더불어 대합 치열과의 접촉이 없음을 확인해야 한다. 중심위 상태뿐만 아니라 측방 운동 시에도 base와의 대합치간의 접촉이 없어야 한다. Base와 대합 치아와의 접촉은 base의 stability를 해칠 뿐 아니라, functional core의 오류를 초래한다. 이때 교합 고경은 반드시 유지되어야 하는데, 바람직하게 형성된 전방 유도의 일부로 간주할 수 있는 하악 전치의 절단연과 상악 전치의 설면에 형성된 stop 간의 접촉으로 유지되거나, 혹은 편측 수복의 경우 부여하고자 하는 교합 형태에 맞게 양호하게 기능하고 있는 반대측 provisional restoration에 의해 유지될 수 있다(그림 4-30).

Base 위에 연화시킨 functional wax 혹은 수축이 적은 pattern resin 등을 올리고 대합치에는 분리제를 도포한 후 하악의 border movement를 유도하게 되면, 대합 치아 교두의 운동 궤적이 인기되게 된다. 레진을 사용한 경우에는 레진 경화 후에 교합지를 사용하여 guide한 운동 경로 외의 움직임에서 interference가 없는지 확인할 필요가 있다(그림 4-31).

Fast set stone을 pour하여 functional core를 완성한다. 이 functional core를 twin stage occluder에 마운팅하여 보철물 제작의 준비가 완료한다. Twin stage occluder가 아니더라도 마운팅된 상태에서 anatomic core와 functional core가 같은 위치에 위치될 수 있다면 verticulator나 어떠한 교합기라 하더라도 무관하다(그림 4-32~4-34).

전악수복의 경우 DiPietro의 FMA를 고려한 occlusal scheme을 채택할 수도 혹은 환자의 기존하였던 occlusal scheme을 유지할 수도 있는 상황에서 앞서 논의되었던 여러 가지 고려사항을 참고하여 진단 및 provisional restoration을 우선 시행한다. 그림 4-35와 같이 교합평면이 결정되고 환자는 안정적인 상태의 provisional restoration에 만족한다면 상·하악 악궁은 sextant로 나누어 하악 전치, 상악 전치를 provision 상태에서 검증된 전방 유도에 준하여 완성한다. 이때 최종 결정된 전방 유도를 유지하면서 하악 구치부를 완성한다. 마지막 남은 상악의 좌·우 구치부는 FGP technique을 활용하여 완성하게 된다. FGP technique에 대한 Dawson의 조언을 인용하자면, 그 역순, 즉 하악 치아의 수복에는 일반적으로 FGP technique을 사용하지 않는 것이 좋다. 이유는 상악 치아의 기능 혹은 비기능 교두 경사가 심하다면, 기능적으로 중요한 하악 구치의 협측 교두가 모두 사라지게 되기 때문이다.

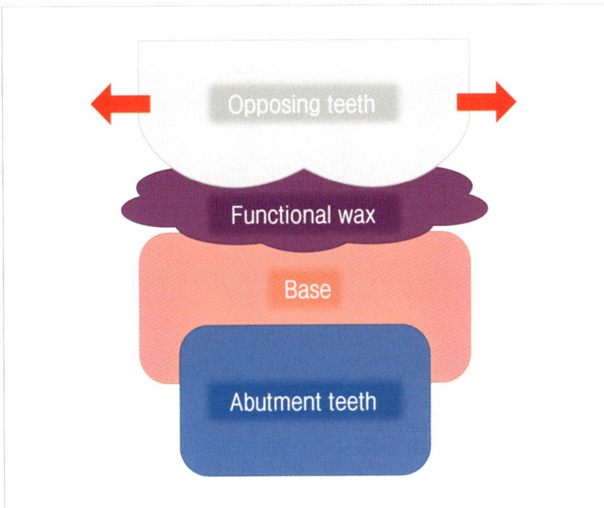

그림 4-30. FGP technique에서 구강 내 술식의 모식도.

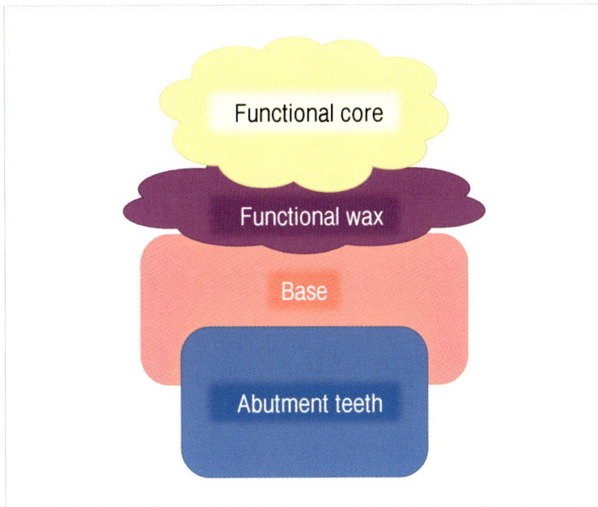

그림 4-31. Functional core의 제작 모식도.

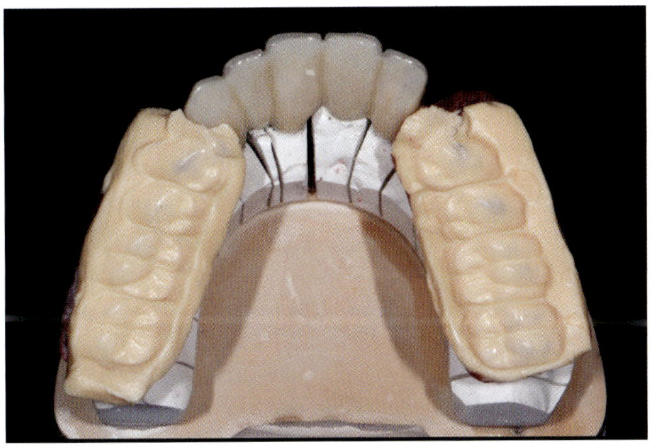

그림 4-32. Functional wax.

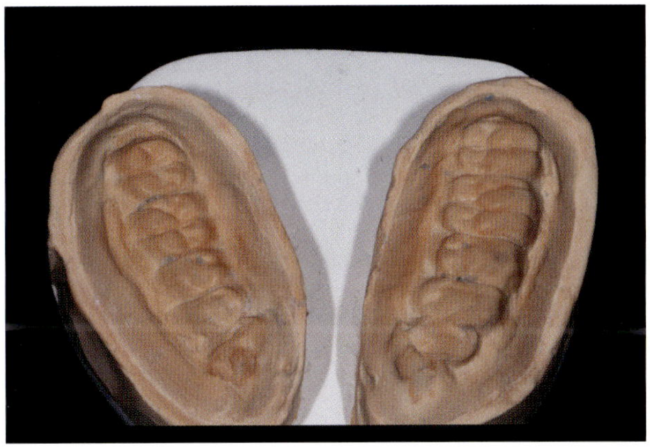

그림 4-33. Functional core.

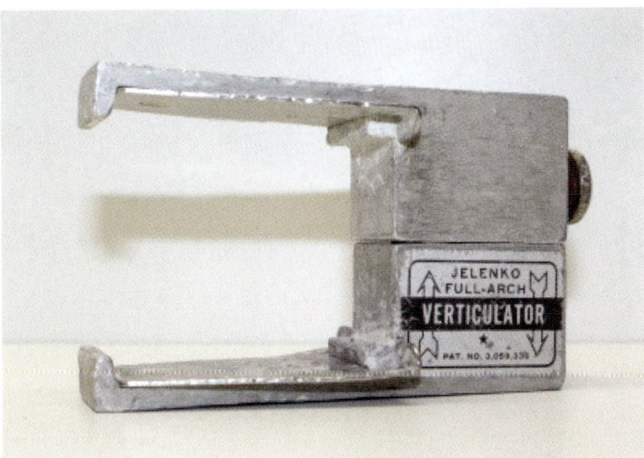

그림 4-34. Verticulator.

그림 4-35에서 ○은 교두-와의 교합점을 표시한다. Functional core 전체 면적에 걸쳐 균일한 접촉이 있도록 wax pattern을 제작한다고 가정하면, 양측성 균형교합을 형성하게 될 것이다. 어느 방향으로의 움직임에도 이개가 없는 상태이므로 자연 치아에서라면 비작업측에서의 interference 초래할 수 있다. 그러나 의치의 경우에서라면 의치 안정성에 도움을 줄 수 있다.

그림 4-35와 4-36의 차이는 비작업측에서 functional core와 relief 여부이다. 군기능교합의 교합 양상을 비작업측 relief로 얻을 수 있다. 작업측에서 이개 없이 functional core와 접촉하지만 비작업측에서의 relief로 interference를 예방할 수 있게 된다.

그림 4-37에서는 centric contact 이외에도 작업측과 비작업측 모두에서 relief가 되어 있는 모습을 확인할 수 있다.

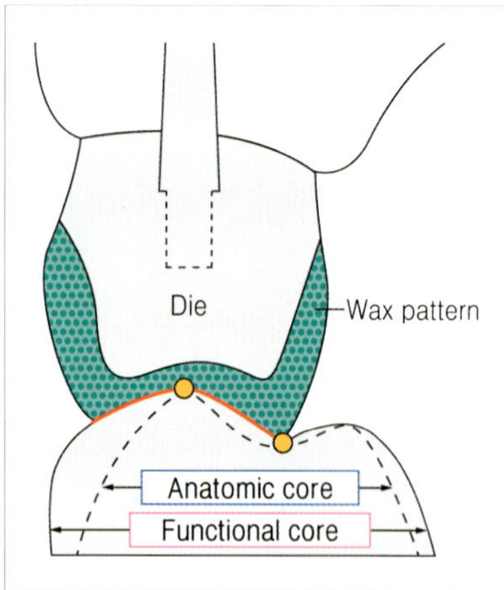

그림 4-35. Functional core 전체에 걸쳐 교합 접촉을 하고 있는 wax pattern의 모습.

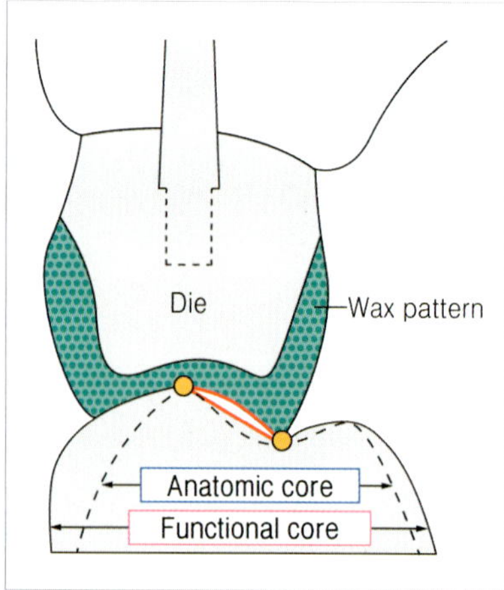

그림 4-36. 비작업측에서는 functional core와 접촉점이 없는 상태. 구치부 전체에 이와 같은 개념으로 보철물이 제작된다면 결과되는 교합 양상은 군기능교합이 될 것이다.

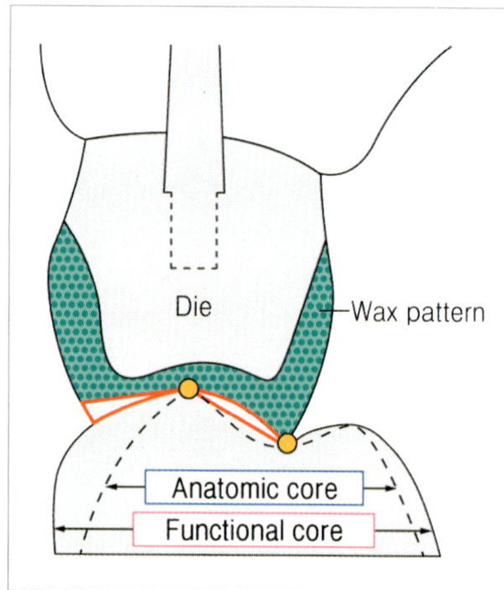

그림 4-37. 작업측과 비작업측 모두에서 functional core와의 접촉점이 없는 상태로, 측방 운동의 시작과 동시에 이개가 이루어진다.

적절한 전방 유도가 전제된다면, 이와 같은 보철물은 견치 유도, 즉 측방 운동의 시작과 함께 작업측과 비작업측 모두에서 이개가 일어나는 교합을 얻게 된다.

그림 4-35~4-37의 경우에서 보듯이 functional core와 wax pattern과의 접촉량을 조절함으로써 부여하고자 하는 occlusal scheme을 얻을 수 있을 뿐만 아니라 이개의 양과 timing을 조절할 수 있다.

결과적으로 얻을 수 있는 보철물의 정교함에 비한다면 FGP technique의 술식이나 사용된 도구들은 상대적으로 너무 간단하여 초라해 보이기까지 한다. PMS 학파의 반조절성 교합기를 이용한 arbitrary한 수복 방법에서 생길 수 있는 오류는 구강 내 실제 움직임을 이용한 FGP technique을 통해 완성된다고 할 수 있다. 고가의 기구들을 사용하는 복잡한 술식이 정교함을 반드시 보장하지는 않는다고 Carlsson이 말한 것처럼 이 방법을 통해 Gnathology의 정교함에 가까이 갈 수 있다. 그러나 FGP technique이 digital 시대를 살고 있는 우리들에게 일상적 진료 방법으로 선택될지는 의문이다. 이 정교한 술식이 digital dentistry와 접목되었을 때의 synergy는 제법 클 것으로 생각된다.

그림 4-38의 FGP technique을 응용한 전악 수복치료와 같은 복잡한 보철치료 과정을 개념적으로 정리해 보면 다음과 같다.

- 그림 4-38①, ②: 총의치의 제작에서와 같이 구순 지지나 안모를 고려하고, 치조정의 위치와 혀의 이물감 등을 고려하여, 제작해야 할 보철물의 대략적 외형과 수직 고경을 결정한다. 협측 corridor 역시 잊지 말아야 할 check point이다.
- 그림 4-38③, ④: 심미와 기능을 고려하고 환자의 요구를 반영한 교합평면을 결정한다. 결정된 교합평면에 맞춘 provisional restoration을 제작한다. 일반적이라면, 모든 지대치를 한 번에 준비해서 미리 만들어둔 provisional restoration을 구강 내에 장착하기란 쉬운 과정은 아니라 생각된다. ①과 ②의 상태는 교합평면이나 외형이 아직 완전하지 않은 수준으로 근관치료나 치주치료를 수행하는 동안 부분적으로 제작된 임시 치아 상태를 전제로 하는 것이 좋다. 따라서 ③의 단계에서는 기존 임시 치아를 제거하고 최종보철물의 형태에 가까운 provisional restoration을 구강 내에 시적하고 본격적인 보철치료가 시작되는 단계이다. ④는 그림 ③과 다르지 않으나 치료의 편의를 도모하고 목적하는 교합의 형태를 효율적으로 부여하고자 함이다. 즉, 치열을 좌·우 구치부와 전치부로 나누어 부분적으로 인상을 채득하더

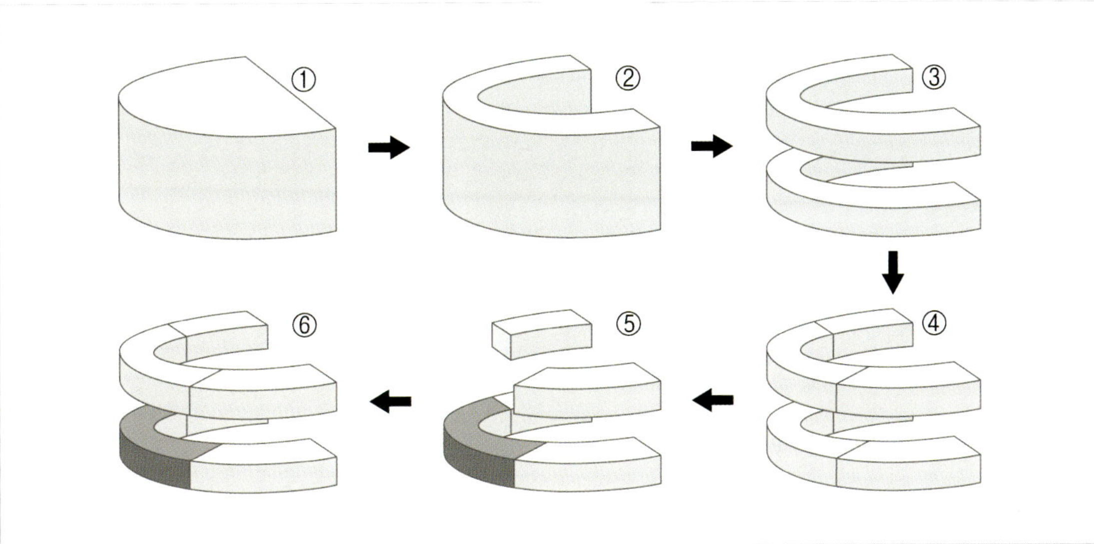

그림 4-38. FGP technique을 응용한 전악 수복치료의 치료 순서 개념도.

라도 구강 내 환경은 이미 부여하고자 하는 occlusal scheme에 부합하므로, 최종보철물을 나누어 delivery 하더라도 교합적으로 문제되지 않으며, 오히려 환자와 술자 모두에게 이롭다.

- 그림 4-38⑤: 상·하 치열의 수복 순서를 정하는 것은 필요하지 않으나 정해진 교합평면에 맞추어 하악 구치부 교합면을 완성하고, 이를 기준으로 상악 구치부 교합면을 형성하는 순서가 가능하다. 하악 전치부는 완성된 상악 임시 치아와의 관계를 고려하고 교합평면에 맞도록 완성할 수 있다. 이러한 순서를 따른다면 FGP technique을 활용하여 불가피하게 해부학적 교합면의 형태와는 다소 차이가 있는 교합면이 상악 구치부에 형성되므로 심미적으로 환자들에게 보다 받아들여지기 쉬울 것으로 생각된다. 완성된 하악 구치부의 교합면에 의해 만들어지는 상악 구치부의 교합면을 기존의 FGP technique에 의해 제작할 수도 있으나, CAD-CAM을 활용한 방법이 보다 추천할 만하다. 즉, 상악 구치부 보철물을 CAD-CAM을 활용하여 제작하되, 우선 provisional restoration을 제작한다. 이 provisional restoration은 완성될 보철물과 재료만 다를 뿐 최종보철물과 동일한 occlusal scheme을 갖는다. 그러나 이 교합의 형태가 술자가 목적으로 하는 교합과 같을 수 없으므로, 이 상태에서 구강 내 시적으로 통해 군기능교합의 범위를 결정한다. 구치부 전체에 걸쳐 군기능교합이 형성되어야 하는지 혹은 후방으로 가면서 그 이개가 전치부와 무관하게 점진적으로 증가하도록 할 것인지를 결정해야 한다. 시적이 완료된 provisional restoration은 다시 scan하여 최종보철물을 제작한다.
- 그림 4-38⑥: 마지막으로 남은 상악 전치부의 수복은 심미, 발음, 그리고 이개의 양을 provisional restoration 시적을 통해 결정하고, 이의 scan을 통해 완료하게 된다.

자연에서 어떠한 규칙이나 질서를 찾아내는 것은 요행과도 같다. 찾으려 할수록 멀어지는 듯하다. 위에서 잠시 언급된 CAD-CAM을 활용한 FGP technique은 그 질서를 규명하여 서술할 수는 없을 지라도, 그 질서를 거스르지 않는 좋은 대안일 수 있을 것이다.

증례 1. FGP technique으로 수복한 전악 임플란트 보철 증례

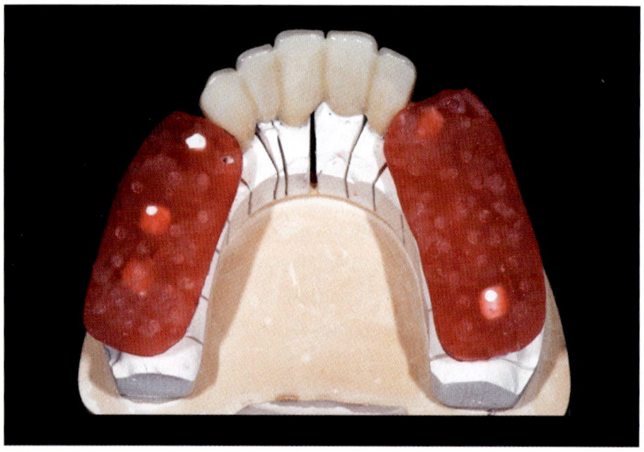

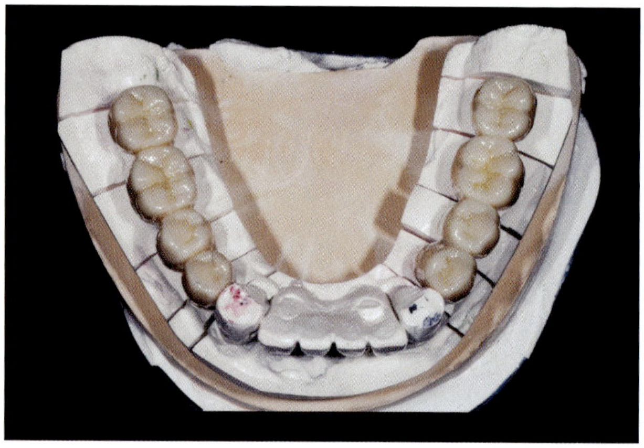

43번 치아를 제외한 전악 임플란트 재건 증례. 33, 43번 치아의 치주 상태가 좋지 않아서 견치 유도교합 대신에 군기능교합으로 교합양식을 설계하였다. 이상적인 교합평면을 갖는 하악 구치부 지르코니아 보철물을 제작한 후, 군기능교합 양식을 부여하기 위해 상악 구치부 임플란트 지대주 위에 패턴레진으로 FGP recording table을 제작하였다.

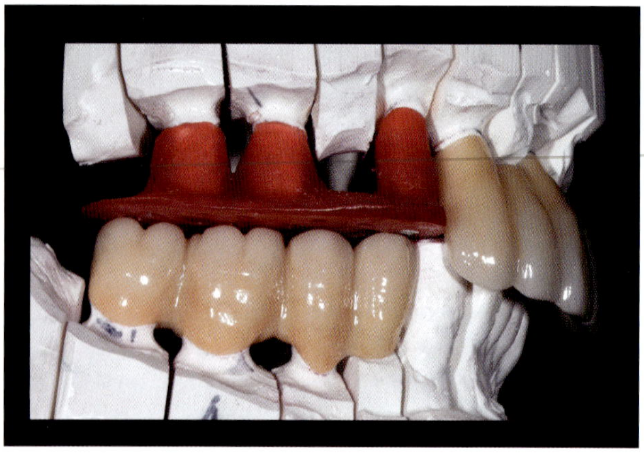

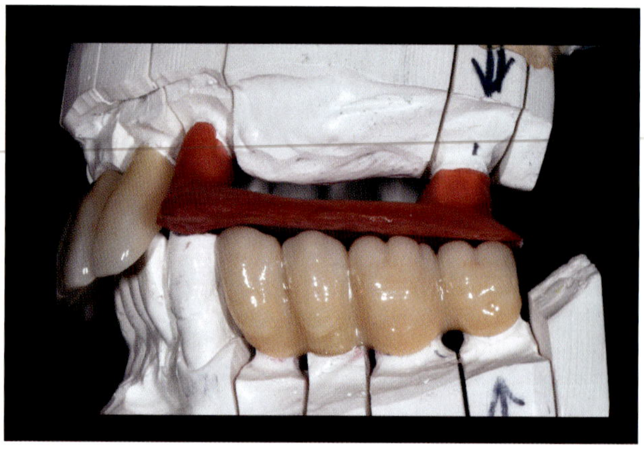

FGP table은 전후, 좌·우 측방 운동시 걸리지 않도록 최소 0.5mm의 freedom을 부여해야 한다.

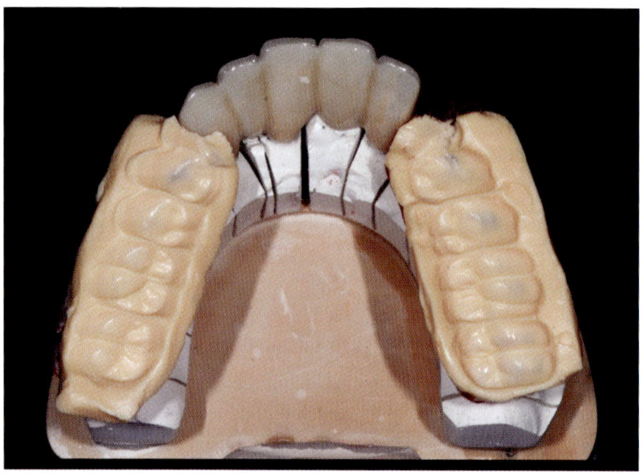

완성된 FGP table 위에 FGP 왁스를 연화시켜서 올린 후, 환자 구강 내에서 좌·우 기능 운동을 유도한다. 이때 FGP 왁스는 FGP wax warmer를 이용하여 연화시키는 것이 바람직하다. 환자의 하악 운동이 기록된 functionally generated path 채득이 완료되었다.

(계속)

증례 1. FGP technique으로 수복한 전악 임플란트 보철 증례

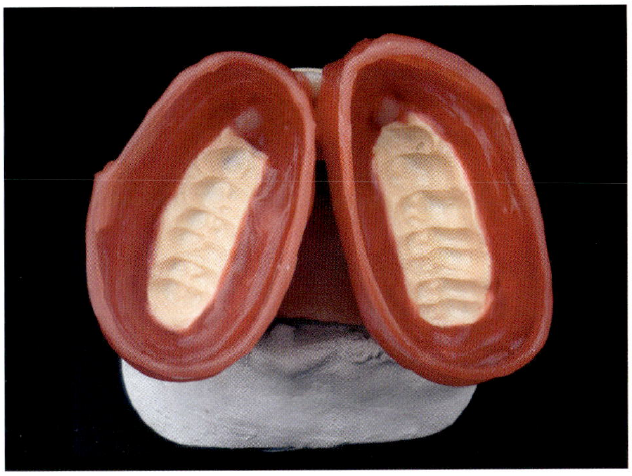

FGP 왁스를 박싱하여 석고를 주입하여 functional core를 만든다.

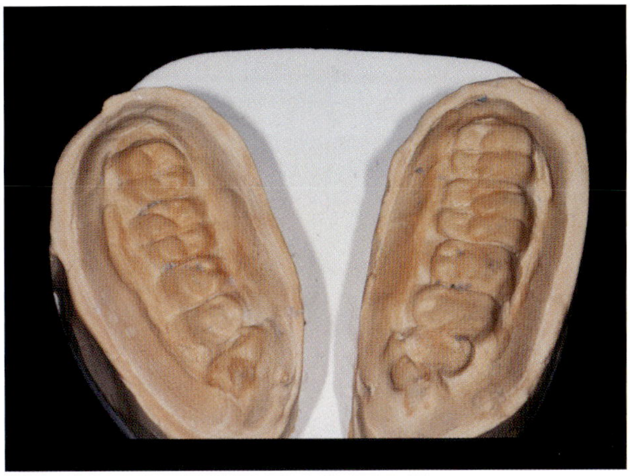

완성된 functionally generated path.

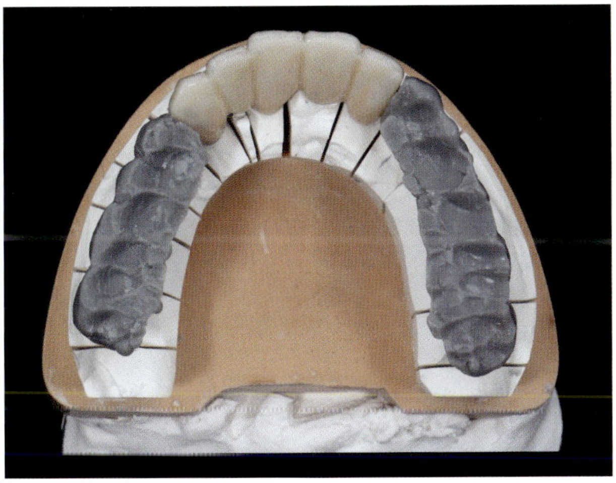

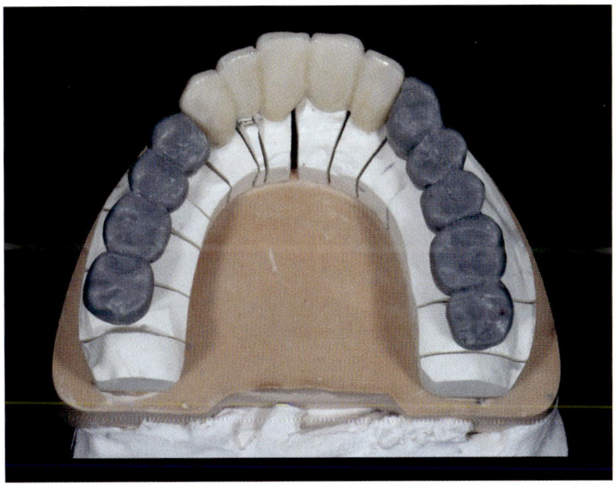

Functional core를 이용하여 상악 구치부의 교합면 왁스업을 진행한다. 기능운동로에 일치하도록 왁스를 추가한 후, 형태를 조각한다.

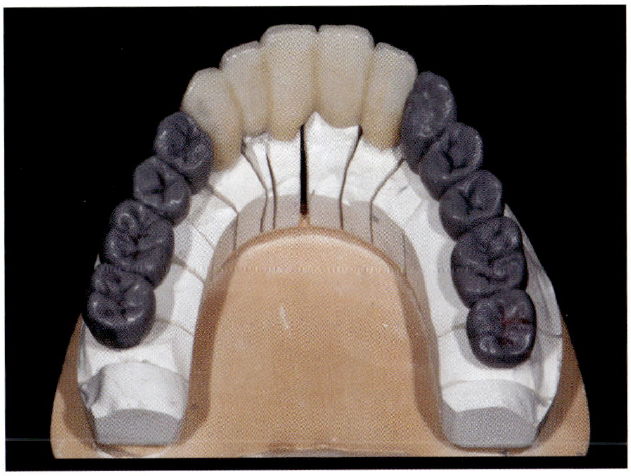

완성된 왁스업 교합면의 모습.

(계속)

증례 1. FGP technique으로 수복한 전악 임플란트 보철 증례

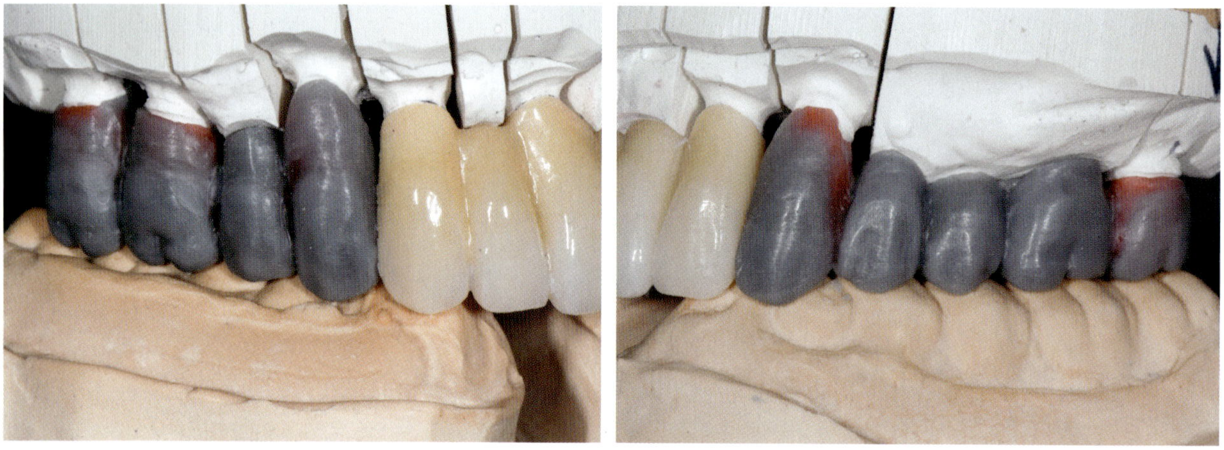

완성된 왁스업 측면 모습.

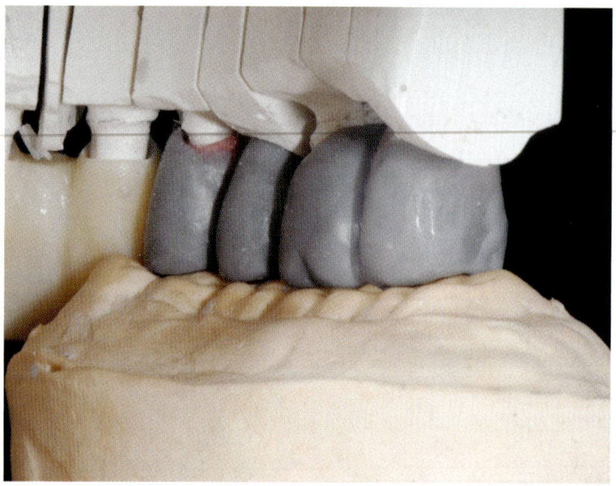

완성된 왁스업의 설측 모습.

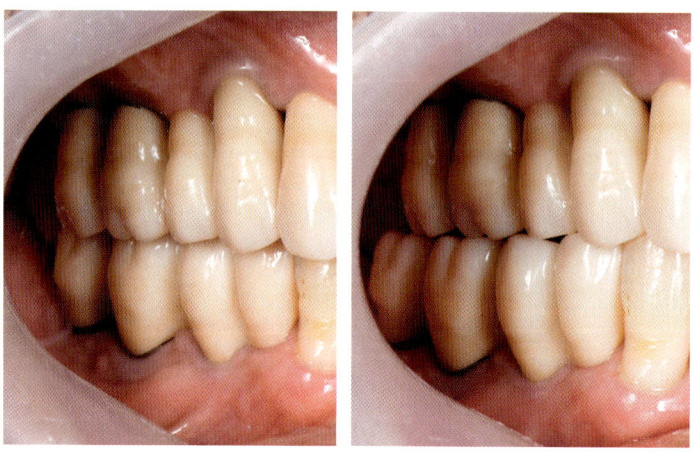

완성된 왁스업을 double scan하여 동일한 형태를 갖는 지르코니아 보철물을 제작하여 장착하였다. 군기능교합을 확인할 수 있다.

(계속)

증례 1. FGP technique으로 수복한 전악 임플란트 보철 증례

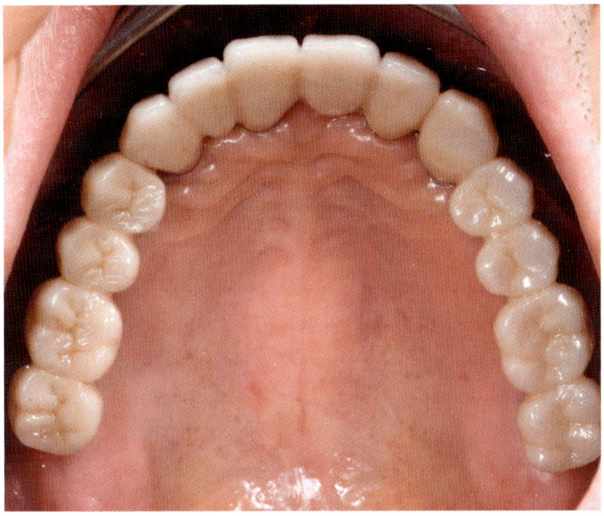

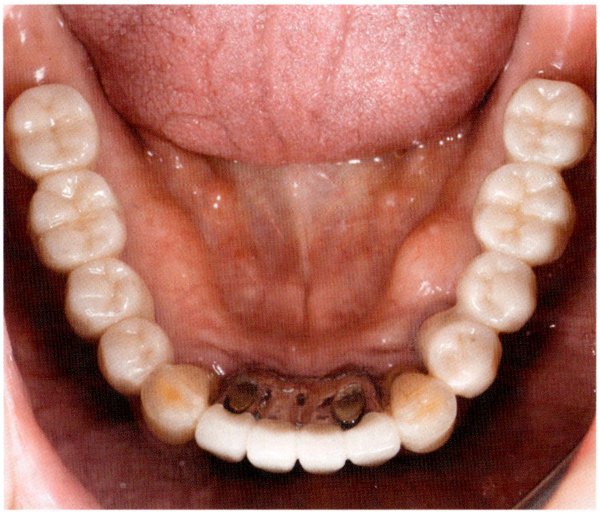

4 CAD-CAM(double scan, transfer)

주조를 통한 고정성 보철 방법이 치과치료에 본격적으로 도입되면서 치과의사들은 보다 정교한 교합에 대해 고민할 수밖에 없어졌다. 더 이상 연조직의 resiliency에 기대어 두리뭉실하게 넘어갈 수 없어진 것이다. 사람들이 보다 심미적인 치아를 추구하기 시작하면서 치과의사들의 고충은 더욱 커지게 되었다. 쉽게 말해서 깨지기 쉬운 재료를 사용하여, 우리 몸 가운데 가장 하중을 많이 받는 열악한 환경에 놓이게 될 적절히 기능하는 아름다운 예술품을 만들도록 요구 받게 된 것이다.

그렇게 스스로의 모순을 애써 눈감아 가며 꽤나 오랜 시간을 지내오던 끝에, 언제나 그렇듯 사람들은 답을 찾아냈다. 지르코니아의 등장이다. 지르코늄은 원자번호 40번의 원소로, 원소기호는 Zr이다. 주기율표에서는 타이타늄(Ti)과 함께 타이타늄족인 4족에 속하는 은회색의 금속이다. 이산화지르코늄(ZrO_2)이 바로 지르코니아이다.

이 흰색의 금속 산화물을 치과 재료로 사용하면서, 기존 치과 보철물과는 다른 개념이 필요해지기 시작했다. 부족함을 채운다는 개념에서는 다를 바가 없으나, 제작 과정의 재구성이 필요했고, 제작의 주체가 사람에서 기계로 옮겨가기 시작했다.

이런 기계의 시대에 각광 받는 재료인 지르코니아의 어떠한 특성에 주목해야 하는 것인가.

1992년 "JPD"에서 Hondrum에 따르면, 정방형의 지르코니아에 외력이 가해졌을 때 균열이 발생된 주변의 구조가 cubic 형태로 상전이되며, 이때 정방형보다 불안정하지만, 부피가 큰 cubic 구조가 localized compressed zone을 형성하고, 결과적으로 균열을 억제하게 된다고 기술했다.

이 상전이가 지르코니아의 임상적으로 유의미한 특징적 물성을 결정 짓는다고 봐도 무리가 없을 듯하다. 도자기 식기류를 제작 판매하는 광고 문구인 '깨지지 않는 아름다움'을 연상하게 하는 부분이다.

"Dental Materials Journal"에서 Daniel Patrick Obelenis Ryan 등은 지르코니아 보철물의 건식 혹은 습식의 삭제나 연마 과정 후 regenerative firing을 시행한 경우와 그렇지 않은 경우, 시편 내의 정방형의 비율을 비교 실험하였다. Regenerative firing의 경우에서 균일한, 즉 안정된 정방형이 관찰되었다고 보고하였다.

금속 합금보다 다루기 어렵고, porcelain fused to metal FPD에서의 framework try-in의 개념이 임상적으로 의미가 전혀 없는 지르코니아 보철물의 제작을 위해서는 조금

4

다른 접근이 필요하다고 생각한다. 즉, cut and solder라는 과정이 절대로 가능하지 않기 때문에 물성의 장점을 극대화하고 임상적 단점은 최소화하는 그러한 치료 과정을 생각해야 한다.

지르코니아 보철치료라고 해서 일반적인 보철치료와 다른 교합 형태가 필요한 것은 아니므로 어떠한 교합의 형태를 부여할지에 대한 논의보다는 지르코니아의 물성의 최대 활용이라는 측면에서 고려해야 할 것들에 대한 점검이 유익하리라 판단된다.

Chuchai Anunmana 등은 "J Adv Prosthodont"에서 지르코니아를 이용한 single crown과 3 unit bridge의 marginal fit을 비교하였다. 짐작할 수 있듯, span이 긴 보철물에서 더 큰 marginal gap을 확인할 수 있었다. 적합도가 보철물의 수명을 좌·우하는 가장 중요한 요소 중 하나인 것 또한 중요하지만, 적절하지 못한 적합도는 애써 구축한 occlusal scheme의 의미를 퇴색시키게 된다.

모두가 공감하듯 CAD-CAM을 이용한 보철물의 적합에서 귀금속 합금에서의 적합을 기대하기란 불가능하다. 앞서 언급했듯이, 지르코니아 framework을 section하고 solder를 하는 과정을 통해 오차를 수정할 수 있는 것도 아니다. 지르코니아 보철물을 사용하면서 임상적으로 받아들일 수 있는 수준의 오차에서 만족해야 한다는 것이 아쉽기는 하지만, 이 문제는 기술의 발전을 통해 충분히 해결될 수 있는 부분이라 생각한다. 이 적합의 문제를 해결하기 위해 정확한 인상의 채득이 우선되어야 하겠지만, 높은 정확도의 인상체를 이용한 지르코니아 보철물의 제작이라 할지라도, 검증 과정이 생략된 지르코니아 보철물의 제작에는 제법 큰 용기가 필요할 것이다. 적합을 확인하거나 수정하거나 보철물의 접착 전 어떠한 형태로든 'try-in'의 과정이 필수이다. 현재 주어진 임상적 환경을 활용하고 우리가 통제할 수 있는 범위 내에서 최선의 결과를 얻기 위한 방법 중 하나로 아크릴 레진 provisional restoration의 사용을 들 수 있다.

통상의 방법으로 기공실에 보철물 제작을 의뢰했다면, 기공실에서는 환자의 해부학적, 그리고 기능적 요구에 맞게 보철물을 디자인하게 될 것이며, 최종보철물과 같은 체적의 provisional restoration을 PMMA resin block을 사용하여, CAD프로그램상의 디자인과 1:1 비율로 상응하도록 최종 보철물과 같은 provisional restoration을 밀링할 수 있다.

실험적 경험을 공유하자면, 동일 피사체를 2번 scan한 다음 이 둘을 서로 중첩시킬 경우, 이론적이라면 이 두 scan data는 오차가 없어야 한다. 그러나 유감스럽게도 이 두 scan data는 일치하지 않으며, 크지는 않지만 일정 부분 오차가 발생한다. 같은 이유에서 PMMA resin provisional restoration이 최종 지르코니아 보철물과 오차 없이 일치하지는 않는다. 그럼에도 불구하고, PMMA resin provisional restoration은 보철물의 최종 제작 이전에 시적의 개념으로는 충분한 임상적 의미를 가지고 있다고 생각한다. Provisional restoration의 첫 번째 임상적으로 의미 있는 기능은 적합의 개선이다.

모든 적합의 확인에 우선되는 사항은 인접면의 적합일 것이다. 일반적인 보철물에서라면, 가장 먼저 최적의 상태로 그 형태가 확인되고 수정되어야 하겠으나, CAD-CAM을 활용한 provisional restoration에서의 인접면 적합의 정도에 그리 많은 시간을 투자할 필요는 없다고 생각한다. 최종 지르코니아 보철물상에서 인접면에 undercut이 형성된 box를 제작하여 composite 레진을 최종 시적과 함께 충전하게 되면, 인접면 적합의 확인 및 수정에 필요한 시간이 최소화될 뿐만 아니라 임플란트 보철에서 향후 발생할 수도 있는 mesial contact loosening에도 어느 정도 효율적으로 대응할 수 있는 방법 중 하나가 될 수 있다. 단, box의 형성이 최소한의 구조적 안정성이 보장되는 두께 이하의 지르코니아를 결과할 것으로 예상된다면 당연히 box의 제작은 포기해야 한다.

임플란트 보철물에 한하지만 인상체의 변형이 판단되면 일반적으로 인상의 재채득을 결정하게 된다. 환자와 술자 모두에게 큰 손실이며 불편이 아닐 수 없다. 이러한 경우에도 인상의 재채득 없이 provisional restoration을 section 후 각각의 abutment 상에서 provisional restoration이 움직임이 없음을 확인하고 고정한 후, 이들 provisional restoration을 구강 내에서 pattern 레진 등을 사용하여 서로 연결하여 고정시킴으로써, master model의 alteration이 가능하다. 즉, 기준이 될 수 있는 abutment에 해당하는 fixture analogue를 제외한 나머지 fixture analogue를 master model에서 제거하고, implant transfer impression에서 model을 제작하는 것과 같은 개념으로 나머지 fixture analogue를 master model에 다시 고정시키면 인상체 변형에 대한 수정이 간단하게 가능해진다.

임플란트 보철물뿐 아니라 자연치아의 보철물에서도 적합을 확인할 수 있는 spray 제품이나 기타의 방법을 사용하여 보철물 내면의 적합을 개선할 수 있다. 단지 최종보철물에서 적합은 보철물 내면의 조절이라면, provisional restoration 단계에서의 조절은 preparation된 지대치와 임플란트 abutment의 최소한의 삭제를 통해 이루어진다. 보철물과의 내면 조기 접촉이 확인되는 부위에 해당하는 지대치상의 접촉점을 삭제하는 과정을 통해 최종보철물에서는 passive fit을 얻을 수 있고, 하중의 집중을 피함으로써 보철물의 피로 파절의 가능성을 최소화할 수 있다고 생각한다.

이러한 지르코니아 보철물의 교합형성을 위한 보철물의 디자인을 함에 있어서, 고정성 보철물의 구조적 안정성 보장은 안정적 교합 구축의 튼튼한 기초가 될 것이다. Hadi Mokhtarpour 등은 "J Dent Res Dent Clin Dent Prospects"에서 지르코니아 보철물의 파절에 영향을 주는 요인들을 다음과 같이 열거하였다.

- 교합 하중 상태
- 시멘트의 종류
- 보철물의 설계
- Sintering 전 지르코니아 블록의 밀도
- 지르코니아의 sintering 정도
- 기계적으로 만들어진 균열
- 준비 과정에서의 잔류 압축 응력
- Yttria의 함유량
- Sandblast 등에 의한 외부 스트레스
- 마모
- 주기적 하중
- 열 화학적 피로 누적

위의 실험 논문은 지르코니아 임플란트 보철물상에 screw hole 없는 group(NH), screw hole을 sintering 전에 밀링 한 group(HBS), 그리고 수작업으로 sintering 후에 hole을 형성한 group(HAS)으로 나누어 파절 강도 실험을 하였다. 결과는 NH > HBS ≥ HAS의 순서였다.

개인적인 의견을 더하자면, NH group에서 보다 큰 파절 강도를 보인 것은 screw hole 존재 여부의 문제는 아니라고 생각한다. 즉, 충분한 두께의 지르코니아가 사용된다면 NH와 HBS의 차이도 크지 않을 것이라 예상된다. 다만, HBS와 HAS 간 유의미한 차이가 없었다는 점에는 주목할 필요가 있다. 그러나 Aboushelib 등이 "J Prosthodont"에서 지르코니아 ceramic의 조작이 지르코니아의 기계적 물성상 부작용이 있을 수 있다고 언급한 점을 고려한다면, 적합 개선을 위한 절삭 기구의 사용은 피할 수 있다면 피하는 것이 좋을 듯하다.

임상에서는 불가피 보철물의 수정을 위해 지르코니아에 외력을 가하게 되며, 이로 인한 상전이에 대한 염려가 있을 수밖에 없다. 그러한 염려는 차치하더라도, 최소한의 equilibration을 통한 광범위 보철물의 완성이 보철을 하는 모든 치과의사들의 염원임은 분명하다.

그 염원을 담은 실용적이며 이미 사용할 수 있고, 거기에 더해 매우 임상적으로 의미 있는 술식들이 많이 보고되었다.

실제 임상에서 임시보철물을 double scan하여 최종보철물을 제작한 증례들을 소개한다.

증례 2.

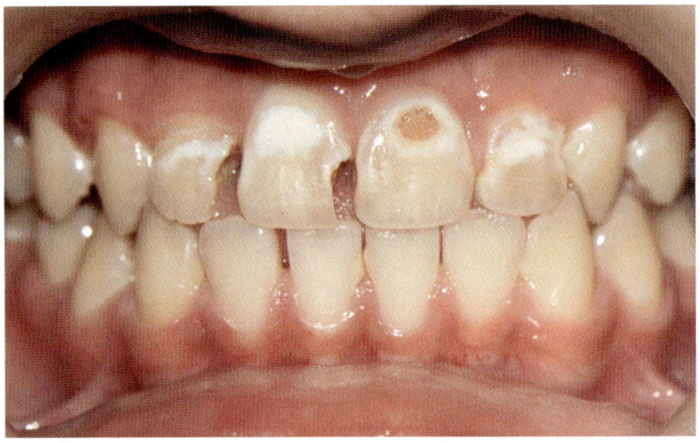

1. 상악 4전치에 심한 우식을 보이는 환자가 내원하였다. 우식 제거 후 크라운 수복을 진행하였다.

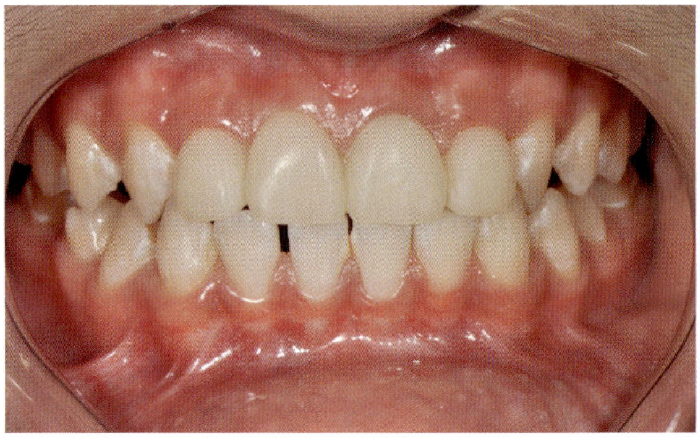

2. 우식 제거 후 임시보철물을 장착하여, 절단부 길이, 구순 지지 등을 확인하였다.

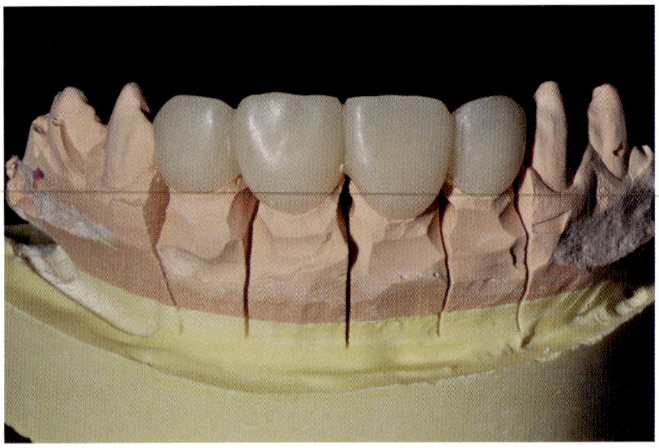

3. 임시보철물을 더블 스캔하여 최종보철물로 이행하였다.

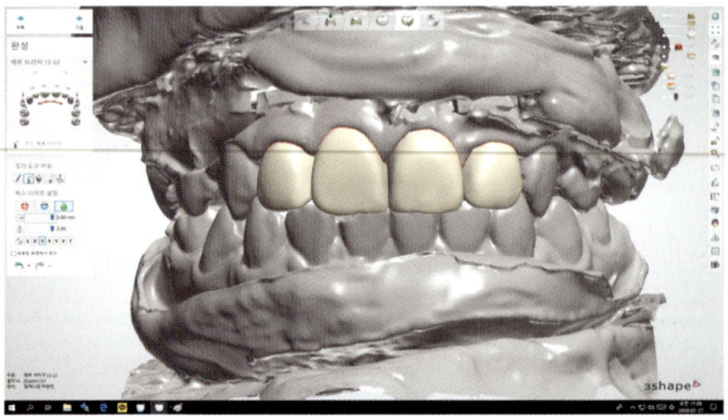

4. 더블 스캔 과정

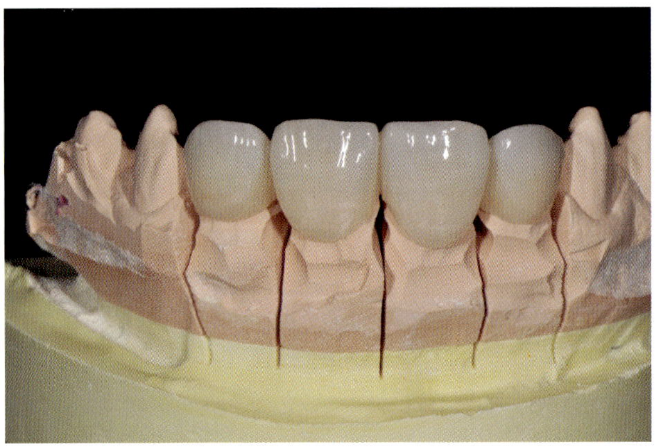

5. 완성된 최종보철물

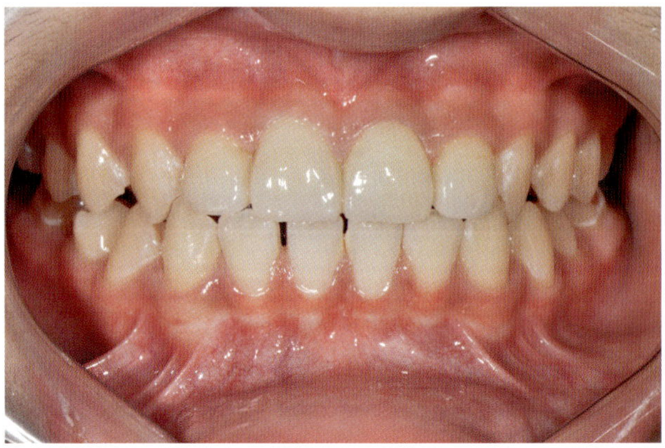

6. 구강 내에 장착된 최종보철물

증례 3.

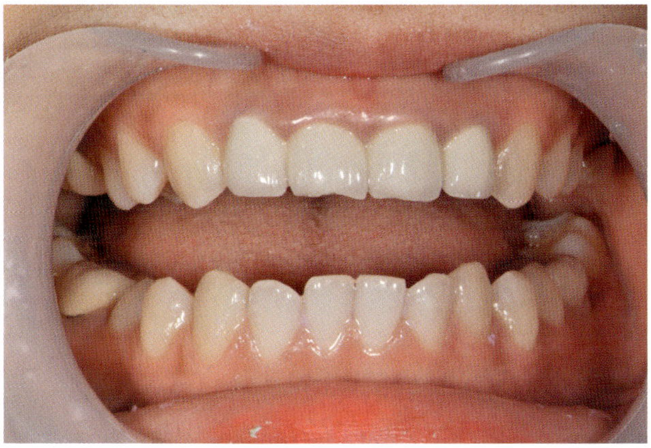

1. 기존 보철물의 파절을 주소로 환자가 내원하였다.

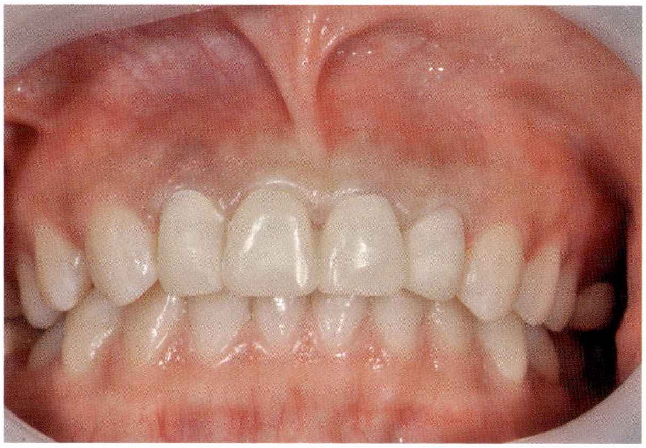

2. 기본 보철물 제거 후 임시보철물을 제작하여 장착하였다.

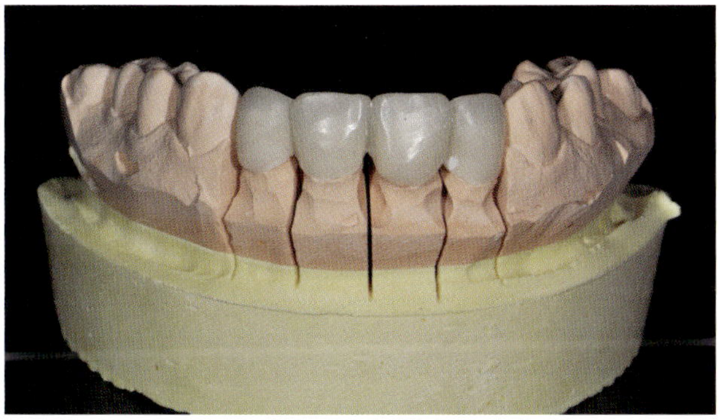

3. 임시보철물을 더블스캔하여 최종보철물로 이행하였다.

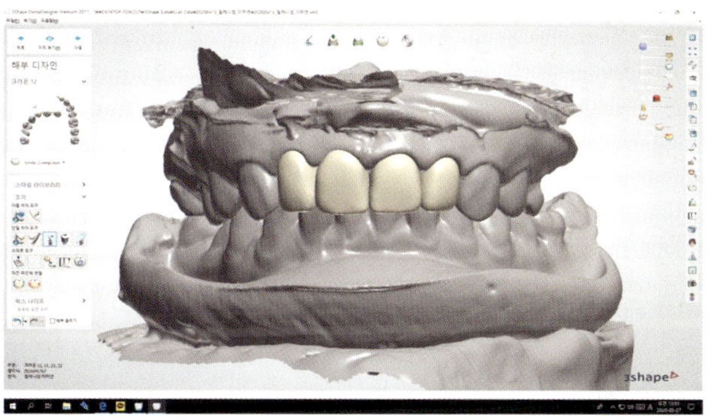

4. 더블 스캔 과정

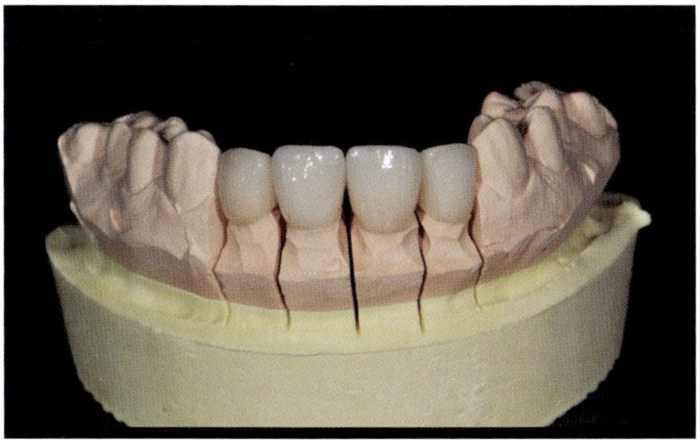

5. 임시치아와 동일한 최종보철물

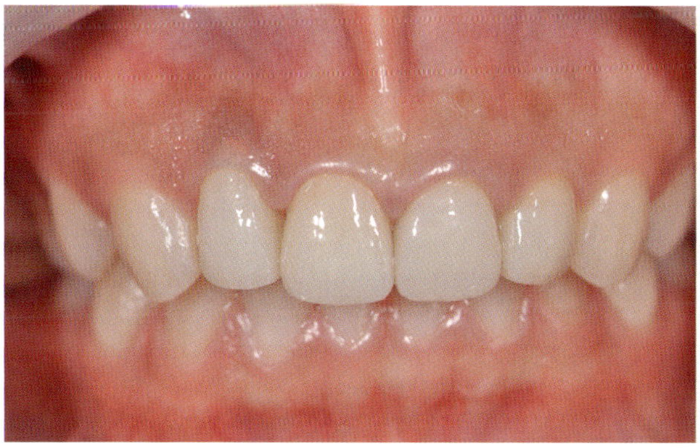

6. 구강 내에 장착한 최종보철물

증례 4.

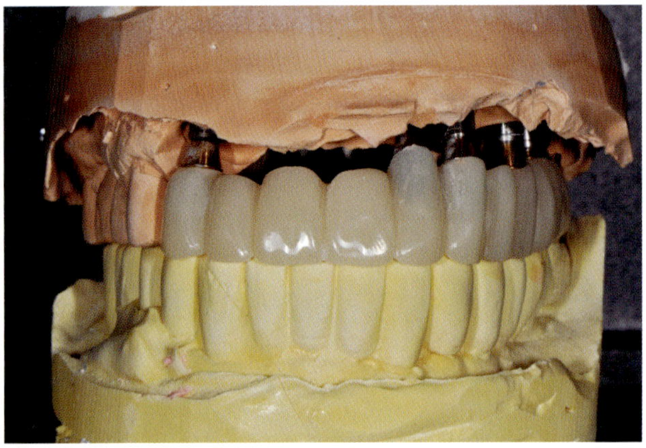

1. 임플란트 임시보철물

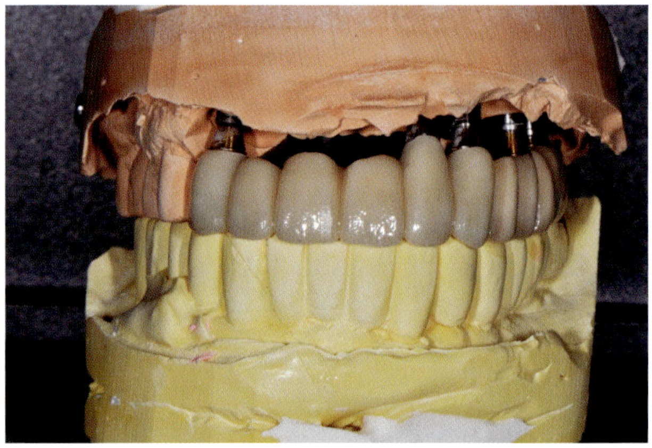

2. 더블 스캔 과정을 통하여 임시보철물과 동일한 형태의 지르코니아 최종보철물이 제작되었다.

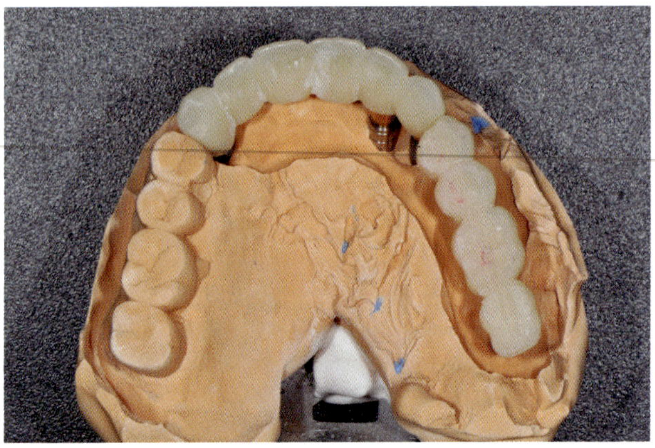

3. 임플란트 임시보철물

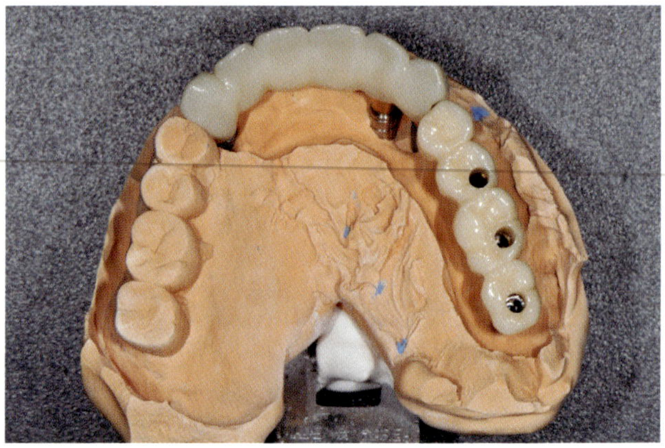

4. 더블 스캔 과정을 통하여 임시보철물과 동일한 형태의 지르코니아 최종보철물이 제작되었다.

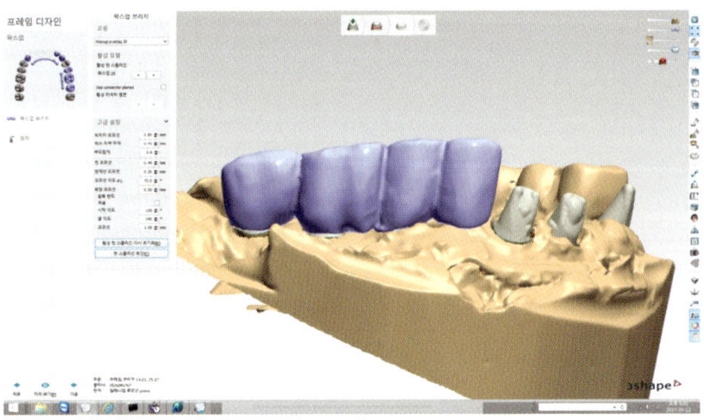

5. 더블 스캔 과정. 임시보철물을 더블 스캔하였다.

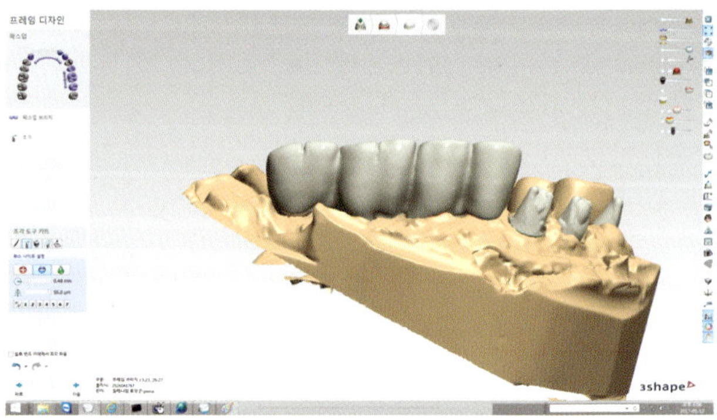

6. 임시보철물의 형태를 최종보철물로 이행하여 디자인하였다.

(계속)

증례 4.

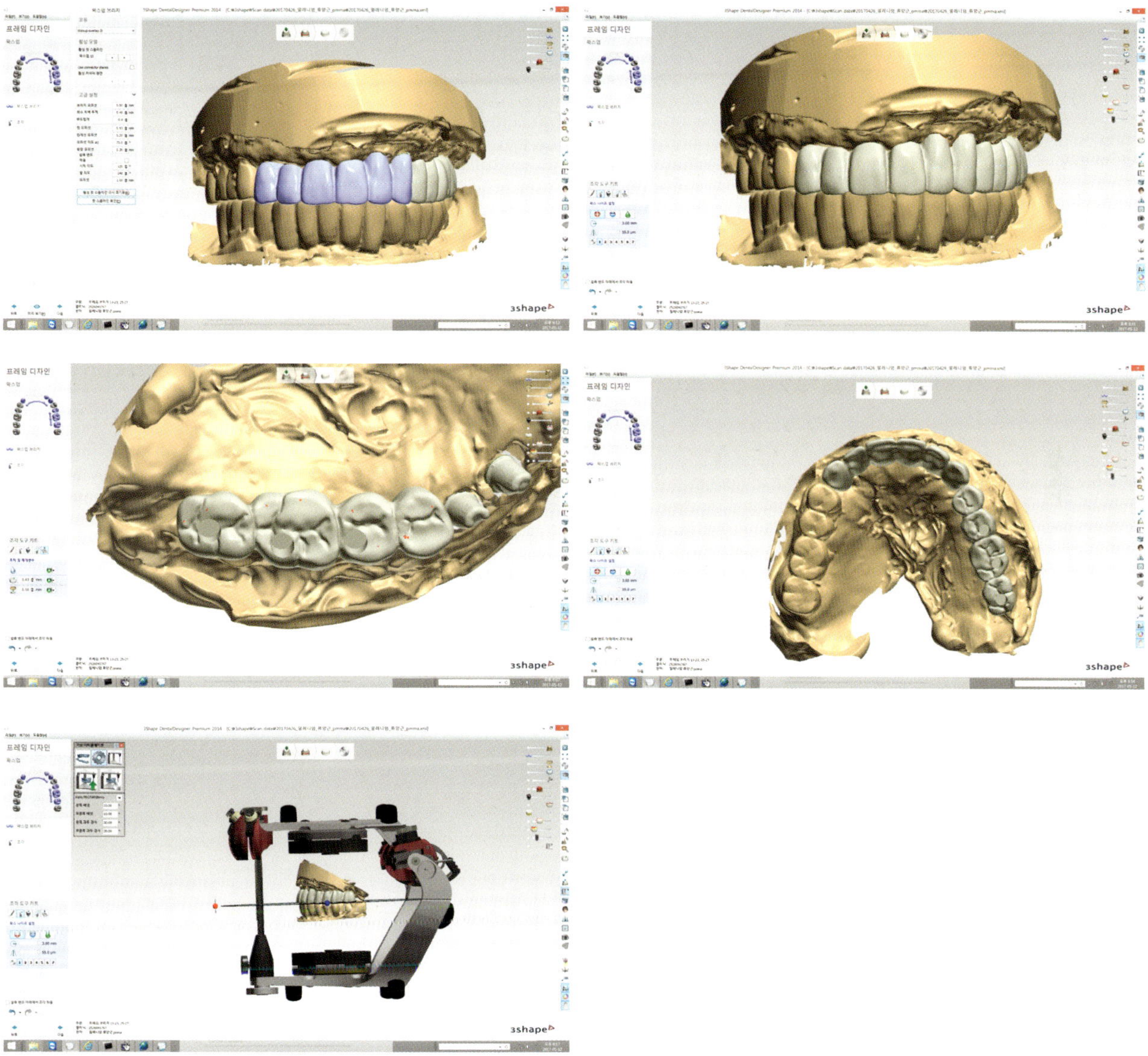

7. CAD design 과정

증례 5.

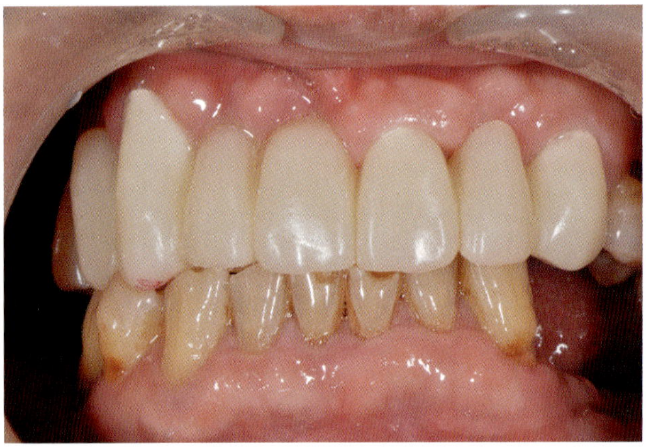

1. 환자 구강 내에 장착된 임시보철물. 절단연 길이, 구순 지지, 절치 유도 등이 확인되었다.

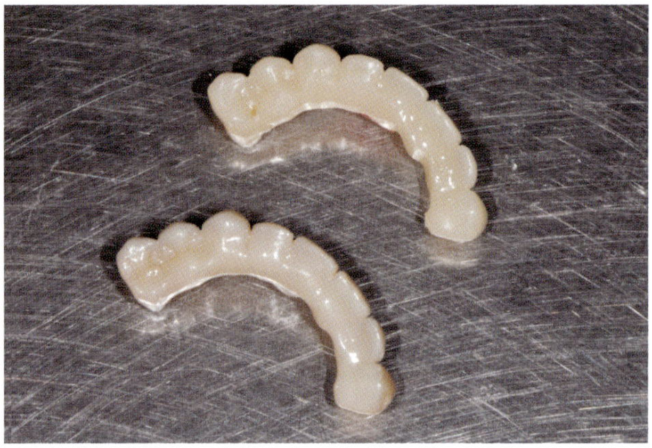

2. 임시보철물을 더블 스캔하여 임시보철물과 동일한 형태의 최종보철물을 제작하였다. 임시보철물 상에서 확인된 절치 유도가 최종보철물에서 재현되었다.

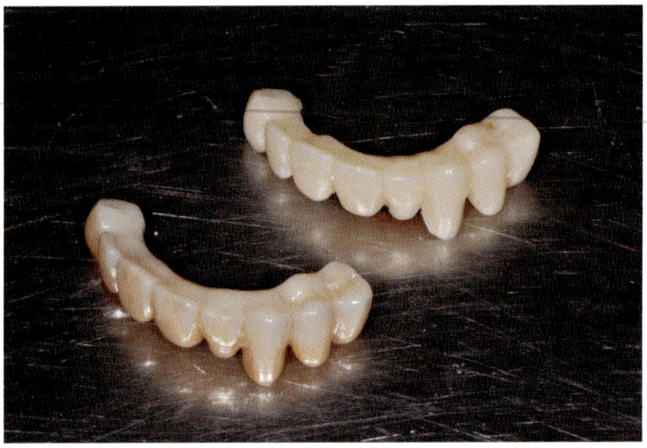

3. 임시보철물과 동일하게 제작된 지르코니아 최종보철물

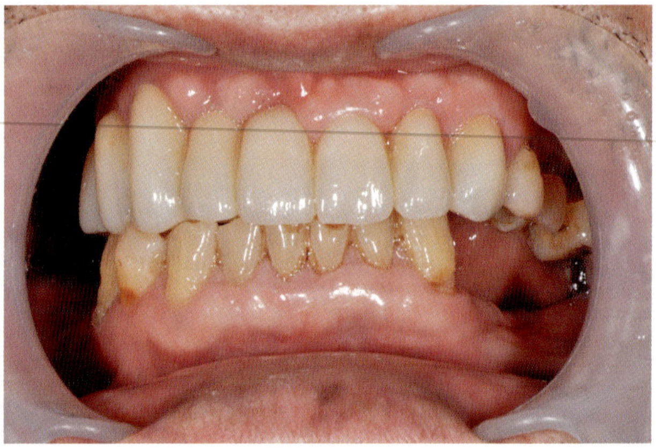

4. 완성된 최종보철물

증례 6.

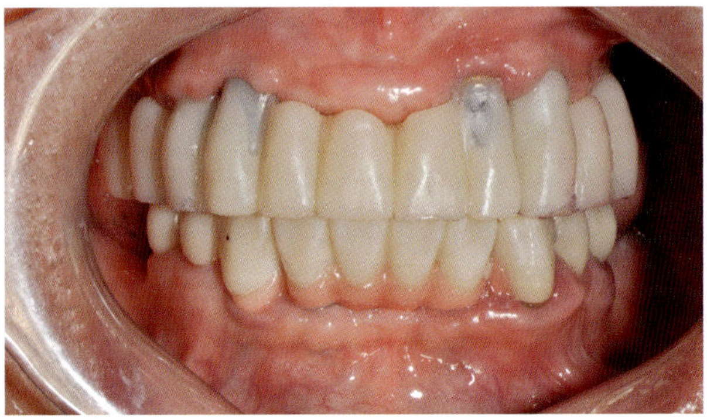

1. 구강 내에 장착된 임플란트 보철물

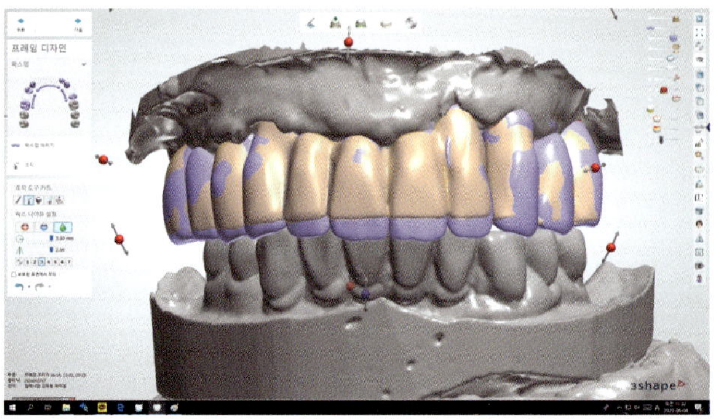

2. 더블 스캔 과정을 통하여 임시 치아를 CAD 소프트웨어상에 소환하였고, 임시 치아를 기준으로 절단연 길이, 협측 형태 등을 조정하였다.

(계속)

증례 6.

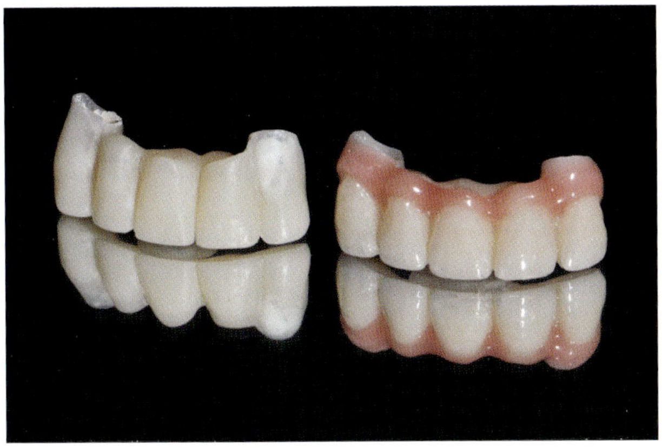

3. 임시보철물을 참고하여 제작한 최종보철물

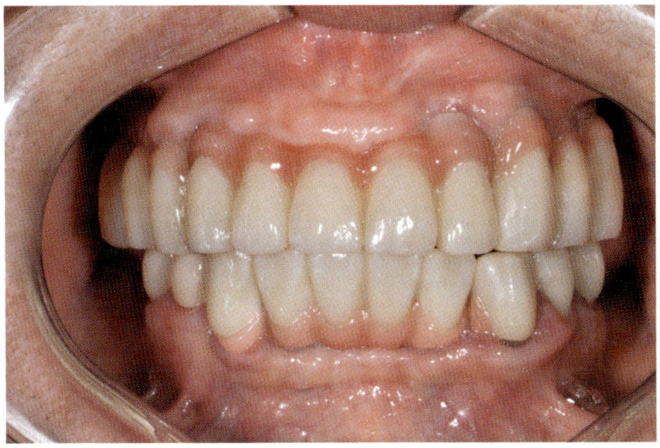

4. 완성된 지르코니아 최종보철물

5 Digital articulator

치의학 분야에서 디지털 기술이 발전되면서 관련 용어들이 속속 소개되고 있으나 아직 명확한 용어의 정의가 통일되지는 못한 듯하다. 디지털 혹은 가상 교합기는 가상현실 기술을 기반으로 하여 임상적 치료를 발전시키기 위한 소프트웨어라고 정의내릴 수 있다. 그러나 가상현실, 즉 교합기가 컴퓨터 모니터상에서 실제처럼 보이게 하는 것만이 그 목적은 아니어야 한다.

3D 가상 교합기는 물리적인 교합기처럼 하나의 실제적인 형상을 가지고 있는 것이 아니다. 이는 하나의 시스템으로 볼 수 있으며, 이는 3가지의 구성 요소로 이루어진다. 우선 3D 스캐너 형태의 입력장치(input device)와 교합간섭을 찾을 수 있고 보철물 모델링을 할 수 있는 3D 가상 교합기 소프트웨어(virtual articulator software), 그리고 출력장치(output device)인데 이 3가지가 하나의 시스템을 이루면서 가상 교합기의 기능을 할 수 있다. 요약하면 입력(input)-처리(process)-출력(output)이 하나의 시스템을 이루면서 기능을 한다.

각각에 대해서 살펴보면 우선 입력장치는 입력 대상에 따라 크게 두 가지로 나눌 수 있다. 실물 모형과 교합기가 있는 경우와 실물 캐스트와 교합기가 없는 경우이다. 실물 모형과 교합기가 있는 경우에는 다시 교합기를 전부 스캔하는 경우(예: Medit Korea, CS ULTRA, DWOS)와 안궁이전(facebow)만 스캔하는 경우(예: ATOS I v.2, GOM GmbH, Braunschweig, Germany)로 나눌 수 있으며, 실물 모형과 교합기가 없는 경우에는 가상 안궁이전(virtual facebow)을 동반한 구강 내 디지털 스캐너를 이용한다.

두 번째로 가상 교합기 소프트웨어(virtual articulator software)로는 하악의 움직임을 평균적인 움직임으로 가정하는 mathematically simulated virtual articulator가 있으며, 하악의 움직임을 그대로 재현하는 completely adjustable articulator로 분류된다. 우선 mathematical simulation은 물리적인 교합기의 움직임을 기본으로 하여 하악의 움직임을 재현하는 것을 의미한다. 이는 fully adjustable 3D virtual articulator로써 모든 교합기의 움직임을 재현할 수 있다. 이러한 가상 교합기는 curved Bennett movement나 기타 다른 환자의 움직임을 인기할 수 있는 추가적인 셋팅값을 필요로 한다. 이러한 형태의 가장 주요한 단점으로는 이는 환자의 고유 움직임을 따라하는 것이 아닌 각각의 움직임의 평균값을 나타내는 것이라고 할 수 있다(예: Statros 200, Szentpetrey's Virtual articulators). Completely adjustable articulator는 하악 운동 분석 장치(jaw motion analyzer)로 불리는 electronic jaw registration system을 이용하여 하악의 움직임을 정확히 재현한다. 이것은 하악의 움직임을

4

3가지 주요 평면으로 구성된 각각의 평면에 대하여 인기하고 재현함으로써 하악 움직임 경로를 설정하고 이를 컴퓨터 스크린상에서 3차원적으로 재구성하여 보여준다. 소프트웨어는 이러한 동적인 움직임에서 발생하는 교합간섭을 계산하고 가시화함으로써 적절한 교합평면과 보철물을 디자인할 수 있도록 하게 된다(예: Kordass and Gartner Virtual articulators).

앞서 출력으로 표현된 단계에서 문자 그대로라면 3D 프린팅을 통한 모형의 제작과 보철물의 제작에 해당하겠으나, 아직 모든 단계를 프린팅에 의존하기에는 임상적인, 그리고 제도적인 무리가 따른다. 따라서 일반적인 경우 출력의 단계는 CAD-CAM을 통한 보철물의 제작 단계로 볼 수 있다.

지금까지의 내용을 바탕으로 가상 교합기를 사용하는 과정은 그림 4-39로 나타낼 수 있다. 우선 환자의 상·하악을 가상 데이터로 변환한다. 이는 어떠한 입력장치를 쓰는지에 따라 다르며, 각각에서 권유하는 형태의 입력장치를 사용하게 된다. 다음은 하악의 움직임을 어떠한 방식으로 처리할지 선택하고, 각 방식에 따른 하악의 움직임을 통해 교합을 조정한다. 마지막으로 이를 3D 형태로 확인한다. 가상 교합기를 이용할 경우 기존의 CAD/CAM 방식을 이용한 보철물에서 제작 후 처리과정(post processing)이 생략될 수 있어 더욱 정확하고 빠른 보철물의 제작을 기대할 수 있을 것으로 예상한다.

Virtual articulator는 악골 운동을 재현하고, digitalize된 교합면을 그 하악의 움직임에 맞게 옮기고, 교합장애가 없는 교합평면을 형성하도록 할 수 있다(그림 4-40). 교합력, 교합점의 위치, 그리고 그 타이밍 등을 스캔하여 digital 교합에 반영하도록 하는 개념도 소개되었지만, 아직은 실제 교합기의 사용에 도움을 주는 정도일 뿐 실제 교합기를 대신하거나 혹은 컴퓨터가 알아서 교합을 만들어 주거나 하는 일은 조금 더 기다려봐야 할 듯하다(그림 4-41).

Virtual articulator라고 하더라도 안궁 이전과 posterior determinant에 대한 설정이 없다면 아무런 의미가 없는 평균값 교합기에 불과하게 된다. Eneko Solaberrieta 등은 'Direct transfer of the position of Digitized Casts to a Virtual Articulator'를 통해 digital 환경에서의 교합기에 대한 설명을 하고 있다. 우리가 실제 진료실에서 사용하는 교합기는 이미 우리가 잘 알고 있듯 교합기의 양측 과두와 그 외의 한 reference point가 이루는 기준 평면과 교합평면과의 관계를 장치 위에 기록해 두는 장치이며, 여기서 악골 운동을 재현할 수 있도록 돕는 것이 그 사용 목적이다.

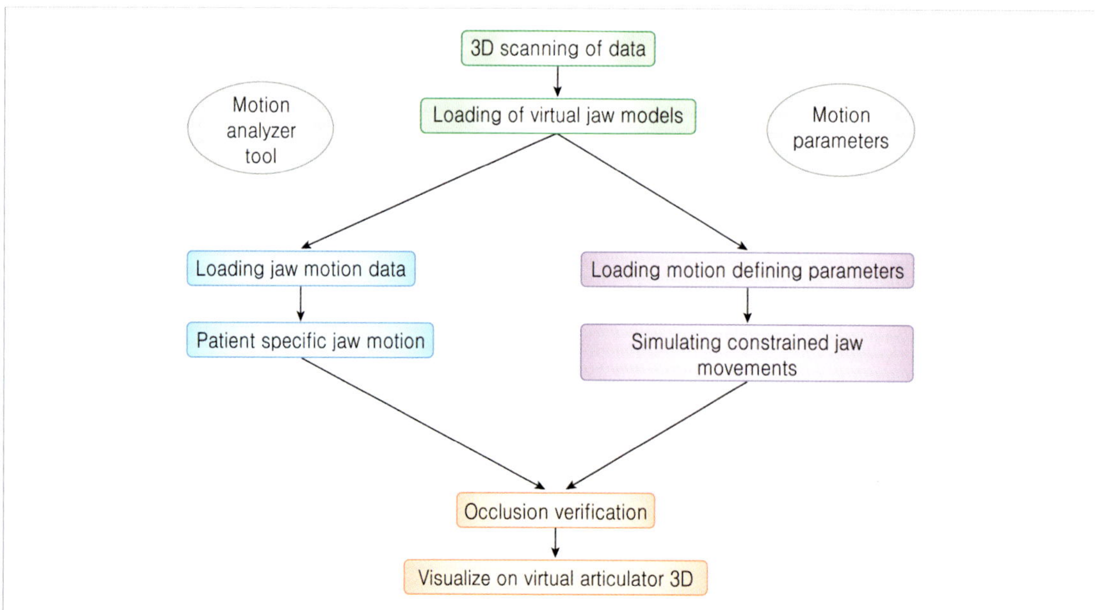

그림 4-39. 가상 교합기의 작업 흐름(work flow).

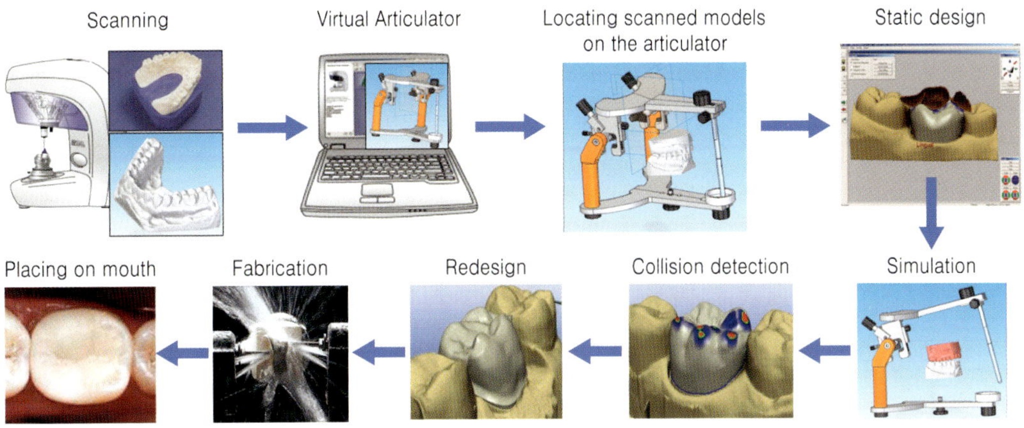

그림 4-40. 가상 교합기를 이용한 보철물 제작 과정.

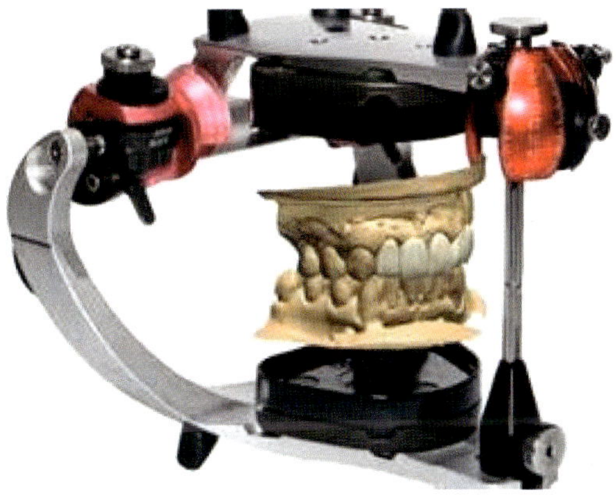

그림 4-41. Virtual articulator의 예.

Digital 교합기도 다르지 않다. 교합기에서 사용되는 석고 모형 대신 구강 내 scan을 통해 얻은 data로 이루어진 가상의 모형을 가상의 교합기에 어떻게 마운팅 시키는가의 차이일 뿐이다.

영화 속 특수촬영 기법의 근사한 장면 뒤에는 배우들의 보이지 않는 수많은 노고가 있다. 동작을 대표할 수 있는 곳에 target이 고정된 장치를 착용한 연기자의 연기를 촬영하면, 그 화면 위에 원하는 그래픽을 덧입히는 방법으로 자연스러운 동작을 화면 위에 재현하게 된다고 한다. Digital facebow도 같은 원리이다.

Solaberrieta 등은 'Virtual facebow technique'을 통해 특수촬영 기법과도 같은 virtual facebow를 소개했다.

공간에서 교합기와 환자의 치열이 갖는 절대 좌표의 의미는 불필요하고, 그 상대적인 관계만이 필요할 뿐이다. 교합기와 치열의 위치는 각각 temporo-mandibular joint, 그리고 다른 하나의 reference point인 infraorbitale가 이루는 평면과 교합평면으로 대표된다. 교합평면 역시 세 점으로 결정될 수 있으므로, 편평한 판 위에 놓인 교합지에 의해 표시되는 가장 높은 세 점을 찾아 교합평면을 결정하는 세 점으로 사용한다(그림 4-42).

Target이 설치된 pointer는 머리에 고정된 부분과 설정해야 할 평면을 대표하는 점을 표시할 수 있는 부분으로 나뉘게 된다. Pointer는 양측 temporo-mandibular joint, 그리고 다른 하나의 reference point인 infraorbitale 위에 위치되고 촬영되어 교합기 위에서의 기준 평면을 결정하게 된다. 이미 찾아 둔 교합면을 대표하는 세 점 역시 pointer를 위치시키고 촬영하여 그 위치 관계를 결정한다.

위의 과정이 안궁 이전를 대신하는 과정이며, 이제 scan한

4

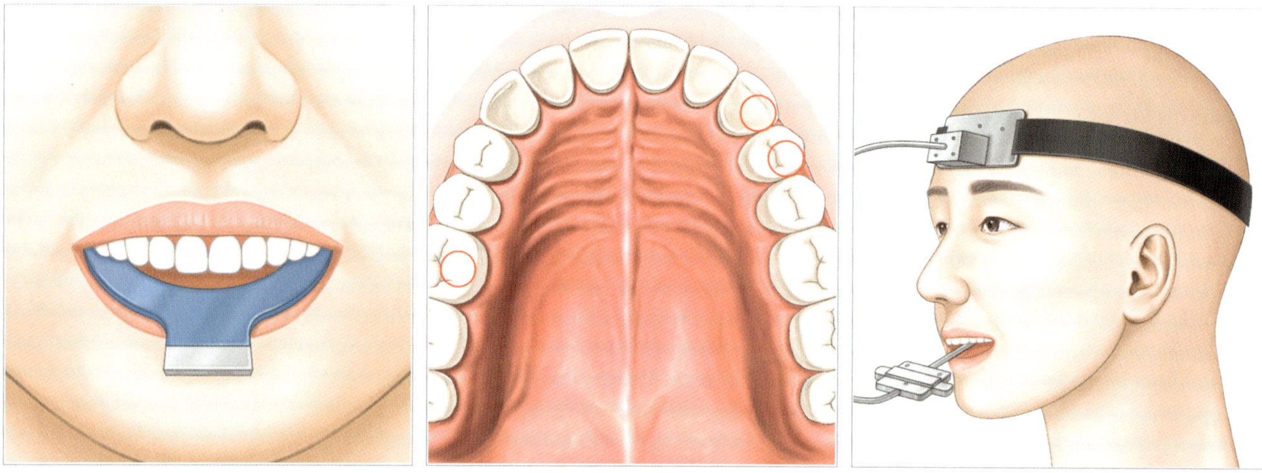

그림 4-42. Virtual facebow의 교합평면 설정.

모형을 그 위에 덧입히면, 가상의 교합기에 마운팅된 상·하악 모형을 얻게 된다. 물론 가상의 교합기는 우리가 통상적으로 사용하는 교합기에서의 조절 요소들을 모두 조절할 수 있다. 또는 통상의 방법대로 반조절성 교합기에 모델을 mount하고, 그 자체를 스캔하는 방법도 가능하다(그림 4-43).

6 디지털치의학과 교합

1) Digital dentistry의 발전

디지털 치의학의 발전으로 여러 치과 치료 분야에서 디지털 장비들이 속속 도입되고 있다. 예전에는 단순히 단일치아 금관이나 인레이 등만 제작이 가능했으나, 현재에 이르러서는 고정성 국소의치, 가철성 국소의치, 총의치 그리고 임플란트 보철물까지도 디지털 기술을 이용해 제작이 가능하게 되었다. 구강 스캐너의 정확도는 전악 스캔을 가능하게 할 정도로 많이 향상되었으며, 다양한 영역에서 사용되고 있다.

교합기 역시 다양한 방법으로 발전해왔다. 처음 교합이 연구될 때에는 무치악 환자가 사용하는 총의치에서 교합을 어떻게 설정해주어야 하는가 하는 문제를 가지고 연구가 되었고, 그 이후로 여러 선학들의 연구를 통해 교합이론이 정립되게 되었다. 이러한 과정에서 자연스럽게 구강악안면의 구조물을 모방하여 구강 외로 가져온 교합기가 필요하게 되었고, 여러 가지 방식을 사용하는 교합기들이 현재 사용되고 있다.

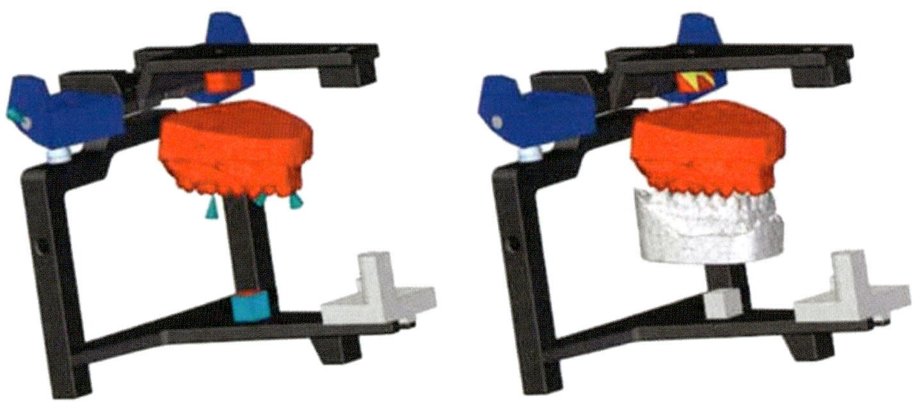

그림 4-43. Virtual facebow를 사용한 모형 마운팅의 완성.

2) Virtual articulator의 구성

가상 교합기는 3D scanner로 표현되는 입력장치, collision detection이 가능한 보철물 modeling을 할 수 있는 3D 가상교합기 소프트웨어, 마지막으로 디자인한 보철물을 출력할 수 있는 출력장치가 필요하며 이 3가지 과정을 통해 이루어진다.

(1) 입력장치(Input device)

실제 교합기와 캐스트를 사용하는지에 따른 방식으로 2가지 종류로 나눌 수 있다. 먼저 전체 articulator를 scan하는 방식에는 Medit Korea, CS ULTRA사 등의 제품이 있으며 facebow를 scan하는 방식엔 ATOS I v.2, GOM mbH 등이 있다. 또한 conventional articulator와 모형이 없는 경우는 intraoral scanner를 이용해 구강 내 정보를 채득하고 virtual facebow를 이용하여 안궁 이전을 하게 된다(그림 4-44).

(2) 가상교합기(Virtual articulator software)

① Mathematically simulated articulator

수학적으로 simulation된 articulator의 움직임을 재현하는 것이며 이 방식의 단점은 환자 개개인의 specific한 움직임이 아닌 articulator software에 입력된 수치를 바탕으로 평균적 움직임까지만 보여준다는 점이다. 전후방 운동, 측방 운동 시의 한계 운동 수치, Bennett angle, immediate side shift, 과두 경사각, opening of bite 등이 이 software에 고려된다.

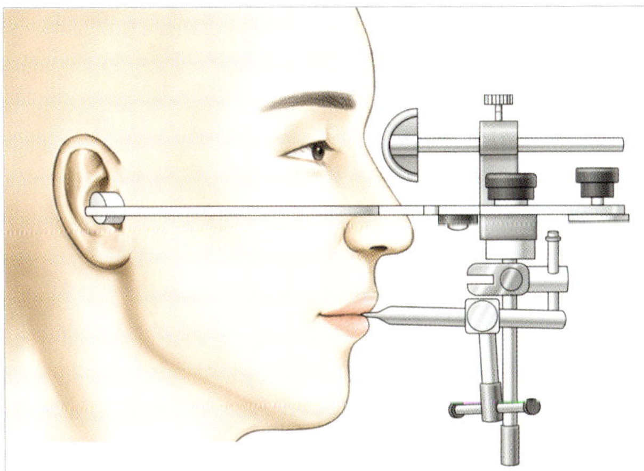

그림 4-44. Facebow를 스캔하는 과정.

② Completely adjustable articulator

하악의 움직임을 완전하게 반영한 것으로 jaw motion analyzer라고 불리는 부가적인 장비가 필요하다. 이는 jaw tracker의 일종으로 초음파를 기반으로 하여 하악의 움직임을 추적하는 장치이며 최근 Exocad와 같은 다른 프로그램들과 연동하여 사용할 수 있다. Completely adjustable articulator software 상에서 static과 kinematic occlusion collision을 계산 및 시각화하고, 이를 반영해 적절한 교합면을 가진 보철물을 디자인할 수 있게 된다.

(3) 출력장치(Output device)

일반적인 CAD program에 해당하며, Exocad, 3shape 등이 대표적이다.

일례로, 출력장치로서 많이 쓰이는 Exocad에는 가상교합기 모듈이 있다. 이 가상교합기는 기계적 교합기에 기초한 수치들을 입력함으로써 반조절성 교합기와 같이 하악 운동을 재현한다. 변수들로는 시상과로 경사각, Bennett angle, immediate side shift 값 등이 있다. 재현할 수 있는 운동으로는 전방, 후방, 좌측방, 우측방 운동이 있으며, 운동 범위를 mm 단위로 설정할 수 있다.

Exocad에서 석고 모형을 스캔하여 가상 교합기 내에 위치시키는 방법은 자동 위치 방법과 수동 위치 방법 2가지가 있다.

① 자동 위치 방법: 반조절성 교합기에 석고 모형을 마운팅하고, 교합기와 석고 모형을 통째로 스캔함으로써 모형을 곧바로 위치시키는 방법이다.

② 수동 위치 방법: 교합시킨 석고 모형을 스캔하고, 모형의 교합평면을 자동적으로 Bonwill 삼각형을 고려하여 위치시키거나, 모형을 마우스로 드래그하여 위치시키는 방법이다.

보철물 제작 시 가상 교합기의 동적 적응(dynamic adaptation) 기능을 쓰면 보다 편리하다. 이는 functionally generated path 테크닉과 유사하다. Exocad의 경우, 가상 교합기에서 동적 교합(dynamic occlusion) 기능으로 하악 운동을 재현하고 보철물을 자유수정(free-form)하여 대합치에 맞춤으로써 교합간섭을 줄인 보철물을 제작할 수 있다.

3) 가상 교합기의 발전

1999년도에 처음 소개된 Szentpetery의 가상 교합기는 전조절성 3D 가상 교합기로 곡면의 Bennett angle을 포함하는 교합기의 다양한 움직임을 구현할 수 있었다. 하지만 환자의 구강 운동을 쉽게 채득하기는 어려웠다. 또한 그것은 수학적인 시뮬레이션을 기반으로 하였다. 2000년도에 소개된 Kordass와 Gaertnet의 가상 교합기는 jaw motion analyzer (Zebris)를 이용해 하악의 움직임을 이전할 수 있었다. 이후에 기계식 교합기에 기반하여 가상교합기를 만들기 위한 여러 시도가 있어 왔다.

가상 교합기의 주된 목표는 보철물의 디자인을 개선하기 위해 운동학적 분석을 더하는 것이다. 그리고 가상 교합기는 실제 교합기를 사용하면서 발생하는 문제인 교합인기재의 변형이나 석고의 팽창, 교합기 자체의 유지관리 문제 등을 해결할 수 있는 장점이 있다.

가상 교합기가 없다면 CAD/CAM으로 보철물을 설계하여 만든다고 하더라도, 그 보철물은 단순 접번 교합기에서 만든 것 정도의 교합면 형태를 가지게 된다. 따라서 구강 내에서 많은 시간을 들여 조절해야 하고, 보철물의 강도에도 영향을 미치게 된다. 그렇기 때문에 CAD/CAM으로 보철물을 제작하는 경우에도 가상 교합기가 필요하게 되고, 하악의 움직임을 재현하여 이러한 단점을 극복해야 한다(그림 4-45).

4) 가상 안궁이전

치의학에서 가장 오랫동안 연구되어 온 분야 중 하나인 교합기와 가장 최신 기술인 디지털 기술은 근래에 와서 서로 만나게 되었는데, 바로 전악 스캔을 이용한 모델의 데이터와 안궁 이전을 포함하는 가상교합기 부착이 바로 그것이다. 이전에는 디지털 기술을 이용하여 수복물을 제작할 때 평균치로만 부착하게 되어 교합간섭을 없애는 것이 힘들었지만, 안궁 이전을 시행함으로써 구강 내에서 조절하는 부분을 최소화할 수 있다. 구강스캐너와 가상 교합기, 가상 교합기록 및 가상 안궁의 개발로 수복물의 설계 및 정확성이 향상되었다.

물론 실제 교합기에 실제 석고 모형 또는 3D printer로 출력한 모형을 안궁을 이용하여 부착 후 교합기를 통째로 스캔하는 방법을 사용할 수도 있겠지만, 만약 모델 없이 보철물을 제작한다면, 두개골에서 상악의 위치를 측정하여 디지털로 전달하는 방법이 필요하게 된다.

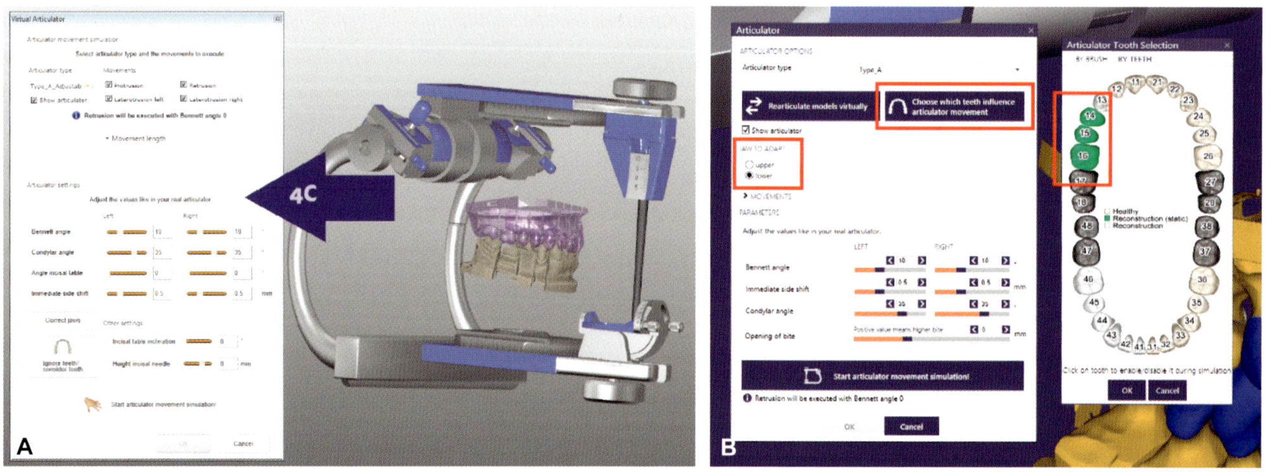

그림 4-45. A, Exocad(Exocad GmbH사)의 가상 교합기 모듈. 기계적 교합기에 기초한 수치들을 입력함으로써 반조절성 교합기와 같이 하악 운동을 재현한다. B, Exocad에서 보철물을 설계할 치아들과 교합기의 운동에 영향을 받을 치아들을 선택하는 모습.

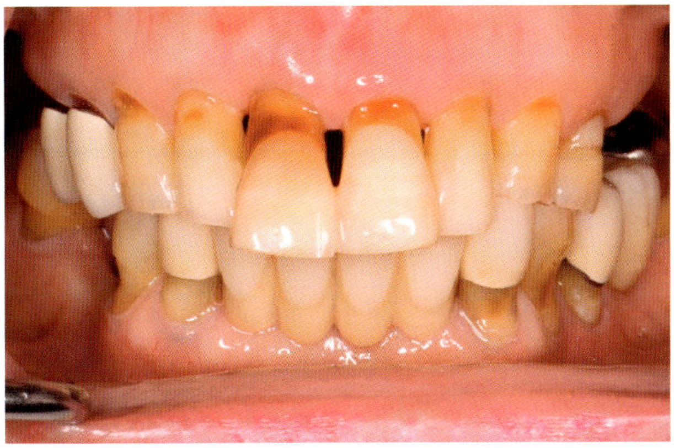

그림 4-46. 환자의 초진 구내 정면 모습.

5) 실제 증례

디지털 기술을 이용하여 실제 환자의 진단, 왁스업, provisionalization 및 최종보철물까지 진행한 증례를 소개하고자 한다.

63세 여자 환자로 '이가 없는 부분을 임플란트로 치료받고 싶다. 앞니가 튀어나온 것을 고치고 싶다'는 주소로 내원하였으며, 검진 결과 교합평면의 부조화 및 구치부의 결손부위 수복 위해 임플란트를 동반한 전악 고정성 보철물 치료로 계획하였다(그림 4-46).

(1) Digital diagnosis & virtual articulator setting

안궁 이전 후 악간 관계 채득하여 교합기에 모형 부착 시행하였다. 상악 및 하악 모형이 교합된 상태로 table-top scanner(Identica T500, Medit, Seoul, Korea)로 스캔하였다. 치과용 캐드 소프트웨어(EXOCAD, Exocad, Darmstadt, Germany)의 가상 교합기 모듈을 이용하여 교합기에 모형 부착된 상태에서 하악의 움직임을 재현하였다(그림 4-47, 4-48).

교합기 모듈을 실행하면 나타나는 설정창이다. 이에 대한 값들은 Check bite 또는 디지털 교합 장비(예: ARCUS digma Ⅱ; KaVo Dental GmbH, Biberach, Germany)를 이용하여 설정할 수 있다.

① Check bite를 이용한 방법

1. 전방 운동, 측방 운동 시의 악간관계를 채득한다(그림 4-49).
2. 모형이 부착된 교합기의 양측 과두 유도 latch(➡), 좌측의 thumbscrew(➡)와 thumbnut(➡)을 풀고 우측 측방 운동 시의 악간관계 기록재(우측 checkbite)를 상·하악 모형 사이에 위치시킨다(그림 4-50).
3. 악간관계에 맞게 모형을 고정시키고 좌측의 과두 유도(➡)를 condylar element와 superior surface가 접촉할 때까지 회전(➡)시킨다. 이때 우측 checkbite가 정위치에 놓이고, thumbscrew를 조인다. 이어서 좌측의 Bennett angle(➡)을 balancing condyle에 접촉할 때까지 유도하고 thumbnut를 조인다. 이 과정을 통해 좌측의 과두 유도각, Bennett angle을 결정한다(그림 4-51).
4. 동일한 방법을 좌측 측방 운동 시 교합재를 이용해 반복하여 우측의 과두 유도각, Bennett angle을 결정한다

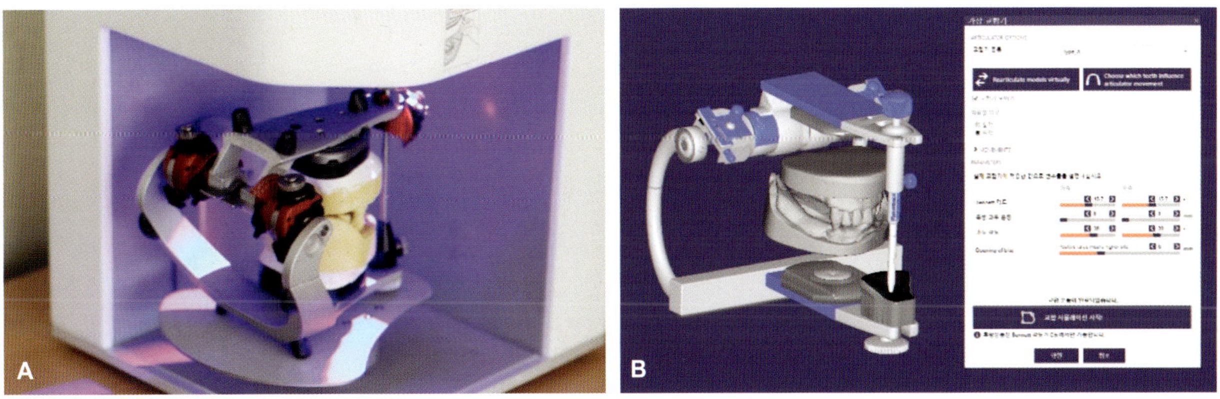

그림 4-47. A, Table-top scanner. B, Virtual articulator on Exocad software.

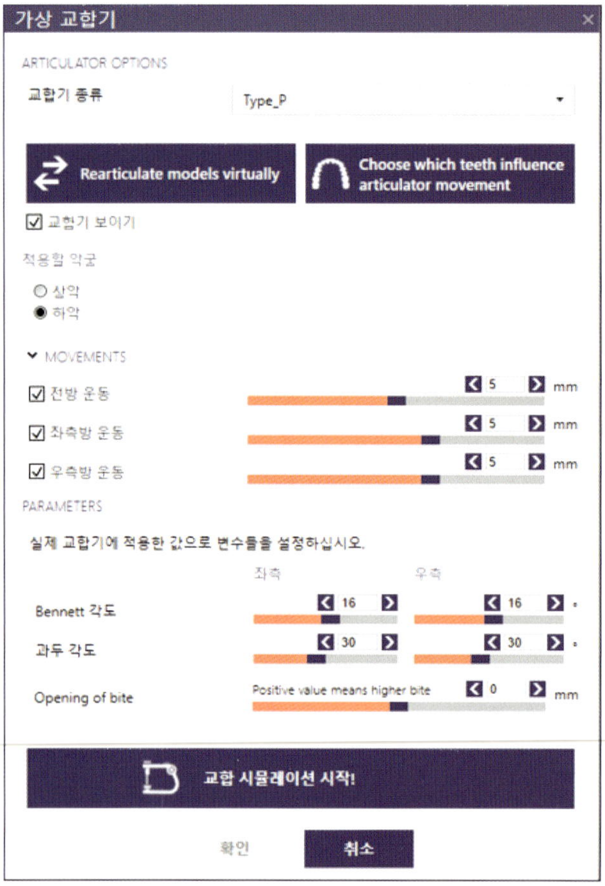

그림 4-48. Virtual articulator value settings.

(그림 4-52).

5. 전방 운동 시의 record만 채득 시 Hanau 공식 대입하여 값을 도출한다.

〈Hanau formula〉

L = H/8 + 12 (L: The lateral condylar inclination/H: The horizontal condylar inclination)

(2) Digital wax-up & Verification

Arcus digma(KaVo Dental, Biberach, Germany)는 3차원적인 하악의 움직임을 측정하여 진단과 치료에 도움을 준다.

Facebow에 수신기를 달아 기준 평면을 설정하고, 하악 치아의 순면에 발신기를 달아 환자의 하악 운동을 3차원적으로 시간에 따라 기록한다. 하악의 움직임이 실시간으로 모니터에 출력되며, 과로각과 전치유도각이 계산되어 표시된다. 기록된 운동 양상을 바탕으로 중심위의 재현성 평가 및 환자마다 하악과두의 위치를 찾아 최대한 정확하게 교합기에 하악의 운동을 재현하는 데 이용할 수 있다(그림 4-53, 4-54).

환자의 진단모형을 스캔하여 가상교합기에 부착하였다. 기

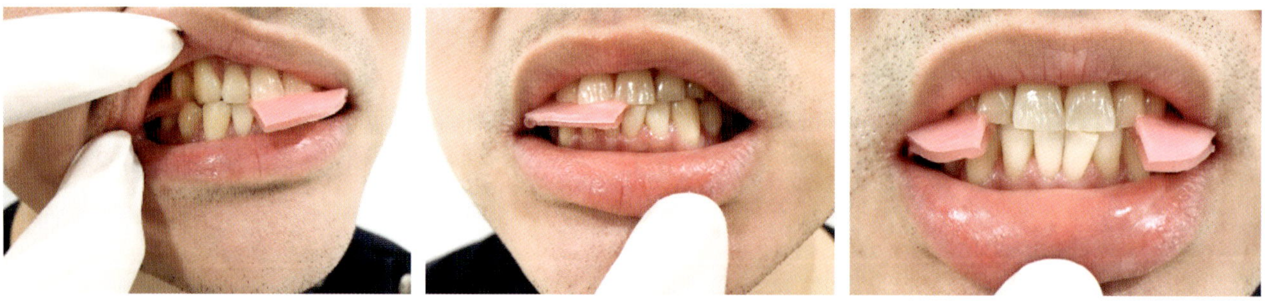

그림 4-49. 전방 운동, 측방 운동 시의 악관관계를 채득한다.

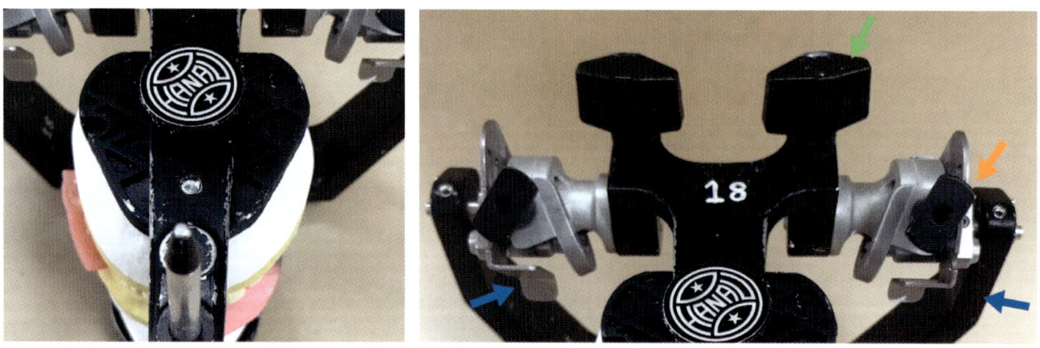

그림 4-50. 과두 유도 latch, thumbscrew, thumbnut을 풀고, 채득한 악관관계 기록재를 상·하악 모형 사이에 위치시킨다.

존 치아와 비교하면서 CAD software(Exocad_GmbH)를 사용하여 진단 왁스업 시행하였다. 가상교합기상에서 측방 운동 시 구치부의 적절한 이개가 이루어질 수 있도록 조정한다. 본 증례에서는 군기능교합으로 설정하여 균형측에서 2~3mm 교합이 이개될 수 있도록 조정하였다. 왁스업한 치아의 stl 파일을 milling wax block 이용하여 밀링한 후 모형상에 접

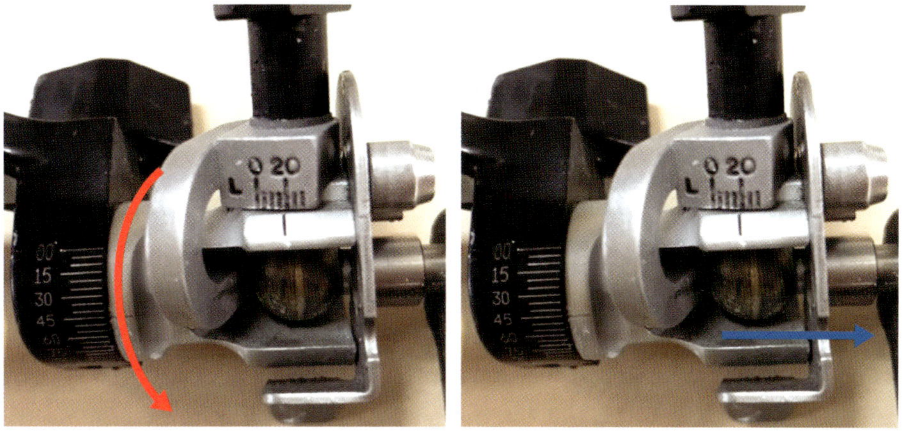

그림 4-51. 좌측의 과두 유도각, Bennett angle을 결정한다.

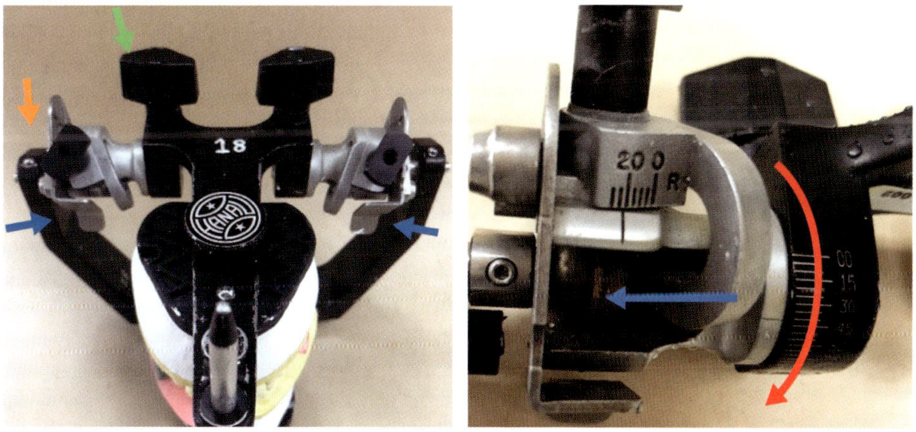

그림 4-52. 우측 과두 유도각, Bennett angle을 결정한다.

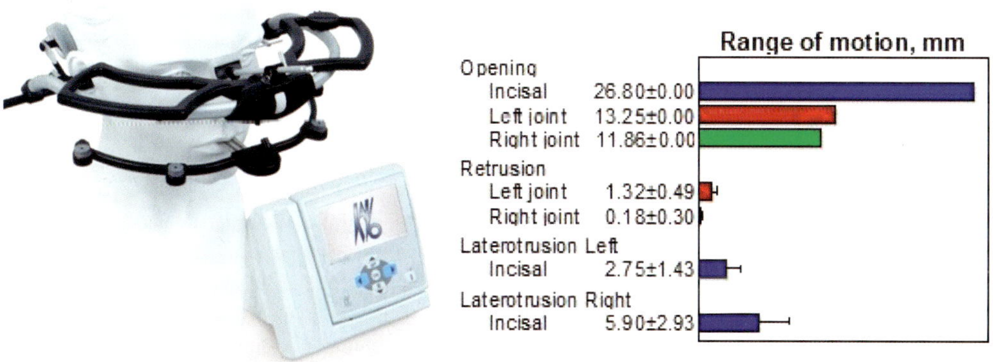

그림 4-53. KaVo ARCUS digma.

착하여 교합 양상 확인 및 교합간섭 등을 실제 교합기 상에서 도 조정할 수 있었다(그림 4-55, 4-56).

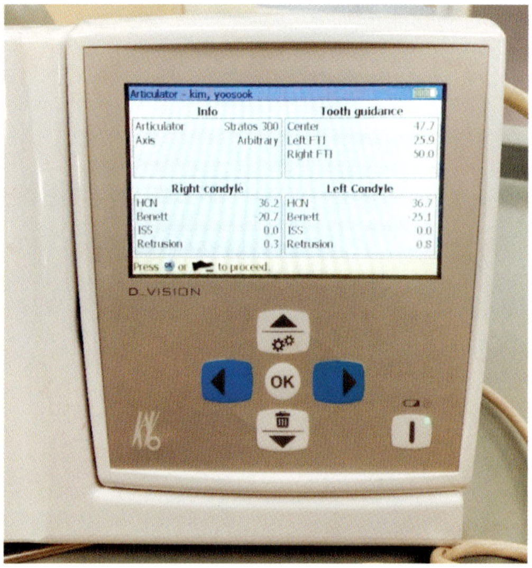

그림 4-54. 하악 운동의 진단.

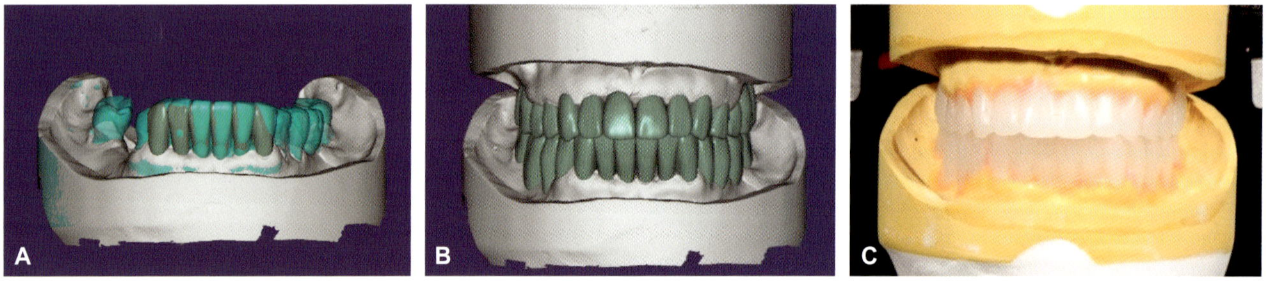

그림 4-55. A, 하악 치아의 디지털 진단 왁스업. B, 전악 디지털진단 왁스업. C, 밀링 왁스를 모형에 부착하여 실제 교합기상에서 확인하는 과정.

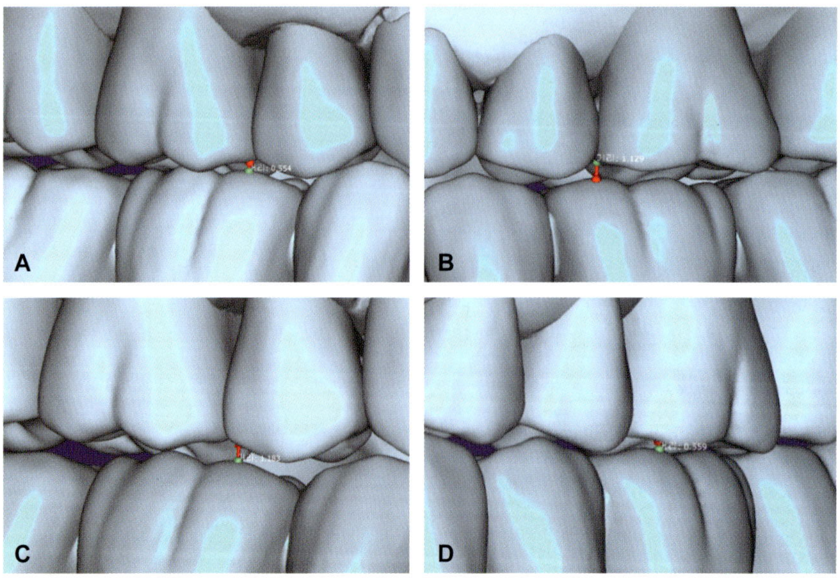

그림 4-56. 가상교합기상에서의 movement. A, B, Working left. C, D, Working right.

(3) 임시수복 과정

디지털 왁스업 데이터를 이용하여 (1) 치아 삭제 주형(preparation jig), (2) 임시치관 (3) 임시의치를 제작하였다. 우선, 진단 납형을 스캔하여 ExoCAD 소프트웨어상에서 재현하였다. 다음, CAD 소프트웨어의 '바이트 스플린트 모듈'로 치아 삭제 시 참고를 하기 위한 치아 삭제 주형을 제작하였고, 이를 3D 프린터로 출력하였다(그림 4-57). 임시치관은 PMMA 블록을 밀링하여 제작하였으며, 디자인 시 인공치의 하방은 치조정을 따라가도록 하였고 변연은 환자 치아의 치경부 변연에 맞춤으로써 프렙 후 임시치관 장착 시 술자가 의도한 위치로 안착될 수 있도록 하였다. 상악 양측 구치부의 경우 PMMA 블록을 밀링하여 의치 인공치를 제작하였으며, 진단 모형을 복제한 모형상에 밀링된 의치 인공치를 왁스로 부착하고 자가중합형 아크릴 레진을 적용함으로써 임시의치를 완성하였다(그림 4-58, 4-59).

임시치관과 임시의치를 장착한 상태로 3개월간의 적응 기간을 거쳤다. 총 3회의 교합조정을 시행하였다. 본 증례에서 시행하지는 않았지만, 교합조정이 완료된 상태에서 임시치관과 임시의치를 스캔하여, 새로운 임시치관과 임시의치를 제작해주는 것도 가능하였을 것이다.

(4) 임플란트 식립 계획 수립

무치악 부위에 임플란트 식립하기 위해 CT를 촬영하였다. 자연치가 모두 임시치아였기 때문에, PMMA의 방사선 투과성으로 인해 CT 자료와 캐스트 스캔 자료의 중첩이 어려울 것으로 예상되었다. 따라서 순협측에 방사선 불투과성인 resin marker를 부착한 뒤 알지네이트 인상 채득하고 CT 촬영하였다(그림 4-60).

CT와 캐스트 스캔 데이터를 3Shape사의 Implant Studio 프로그램으로 이전하여 임플란트 플래닝을 하였다(그림 4-61). 또한, 이를 토대로 수술용 가이드를 제작하였다(그림 4-62). 디자인한 수술용 가이드를 3D 프린터로 출력하여 구내 장착

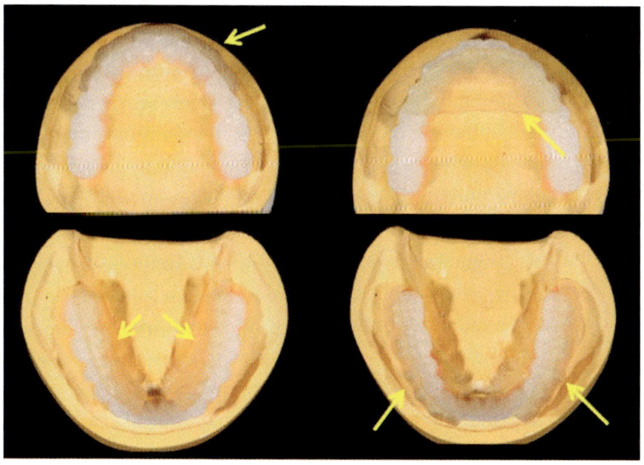

그림 4-57. 치아 삭제 주형(preparation jig).

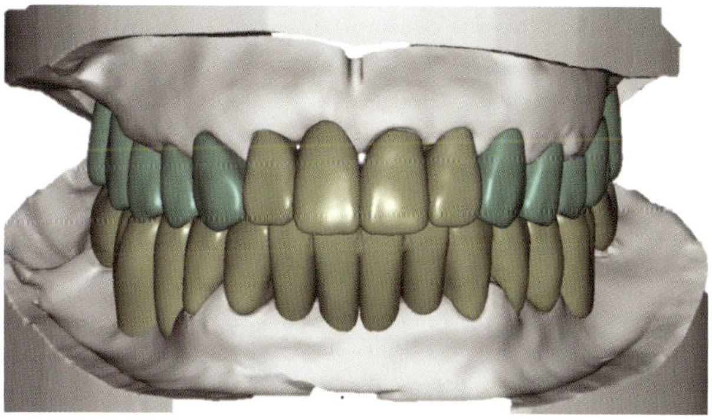

그림 4-58. CAD 소프트웨어로 제작한 temporary shell과 denture tooth.

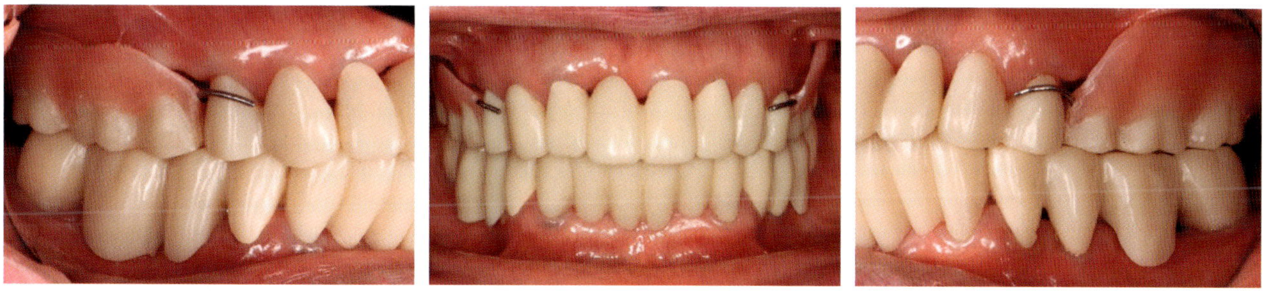

그림 4-59. 구강 내 temporary crown과 interim denture를 장착한 모습.

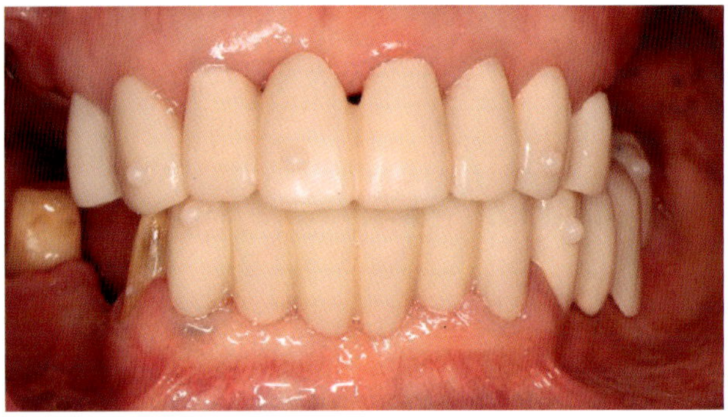

그림 4-60. 임시치아의 순협측에 resin marker를 부착한 모습.

한 상태에서 임플란트를 식립하였다.

(5) Implant custom abutment design

임플란트 식립 후 충분한 healing 기간이 지난 뒤, 지대치 및 임플란트 최종인상 채득하여 진단 왁스업한 치아 파일에 맞춰 CAD 상으로 맞춤형 지대주를 디자인하였다(그림 4-63, 4-64).

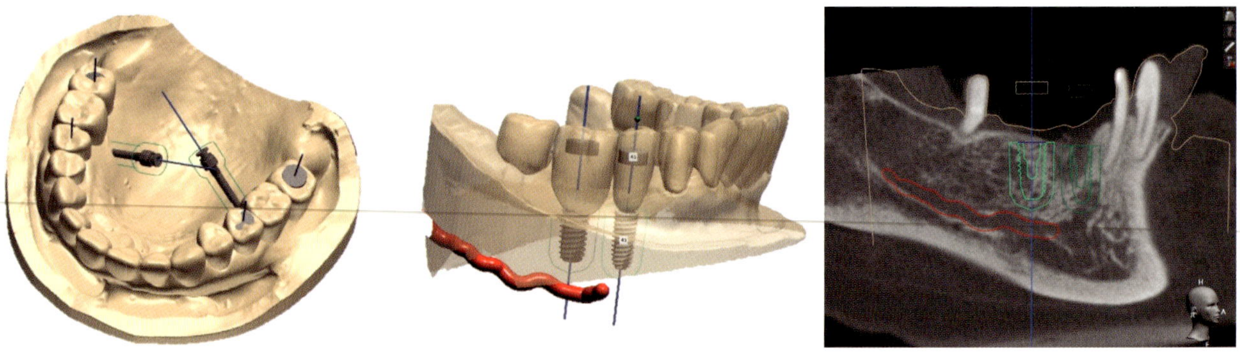

그림 4-61. Implant Studio를 이용한 임플란트 식립 계획 수립 과정.

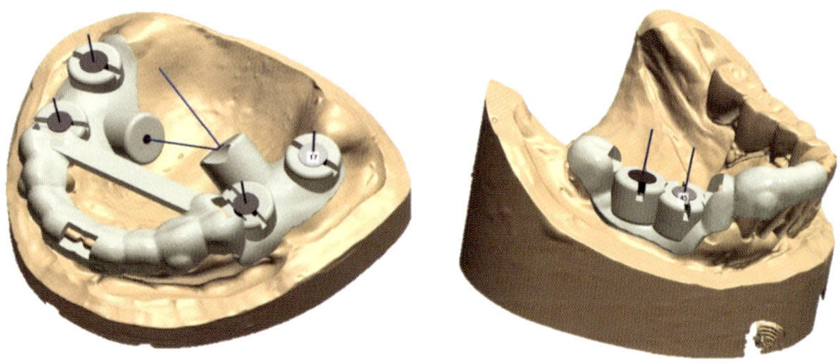

그림 4-62. 수술용 가이드 제작 모습.

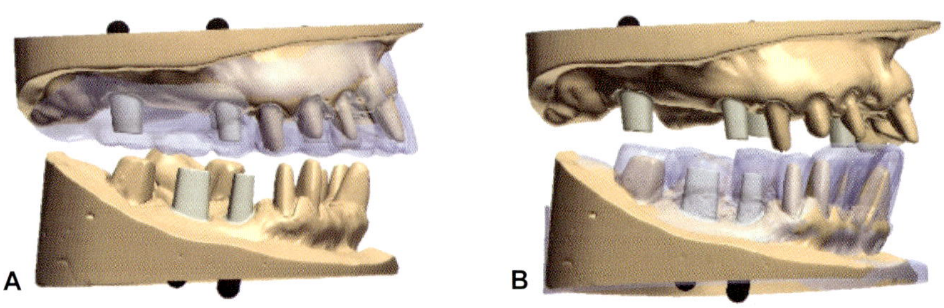

A

B

그림 4-63. A, 상악의 맞춤형 지대주 디자인. B, 하악의 맞춤형 지대주 디자인.

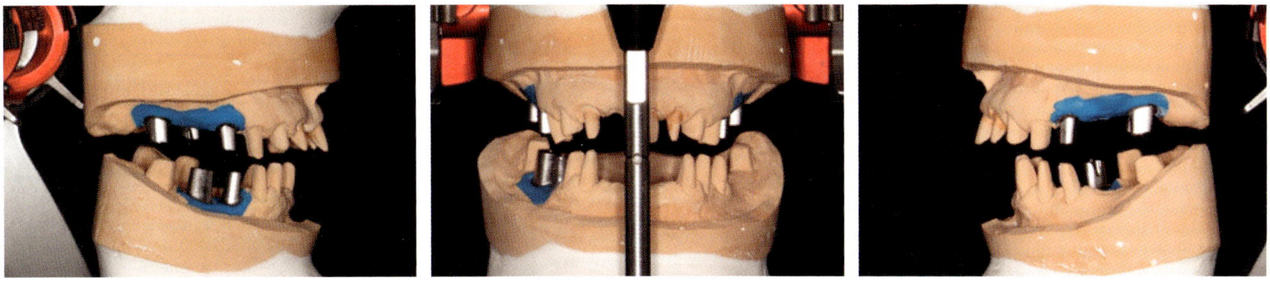

그림 4-64. Custom abutments on mounted cast.

(6) Final prosthesis

맞춤형 지대주를 제작하여 구강 내에 체결하여 verification한 뒤, 최종 지르코니아 크라운도 마찬가지로 진단 왁스업한 치아형태 참고하여 디자인하고, 제작하여 구강 내에 장착하였다(그림 4-65~4-67).

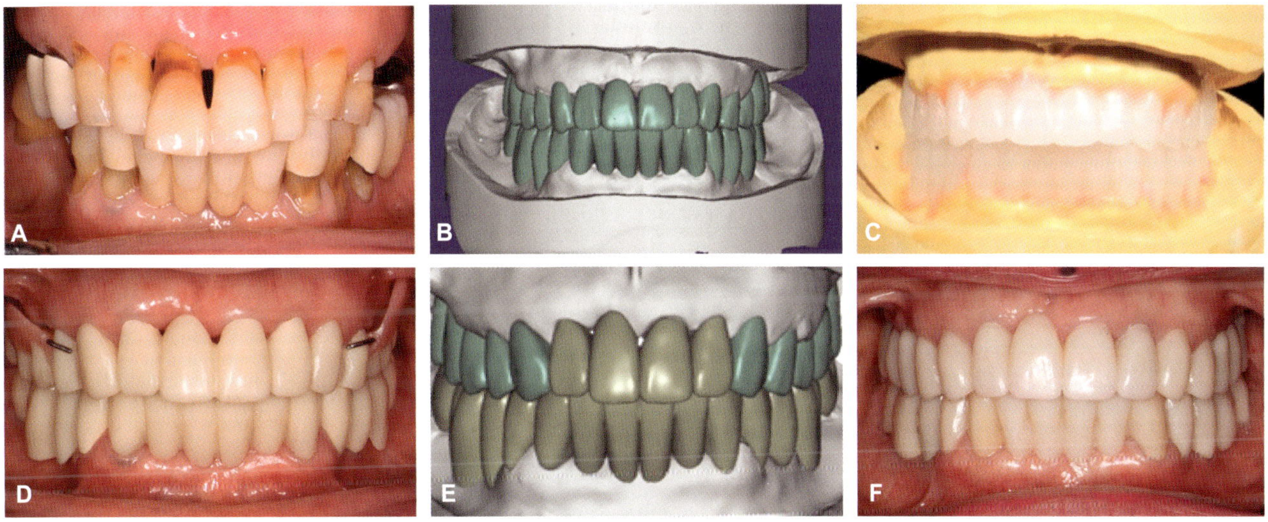

그림 4-65. A, Pre-op. B, 디지털 왁스업. C, 밀링된 진단 왁스업을 모형상에 적용하였다. D, 임시보철물 장착. E, 최종보철물 디자인. F, 최종보철물 장착.

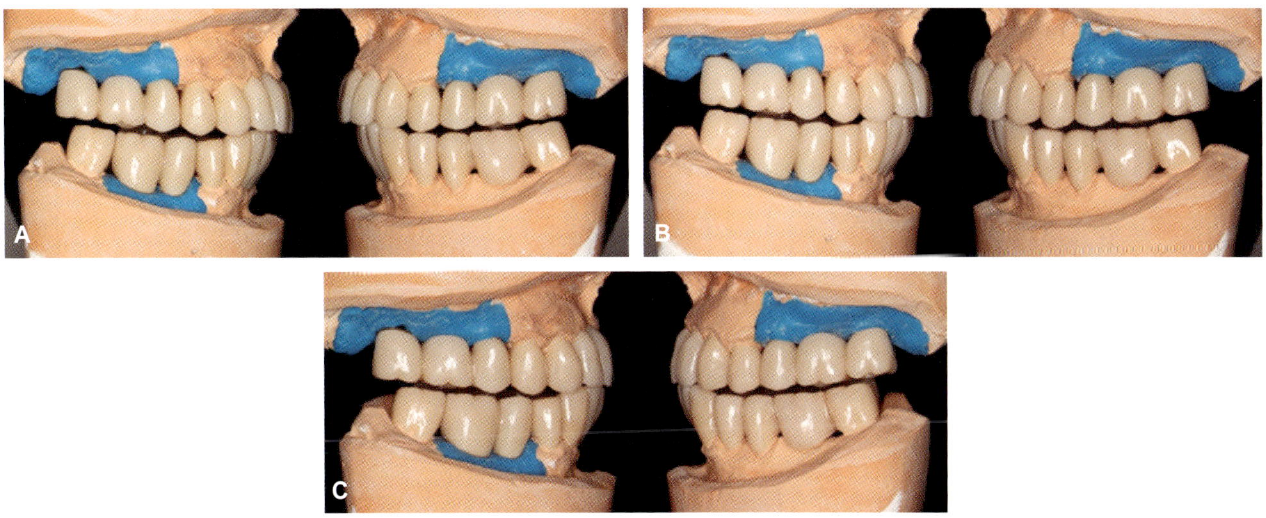

그림 4-66. 교합기상에서의 전·측방 운동. A, 우측 측방 운동. B, 좌측 측방 운동. C, 전방 운동.

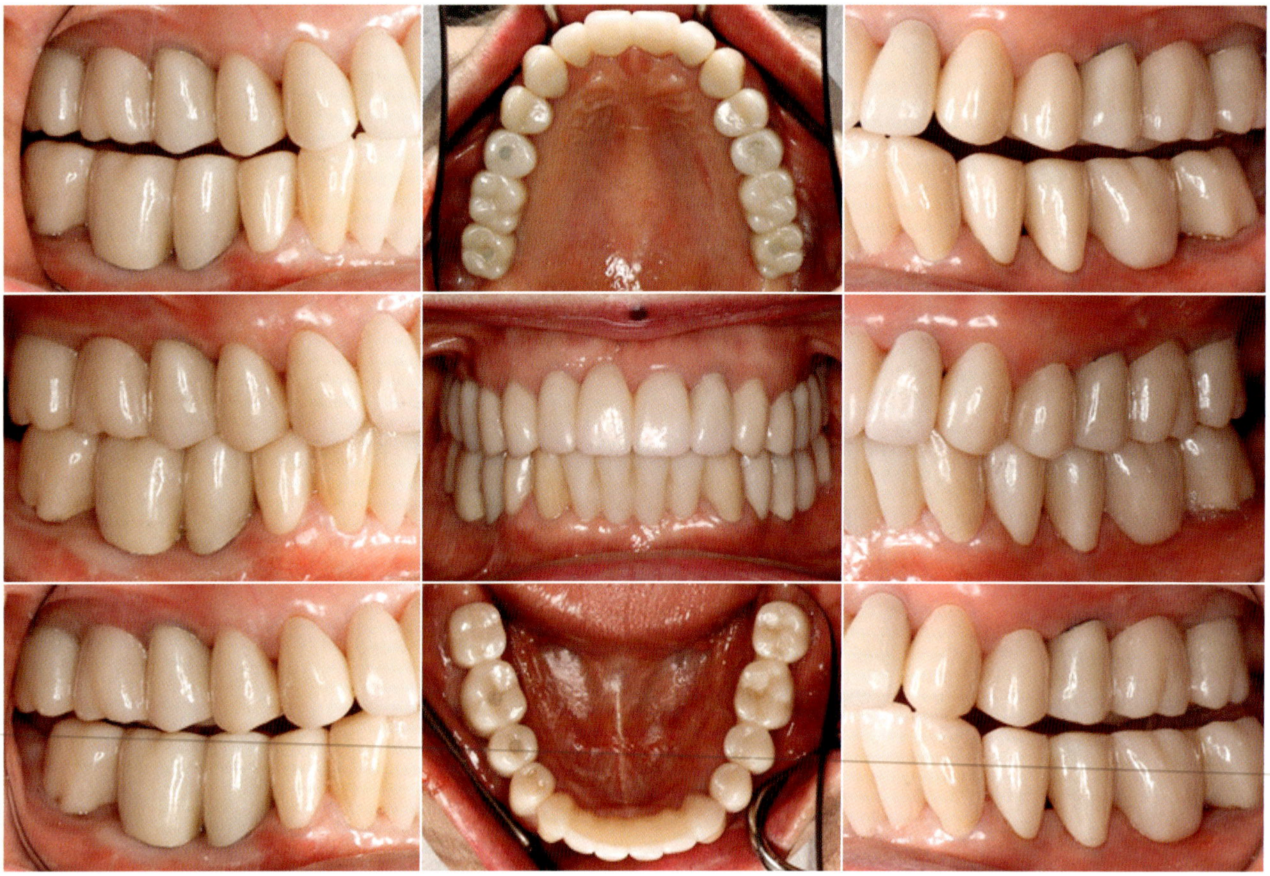

그림 4-67. 최종보철물 장착.

6) Summary

오래 전부터 연구되고 사용되어 온 교합기는 디지털 시대를 맞이하여 그 모습 그대로 컴퓨터 안으로 들어가게 되었다. 아직 부족한 정확도와 표준화된 방법의 부재로 인하여 널리 사용되고 있지는 않지만, 다른 디지털 기술이 그러하듯 물리적으로 조절할 수 없는 부분을 조절하는 것이 가능하다. 예를 들면, 관절면의 곡선 형태나 개개인에 맞추어진 immediate side shift 등을 구현하는 것도 가능할 것으로 보인다. 하지만 이를 위해서는 환자에게서 이러한 데이터를 채득하는 방법이 정립되어야 하고, 실제와 디지털 데이터 간의 차이를 줄이려는 노력도 필요하다. 디지털 기술과 전통적인 방법의 만남은 시간이 걸리더라도 결국에는 한 점에서 만날 것이며, 그것은 치의학 분야에 많은 변화를 가져올 것으로 보인다.

7 CT scan과 intraoral scan을 이용한 시상과로각 측정

최근 디지털 방식의 치의학 분야에의 도입으로 치과보철학에서도 디지털 기술이 다양하게 적용되어 사용되고 있으며, 기존의 교합이론의 적용과 검증에 관련해서도 차용되고 있다.

1905년 Christensen이 christensen 현상과 교합기를 이용한 과로각의 측정법을 소개한 이래, 전방 바이트와 측방 바이트는 환자 개개인의 과로각을 측정하여 교합기에 적용할 수 있는 방법으로 널리 사용되었다. 전측방 바이트는 하악의 곡선적인 운동경로를 재현할 수 없다는 단점이 있지만, 비교적 간단하게 과로각을 측정하여 임상에 효율적으로 적용할 수 있다는 장점이 있다.

현재 치과용 CAD에서 사용되고 있는 디지털 가상교합기는 기존의 반조절성 교합기와 같은 방식으로 사용할 수 있게 설정되어 있으며, 따라서 치과용 CAD상에서 보철물의 제작을 위해 가상교합기의 사용 시, 시상과로각과 같은 환자의 해부학적 조건의 세팅이 필요하다. 본 파트에서는 구강스캐너로 채득한 전방교합 데이터와 CBCT를 이용하여 시상과로각을 측정하여 치과용 CAD상에서 보철물을 디자인 시 교합간섭을 줄이고 환자의 하악 운동과 조화로운 교합면을 가지는 보철물을 제작하는 방법을 소개하려고 한다(경희대 보철과 홍성진 선생님 제공).

1) 방법

① 상·하악 치열과 최대교두감합위 시의 상·하악의 교합관계를 스캔한다(그림 4-68).

② 하악을 5~6mm 정도 전방으로 이동시켜, 상·하악 전치부의 위치관계가 절단부끼리 근접했을 때의 교합관계를 왁스를 이용하여 채득한 후, 채득한 왁스 바이트의 전방부를 제거하고 바이트를 환자의 구강 내에 재위치시킨 후, 전방위 시의 교합관계를 추가로 스캔한다(그림 4-69).

③ 최대교두감합위 상태에서 CBCT를 촬영한다. CBCT의 촬영 시 하악과두, 외이도, 안와하연의 해부학적 구조물이 포함되게 촬영되어야 한다(그림 4-70).

④ 치과용 CAD 상에서 최대교두감합위로 상·하악 치열의 스캔데이터를 정렬시키고 3단계에서 촬영한 CBCT의 DICOM 파일을 3차원 이미지로 변환하여 상·하악의 치열을 기준으로 치열의 스캔데이터와 CBCT로 촬영한 환자의 악안면부위의 3차원 이미지를 중첩시키고 이 3차원 이미지를 STL 파일 형식으로 내보낸다(그림 4-70).

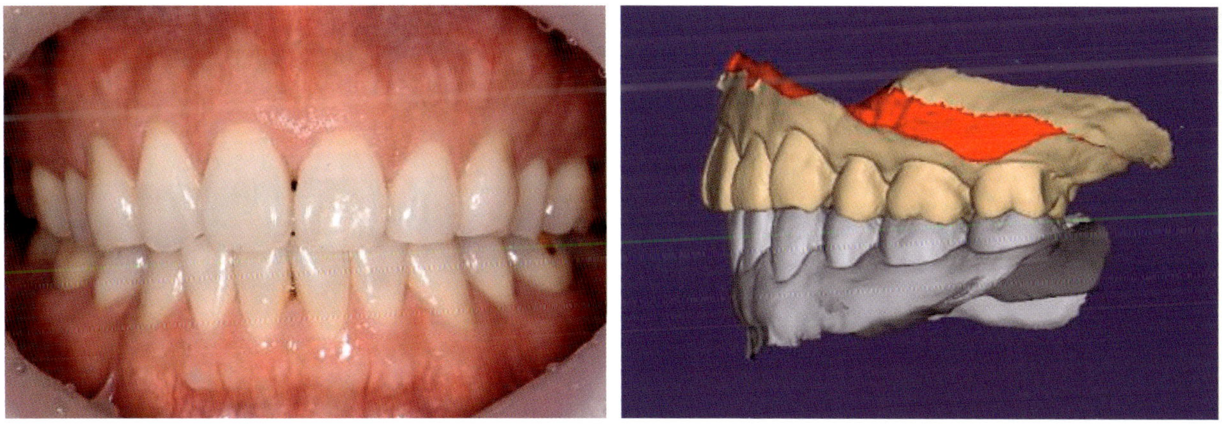

그림 4-68. 최대교두감합위 상태에서의 구강 내 스캔.

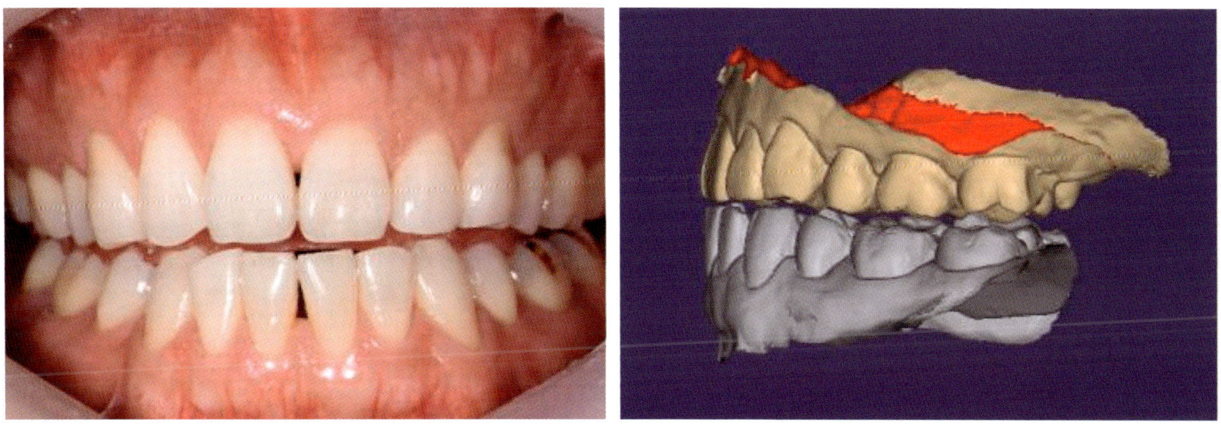

그림 4-69. 전방 바이트 상태에서의 구강 내 스캔.

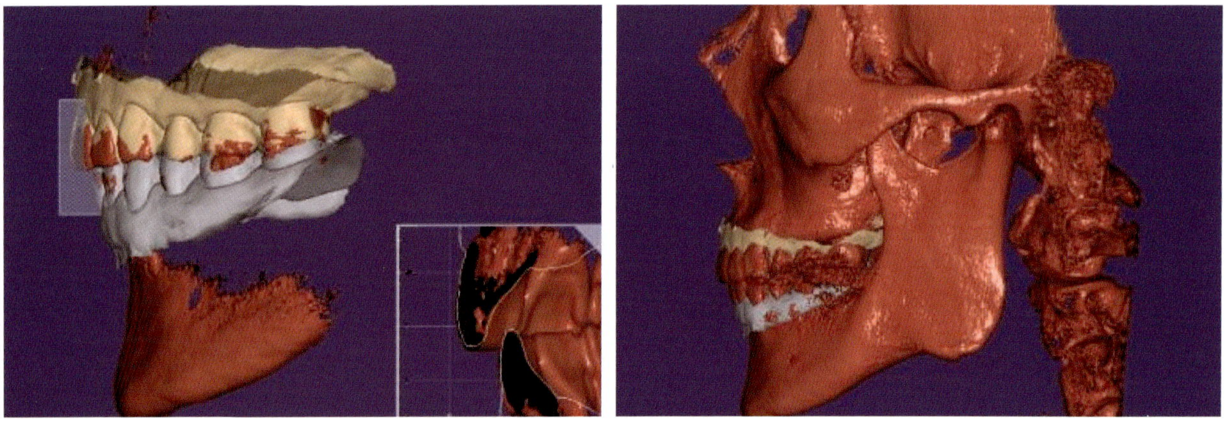

그림 4-70. 최대교두감합위 상태에서의 구강 내 스캔과 CT의 중첩.

⑤ 3차원 이미지 분석용 소프트웨어상에 전방위 관계의 상·하악 치열 스캔데이터를 입력하여 4단계에서의 CBCT 3차원 이미지를 전방위 시의 위치로 좌표를 이동시킨다. 추가로 4단계에서 최대교두감합위의 좌표로 저장된 CBCT 3차원 이미지를 입력하면 최대교두감합위와 전방위의 두 가지 교합관계에서의 CBCT 3차원 이미지를 동시에 위치시킬 수 있다(그림 4-71).

⑥ 시상과로각을 구하기 전에 기준이 되는 기준평면을 구성해준다. 최대교두감합위 관계의 CBCT의 3차원 이미지에서 왼쪽과 오른쪽의 외이도 상연과 왼쪽 또는 오른쪽 중 하나의 안와하연의 점을 연결하여 Frankfort horizontal(FH) plane을 만든다. FH 평면과 수직을 이루며, 비근첨 점을 지나는 시상평면(sagittal plane)을 만든다(그림 4-72).

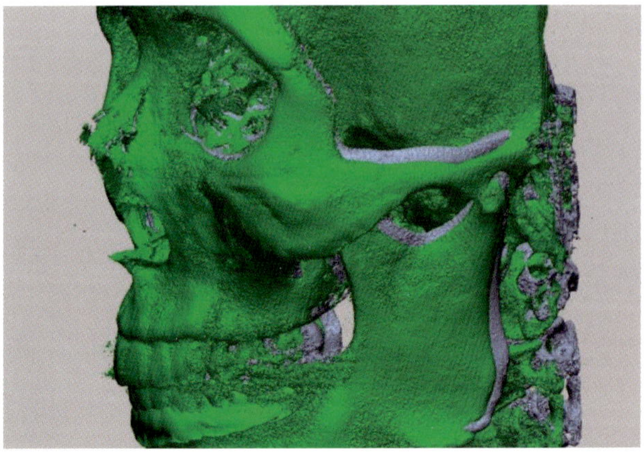

그림 4-71. 최대교두감합위와 전방 바이트 상태의 구강 내 스캔을 CT와 중첩.

⑦ 최대교두감합위의 CBCT 이미지에서 하악과두의 한점을 선택하고 전방위 관계의 CBCT 이미지에서도 같은 점을 선택하여 두 점을 연결하여 선을 형성한다. 이 선을 6단계에서 만든 시상평면에 투영한 후, FH 평면과 투영된 선과의 각도를 구하면 이 각도가 시상과로각이다. 한쪽의 시상과로각을 구한 후, 반대쪽 시상과로각을 같은 방법으로 구하면 된다(그림 4-73).

이 방법의 유용성은 특별한 기구나 복잡한 술식없이 간단하게 환자 개개인의 시상과로각을 구하여 하악 운동에 조화로운 보철물의 교합면 형태를 형성해줄 수 있다는 점이다. 또한 구해진 시상과로각을 치과용 CAD 소프트웨어 상의 가상교합기에 입력하여 쉽게 적용할 수 있다. 과거부터 복잡한 하악의 운동을 재현하기 위해 여러 기구들이 소개되어 이용되었고 최근 디지털 기술의 개발로 보다 쉽고 정확하게 하악의 운동을 재현하기 위한 연구들이 계속 진행되고 있지만 고가의 기구와 복잡한 임상술식이 필요하고 실제로 치과용 CAD 소프트웨어에서 사용되는 가상교합기가 기존의 교합기를 모델로 한 반조절성 교합기라는 점을 고려했을 때 실제적인 활용도가 떨어지는 단점이 있다. 그에 반해 상기의 방법은 하악의 운동을 직선 운동으로 재현하였다는 한계점이 존재하지만 임상적인 유용도 면에서 누구나 쉽게 접근할 수 있다는 장점이 있다. 무료 3차원 이미지 분석용 소프트웨어에서도 상기의 분석은 가능하다. 추가적인 한계점으로 넓은 범

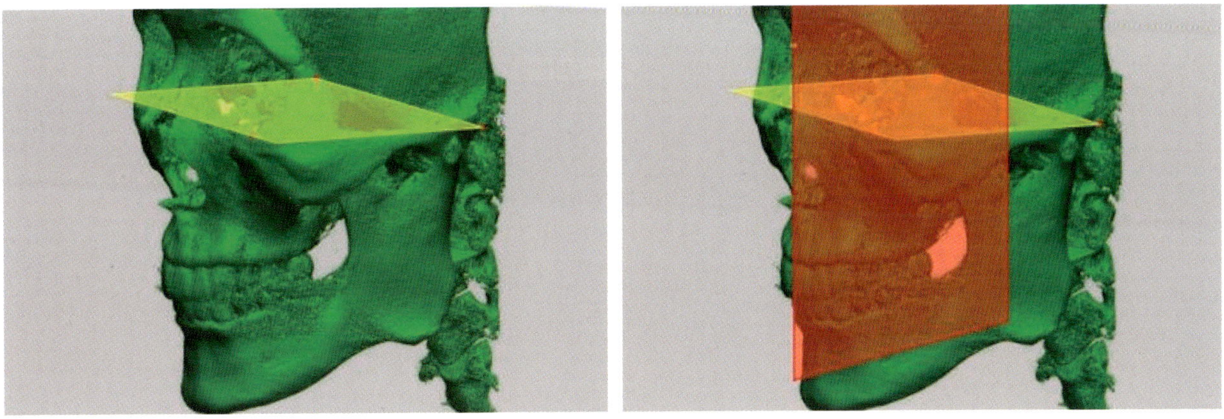

그림 4-72. FH plane과 시상면의 형성.

위의 CBCT 촬영이 필요하다는 단점이 있다. 따라서 단일 금관 수복과 같은 케이스보다는 광범위한 보철물의 수복 또는 임플란트의 수복과 같은 케이스에서 보다 효율적이고 유용한 방법이라고 할 수 있다.

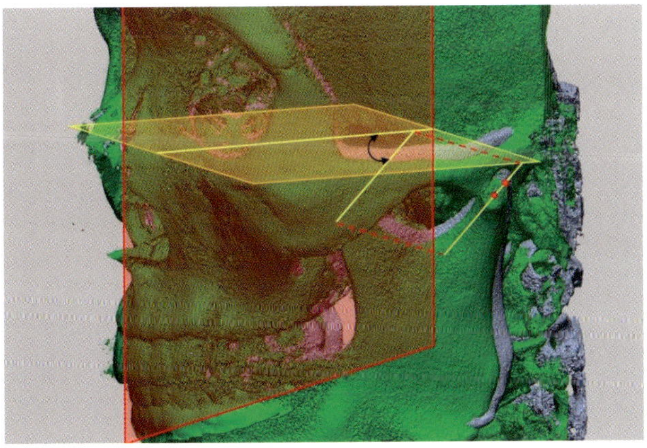

그림 4-73. 두 평면을 이용한 시상과로각 측정.

• 참고문헌

1. Aboushelib MN. Fatigue and Fracture Resistance of Zirconia Crowns Prepared with Different Finish Line Designs. Journal of Prosthodontics 2012;21(1):22-7.
2. Anunmana C, Charoenchitt M, Asvanund C. Gap comparison between single crown and three-unit bridge zirconia substructures. J Adv Prosthodont 2014;6(4):253-258.
3. Bisler A, Bockholt U, Kordass B, Suchan M, Voss G. The virtual articulator. Int J Comput Dent 2002;5:101-106.
4. Carlsson GE. Dental occlusion: modern concepts and their application in implant prosthodontics. Odontology 2009;97(1):8-17.
5. Dawson PE. Functional Occlusion: From TMJ to Smile Design. Elsevier Health Sciences; 2006.
6. DiPietro GJ. A study of occlusion as related to the Frankfort-mandibular plane angle. The Journal of Prosthetic Dentistry 1977;38(4):452-458.
7. Hondrum SO. A review of the strength properties of dental ceramics. The Journal of Prosthetic Dentistry 1992;67(6):859-865.
8. Koralakunte PR, Aljanakh M. The role of virtual articulator in prosthetic and restorative dentistry. J Clin Diagn Res 2014;8(7):ZE25-ZE28.
9. Kordass B, Gartner CH. Virtual articulator: usage of virtual reality tools in the dental technology. Quintessence of Dent Tech 2000;12:75-80.
10. Kordass B, Gartner CH, Gesch D. The virtual articulator – a new tool to analyze the dysfunction and dysmorphology of dental occlusion. Aspects of Teratology 2000;2:243-47.
11. Lin WS, Harris BT, Ozdemir E, Morton D. Maxillary rehabilitation with a CAD/CAM-fabricated, long-term interim and anatomic contour definitive prosthesis with a digital workflow: a clinical report. J Prosthet Dent 2013;110(1):1-7.
12. Lundeen HC. Centric relation records: the effect of muscle action. J Prosthet Dent 1974;31:244-253.
13. Mokhtarpour H, Eftekhar Ashtiani R, Mahshid M, Tabatabaian F, Alikhasi M. Effect of screw access hole preparation on fracture load of implant-supported zirconia-based crowns: an in vitro study. J Dent Res Dent Clin Dent Prospects 2016;10(3):181-188.
14. Moravec H. Mind children: The future of robot and human intelligence. Cambridge: Halvard University Press; 1988.
15. Pankey LD, Mann AW. Oral rehabilitation: Part II. Reconstruction of the upper teeth using a functionally generated path technique. Journal of Prosthetic Dentistry 1960;10(1):151-162.
16. Park S. Digitalization of virtual articulator: methods, discrepancy to real articulators, comparing of each methods. 2017.
17. Prithviraj D, et al. Revolutionizing restorative dentistry: An overview. The Journal of Indian Prosthodontic Society

4

2014;14(4):333-343.
18. Rojas-Vizcaya F. Full Zirconia Fixed Detachable Implant-Retained Restorations Manufactured from Monolithic Zirconia: Clinical Report after Two Years in Service. Journal of Prosthodontics 2011;20(7);570-576.
19. Ryan DPO, Fais LMG, Antonio SG, Hatanaka GR, Candido LM, Pinelli LAP. Y-TZP zirconia regeneration firing: Microstructural and crystallographic changes after grinding. Dent Mater J 2017;36(4):447-453.
20. Solaberrieta E, et al. A virtual dental prostheses design method using a virtual articulator. DS 60: Proceedings of DESIGN 2010, the 11th International Design Conference, Dubrovnik, Croatia; 2010
21. Solaberrieta E, et al. Design of a virtual articulator for the simulation and analysis of mandibular movements in dental CAD/CAM. Proceedings of the 19th CIRP Design Conference-Competitive Design. Cranfield University Press; 2009.

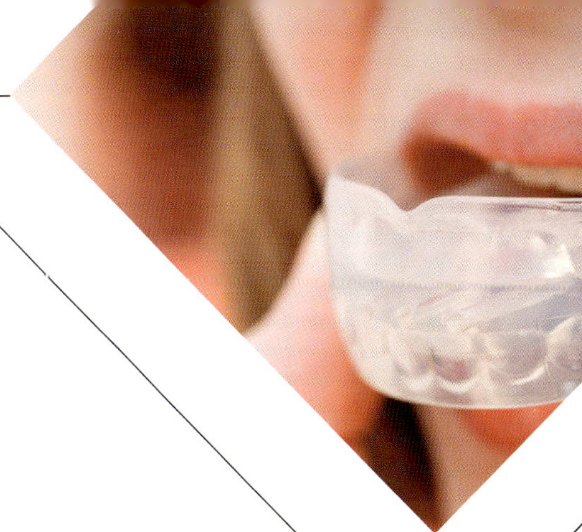

Chapter 5

결론

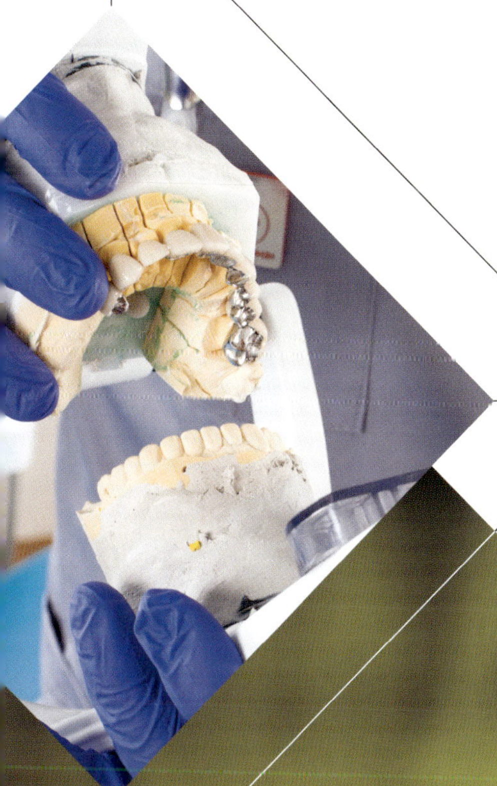

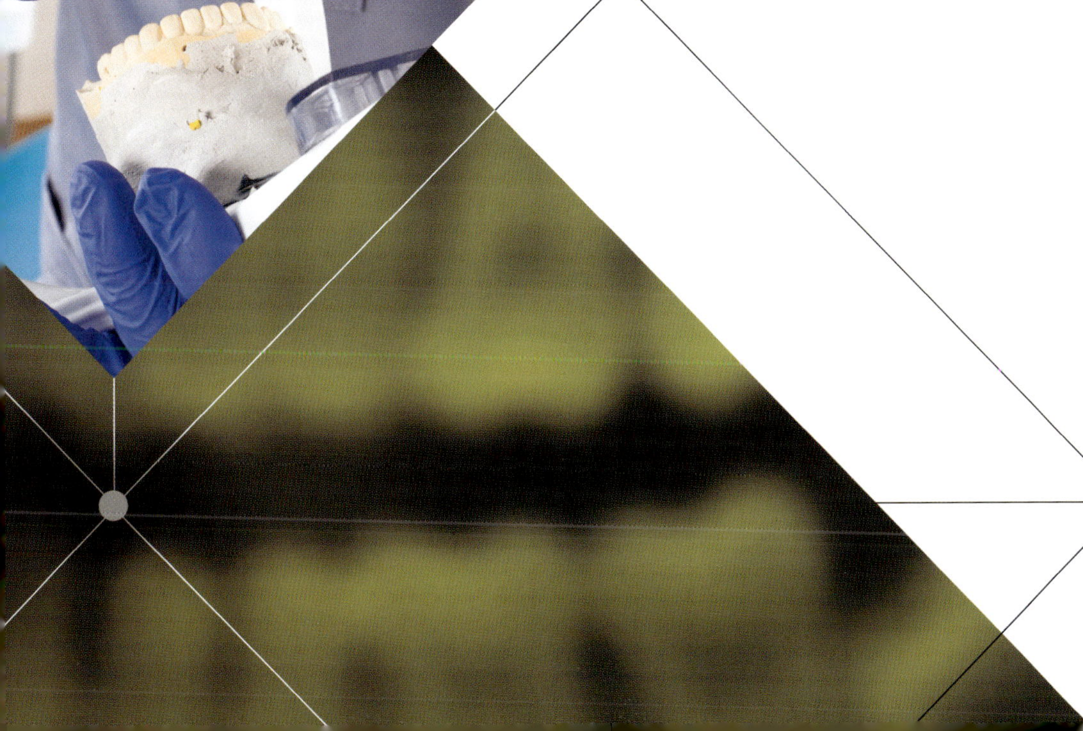

복잡한 하악의 운동을 길이와 각도로 해석하여 단순화의 틀 안에 담고자 하는 그 간의 노력은 보철학의 발전과 그 걸음을 같이 해왔다. 그러나 그 작업의 한계는 모두가 공감할 수밖에 없으며, 언젠가는 더 정밀한 보철 수복을 위한 보다 나은 방법을 찾아내야 할 것이다. 컴퓨터와 스캐너와 같은 장비들을 활용하여 뭔가 매우 정밀한 교합장치를 만들 수 있을 것으로 기대했던 치과의사나 기공사들이 현재 진료실에서 사용하고 있는 가상교합기에 대한 신뢰 정도가 새로운 가상교합기에 대한 필자의 개념적 사고 실험의 시작이 되어 주었다. 아래의 Eneko Solaberrieta 등의 실험은 매우 특별한 장비가 필요하기도 하고, 매우 번거로운 과정을 거쳐야 비로소 임상적으로 그 가치를 갖게 된다(그림 5-1).

아래의 모식도는 제안하고자 하는 개념을 표현하고 있다. 상악과 하악 치아에 각각 jig를 장착하되 그 jig의 전방으로 탄성이 없는 견고한 wire가 연결한다. Jig의 장착 상태에서 하악은 자유로이 움직일 수 있으며, jig를 장착한 후의 수직 고경은 접번 운동의 범위 내에 있다. 상악 wire 말단부에 대한 하악 wire의 말단부의 상대적 한계 운동은 3D scanner에 의해 촬영된다. 결과물은 말단부 운동의 3차원적인 궤적이 될 것이다(그림 5-2).

위의 그림 5-2A는 시각화된 측면에서의 한계 운동 궤적이다. 그림 5-2B는 A를 포함한 모든 방향으로의 한계 운동의 3차원적 궤적을 보여준다. 상·하악 치아의 존재에 의해 CR-MI-ETE-MP까지의 궤적이 결정되지만, 그림 5-1에서의 운동 궤적에서는 치아의 영향력이 배제되므로 과두 경사로 대체될 것이다(그림 5-3).

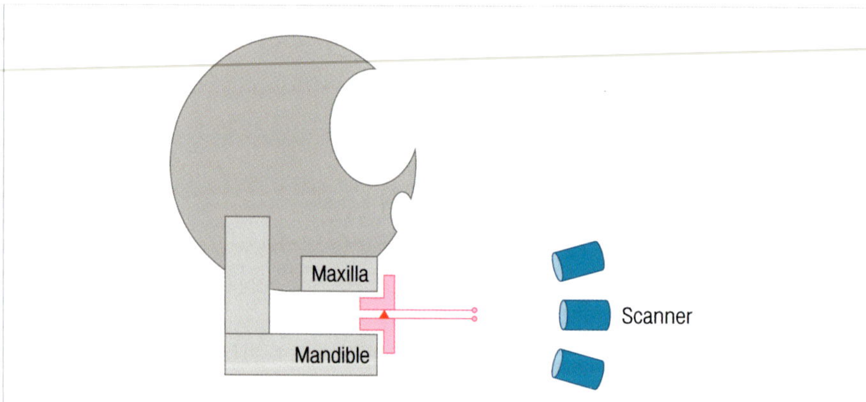

그림 5-1. 완전 디지털 교합기의 개념적 모식도.

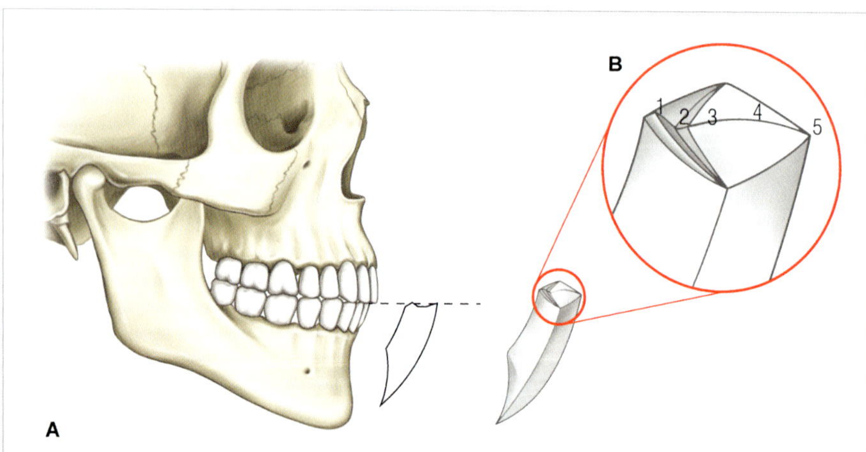

그림 5-2. 하악 한계 운동의 궤적.

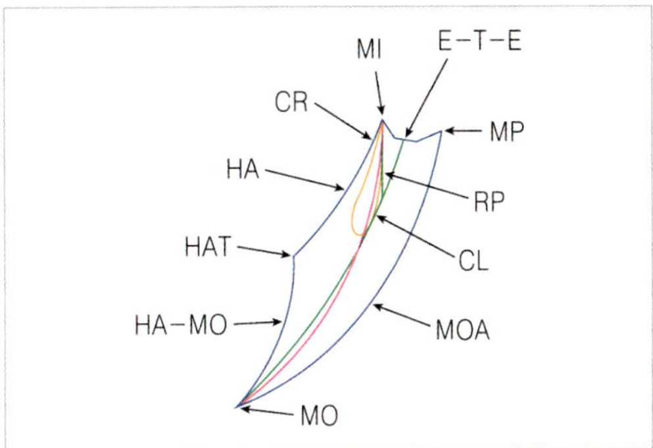

Envelope of motion in sagittal consists of:

- CR = Centric Relation
- MI = Maximum Intercuspation
- E-T-E = Edge to Edge Incisal
- MP = Maximum protrusion Point
- MOA = Maximum Opening Arc
- MO = Maximum Opening Point
- HA-MO = Hinge Axis to Maximum Opening
- HAT = Hinge Axis Terminating Point
- HA = Hinge Axis Arc
- RP = Rest Position or Postural
- CL = Chewing Loop

그림 5-3. 한계 운동의 sagittal 평면.

CAD 프로그램상에서 마운팅된 하악은 상악에 대해 얻어진 위의 3차원적 궤적에 따라 움직이게 될 것이다. 우리가 제작하게 될 보철물의 디자인을 이 마운팅된 모형에 얹게 되면, 간섭이 확인되고, 원하는 occlusal scheme의 부여가 가능해 질 것이다. 비록 개념적 사고 실험에 머문 아이디어이지만, 디지털 치의학의 발전에 걸맞는 진정한 가상교합기의 등장을 기대하며 제안하는 바이다.

위에 제안된 개념을 포함한 모든 교합과 관련된 기구들은 개발자가 진리라고 믿는 나름의 이론에 근거하여 개발되어 왔음은 분명하다. 그러나 교합이 불변의 종교가 아니라면, 그 진리는 개념 사용자의 학문적 성향, 혹은 해당 시대의 과학기술이나 유행 등에 의해서 끊임없이 변화해 왔을 것이다. 가철성 보철물에만 의존해야 했던 치과의사들에게 균형교합이 진리였고, 기술적으로 보다 복잡한 장치를 만들 수 있게 되었을 때부터는 교합학은 보다 과학적이고자 애썼다. Becker 등의 'Evolution of Occlusion and Occlusal Instruments'에서 '모든 교합학적 개념은 부분적으로 이론에 근거하며, 모든 이론은 부분적으로 과거를 차용한다'라는 문장은 많은 의미를 함축한다. 받아들이기에 따라 다양한 이해가 가능하겠으나 어떠한 교합의 개념도 그 이론적 근거에 충실하며, 과거의 모든 이론은 학문적으로 혹은 임상적으로 유의미하다고 해석할 수 있다.

학문적으로, 그리고 임상적으로 무의미하다고 폄훼할 만한 연구나 치료 도구는 없다. 어떠한 도구에도 시간을 축으로 축적된 지식과 경험이 담겨 있을 것이며, 과거로부터의 지식을 밟고서야 앞으로 갈 길을 도모할 수 있음은 분야를 막론하고 옳다.

그러한 대표적 고전 문헌 중 하나인 Weinberg의 'An evaluation of basic articulators and their concepts'에서는 교합기에 교합학의 개념이 얼마나 충실히 반영되어 있는가에 따른 평가를 수학적 측정으로 볼 수 있다. 그 측정의 결과는 표 5-1과 같다.

Weinberg의 수학적 측정이 알려주는 사실 중 하나는 그 오차가 종종 음의 값(negative error)이라는 점이다. 즉, 평균값을 사용했다고 해서 보철물을 구강 내에서 조절해야 할 시간이 더 늘어난다고 볼 수 없음이다. 논문의 저자가 의도한 바는 아니겠으나, 이 음의 값은 보다 편평한 교두를 만들어낼 뿐 중대한 오차를 발생시키지 않는다는 사실이 숫자로 표현된 정보의 이면에 담겨 있음을 알 수 있다. 또한 비교적 과도한 오차로 느껴지는 0.8mm의 작업측 오차는 작업측 과두운동을 조절할 수 없을 때 발생한다. 따라서 Hanau model H와 달리 arcon type이며, 작업측 과두의 운동이 재현 가능하다면 이러한 오차 역시 임상적 의미를 갖는다고 할 수 없

표 5-1. Hanau Model H를 사용한 제2대구치 교두 높이의 오차

	Balancing	Working	Type of error
Average Hinge axis	0.2	0.2	Ant / post
Arbitrary anterior point of reference	0.2	0.0	Negative
Straight condylar path	0.2	0.2	Positive
No Fischer angle	0.1	0.0	Positive
No individual working condylar motion	0.0	0.8	Negative

5

다. 위에서 언급된 Becker 등이 동일 논문에서의 결론에 공감하지 않을 수 없다. 이상적인 교합 이론에 부합되지 않는다고 교합치료가 필요한 것은 아니며 건강하게 기능하고 있다면 어떠한 교합도 치료를 필요로 하지는 않는다. 치료가 필요한 상황이라면 biologic occlusion의 가이드라인에 부합되는 치료가 바람직하며, 그 치료를 위한 도구의 선택은 어떠한가? 특정 치료에는 특별한 도구가 필요한 것인가? 교합기의 선택에 있어서, 1985년 Smith의 조사에서는 고정성 보출물은 교합기의 상·하 member가 분리되는 것을 선호하며, 가철성의 경우는 그렇지 않다고 결과를 보고했다. A라는 치료에는 B교합기가, C치료에는 D교합기가 쓰여야 한다는 분류가 있어서 보다 세분화되고 보다 전문적인 학문으로 보였으면 하는 바람이 없지 않으나, 유감스럽게도 현대의 교합기에서는 굳이 논할 필요성이 크지 않은 분류일 듯하다.

원리와 개념의 이해가 바탕이 되는 교합 진료는 무한한 응용이 가능하여 도구의 한계를 극복할 수 있다. 그러나 recipe 대로 따라 하는 즉석 식품과 같은 진료라면 다양한 임상적 상황에 대응하기 쉽지 않음을 경험적으로 알게 된다. 우리에게 익숙한 교합학의 개념적 분류에 맞춰 우리 스스로를 경직된 과거에 가두기보다는 더 유연한 개념을 받아들이고, 교합적 도구의 응용적 사용과 시대적 요구에 걸맞는 개념적 확장성이 필요하다고 생각한다.

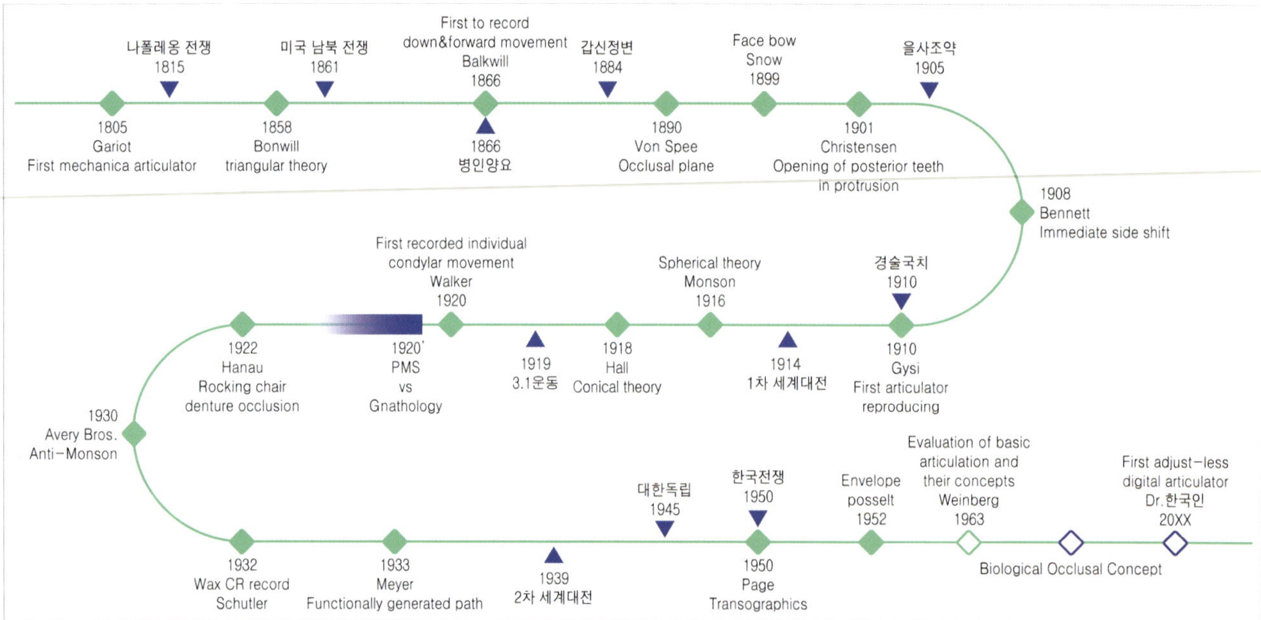

그림 5-4. 세계사 흐름 속 교합학의 역사.

찾아보기